MRIの基本
パワーテキスト

基礎理論から最新撮像法まで

訳　荒木　力　山梨大学名誉教授

**MRI
The Basics　Fourth Edition**

Ray H. Hashemi, MD, PhD
President and Medical Director
Advanced Imaging Center, Inc.
Valencia/Palmdale/Lancaster/Ridgecrest, California

Christopher J. Lisanti, MD, Col (ret) USAF, MC, SFS
Chief, Body MRI
Department of Radiology
Uniformed Services University of the Health Sciences
Bethesda, Maryland

William G. Bradley, Jr., MD, PhD, FACR
Distinguished Professor and Chair, Emeritus
Department of Radiology
University of California, San Diego
San Diego, California

メディカル・サイエンス・インターナショナル

絶え間なく，そして尽きることのない援助と愛情を注いでくれた素晴らしい妻 Heidi Hame（歯学博士，理学修士），我々の人生に喜びをもたらす息子の Tristen，そして慈悲深く寛大な我々の両親に捧げる．

Ray H. Hashemi

栄光は神にのみ．

Christopher J. Lisanti

この35年間にわたり，本書の内容になっている質問の多くを投げかけてくれた MR フェロー諸氏，私を育ててくれた両親，そして何の努力もしていないように見せながらすべてをうまく運んでくれる私の妻 Rosalind Dietrich（医学博士）に心からの感謝を捧げる．

William G. Bradley, Jr

Authorized translation of the original English edition,
"MRI：The Basics", Fourth Edition
by Ray H. Hashemi, Christopher J. Lisanti, William G. Bradley, Jr.

Copyright © 2018 Wolters Kluwer
All rights reserved.

Published by arrangement with Wolters Kluwer Health Inc., USA.

Wolters Kluwer Health did not participate in the translation of this title and therefore it does not take any responsibility for the inaccuracy or errors of this translation.

© Fourth Japanese Edition 2019 by Medical Sciences International, Ltd., Tokyo

Printed and Bound in Japan

訳者序文

　MRIはなんて多様性に富んでいる技術なのだろう．いったい抽斗が幾つあるのだろう．大小さまざまな抽斗を備えているのは，MRIが多因子画像であることが大きな原因でしょう．これは単因子画像であるX線CTと比較すれば一目瞭然です．CTのコントラストは組織のX線減弱度に従い，これは電子密度にほぼ比例します．つまり，CT画像は基本的に組織の電子密度という単一のパラメータによって決まります．これに対してMRIには信号強度を左右する数多くのパラメータが存在します．

　パラメータには撮像側が設定する外的パラメータ(TR，TEなど)と生体の様々な特徴である内的パラメータがありますが，ここで関心があるのはもちろん後者です．すなわち，プロトン密度，緩和時間(T1，T2，T2*，T1ρ)，流速(v)，磁化率(χ)，拡散係数(D)，化学シフト(σ)，ずり弾性率(μ)などです．そもそも外的パラメータは内的パラメータを際立たせる(強調する)ための手段ですから．とはいえ，安全かつ適切な外的パラメータを考案，開発，実用化することによって初めて，生体内に埋もれていた内的パラメータが日の目を見る(研究，臨床に役立つ)ことになるわけですから，ゆめゆめ疎かにはできません．というわけで，第4版には磁化率強調画像，エラストグラフィ，制限拡散画像などを扱った「Part III　最新撮像法」と「Part IV　MRの安全性」そして「専門医模擬試験」が加わりました．

　ところで翻訳にあたって，最も悩ましいのがgradientという用語です．これは一般的には坂道などの程度を示す傾斜，勾配という意味ですが，MRIでは多くの場合，傾斜磁場の勾配を指しています．傾斜磁場(gradient magnetic field)は文字通り傾斜した(たとえば空間的に右側が強く，左側が弱い)磁場なので単位はT(テスラ：正しくは磁束密度の単位，通常はmT)です．これに対してgradientは，この傾斜磁場の勾配(傾斜)なので単位はmT/m(ミリテスラ毎メーター)です．つまり左右1mの間でどれだけ磁場強度の差があるかという数値です．したがって，gradientを磁場に変換するには距離を乗ずる必要があります．x方向のgradientをG_xとすると，座標xにおける傾斜磁場(の強さ)はG_xではなく$G_x \cdot x$になります．gradientを単に勾配や傾斜と訳しても専門用語らしくありません．磁場ではないので傾斜磁場とはいえませんし，同じ理由で傾斜磁場強度ともいえません(単位がTになってしまいます)．磁場傾斜では傾斜磁場と紛らわしい，ということで磁場勾配があがるのですが，ここではできるだけ誤解されないようにという配慮から傾斜磁場の勾配です，という意味を強調して傾斜磁場勾配，くどいかなというときは磁場勾配にしました．

2019年8月
連日の猛暑に胡瓜の葉が日焼けする葉月初旬に

荒木　力

第4版 序文

　MRIは基礎段階を超えて，心躍る，力強い応用分野へと進歩し続けている．進歩は進んで受け入れるべきであるが，安全でなければならない．そこで，「MRの安全性（一般事項）」と「造影剤の安全性」の2章を新たに加えた．MRIの永遠の敵である体動を手なずけるべく，新しい章「体動補正」として強調した．出血検出はもちろん，これを超えた臨床応用を含めて「磁化率強調画像（SWI）」を新たに加えた．「制限拡散スペクトル画像（RSI）」は，拡散強調画像を腫瘍の侵襲度診断の段階へと引き上げている．いまやMRIは，定量画像診断法を研究室からワークステーションに持ち出した．「MRエラストグラフィ」の最近の進歩と「MR緩和時間測定法」の主流化がこれであり，それぞれ新しい章として取り上げた．MRIとともに米国放射線科専門医試験も進化している．そこで「専門医模擬試験100問」を加えた．これから受験する専門医候補生の道具を研ぎ澄まし，経験豊かな専門医への清涼飲料になるでしょう．この最新版から計り知れない収穫を得て，MRの旅へ気持ちよく踏み出してほしい．楽しい旅を！

Ray H. Hashemi, Christopher J. Lisanti,
William G. Bradley, Jr.

初版 序文

"物事はできるだけ単純に作られるべきだ―しかし，あまりに単純すぎるのもいただけない."

Albert Einstein

MRIは，100年前の"X線の発見以来の診断学における最も重要な進歩である"と言われてきた．放射線医学における主たる診断法に成長し，今や人体のどの領域にも適用されるまでになっている．そこで，MRIがそんなに素晴らしいのなら，どうして放射線科医は，もっとその中に"入り込まないのか?"という質問を受けるかもしれない．一言でいえば，その"物理"に，である．MRIの物理は本当に恐ろしい．特に基礎的な正しい知識なしにMRIを説明しようという輩にとっては，身の毛もよだつ代物である．基礎を正しく理解しないでMRIを使用する臨床医は，画像上の信号の変化をもたらす物理的な基礎を理解せずに，単に"わかっている振りをしている"にすぎない．本書は，このような状況を何とか打破したいと生まれたものである．

本書では，基本的な概念を損なうことなく，このような複雑なトピックを，読みやすく，理解しやすく，さらに楽しいものにしようと努めた．このなかには，基礎理論からMRA(MR血管撮影)や高速撮像法まで，MRI物理のすべてが網羅されている．高性能傾斜磁場コイルによって初めて可能になった最新の技術，たとえばエコープラナー法(EPI)の説明も含まれている．ほとんどは，Ray H. Hashemiが放射線科研修医にした講義がもとになっているので，文章がややくだけて会話調になっており，より理解しやすいと思う．

本書は完全なものをめざす一方で，どうでもいいような些細なことに拘泥することは避けた．最初の数学の章は，MRIで使用される最も基本的な数学を読者に紹介するために設けた(実際に演算できる必要はない!)．傾斜磁場，信号/画像処理，k空間などの画像構成過程に，特に注意をはらった．本書の優れた特徴は信号/画像処理の紹介と取り扱いである．画像構成に2章，k空間に2章，フーリエ変換に1章，さらに信号処理に1章を割き，また，高速撮像法に数章(高速スピンエコー，グラジエントエコー，高速グラジエントエコー，エコープラナー法)を割いた．MRIのアーチファクト，血流，MRAを細かく説明した章もある．

図が400以上あり，本文を視覚的に理解する助けになるはずである．各章の終わりに，Key Pointsとして"まとめ"が載っている．さらに，読者の理解度をチェックするために練習問題と多肢選択問題が各章末に設けてある(答は本書の末尾)．なお，小さい活字で印刷されている部分は，数学に興味のある人のための記述であるから，飛ばして読んでもよい．

本書の主たる対象は，放射線科医，放射線科レジデント，フェロー，および診療放射線技師である．しかしながら，他科の医師，医学生，科学者やMRIを専門的に取り扱う人々にとってもためになる本で

ある．本質からはずれた部分を排除し，基礎から応用へと学んでいく最短経路を提供しようと努めた．米国放射線科専門医（American Board of Radiology）試験の物理部門に備えるレジデント，あるいはMR資格試験にそなえるMR技師にも使っていただける本である．

　まとめると，本書はMR物理について常々知りたいと思っていたけれど聞きづらかったことが何でも載っている本といえる．本書を最初から最後まで通読してMRに関するすべてを学ぶ教科書として利用するだけでなく，MRIの基本あるいは最新技術を知るうえでの参考書としても利用してほしい．我々は楽しく本書を執筆することができた．読者のみなさんも，楽しく読んでください．

Ray H. Hashemi
William G. Bradley, Jr.

謝辞

　Kaiser Permanente 医療センターの神経放射線科医 Edward Helmer 医学博士に深謝します．彼は労を惜しまず，1994 から 1995 年にかけて私がレジデントに講義した物理学を書き写してくれました．それが，1997 年に Bradley 博士と本書初版を出版するきっかけになりました．Ed は私の神経放射線診断学の師であるとともに，すべての学生が教えを請いたいと思う教師です．

—Ray H. Hashemi

　San Antonio Uniformed Services Health Education Consortium 放射線診断プログラムの Giovanni Lorenz 少佐（博士）と Christopher Walker 大尉（博士）に御礼申し上げます．彼らは「緩和時間測定法」と「MR の安全性（一般事項）」の章に思慮深い助言を下さったのみならず，最近の米国放射線科専門医認定委員会（ABR）での経験を生かして，「専門医模擬試験 100 題」に極めて重要な貢献をしてくれました．

—Ray H. Hashemi, Christopher J. Lisanti,
William G. Bradley, Jr.

目次

Part I　MRI の基本概念　⋯⋯⋯⋯⋯⋯⋯⋯⋯⋯⋯⋯⋯⋯⋯⋯⋯⋯⋯⋯⋯⋯⋯　1

1 章　予備知識としての数学　⋯⋯⋯⋯⋯⋯⋯⋯⋯⋯⋯⋯⋯⋯⋯⋯⋯⋯⋯　3
2 章　MRI の基本原理　⋯⋯⋯⋯⋯⋯⋯⋯⋯⋯⋯⋯⋯⋯⋯⋯⋯⋯⋯⋯⋯　17
3 章　RF 波　⋯⋯⋯⋯⋯⋯⋯⋯⋯⋯⋯⋯⋯⋯⋯⋯⋯⋯⋯⋯⋯⋯⋯⋯　33
4 章　T1, T2, および T2*　⋯⋯⋯⋯⋯⋯⋯⋯⋯⋯⋯⋯⋯⋯⋯⋯⋯⋯　43
5 章　TR, TE, 組織コントラスト　⋯⋯⋯⋯⋯⋯⋯⋯⋯⋯⋯⋯⋯⋯⋯　51
6 章　組織コントラスト：いくつかの臨床応用　⋯⋯⋯⋯⋯⋯⋯⋯⋯　61
7 章　パルスシーケンス　Part 1　飽和, 部分飽和, 反転回復　⋯⋯　79
8 章　パルスシーケンス　Part 2　スピンエコー　⋯⋯⋯⋯⋯⋯⋯　89
9 章　フーリエ(Fourier)変換　⋯⋯⋯⋯⋯⋯⋯⋯⋯⋯⋯⋯⋯⋯⋯⋯　97
10 章　画像構成　Part 1　スライス選択　⋯⋯⋯⋯⋯⋯⋯⋯⋯⋯　105
11 章　画像構成　Part 2　空間エンコード　⋯⋯⋯⋯⋯⋯⋯⋯⋯　117
12 章　信号処理　⋯⋯⋯⋯⋯⋯⋯⋯⋯⋯⋯⋯⋯⋯⋯⋯⋯⋯⋯⋯⋯　133
13 章　データ空間　⋯⋯⋯⋯⋯⋯⋯⋯⋯⋯⋯⋯⋯⋯⋯⋯⋯⋯⋯⋯　157
14 章　パルスシーケンス図　⋯⋯⋯⋯⋯⋯⋯⋯⋯⋯⋯⋯⋯⋯⋯⋯　175
15 章　撮像野(FOV)　⋯⋯⋯⋯⋯⋯⋯⋯⋯⋯⋯⋯⋯⋯⋯⋯⋯⋯⋯　181
16 章　k 空間…それは最後のフロンティア！　⋯⋯⋯⋯⋯⋯⋯⋯　185
17 章　撮像パラメータと画像の最適化　⋯⋯⋯⋯⋯⋯⋯⋯⋯⋯⋯　191
18 章　MRI のアーチファクト　⋯⋯⋯⋯⋯⋯⋯⋯⋯⋯⋯⋯⋯⋯⋯　201

Part II　高速撮像法　⋯⋯⋯⋯⋯⋯⋯⋯⋯⋯⋯⋯⋯⋯⋯⋯⋯⋯⋯⋯⋯　233

19 章　高速スピンエコー法　⋯⋯⋯⋯⋯⋯⋯⋯⋯⋯⋯⋯⋯⋯⋯⋯　235
20 章　グラジエントエコー法　Part 1　基礎原理　⋯⋯⋯⋯⋯⋯　253
21 章　グラジエントエコー法　Part 2　高速撮像法　⋯⋯⋯⋯⋯　269
22 章　エコープラナーイメージング(EPI)　⋯⋯⋯⋯⋯⋯⋯⋯⋯　281
23 章　撮像技術　⋯⋯⋯⋯⋯⋯⋯⋯⋯⋯⋯⋯⋯⋯⋯⋯⋯⋯⋯⋯⋯　293
24 章　パラレルイメージング　⋯⋯⋯⋯⋯⋯⋯⋯⋯⋯⋯⋯⋯⋯⋯　305
25 章　組織抑制技術　⋯⋯⋯⋯⋯⋯⋯⋯⋯⋯⋯⋯⋯⋯⋯⋯⋯⋯⋯　311
26 章　血流現象　⋯⋯⋯⋯⋯⋯⋯⋯⋯⋯⋯⋯⋯⋯⋯⋯⋯⋯⋯⋯⋯　321

27章	MR 血管撮影	339
28章	心臓 MRI	357
29章	脳の MR スペクトロスコピー	371
30章	高性能傾斜磁場	381
31章	MRI におけるパルスシーケンスの多様な組合せ	385

Part Ⅲ　最新撮像法　　　　395

32章	磁化率強調画像	397
33章	MR エラストグラフィ	403
34章	緩和時間測定法(T1, T2, T2*)	409
35章	体動補正	417
36章	制限拡散スペクトル画像(RSI)	423

Part Ⅳ　MR の安全性　　　　427

| 37章 | MR の安全性(一般事項) | 429 |
| 38章 | 造影剤の安全性 | 437 |

Part Ⅴ　専門医模擬試験　　　　443

| 39章 | 100 の質問と解答 | 445 |

付録 A	章末問題の解答	467
付録 B	MRI 略語集	473
付録 C	推薦書・文献	479
付録 D	参考文献	480

| 索引 | 和文索引 | 483 |
| | 欧文索引 | 487 |

Part I

MRI の基本概念

1 予備知識としての数学

はじめに

　この章では，MRI に使われるいくつかの基本的な数学的概念について説明する．皆さんを脅かすつもりはなく，できるだけ簡潔に説明する．これらの基本的な概念を理解することで，読者は MRI の微妙さを理解し，画像の精度を高める撮像パラメータを操作するために必要な道具を手に入れることができる．

　これらの数学の公式を暗記することは重要ではない．重要なことは，これらの公式の裏にある**概念**を理解することである．この章では，MRI 物理学で一番重要な数学的概念を強調したい．

三角関数

　辺 a と b，斜辺 c，そして a と c に挟まれる角 x をもつ**直角三角形**を考える（**図 1-1**）．sin x, cos x, tan x, cotan x, そして arctan x を a, b, c を使って下記のように定義できる．

$\sin x = b/c$
$\cos x = a/c$
$\tan x = \sin x / \cos x = b/a$
$\cot x = 1/\tan x = \cos x / \sin x = a/b$
$\arctan b/a = \arctan(\tan x) = x$

（数式 1-1）

　変数 x はたとえば 45°, 90°, 180° のように度で表すことも，$\pi/4$, $\pi/2$, π（$\pi = 180°$）のようにラジアンで表すこともできる．**表 1-1** では，x と sin x, cos x, tan x の関係を示す．ここで，$\sqrt{2} \fallingdotseq 1.4$, $\sqrt{2}/2 \fallingdotseq 0.7$, $\sqrt{3} \fallingdotseq 1.7$, $\sqrt{3}/2 \fallingdotseq 0.85$ である．

　x に対する sin x をプロットしよう（**図 1-2**）．これは三角関数とよばれている．また，cos x をプロットすると**図 1-3**のようになる．cos x と sin x を 1 つの図に書いてみよう（**図 1-4**）．cos x と sin x の対称性がわかる．2 つの関数の違いは，sin x は cos x が 90° 右方に移動したものである．後で位相と位相変化について述べる際に，この数学的概念はより重要となる．sin x は cos x が 90° 位相変化したものとみなすことができる．

表 1-1 三角関数の値

x(rad)	0	$\pi/6$	$\pi/4$	$\pi/3$	$\pi/2$	π
x(°)	0°	30°	45°	60°	90°	180°
sin x	0	1/2	$(\sqrt{2})/2$	$(\sqrt{3})/2$	1	0
cos x	1	$(\sqrt{3})/2$	$(\sqrt{2})/2$	1/2	0	−1
tan x	0	$1/(\sqrt{3})$	1	$\sqrt{3}$	∞	0

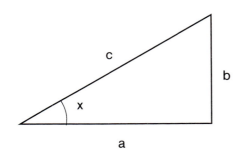

図 1-1 辺 a, b と斜辺 c，そして a と c に挟まれる角 x よりなる直角三角形．

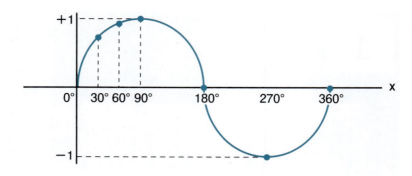

図 1-2 sin x のグラフ.

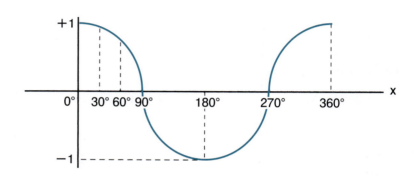

図 1-3 cos x のグラフ.

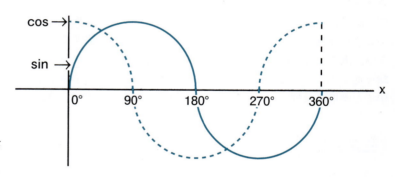

図 1-4 同じグラフ上にプロットされた sin x と cos x.

ここで，**図 1-1** に戻ろう．c を a と b を使って表すとどうなるだろうか？ ピタゴラスの定理により，

$$c^2 = a^2 + b^2 \quad \text{すなわち} \quad c = \sqrt{(a^2 + b^2)}$$

数式 1-1 によれば，

$$(\sin x)^2 + (\cos x)^2 = b^2/c^2 + a^2/c^2$$
$$= (a^2 + b^2)/c^2$$
$$= c^2/c^2 = 1$$

よって，

$$(\sin x)^2 + (\cos x)^2 = 1$$

先ほどの sin x と cos x のグラフ（**図 1-4**）に戻ると，sin x と cos x との**位相差**により，これらの 2 乗の和は常に 1 に等しいことが図でわかる．正弦 (sin) と余弦 (cos) のもう一つの見方は，半径 1 の単位円を考えることである（**図 1-5**）．この概念を理解するには，ベクトル，虚数および指数関数の概念が必要となる．

ベクトル

たとえば V などの文字の上に矢印を付け（$\vec{V}$），

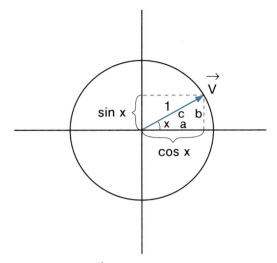

図 1-5　ベクトル $\vec{V}$ は大きさ 1 で，水平方向と角 x をなす．cos x と sin x はベクトルの水平成分と垂直成分である．

ベクトルを指すことにする．この概念は後でスピンの緩和と位相分散（dephasing）を理解する際に重要になる．ベクトルは大きさと方向をもつ数学的概念である．たとえば，速さはベクトルではない．これは大きさのみである．速度はベクトルであり，大きさと方向をもつ．ベクトルの例をもう一つあげよう．力は大きさ（強さ）と方向（力のかかる方向）をもつ．

単位円上のベクトル（**図 1-5**）は大きさ 1 である．このベクトルと横軸のなす角は x で表される．ここで，ベクトルから横軸と縦軸にそれぞれ垂線を引くと，ベクトルの 2 つの成分が得られる．

a) ベクトルの水平成分は cos x に一致する（**図 1-1** にて，比 a/c が cos x であることを思い出そう）．
b) ベクトルの垂直成分は sin x に一致する（**図 1-1** にて，比 b/c が sin x）．

虚数

正の数 n^2 は，2 つの平方根 $+n$ と $-n$ をもつ．たとえば，

$$\left.\begin{array}{l} 3^2 = 9 \\ (-3)^2 = 9 \end{array}\right\}$$ よって 3 も -3 も 9 の平方根である．

実数を 2 乗して負の数をつくるのは不可能である．したがって $\sqrt{-n}$ のような数を**虚数**とよぶ．以下のいずれもが虚数である．

$$(\sqrt{-9}),\ (\sqrt{-37}),\ (\sqrt{-1}),\ (\sqrt{-18})$$

虚数は，以下のように計算できる．

$$(\sqrt{-9}) = \sqrt{[(9)(-1)]} = (\sqrt{9})(\sqrt{-1})$$

どんな虚数も正の数掛ける $(\sqrt{-1})$ と書くことができる．この表現 $(\sqrt{-1})$ は "i" の文字で示される（数学者は虚数を表すのに i を用いるが，エンジニアは i の代わりに "j" を使う．i は電流を示すのにとっておくのだ）．記号 i は**虚数単位**として知られている．i×i＝－1 である．

例：

$$\sqrt{-16} = \sqrt{(16)(-1)} = \sqrt{16}\sqrt{-1} = \sqrt{16}\,i = 4i$$

i は虚数であり，実在しない．ある数の平方根を得る場合，その数は正の数でなければならない．しかしこの例では，i と i を掛ければ －1 が得られる．このように i は虚数であり実在しない．

複素数

複素数は**実部**と**虚部**をもつ数である．

$$複素数 = 実部 + 虚部$$

例：

複素数が 2 と 3 の 2 つの成分をもつとする．虚数成分に (i) を掛ける．i は $\sqrt{-1}$ で虚数単位である．

$$c = (2) + i(3)$$

この複素数を x-y 平面に描こう（**図 1-6**）．このベクトル (2, 3) は複素数 2＋i3 を示している．通常は複素数の実部に関心を払うのみなのだが，複素数を取り扱い，複素数またはベクトルを用いて計算を行うと，物事は簡潔になる．しかし結局は，実部を用いることになる．

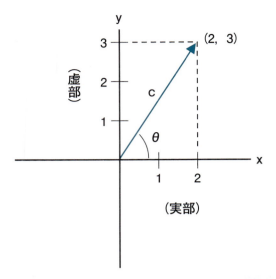

図1-6 複素数2+i3を2次元(デカルト平面)座標系の1点とし，複素数，その角θ，そして実部と虚部の関係を示す．

大きさ，角度

しかしながら，時に虚部が有用なこともある．たとえば，**図1-6**を考えてみよう．この図では，ベクトルとx軸とのなす角度の正接(tangent)を計算すると，

$$\tan\theta = 3/2 = 虚部/実部$$

言い換えれば，実部に対する虚部の比によって，**角度**の正接がわかる．ベクトルの**大きさ**(**modulus**とよばれることもある)は**ピタゴラスの定理**により以下のようになる．

$$c = \sqrt{(a^2+b^2)}$$

よって，

$$ベクトルの大きさ = \sqrt{(虚部)^2+(実部)^2}$$
$$= \sqrt{3^2+2^2} = \sqrt{13} ≒ 3.6$$

複素数では，実部に対する虚部の比がわかれば，ベクトルのなす**角度**を算出できる．虚部と実部の2乗を合計すると，ベクトルの**大きさ**の2乗になる．

関数

f(x)と示される数学的関数は，変数xに従って変化する．たとえばsin xは関数であり，三角関数の法則のもと，xに従って変化する．これについてはこの章のはじめに述べた．

信号

信号は時間を変数とする関数であり，通常，時間に対しミリボルトで示される．x軸を時間とすれば，y軸が大きさであり，信号は時間とともに大きさが変動する**波動**である．

電気学では，信号は時間とともに変動する電流，または電圧であり，測定可能である．MRIでは，信号は振動磁場より導かれる電流あるいは電圧である．信号のなかには周期的なものもある．周期的な信号は，正弦曲線や余弦曲線のようにそれ自体を繰り返す．

周波数，周期，サイクル

次に紹介するのは，**周波数**と**周期**の概念である．すべての周期関数には周波数があり，それをfとよぶことにする．2つのピークの時間間隔を測定すると，その間隔が**周期**であり，これをTとする．そうすると，周波数=1/周期=1/T，すなわち，

$$f=1/T$$

周期関数においては，1**サイクル**は，1周期の間に関数がとりうるすべての部分に相当する．たとえば，3つの完全なサイクルがあって，それが1秒間で生じているとすると(**図1-7**)，

3周期に1秒かかる．
3T=1秒
T=1/3秒
周波数=f=1/T
　　　　=3サイクル/秒=3ヘルツ

周波数の単位はヘルツまたはHz(サイクル/秒)で表される．1サイクルは2πラジアンだから，

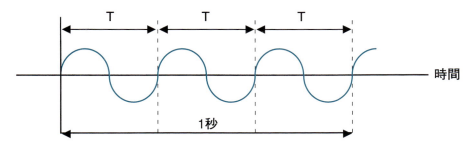

図 1-7　1 秒間で 3 サイクルのスパンをもつ周期信号の例.

- f＝サイクル/秒で表される**線周波数**を指す周波数
- ω＝ラジアン/秒で表される**角周波数**を指す周波数であり，角周波数(ラジアン/秒)＝ω＝2π×線周波数(Hz)

ここで π＝3.1415927…≒3.14 である．まとめると，

$$\omega = 2\pi f \qquad (\text{数式 1-2})$$

例:

単位円ベクトルが，3 サイクル/秒の速度で運動すれば，ベクトルは 3 Hz の周波数をもつ．したがって，

$$\omega = 2\pi(3) = 6\pi = 18.85 \text{ ラジアン/秒}$$

正弦波のような信号は，以下のように表現されることもある．

$$S(t) = \sin(\omega t) = \sin(2\pi f t)$$

この場合，信号は正弦波であり，角周波数は ω ということになる．よって，周波数＝f＝ω/2π

例:

f＝1 Hz として時間 t に対する信号 sin(ωt) を描く (すなわち T＝1 秒，または ω＝2π ラジアン/秒)．sin(ωt)＝sin(2πt) であるから，この式は図 1-8 のように示される．

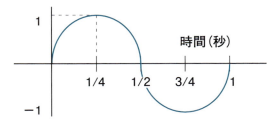

図 1-8　sin(2πt) のグラフ．

t＝0 のとき ωt＝0，よって sin(ωt)＝sin 0＝0
t＝1/4 のとき ωt＝(2π)(1/4)＝π/2，よって
　sin(ωt)＝sin(π/2)＝1
t＝1/2 のとき ωt＝(2π)(1/2)＝π，よって
　sin(ωt)＝sin π＝0

などである．

位相

位相について説明しよう．2 つの正弦波を思い浮かべ，一方が他方に対し，少々ずれているとしよう(**図 1-9**)．2 つの三角関数は同じ周波数をもつ，つまり同じ頻度で振動している．しかし，一方は他方に対して，少し**ずれている**．2 つの関数が互いに，時間にして τ＝1 秒離れているとし，さらに 1 サイクルの周期を T＝4 秒とする(**図 1-9**)．

T＝1 周期＝4 秒で 360°
τ＝1 秒＝1 周期の 1/4
よって 360°の 1/4 は 90°

この値が 2 つの三角関数の**位相のずれ**(phase

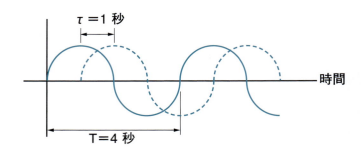

図 1-9　位相差のある 2 つの三角関数．

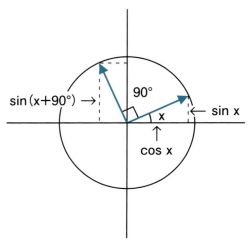

図 1-10　90°の位相差をもつ 2 つのベクトル．この差が cos(x) と sin(x+90°) の関連性を表している．

offset)，すなわち**位相差**(phase shift)である．

例:

sin(x+90°)とは何だろうか？

位相のずれが 90°ある正弦波を仮定する．単位円上で，これがどのようなものかを解明しよう（**図1-10**）．x を角度とすると，ベクトル x の正弦はベクトルに垂直な最初の成分である．ここで 90°位相をずらすと，もともとのベクトルは反時計回りに 90°回転する．それは**図1-10**に示すとおりである．この新しいベクトルから垂線を引いてみよう．

ベクトルの垂直成分はその角度の正弦に等しいので，新しいベクトルの垂直成分は(x+90°)の正弦である．そこで合同三角形の定理により，新たな垂直成分（**図1-10**では水平成分より長い）は，元の角度 x の水平成分に等しい．そしてこれが実は cos x である．言い換えれば，

$$\sin(x+90°)=\cos x \quad \text{(数式 1-3)}$$

このことより，どんなベクトルにおいても，正弦と余弦には 90°の位相差があることがわかる．

指数

指数関数(e^x)において，記号 e は自然対数の底である．その値は e＝2.7182818…≒2.72 である．最初に，変数 x に対する e^x を考えてみよう．

x＝0 のとき　　$e^0=1$（どんな数であれ，その 0 乗は 1 である）

x＝1 のとき　　$e^1=2.72$

x＝2 のとき　　$e^2=(2.72)(2.72)=7.4$

x＝∞のとき　　$e^\infty=\infty$

x＝−1 のとき　$e^{-1}=1/e=1/2.72=0.37$

x＝−2 のとき　$e^{-2}=1/e^2=1/(2.72)(2.72)$
　　　　　　　　　　＝0.14

x＝−3 のとき　$e^{-3}=0.05$

x＝−∞のとき　$e^{-\infty}=0$

e^x のグラフを描くと，それが幾何級数的な増加関数であるとわかる（**図1-11**）．このグラフより，関数 e^x は 0 から＋∞まで幾何級数的に増加することがわかる．

さて，(e^{-x})を描いて減衰関数について考えてみよう（**図1-12**）．

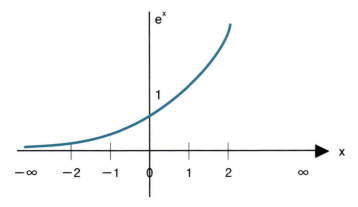

図 1-11 幾何級数的に増加する関数 e^x のグラフ.

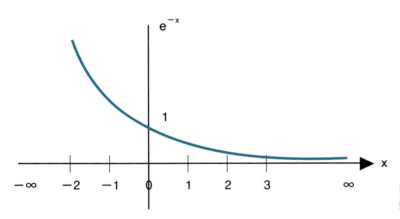

図 1-12 幾何級数的に減少する関数 e^{-x} のグラフ.

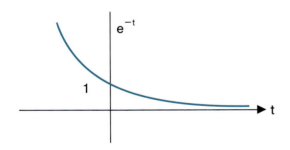

図 1-13 時間の指数減衰関数 e^{-t} のグラフ.

表 1-2

t	0	1	2	3	4	5	…	∞
e^{-t}	1	0.37	0.14	0.05	0.02	0.01	…	0
$1-e^{-t}$	0	0.63	0.86	0.95	0.98	0.99	…	1

これは,指数減衰関数を示している.x を t と置き換え,時間変動関数 e^{-t} について考えてみる(**図1-13**).この関数は時間に対する減衰関数である.**表1-2** には,t のさまざまな値に対する e^{-t} の値を示してある.

それでは,$(1-e^{-t})$ のグラフはどうだろうか?

$$
\begin{aligned}
&x=0, & &e^0=1 \\
&x=1, & &e^{-1}=0.37 \\
&x=2, & &e^{-2}=0.14 \\
&x=3, & &e^{-3}=0.05 \\
&x=\infty, & &e^{-\infty}=0 \\
&x=-1, & &e^{-(-1)}=e^1=2.72 \\
&x=-2, & &e^{-(-2)}=e^2=7.4
\end{aligned}
$$

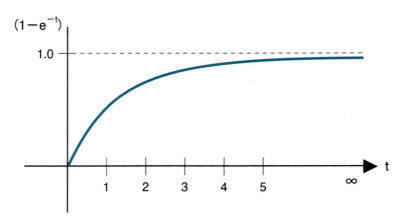

図 1-14 時間の指数増加関数 $1-e^{-t}$ のグラフ.

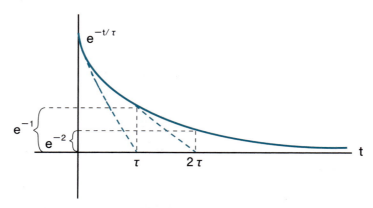

図 1-15 指数減衰関数 $e^{-t/\tau}$ のグラフ．ここで τ は時定数．

$t=0$ のとき　　$(1-e^{-t})=1-1=0$
$t=1$ のとき　　$(1-e^{-t})=1-2.72^{-1}$
　　　　　　　　　　$=1-1/2.72$
　　　　　　　　　　$=1-0.37=0.63$
$t=2$ のとき　　$(1-e^{-t})=1-(2.72)^{-2}$
　　　　　　　　　　$=1-1/(2.72)(2.72)$
　　　　　　　　　　$=1-0.14=0.86$

tが増大するに従って，e^{-t} はさらに大幅に減少する．よって，$(1-e^{-t})$ は1に近づく．よって，$(1-e^{-t})$ のグラフ (図 1-14) は，e^{-t} (図 1-13) の逆になる．

時定数すなわち減衰定数

$(1-e^{-t})$ のグラフでは，その値はだいたい4〜5倍の**時定数** (time constant) で1に近づく．

もう少し指数関数を複雑にしてみよう．

$e^{-t/\tau}$ を考える．ここで τ が**時定数**である．よって，$t=\tau$ とすれば，

$$e^{-t/\tau}=e^{-1}=0.37$$

$t=0$ の点(関数は縦軸上にあり1である)で指数減衰関数 $e^{-t/\tau}$ の**接線**を描くと，時間軸(つまり横軸)との交点が時定数となる(**図 1-15**)．この点($t=\tau$)では，$e^{-t/\tau}=e^{-1}=0.37≒1/3$ となる．これが意味するところは，時定数と同じ時間後には，元の信号の大きさの約1/3が残存しているということである．さらに興味深いことに，この減衰関数では，時定数の2倍(2τ)後には，時定数と同じ時間後に残存していた信号強度の1/3が残存する．

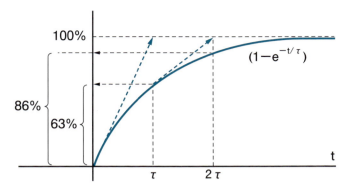

図 1-16 指数増加関数 $(1-e^{-t/\tau})$ のグラフ．ここで τ は時定数．

つまり，

$$(e^{-2}) = e^{-1} \times e^{-1} \fallingdotseq 1/3 \times 1/3 = 1/9$$

この指数減衰関数のよいところは，曲線上のどの点においても中止でき，同じ式を適応できるところである．たとえ何倍もの時定数を減衰曲線上に適応させても，結局は元の信号のどれほどの割合であるかを計算できる．

回復曲線 $(1-e^{-t/\tau})$ ではまるで反対のことが起きる(図1-16)．原点から指数回復曲線の接線を描くと，完全回復に相当する最大値を示す横軸とは，時定数 τ のところで交差する．時間 τ で元の信号の63%が回復する．つまり $t=\tau$ とすれば，

$$(1-e^{-t/\tau}) = 1-e^{-1} \fallingdotseq 1-0.37 = 0.63$$

時定数の2倍 (2τ) では，残存する信号の63%が回復する．つまり，最大値の86%まで回復する．

指数減衰三角関数

正弦波 $\sin(\omega t)$ と余弦波 $\cos(\omega t)$ について，また指数関数 $(e^{-t/\tau})$ について説明してきた．ところで，これらの関数を互いに乗ずるとどうなるであろう？

$$e^{-t/\tau} \cdot \cos(\omega t)$$

最初の関数は減衰関数，2番目は余弦波である．この2つを乗ずると図1-17のようなグラフになる．この余弦波は同じ周波数をもつが，指数減衰曲線とその鏡像のなす"**包絡線**"によって狭まれる．よって余弦波の**大きさ**は，時間とともに指数関数的に減少する．

シンク関数

もう一つ，図1-18のように表される関数がある．これはシンク(sinc)関数とよばれ，$\sin(t)/t$ と表される．

$$\sin(t)/t = \mathrm{sinc}(t) \qquad \text{(数式 1-4)}$$

質問：時間 $t=0$ のとき，$\mathrm{sinc}(t)$ の値は？
回答：$\mathrm{sinc}(0) = \sin(0)/0 = 0/0$．これは不定です．しかし，微分と極限定理を使えば $\mathrm{sinc}(0) = 0/0 = 1$ となります(問題1-3参照)．$\mathrm{sinc}(t)$ は t の振動関数です(図1-18)．しかしながら，この波動の包絡線は指数関数ではありません．これは，**RF(ラジオ波)パルス**が一般的にとる波形です〔このパルスの**周波数**，すなわち**フーリエ変換(FT)** は矩形であり，これについては，後でもっと詳しく議論します〕．

ベクトル，虚数，そして指数関数について説明したが，ここで再び図1-5のベクトルに戻り，**オイラーの公式**(Euler's equation)とよばれる数式について説明する．

この式の重要性は，"スピン状態にある陽子"の概念が議論の対象となれば，より明らかになるだろう．

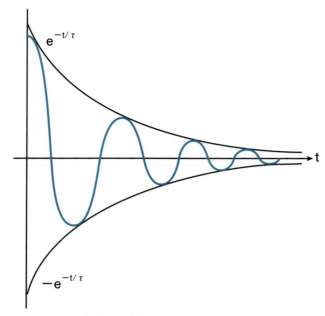

図1-17　$e^{-t/\tau} \cdot \cos(\omega t)$．これは角周波数$\omega$の三角関数であり，その"包絡線"は$e^{-t/\tau}$および$-e^{-t/\tau}$で与えられる．

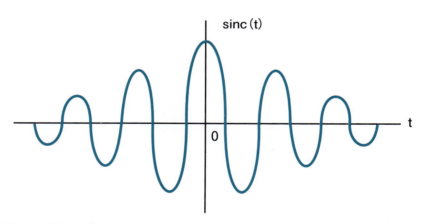

図1-18　$\mathrm{sinc}(t) = \sin(t)/t$のグラフ．

オイラー（Euler）の公式

$$e^{i\theta} = \cos\theta + i\sin\theta \quad \text{（数式1-5）}$$

この式は，ベクトルを表現している．それは，まさに図1-5に示されている角θ（図ではx），大きさ1のベクトルである．記号iは虚数単位$\sqrt{-1}$である．

数式1-5は，角θに対する正弦，余弦関数の代わりに，虚数（$i\theta$）の複素指数関数を表現したものである．

さて，オイラーの公式を使って，複素信号$e^{i\omega t}$（θの代わりにωtを使う）について考えよう．

$$e^{i\omega t} = \underbrace{\cos\omega t}_{\text{実部}} + \underbrace{i\sin\omega t}_{\text{虚部}}$$

この公式は"実部"と"虚部"からなる．実部

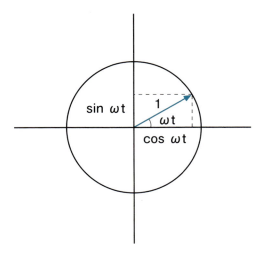

図 1-19 回転ベクトルとして $e^{i\omega t}$ を示す.

($\cos \omega t$)は我々にとって興味ある部分であるが,それは測定される信号に相当するからである.虚部($\sin \omega t$)を用いるのは,これを用いることで数学的解釈が簡潔になるからである(信じがたいだろうが!).結局,虚部を無視し,実際の信号に相当する実部を用いることになる.

($e^{i\omega t}$)のそれぞれの値は**ベクトル**であり,このベクトルは角周波数ωで回転する(**図 1-19**).

角周波数の概念について理解することは重要である.なぜなら,後で陽子の歳差運動について説明するとき,歳差運動周波数(角周波数の一種である)が高頻度に使用されるからである.

対数関数

対数関数(log)は,指数関数の逆関数である.つまり,

$$\log_e(e^x) = x$$

logの底は通常10である.しかしながら,対数はどんな底をもとりうる.底がaで,数yの対数がxに等しいとすれば,

$$\log_a y = x$$

両辺の指数を取ると,

$$a^x = y$$

よって,

$$\log_a y = x \Leftrightarrow a^x = y$$

つまり底をaとするyの対数がxに等しいなら,aのx乗はyに等しいことになる.

例:

$$\log_2 8 = 3 \Rightarrow 2^3 = (2)(2)(2) = 8$$

また,底をeとする数xの対数は,その数に対するln,または,xに対する"自然対数"と表現される.

$$\log_e x = \ln x$$

(ln)とは,底をeとする対数の記号である(eは自然対数の底であり,e=2.718…).

$$\ln e = \log_e e = 1$$

これは,底をeとするeの対数が1であることを示している.

指数の性質

指数における数学的計算には,以下のものがある(e^xはeのx乗である).

a) 指数の掛け算

$$(e^x) \cdot (e^y) = e^{x+y}$$

b) 負の指数

$$(e^{-x}) = 1/e^x$$

c) 指数の割り算

$$e^x/e^y = e^{x-y}$$

誘導:

等式(c)は最初の2つの等式(a),(b)より,以下の方法で導かれる.

$e^x/e^y = (e^x)(e^{-y})$……(b)から導かれる.
$(e^x) \cdot (e^{-y}) = e^{x-y}$……(a)から導かれる.
したがって,$e^x/e^y = (e^x)(e^{-y}) = e^{x-y}$

対数の性質

a) 2つの数（AとB）の積の対数は，それぞれの対数の和に等しい．

$$\log(A \cdot B) = \log A + \log B$$

これはどんな底に対しても成立する．よって，

$$\ln(A \cdot B) = \ln A + \ln B$$

b) xのa乗の対数は，

$$\log x^a = a \log x$$

これはどんな底に対しても成立する．よって，

$$\log_b x^a = a \log_b x$$
$$\ln x^a = a \ln x$$

例：

方程式を解いてみよう．$1/2 = e^{-t/T2}$ をtについて解く〔これは，関数が（一次減衰定数T2で）最初の値の半分まで減少する時間tを求める公式である〕．

1. 両辺の ln をとると，

$$\ln(1/2) = \ln e^{-t/T2}$$

2. $1/2 = 2^{-1}$ であることを考えると，

$$\ln(1/2) = \ln(2^{-1}) = -\ln 2$$

3. そこで数式(b)より，

$$\ln(e^{-t/T2}) = -t/T2 \ln(e) \quad \text{よって，}$$
$$-\ln 2 = -t/T2 \ln(e)$$

4. $\ln(e) = \log_e e = 1$ であることを考えると（それ自身が底になっている数の対数は1である），

$$-\ln 2 = -t/T2(1) \quad \text{すなわち，}$$
$$-\ln 2 = -t/T2$$

5. 両辺に−1 を掛けると，

$$\ln 2 = t/T2 \quad \text{つまり，}$$
$$\log_e 2 = t/T2 \quad \text{したがって，}$$
$$0.693 = t/T2 \quad \text{つまり，}$$
$$t = 0.693(T2)$$

この公式は，核医学において半減期（$t_{1/2}$）の計算に使われる．

Key Points

いくつかの数学的概念を理解することは，MRIの物理学を理解するうえで非常に役立つ．

1. 4つの三角関数について説明した．
   sin x, cos x, tan x, cotan x
   tan x = sin x/cos x
   cotan x = 1/tan x

2. 上記三角関数に適応された角度（すなわちarc）は，以下のように定義される．

   arcsin, arccos, arctan, arccotan

   たとえば

   arctan(tan x) = x, arcsin(sin x) = x

   などである．

3. ベクトルには大きさと方向がある．たとえば力には大きさ（強さ）と方向がある．もう一つの例は速度で，これには速さと方向がある．

4. 複素数は実数と虚数の成分により表現される．

$$c = a + ib$$

   ここでiとは虚数単位 $\sqrt{-1}$ である．

5. 変数 x の関数 f は f(x) と表され，x が変化するに従い，f はさまざまな値をとる．

6. 信号は時間の関数である．

7. 周期信号は周期 T で繰り返す時間の関数である．

8. 周期信号の（線）周波数は f = 1/T と定義される．ここで T は周期である．

9. 角周波数 ω は $\omega = 2\pi f$ と定義される．

10. 1周期の周期信号は1サイクルと表現される．

11. 周期信号の例に$\cos(\omega t) = \cos(2\pi ft)$がある.

12. 位相は,同じ周波数をもつ2つの周期信号の間のずれを表している.たとえば$\cos(\omega t)$と$\cos(\omega t + \theta)$は同じ周波数(ω)をもつが,θの位相差がある.

13. 関数e^tは時間の指数関数である.実際,幾何級数的に増加する関数で,$t=0$のとき1であり,$t=\infty$のとき∞である.$t=1$のとき,$e^1 = e = 2.7182818\cdots \fallingdotseq 2.72$である.

14. 関数e^{-t}もまた時間の指数関数である.幾何級数的に減少し,$t=0$のとき1で,$t=\infty$のとき0である.$t=1$のとき,$e^{-1} = 0.37$である.

15. 関数$e^{-t/\tau}$は指数減衰関数であり,その時定数すなわち減衰定数はτである.時定数τにおける信号の大きさは,最初の値の37%$(e^{-1} = 0.37)$である.時定数の5倍後の信号強度は実質的には0である$(e^{-5} \fallingdotseq 0)$.

16. 関数$e^{i\omega t}$はオイラーの公式より,

$$e^{i\omega t} = \cos \omega t + i \sin \omega t$$

この式はベクトルを表示している.このベクトルの半径は1であり,角周波数ω(ラジアン/1秒)で回転している.

17. sinc関数は,以下のように定義される.

$$\mathrm{sinc}(t) = \sin(t)/t$$

$t=0$のとき1である.理想的なRFパルスはsinc波であるが,それはフーリエ変換(後述)が完全な矩形となるからである.

18. yの対数(底10)は$\log y$と表され,指数とは以下のような関係がある.

$$\log y = x \text{ なら } 10^x = y$$

19. yの自然対数(底はe)は$\ln y$と表される.よって,

$$\ln y = x \text{ ならば } e^x = y$$

　以上の数学的概念を理解すれば,読者のみなさんはより楽にこの本の続きを理解できるだろう.前にも述べたが,公式を暗記するよりは,むしろその背後の概念を理解することが重要である.

Questions

1-1. x($-\infty$から$+\infty$まで)に対し,以下の関数を描きなさい.
   a) $e^{-x} \cos x$
   b) $\sin(x)/x = \mathrm{sinc}(x)$

1-2. 以下の等式を証明しなさい.
   $\cos(x+y) = \cos x \cdot \cos y - \sin x \cdot \sin y$
   および
   $\sin(x+y) = \cos x \cdot \sin y + \sin x \cdot \cos y$
   ヒント:オイラーの公式$e^{ix} = \cos x + i \sin x$を利用し,$i \times i = i^2 = -1$であることに注目しなさい.

1-3. ある種の関数に対しては,以下のことが示せる.
$$f(0)/g(0) = \lim_{x \to 0} [f(x)/g(x)]$$
$$= \lim_{x \to 0} [f'(x)/g'(x)]$$
   ここでfとgはxの関数であり,f'とg'はその導関数である,すなわち,
   $[f'(x) = df(x)/dx]$;"lim"はxが0に近づくときの"極限"を表す.
   上記の事実を使って,以下の式を証明しなさい.
   $\mathrm{sinc}(0) = \sin(0)/0 = \lim(\sin x)/x = 1$
   ヒント:$d(\sin x)/dx = \cos x$　また,$d(x^n)/dx = n \cdot x^{n-1}$($n$は任意の整数)

1-4. a) tが時定数Tのときの指数関数$e^{-t/T}$の値は?
   b) tが時定数の2倍,$2T$では?
   c) a)に対するb)の割合は?

1-5. a) 指数減衰関数$f(t) = Ae^{-t/T}$について考える.
   これは**図1-20 A**に示してある.
   点Aにおいて接線を引くと,それが

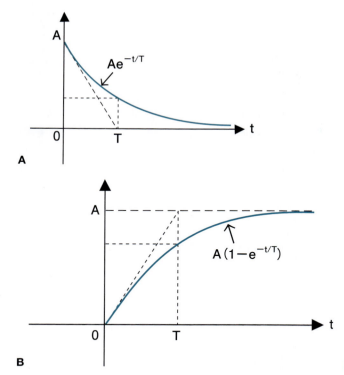

図 1-20　**A**：指数減衰関数，**B**：指数増加関数．

　　t＝T（T は減衰定数）で t 軸と交わることを示しなさい．
b) $f(t) = A(1-e^{-t/T})$ について（図 1-20 **B**），原点(0)における接線が，直線 $f(t)=A$ と t＝T で交わることを示しなさい．
ヒント：導関数 $d(e^{\alpha t})/dt = \alpha e^{\alpha t}$，ここで α は定数．

1-6. 方程式 $e^x = 8$ を x について解きなさい．

1-7. 次の a)〜h) の値は何か？
a) $\sin(0°)$　　b) $\sin(30°)$　　c) $\sin(90°)$
d) $\sin(180°)$　e) $\cos(0°)$　　f) $\cos(60°)$
g) $\cos(90°)$　h) $\cos(180°)$

2章　MRIの基本原理　**17**

2 MRIの基本原理

はじめに

　この章では，磁気共鳴イメージング(magnetic resonance imaging：MRI)の物理学的背景について説明する．**ニュートン力学**で説明したほうが理解しやすい原理と**量子力学**で説明したほうが理解しやすい原理がある．これは時に混乱を招くが，仕方がないだろう．いずれにせよ真向からやってみるとしよう．

　核磁気共鳴(nuclear magnetic resonance：NMR)は50年来用いられてきた化学的分析技術で，我々が現在MRIとよんでいる撮像技術の基礎となっている．核(nuclear)という用語は，核物質を使用しているという誤った意味合いをもっているため，MRに関する語彙から外された．そして，"核磁気共鳴断層撮影(NMR tomography)"はMRIという用語に置き換えられたのである．

電磁波

　MRIを理解するには，まず電磁波とは何かを理解する必要がある．X線，可視光線，マイクロ波，ラジオ波を含むさまざまな電磁波の特徴を**表2-1**に示す．すべての電磁波には共通する基本的な特性がある．

1. 光速c＝3×10^8 m/秒(真空中)で伝わる.
2. マクスウェル(Maxwell)波動理論によると，互いに直交する**電場**と**磁場**という2つの要素がある(**図2-1**)．紙面を電場Eとして正弦波を描いてみる．これに直交して磁場Bと

いう別の正弦波がある．これら2つの正弦波は互いに直交し，ともに光速で伝わっていく．E, Bは同一の周波数で，位相は互いに90°ずれている[†1]．(これは電場の変化が磁場を，磁場の変化が電場を発生させることによる．また，この性質により電磁波はひとたび生じると永遠に伝播し続けるのである．)

3. ベクトルで考えてみると，ベクトル**B**，ベクトル**E**は互いに垂直であり，伝播因子**C**は両者に対して垂直である(**図2-2**)．この電気的成分と磁気的成分はともに同一の周波数をもっている．これによって合成されるのは1点の周囲を角周波数ωでスピンしている(振動している)ベクトルである．ここで忘れてならないのは，角周波数ωは線周波数fと次式の関係にあるということである．

$$\omega = 2\pi f$$

4. 電場成分は熱を産生し好ましくないが，我々にとって興味深いのは磁場成分である．

　表2-2に自然界における重要な電磁波を示す．この表では次の表記を用いている．

keV＝10^3 eV＝kilo electron volts：キロエレクトロンボルト

pm＝10^{-12} m＝picometer：ピコメーター

nm＝10^{-9} m＝nanometer：ナノメーター

MHz＝10^6 Hz＝mega Hertz：メガヘルツ

meV＝10^{-3} eV＝milli electron volts：ミリエレクトロンボルト

MRIでは，X線はもちろん可視光線よりずっと

18 Part I MRIの基本概念

表 2-1 ラジオ波, マイクロ波, 可視光線, X線の電磁スペクトル

	周波数(Hz)	エネルギー(eV)	波長(m)
γ線とX線	10^{24}	10^{10}	10^{-16}
	10^{23}	10^{9}	10^{-15}
	10^{22}	10^{8}	10^{-14}
	10^{21}	10^{7}	10^{-13}
	10^{20}	10^{6}(1 MeV)	10^{-12}(1 pm)
	10^{19}	10^{5}	10^{-11}
	10^{18}	10^{4}	10^{-10}
紫外線	10^{17}	10^{3}(1 keV)	10^{-9}(1 nm)
	10^{16}	10^{2}	10^{-8}
可視光線	10^{15}	10^{1}	10^{-7}
赤外線	10^{14}	10^{0}(1 eV)	10^{-6}(1 μm)
	10^{13}	10^{-1}	10^{-5}
マイクロ波	10^{12}	10^{-2}	10^{-4}
	10^{11}	10^{-3}	10^{-3}(1 mm)
	10^{10}	10^{-4}	10^{-2}(1 cm)
	10^{9}(1 GHz)	10^{-5}	10^{-1}
MRI	10^{8}(100 MHz)	10^{-6}	10^{0}(1 m)
	10^{7}	10^{-7}	10^{1}
ラジオ波	10^{6}(1 MHz)	10^{-8}	10^{2}
	10^{5}	10^{-9}	10^{3}(1 km)
	10^{4}	10^{-10}	10^{4}
	10^{3}(1 kHz)	10^{-11}	10^{5}
	10^{2}	10^{-12}	10^{6}

MRI:磁気共鳴イメージング

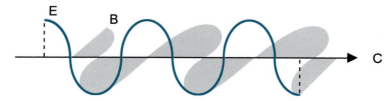

図 2-1 電磁波の2つの成分:電場Eと磁場Bは互いに垂直で位相は90°ずれており[†1], 光速(c)で伝わる.

低いエネルギーを扱っており, 周波数もずっと低い(電磁波のエネルギーEは直接その周波数νに比例する. $E=h\nu$). 波長もずっと長く, ラジオ波(RF)の帯域に属する. 電磁波の周波数帯域の例をいくつか**表 2-3** に示す.

これで信号を得るためにMRIで用いられる電磁波パルスがRFパルスといわれる所以がわかるであろう. つまり, MRの電磁波パルスは, 広い範囲にわたる電磁波の一部である**ラジオ波**(radio frequency:**RF**)の帯域に属しているということである.

---

†1 訳注:磁場(B)の時間変化率が電場(E)の進行方向変化率に比例する($\partial B/\partial t = \partial E/\partial z$)ので, BとEの位相は揃い, 大きさの比は常に一定である.

表2-2 X線, 可視光線, MRIの電磁スペクトル

	周波数	エネルギー	波長
X線	$1.7〜3.6×10^{18}$ Hz	30〜150 keV	80〜400 pm
可視光線（紫）	$7.5×10^{14}$ Hz	3.1 eV	400 nm
可視光線（赤）	$4.3×10^{14}$ Hz	1.8 eV	700 nm
MRI	3〜100 MHz	20〜200 meV	3〜100 m

MRI：磁気共鳴イメージング

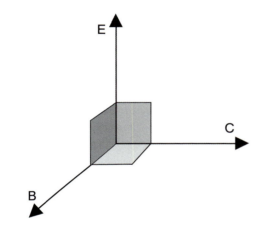

図2-2　B, E, Cのベクトル表記.

表2-3 ラジオ, テレビ, MRIで使用するRFの周波数帯域

AMラジオ	0.54〜1.6 MHz （540〜1600 kHz）
テレビ（2チャンネル）	64 MHz強
FMラジオ	88.8〜108.8 MHz
MRI	3〜100 MHz

MRI：磁気共鳴イメージング, RF：ラジオ波.

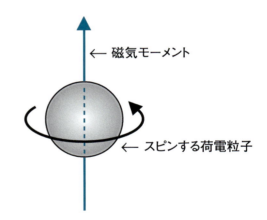

図2-3　スピンする荷電粒子は磁場を発生する.

スピンと電磁場

核磁気共鳴理論の主唱者のひとりに1952年にノーベル賞を受賞したスタンフォード大学のFelix Blochがいる. 彼は（水素原子核のような）**スピンする荷電粒子は電磁場をつくる**という理論を立てた（**図2-3**）. この電磁場の磁場成分によって, 原子核にはN極からS極へ向かう外磁場を形成する棒磁石（**図2-4**）のようにふるまうものがある. MRIで興味があるのは水素原子核のような荷電原子核であり, 水素原子核は正に荷電された1個の陽子（プロトン）で構成されている（**図2-5**）.

もう一つ, 量子理論において原子核はそれぞれスピン量子数Sに関連した特異なエネルギーレベルをもっていることが知られている. たとえば水素原子核（1つのプロトン）は1/2というスピン量子数をもっている.

$$S(^1H)=1/2$$

この核のエネルギー状態の数は, 次の公式により決まる.

$$エネルギー状態の数 = 2S+1$$

したがって, Sが1/2のプロトン（陽子）ではエネルギー状態の数は$2(1/2)+1=1+1=2$となる.

それゆえ, 水素原子のプロトンには$-1/2$と$+1/2$と表示される2つのエネルギー状態があることになる. これは水素原子のプロトンは自転し, 磁場を発生させているということを意味している. 水素原子のプロトンのなかには反対方向に

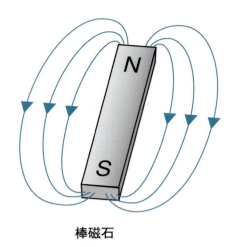

図2-4 棒磁石とその磁場.

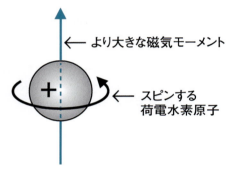

図2-5 スピンする荷電水素原子(つまりプロトン)は磁気モーメントとなり,磁場を発生する.

回転し,反対方向の磁気モーメントをもっているものもある.2つのエネルギー状態の水素原子のプロトンのスピンの方向を**図2-6**に図示した.これらおのおののスピンの方向は,異なるエネルギー状態をもっている.

エネルギー状態の数は原子核によって異なる.たとえば,^{23}Na は 3/2 というスピン S をもっており,そのエネルギー状態の数は 2(3/2)+1=4 である.

この4つのエネルギー状態は,(−3/2,−1/2,1/2,3/2)と表示される.

ここで最も大切なことは,1つの水素原子のプロトンには2つの反対方向のエネルギー状態があるということ,つまり上を向く状態(外磁場に"平行")と下を向く状態(外磁場と"逆平行")があるということである.〔もし原子核中に**偶数**のプロトンがあるなら,すべてのプロトンが対になっているはずである.外磁場方向を向いているプロトンがあれば,外磁場と反対方向を向いたプロトンが必ず存在する(**図2-7**).これら対になったプロトンの磁場は互いに打ち消され,正味の磁場はゼロとなる.〕プロトンが奇数のときは,対になっていないプロトンが常に1つ存在する.このプロトンはN極かS極のどちらかを向き,正味の磁場を生む(**図2-8**).つまり,これが**原子核の磁気(双極子)モーメント**(magnetic dipole moment:MDM)なのである.実際には磁気双極子モーメントはプロトン,中性子,あるいはその両方が**奇数**の原子核すべてにみられる.**双極子間相互作用**

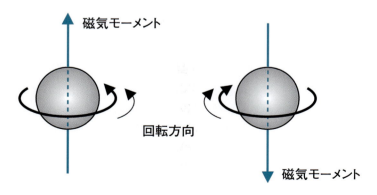

図2-6 磁気モーメントの方向は,スピンするプロトンの回転方向に依存している.

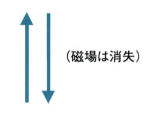

図 2-7 対になった(反対方向を向いて回転している)プロトンの磁気モーメントは互いに打ち消され，結果として正味の磁場は消失する．

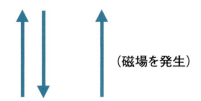

図 2-8 対になっていないプロトンは磁場を生じる．

(dipole-dipole interaction)は2つのプロトンまたはプロトンと電子の間にみられる相互作用のことである．

　水素(^{1}H)やフッ素(^{19}F)といった元素の核にはこれまで述べたような特性がある．これらの核には奇数のプロトンや中性子があり，MR画像に利用することは可能である(**表2-4**)．しかしながら，いつも水素が利用されているのには理由がある．水素が画像に用いられるのはその豊富さによる．人体の約60%は水である．プロトンは水(H_2O)や脂肪(-CH_2-)に含まれている．どのようにして水素プロトンのスピンだけを取り出して，奇数のプロトンをもつ他のすべての原子核のスピンを避けるかは後ほど説明する．

磁化率

　すべての物質は磁場に置かれると，ある程度磁化される．しかしながら，その程度はさまざまである．物質の**磁化率**(χ)はどのように磁化されるかというひとつの尺度である．言い換えると，χは物質の磁化しやすさの尺度といえる．

表2-4 スピン量子数と磁気回転比

核	スピン量子数 (S)	磁気回転比 (MHz/T)
^{1}H	1/2	42.6
^{19}F	1/2	40.0
^{23}Na	3/2	11.3
^{13}C	1/2	10.7
^{17}O	5/2	5.8

■**数学**

　適用される磁場と誘導される磁場との間の数学的関係に話を進めると，まず磁場を取り扱うときに遭遇する文字BとHとの差異という，混乱しやすい問題について話をしなければならない．以下のことは単純化してまとめただけである．興味をもたれた読者は電磁気学の理論についての高等物理の教科書を参照されたい．磁場Bは**誘導磁場**や**磁束密度**といわれ，外磁場にもたらされる真の実効磁場強度である．Hは**磁場強度**である．この2つには次式の関係がある．

$$B = \mu H \quad \text{すなわち} \quad \mu = B/H$$

　μは**透磁率**といわれ，物質が磁場を集約する能力を示す．**磁化率**χは適用された磁場に対する磁化Mの割合として定義される．

$$M = \chi H \quad \text{すなわち} \quad \chi = M/H$$

さらに，χとμの間には次式の関係がある．

$$\mu = 1 + \chi$$

ここでは単位が一致していなければならない．

　MRIではそれぞれ異なる磁化率をもつ3種類の物質が扱われる．常磁性，反磁性，強磁性であり，以下に説明する．

反磁性，常磁性，強磁性

1. **反磁性**(diamagnetic)物質は，軌道に不対電子をもっていない．このような物質が外部磁場Hに置かれた場合，Hと反対向きの弱い磁化Mが誘導される．結果として実効磁場は減弱する．このように反磁性物質の磁

化率は小さく，負である（つまり $\chi < 0$, $\mu < 1$）．これらは基本的には非磁性で，身体の大部分の組織はこの性質をもっている．反磁性効果の例としては，空気と組織との境界（副鼻腔の周囲のような）にみられる歪みがあげられる．

2. **常磁性**（paramagnetic）物質は，不対電子をその軌道にもっている．外磁場にさらされると常磁性体は磁化し，ひとたび外磁場が消失すると常磁性体の磁化も消失する．常磁性体の磁化（M）は外磁場と同じ方向で，結果的には常磁性体の存在は実効磁場を増大することになる．それゆえ，常磁性体の磁化率 χ は小さく，正である（つまり $\chi > 0$, $\mu > 1$）．外磁場にわずかに引き付けられる．このような物質は**双極子間**（dipole-dipole）**相互作用**（たとえばプロトンとプロトンやプロトンと電子の間）によって T1 短縮効果（T1 強調像における高信号化）をもたらす．周期表上，不対電子が最も多い元素は希土類元素の**ガドリニウム（Gd）**で，7 つの不対電子をもつ強い常磁性体であり，**ランタニド**元素のひとつである．希土類元素の**ジスプロシウム（Dy）**もこのランタニドに属する強い常磁性体のひとつである．ヘモグロビンの変性物にも常磁性体がある．デオキシヘモグロビンは 4 つ，メトヘモグロビンは 5 つの不対電子をもっている．これと比較して，出血の最終段階であるヘモジデリンには 1 万以上の不対電子がある．ヘモジデリンは**超常磁性**（superparamagnetic）といわれる種類に属し，その磁化率は常磁性体の磁化率の 100～1000 倍である．

3. **強磁性**（ferromagnetic）物質は，磁場に強く引き付けられる．強磁性体は外磁場が消失しても，永久に磁気は消失しない．強磁性体の磁化率は正で，超常磁性体よりさらに大きい．強磁性体としては鉄（Fe），コバルト（Co），ニッケル（Ni）の 3 種類が知られ，たとえば動脈瘤クリップや榴散弾などが含まれる．

先に述べたように身体組織の大部分が反磁性体である．たとえば水は反磁性体である．これはたいへん驚かれることかもしれない．なぜなら，水を構成するプロトンが核磁気共鳴（NMR）の基礎となっているからである．水分子を構成する個々のプロトンは磁気モーメントを有する（それゆえに**核磁気モーメント**や**核常磁性**という用語が存在する）．しかし，水分子の集合体としての水は反磁性体で，その磁化は主磁場に対し反対方向である．これは，核磁気共鳴が核（プロトンと中性子）に依存しているのに対し，全体としての磁性は電子によって決まるからである．

実際どのように MRI の撮像をするのだろう？

いくつかの異なる撮像方法を振り返ってみよう．

a) **写真**では被写体と光を発する光源を用いる．被写体で反射した光がカメラ内のフィルム（光検出装置）に感知される（**図2-9**）．これはもちろん電磁波スペクトルの可視光を利用している．可視光は被写体を通過することはないが，代わりに反射されるのである．

b) **X 線**写真撮影では，物体透過性のある放射線を発する X 線管球を用いる．物体を通過した放射線は（X 線の）フィルム（検出装置）に感知されるのである（**図2-10**）．

c) **MRI** では，低周波のラジオ波が組織に侵入し，これに反応した組織内の磁化スピンからラジオ波が放出されるのである（**図2-11**）．

ラジオ波（RF）と MR 信号

外磁場内にスピンする不対プロトンがあった場合，これらのプロトンは磁場に対し整列する．非常に特異的な周波数の RF 波が患者内部に到達すると，いくつかのスピンは新たな RF 磁場の影響でその方向を変化させる．RF 波照射後，プロトンが本来の方向に戻る際に信号を発するのである．これが計測される MR 信号である（**図2-12**）．

空間エンコード

体全体から信号が放出された場合，患者の頭から来る信号と足から来る信号とをどのように区別

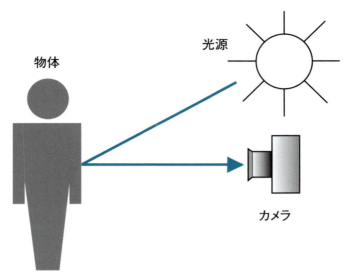

図 2-9　写真では光は物体（被写体）で反射され，カメラの中のフィルム（検知装置）に感知される．

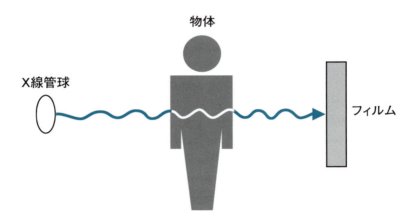

図 2-10　X 線撮影では放射線は物体を透過し，物体の背後にあるフィルム（検知装置）に感知される．

するのだろうか．これが画像をつくる際に用いられる**空間エンコード**（spatial encoding）という方法である．このためには**傾斜磁場コイル**（gradient coil）を用いる必要があるが，これについては後ほどお話しするとしよう．

B_0 磁場

外磁場は B_0 と表記され，MRI では B_0 は約 1 テスラ（T）ほどである．1 T は 10,000 ガウス（G）に相当する．この磁場の強さと比較すると，地球の磁場は約 0.5 ガウス（G）（1.5 T の撮像装置の 30,000 分の 1 の強さ）しかない．この磁場（B_0）は実際は均一ではなく，この不均一性は通常は不適当な調整や環境による歪みのためである．必要な均一磁場の基準は，およそ 6〜7 ppm（parts per million）である．後述する適当な**シムコイル**（shim coil）を使ってこの基準が満たされる．

磁石の種類

まず，以下の 5 種類の磁場強度（磁束密度）によって，磁石は分類されている．

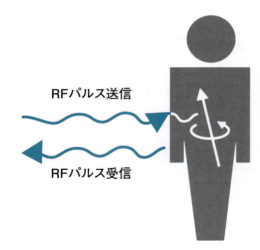

図 2-11　MRI では RF 波，すなわち RF パルスが患者の体内に伝わり，体内の磁化スピン（プロトン）からの信号を受信する．

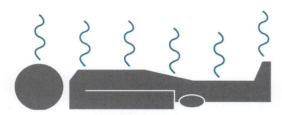

図 2-12　RF 波照射後に患者の体内のスピンが信号を発し，受信機で計測されるのである．

1. 超高磁場（4.0～7.0 T）：これはおもに研究に用いられる．
2. 高磁場（1.5～3.0 T）
3. 中磁場（0.5～1.4 T）
4. 低磁場（0.2～0.4 T）
5. 超低磁場（＜0.2 T）

次に，磁石はそのデザインによって次のおもな3種類に分類することができる．

1. 永久磁石（permanent magnet）
2. 常伝導磁石（resistive magnet）
3. 超伝導磁石（superconducting magnet）

1) **永久磁石**（おもに日立 AIRIS のようなオープン型に使われる）は常に稼働しており，オフにすることができない．利点としては低価格で維持費が安い（冷却のために低温にする必要がない）．

2) **常伝導磁石**（0.23 T の Philips Panorama や 0.6 T の Fonar Standup など）はコイルを流れる電流が磁場を生じるという電磁気学原理に基づいている．これらの磁石は稼働させたり，消したりすることができる．

3) **超伝導磁石**は電磁石のひとつの形である．この磁石は絶対零度に近い状態（4.2 K つまり－269℃）で作動する．この結果，ワイヤーはほとんど無抵抗の状態になる．これにより，熱を生じることなく（超伝導の名前の由縁），非常に強い電流で高磁場を得ることができるのである．この超低温を得るために冷却剤（液体窒素や液体ヘリウムなど）が必要となる（これらは非常に高価である）．今日入手可能な撮像装置の大部分が超伝導磁石である．

磁気双極子モーメント

これから水素原子核のプロトンについて説明する．他の核については触れないことにする．多数のプロトンがあるとしよう．すべてのプロトンは個々に小さな磁場をもち，おのおのの軸で回転している．おのおのの磁場は**磁気双極子モーメント**（magnetic dipole moment：**MDM**）とよばれ，μと表記される．磁気双極子モーメントの軸は任意の方向に並んでおり，すべてが互いに打ち消し合っている．すべての双極子モーメントを加えた**正味の磁場はゼロである**（図 2-13）．これは外磁場（B_0）がない場合である．

外磁場が存在するとどうなるだろうか．プロトンスピンに何が起きるだろうか．プロトンスピンは棒磁石のようにふるまい，方位磁針の針が地球の磁場に従うのと同様に大きな磁場に沿って整列する（図 2-14）．しかし，すべてが同じ方向を向くわけではない．ほぼ半数ずつ N 極と S 極を向く．結局，N 極を向くスピンが少し多いため（およそ100 万分の 1[†2]），B_0方向に正味の磁化を生じるの

[†2] 原注：これは一見取るに足らない数のようにみえる．しかし，アボガドロの法則によると，組織 1 g 中には 10^{23} 個を越える分子があるので，組織 1 g あたり 10^{17}（$10^{23}/10^6$）個あまりの水素原子プロトンが外磁場方向を向いていることになる．

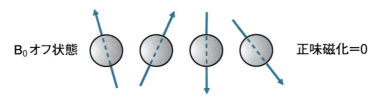

図 2-13　外磁場 B₀の存在しない状態では，プロトンから正味磁化は生じない．

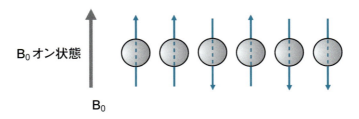

図 2-14　外磁場 B₀が存在する状態では正味磁化が生じる．

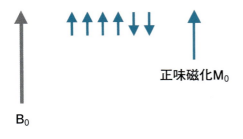

図 2-15　外磁場 B₀にさらされてある程度時間が経過すると，ベクトルは正味磁化 M₀を示すようになる．

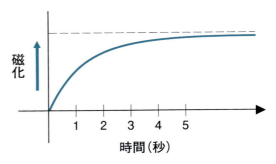

図 2-16　時間経過による磁化の指数関数的な増加．

である．

　では，どのようにしてこれが起きるのか調べてみよう．時間 t=0 のとき，プロトンスピンは任意であり，t=0 の時点では正味磁化はゼロである．磁場に置かれると，直ちにスピンの半数は磁場方向に整列し，スピンのもう半数は反対方向に並ぶのである．時間が経過するとより多くのスピンが磁場の方向を向き，正味磁化をつくり出す（図 2-15）．正味磁化と経過時間をグラフにすると，図 2-16 に示すような曲線となる．この磁化の増加は指数関数的で前述のとおりである（第 1 章参照）．この曲線の時定数は次の 2 つによって定まる．

1. 撮像する組織
2. 磁石の強さ

T1 緩和時間

　図 2-16 に示した曲線の時定数を T1 とする．したがって，磁化の増加は T1 を用いて $1-e^{-t/T1}$ と表記される．通常 T1 は外磁場 B₀の軸方向の磁化の回復を示す．時間が経過すると，より多くのスピンが外磁場方向に並んでいく．正味磁化は指数関数的に増加を続け，ある限界に到達する（図 2-17）．T1 を確定するには指数関数曲線に対し曲線のはじめで接線を引き，そして 2T1 を決めるために T1 の時点で曲線に対し接線を引くということを覚えよう．4T1 か 5T1 で，指数関数曲線はほぼ限界値に到達する．

　磁場を変化させたら T1 はどうなるのだろう．磁場を小さくすると，そのぶん組織の T1 は短く

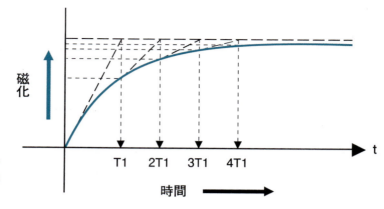

図2-17 正味の磁化は回復曲線（1－$e^{-t/T1}$）で示される．T1は回復速度を示す時定数．

なる．

$$\downarrow B_0 \rightarrow \downarrow T1$$

たとえば，生物組織のT1は1.5Tより0.5Tでのほうが短い．

プロトン（スピン）密度

磁化はプロトン（または"スピン"）密度，つまり単位体積あたりの軟部組織中のプロトンの数にも依存している．組織間には単位体積あたりのプロトンの数に差がある．たとえば，空気にはプロトンの数は多くないので，**プロトン（スピン）密度**は非常に小さい．プロトン密度またはスピン密度はN(H)と表記される．重要なのは組織内のプロトンの絶対数だけではなく，方向を変え，外磁場方向に整列する十分に可動性のあるプロトンの数である．

$$N(H) = 可動性のあるプロトンの密度$$

特定の時間における正味磁化は，組織のT1と可動性のあるプロトンの密度に基づいている．

$$磁化 \propto N(H)(1-e^{-t/T1})$$

T1増加曲線を描くなら，x軸は時間で，y軸は，

$$M = N(H)(1-e^{-t/T1})$$

となる．

歳差運動

プロトンを大きな磁場内に置くと，プロトンは"グラグラ揺れ"始める．つまり**歳差運動**（precession）を始める．1つのプロトンがあり，自転しているとする．外磁場がないところではそのプロトンには小さな磁気モーメントが生じる（**図2-18**）．外磁場のある状態にすると，プロトンは回っているこまのようにふるまう．自転しているだけでなく，重力の結果として垂直軸を中心にこまのように"グラグラ揺れ"始める（**図2-19**）．プロトンは自転しているだけでなく，外磁場（B_0）の軸で回転，つまり"歳差運動"もしているのである．

> 各プロトンの自転の速さは，外磁場の軸で回転，つまり歳差運動する速さよりずっと速い．

ラーモア（Larmor）の公式

プロトンが外磁場で歳差運動する速さは**ラーモアの公式**（Larmor equation）とよばれる数式で与えられる．

$$\omega = \gamma B_0 \qquad (数式2-1)$$

ωはプロトンの歳差運動の角周波数で，γは磁気回転比，B_0は外磁場の強さである．

角周波数ωはγに用いられている単位によって，ヘルツ（hertz：Hz）またはラジアン/秒の単位を用いて表現される．γがMHz/Tを用いて表記

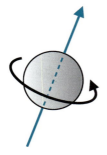

図 2-18 外磁場のない状態では，自転しているプロトンは磁気モーメントを生じる．

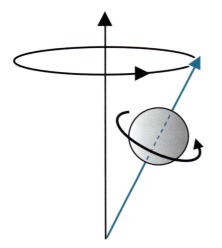

図 2-19 外磁場 B_0 のある状態では，プロトンは自転しているのみならず，B_0 の軸を中心にグラグラ揺れ始める．

されているときは，ω（実際は線周波数 f）は MHz を用いて表される．磁気回転比 γ は取り扱う核種に固有の比例定数である．水素原子プロトンについては，

$$\gamma(H) = 42.6 \text{ MHz/T}$$

である．

例：

磁場の強さが 1 T のとき，水素原子の歳差運動周波数は，

$$42.6(1) = 42.6 \text{ MHz/T}$$

である．外磁場が強くなるに従い，水素原子プロトンの歳差運動周波数は増加する．つまり 1.5 T のとき，水素原子の歳差運動周波数は，

$$42.6(1.5) ≒ 64 \text{ MHz/T}$$

となる．MRI は電磁波スペクトルの 3～100 MHz のラジオ周波数帯を取り扱うことを思い出していただきたい．この帯域は臨床的に用いられる磁場の強さに対する水素原子プロトンの歳差運動周波数によって定まる．つまり，

$$0.2 \text{ T}〜3 \text{ T の磁場 } B_0 \text{ に対し，}$$
$$\omega = 8.5 \text{ MHz}〜128 \text{ MHz}$$

である．

コイル

コイルはワイヤーを多数のループにした電気的装置で（図 2-20），磁場を発生させたり（傾斜磁場コイル），ワイヤー内に誘導される電流として磁場の変化（振動）を検出することができる（RF コイル）．以下にあげるいくつかの種類のコイルが MRI では用いられている．

1. 傾斜磁場コイル
    a) 撮像用傾斜磁場コイル
    b) シムコイル
2. 送信，受信，送受信 RF コイル
    a) シングル位相コイルまたは直角位相コイル（受信または送信）
    b) 表面コイルまたはボリュームコイル（ヘルムホルツまたはソレノイド型コイル）
    c) シングルコイルまたは位相アレイコイル（phased-array coil）

送信・受信コイル

送信コイルは RF 波を送信し，受信コイルは RF 波を受信する．送受信兼用コイルもあるが（体幹用コイルや頭部用コイルなど），受信専用のコイルもある（表面コイルなど）．このようなコイルは，テレビやラジオのアンテナと同様に働く．

体幹用コイルは患者の周囲に固定された磁石の一部で，送信・受信装置としてさまざまに用いられる．頭部用コイルは患者の周囲に置かれるヘル

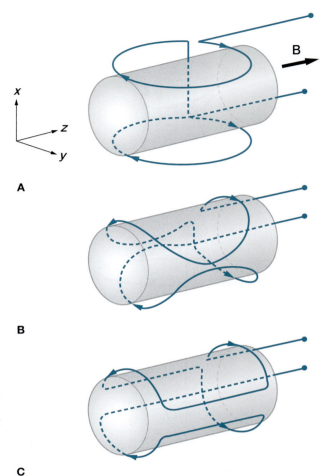

図 2-20　**A**：x-y 面を回転する横磁化に垂直に配置された"理想的な"コイル．この磁化の変動によりコイルに起電力が誘導されて電流(矢印)が生じる．**B, C**：横磁化の変動に対する感度を維持しながら，磁石の内径に沿った形状にコイルを成型していく．

メットのような装置で，送受信兼用として用いたり，受信専用として用いたりする．表面コイルにはいろいろな種類があり(たとえば関節撮像用)，体幹用コイルを送信用として用い，表面コイルは受信装置として用いられる．表面コイルは関心領域を覆うように置かれるが，全身からの信号を受信する(この点はまた CT と異なる)．しかしながら，コイルの近傍からの信号が強い，つまり信号雑音比(SNR)が高い．言い換えると，表面コイルは関心領域の SNR を改善する．

傾斜磁場コイル

　傾斜磁場コイルは意図的に磁場の均一性を乱す(通常は線形に)．これによって，受信した信号から空間的情報を解読し，空間的位置を限定することができる．この磁場の不均一性や変動は外磁場よりはるかに小さいが，空間エンコードには重要である．このために，3次元座標で x 軸，y 軸，z 軸に一致した3つの直交する傾斜磁場コイルが用いられている(**図 2-21**)．これにより，3座標軸の情報を解読する(つまりエンコードする)ことができる．これらの傾斜磁場は次のようによばれている．

1. **スライス選択**傾斜磁場
2. **位相エンコード**傾斜磁場
3. **周波数エンコード**または**読み取り**傾斜磁場

　これらは横断(軸位断)像では G_z, G_y と G_x に相当する．このことは次章でお話ししよう．

シムコイル

シムコイル(shim coil)は外磁場 B_0 をより均一化するために用いられる．外磁場の不均一性は望ましくなく，特にグラジエントエコー法や化学的脂肪抑制法を用いる際にアーチファクトが生じる．シムコイルはこのような不均一性を(すべてを消失させるわけではないが)減らすのに用いられる．

直角位相コイル

直角位相コイル(quadrature coil)は，互いに直交する2つの受信装置が内蔵され，受信した信号の成分が実信号か虚信号かを識別する．このため SNR は $\sqrt{2}$ 倍に増加する．

ソレノイド型コイル

ソレノイド型コイル(solenoid coil)は患者の全周を取り囲み，SNR を増加させる．このコイルは通常(開放型撮像装置のような)垂直方向の磁場をもつ低磁場装置で用いられる(高磁場装置の磁場は水平方向である)．

位相アレイコイル

このコイルは複数の小さな表面コイルを内蔵し，関心部位の両側に置かれる．このコイルは詳細な画像を短時間で撮像することができる．例としては，骨盤臓器を精巧に描出する骨盤アレイコイルがあげられる．

撮像面

x軸，y軸，z軸方向の傾斜磁場コイルを任意に選択できる．MRI ではいろいろな平面〔横断(軸位断)像，矢状断像，冠状断像，任意の斜断面像〕を撮像できることが CT と異なる点である．撮像装置内では常に装置の長軸方向に患者の長軸方向を合わせて体位を取り，傾斜磁場コイルを適切に選択するだけでよい(図 2-22)．たとえば，z軸を頭尾方向(装置の長軸方向)，y軸を背腹方向，x軸を左右方向とすると，スライス選択傾斜磁場を z 軸方向にすることにより横断(軸位断)像が得られ

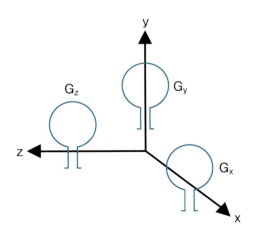

図 2-21　MRI では3方向(x, y, z)の傾斜磁場コイルが使用される．

表 2-5 傾斜磁場方向と互いに垂直な撮像面

	スライス選択傾斜磁場	位相エンコード傾斜磁場	周波数エンコード傾斜磁場
横断	z	y	x
矢状断	x	y	z
冠状断	y	x	z

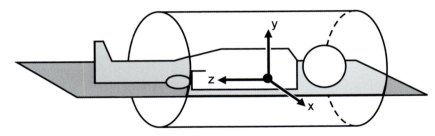

図 2-22　撮像装置内の患者に対する x, y, z 軸の決定は任意にできる．

30　Part I　MRI の基本概念

る．撮像面と傾斜磁場選択の可能な組み合わせを **表 2-5** に示す．任意の**斜位断面**は先に述べた線形

の傾斜磁場の組み合わせで撮像できる．

Key Points

この章では MR の基本原理について説明し，電磁波，プロトンスピン，外磁場，縦磁化を取り上げ，組織固有の特性であるパラメータ T1 を簡単に紹介した．では，まとめをしよう．

1. 電磁波は（その名が付いたように）2 つの成分から成り立っている．ひとつは電気的成分（E）で，もう一つは磁気的成分（H または B）である．これら 2 つの成分は互いに垂直方向を向いている．

2. 伝播因子 C は E・B 成分の両方に対し垂直であり，光速で伝わる（c＝3×10^8 m/秒）．

3. MRI において関心があるのは磁気的成分であり，電気的成分は単に熱を産生するだけである．

4. 電磁波には ω＝2πf という周波数で振動する周期的な機能がある．ω は角周波数（ラジアン/秒）で，f は線周波数（サイクル/秒すなわち Hz）である．

5. 電磁波スペクトルには X 線，可視光線，マイクロ波，ラジオ波などの多くの電磁波が存在する．

6. MRI で用いられる電磁波はラジオ波（RF）（3〜100 Hz）の帯域に含まれる．このため RFパルスとよばれる．

7. スピンしている荷電粒子は電磁場を発生する．

8. 体内におけるその例としては，水素原子プロトン（¹H）があげられる．

9. 水素原子プロトンの磁気的成分は棒磁石のようにふるまう．この性質が磁気双極子モーメント（magnetic dipole moment：MDM）といわれるものである．

10. 一般にすべての粒子は，その共有結合軌道に奇数の電子があるとき，磁場を発生するという共通の性質を有する．

11. 多くのプロトンが体内に存在するが，体内で

最も多い水素原子プロトンが MRI では取り扱われる（特に人体の 60％ を占める水の水素原子プロトン）．

12. MRI における主磁場は B_0 と表記される．

13. 患者が磁場 B_0 に置かれると，プロトンは B_0 に平行な状態と逆平行の状態のどちらかになるが，磁場に平行なプロトンのほうが多く，正味の磁化（縦磁化）が生じる．

14. これらのプロトンは外磁場の軸を中心にして回転もしている．つまり，歳差運動をしている．

15. プロトンの歳差運動の周波数は次のラーモアの公式で表現される．

$$\omega = \gamma B_0$$

γ は磁気回転比（MHz/T）である．したがって，磁場が強いとプロトンの歳差運動は速くなる．

16. 磁化率は物質を磁場に置いたときの磁化されやすさを示す．

17. 反磁性体，常磁性体，強磁性体の磁化率効果の異なる 3 つの物質について説明した．

18. 磁石は磁場強度に基づき，超低磁場，低磁場，中磁場，高磁場，超高磁場の 5 つの種類に分けられる．

19. 磁石はデザインにより，永久磁石，常伝導磁石，超伝導磁石の 3 種類に分かれる．

20. 最も多いのは，超伝導磁石の高磁場撮像装置である（冷却のために液体窒素や液体ヘリウムなどの冷却剤が必要である）．

21. "開放型"MR 撮像装置の大部分は永久磁石か常伝導磁石である．これらは冷却剤を必要としないので維持が簡便である．しかし，磁場強度が低いので，生じる信号が小さい．

22. 画像をつくるために RF 波を患者の体内に送信する．これらの RF 波は縦磁化を倒し，患

者からの信号を生む.

23. RF 波は縦磁化 M_z を z 軸から倒す. 90° パルスは 90°, 180° パルスは 180° 縦磁化を z 軸から傾ける. 90° 未満の小さな α° パルスは縦磁化を α° 傾ける.

24. 受信される信号には空間情報はない. 3種類の傾斜磁場コイル(スライス選択, 読み取りすなわち周波数エンコードと, 位相エンコード)を空間情報の識別に用いる.

25. 体幹用コイル, 頭部用コイル, 表面コイルなどのいろいろなコイルが用いられる.

26. 表面コイルは身体の一部分のみ(関節など)を撮像する際に信号を増やし, 雑音を減らすために用いられる(SNR を高める).

27. (90° パルスによって倒れた後で)横(x-y)平面から縦磁化が回復する速さは, 時間のパラメータ T1 によって与えられる. このパラメータは外磁場に置かれたプロトンが磁化される速さをも表している.

28. 時間 t におけるこの回復は次式によって与えられる.

$$1-e^{-t/T1}$$

これは指数関数曲線である.

患者から得た情報をもとに画像をつくるのに必要なことは何だろうか. この過程は RF 波を用いることにより始まる. 次章でこれについて説明する.

Questions

2-1. 次にあげる磁場強度におけるプロトンのラーモア周波数を計算せよ. ただし, プロトンの磁気回転比 γ を 42.6 MHz/T とする.
a) 0.35 T   b) 0.5 T   c) 1 T
d) 1.5 T   e) 2 T   f) 3 T

※以下の2-2から2-11までのそれぞれの記述は正しい(T)か, 誤り(F)か?

2-2. プロトンが外磁場に置かれて磁化する速度は, 縦磁化の回復速度と同一である.

2-3. プロトン密度とは, 組織中のすべてのプロトンの密度である.

2-4. プロトンは磁場に置かれると, 直ちに磁場方向に整列する.

2-5. 外磁場が強くなると, 組織の T1 は長くなる.

2-6. 電磁波は音速で伝わる.

2-7. x, y, z 傾斜磁場のおもな目的は, スライス選択と空間エンコードである.

2-8. プロトンが外磁場方向を中心として歳差運動する速さは, 自転の速さよりも速い.

2-9. 磁場に置かれると, 体内のすべてのプロトンが磁場方向に整列する.

2-10. 水素原子プロトンが MRI で用いられるのは, その豊富さのためである.

2-11. MRI において, 撮像面は適切な x, y, z 傾斜磁場を選択することによって決まる.

3 RF波

はじめに

前章で縦磁化について述べたが，まだ被検者からの信号の受信については述べていない．交流電圧のように振動するものだけを送信したり，受信したりでき，かつ，ある軸方向の振動のみが受信可能である．縦磁化は直流電圧と同様振動していないので，受信不可能である．さらに，z軸方向の振動は受信できない．したがって，信号を受信するためには，この縦方向の磁化を横方向のx-y面(x-y面ではz軸を中心に振動すなわち回転する)に"倒す(フリップする)"必要がある．このためにラジオ(radio frequency：RF)波がある．

ラジオ(RF)波

被検者が磁石の中にいると仮定しよう．そして，**RFパルス**を照射する．何が起きるだろうか？ RFパルスが**電磁波**のひとつであることは覚えているであろう．もともとすべてのスピンは外磁場B_0の軸に沿って並んでいる(図3-1)．そこにRFパルスを送信する．3次元(x, y, z)の座標では，外磁場の方向は常にz軸の方向である．したがって，正味の磁化ベクトルM_0もまた常にz軸方向を向いている(図3-2)．

磁化ベクトルM_0に関する説明：それぞれ個々のスピンは外磁場の軸周囲を歳差運動しているが，**正味の磁化**(個々のスピンすべてのベクトル和)は歳差運動をしていない．その理由は，それぞれのスピンすべては歳差運動をしているが，それらはすべて互いに異なる位相にある．そのため，それらをすべて加えるとz軸に沿って1つの大きなものになるが，位相の違いにより，互いに打ち消され，x, y軸方向の成分は残らない(図3-3)〔図3-3 Aでは2つのプロトン(陽子)が同じ速さで歳差運動しているが，一つは右を向いているのに対し，もう一つは左を向いている—逆位相〕．このように正味の磁化ベクトルは歳差運動しない〔少なくとも最初の状態では歳差運動しない．RFパルスに反応したときのみ歳差運動する(後述)〕．

それでは，RFパルスを磁化ベクトルM_0(すなわちB_0軸)に垂直なx軸方向にかけてみよう(図

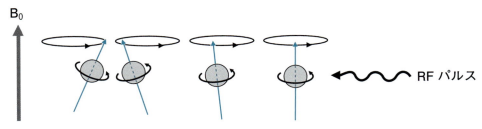

図3-1 プロトン(陽子)が外磁場B_0にさらされた後にRFパルスを照射する．

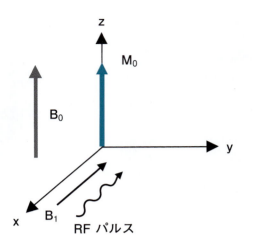

図 3-2　正味の磁化ベクトル M_0 は外磁場 B_0 と同じ方向である．

2-2 では RF パルスは "C" 軸に沿っている）．磁場にさらされたすべてのプロトンは，その磁場の軸を中心にラーモア（Larmor）の公式（$\omega = \gamma B$）より得られる振動数（周波数）ω_0 で歳差運動を始める（B は磁場の強さである）．プロトンは B_0 軸のまわりを周波数 $\omega_0 = \gamma B_0$ で歳差運動をする．ここで，x 軸方向に磁場（RF パルスの磁気成分）を印加する．はじめ外磁場 B_0 に沿って z 軸方向に向いていたプロトンは，x 軸方向にも歳差運動を始める．すなわち，新しい（RF）磁場を軸にしてである．

これらのプロトンはどのような速さでこの新しい磁場を軸に歳差運動するのだろうか？ 新しい歳差運動の周波数は，

$$\omega_1 = \gamma B_1 \quad \text{(数式 3-1)}$$

ここで B_1 は，RF パルスに含まれる，より弱い磁場である．

> 今ここで，2 つの異なった磁場を扱っている．
> B_0 ＝かなり強い外磁場（例：1.5 T）
> B_1 ＝RF パルスによってつくられたとても弱い磁場（例：50 mT）

B_0 は（直流電圧のように）固定した磁場である．しかし，B_1 は（交流電圧のように）**振動している**磁場である．それは，振動している電磁波の磁気成分から導かれたためである．

磁場 B_1 の強さは，外磁場 B_0 よりかなり弱いため，B_1 軸周囲のスピンの歳差運動の周波数 ω_1 は，外磁場 B_0 の軸周囲のスピンの周波数 ω_0 よりかなり小さい．

つまり，$B_1 \ll B_0$ なら，
$\omega_1 \ll \omega_0$ である．

プロトンは磁場 B_0 方向（z 軸方向）を軸に周波数 ω_0 で，磁場 B_1 方向（x 軸方向）を軸に周波数 ω_1 で同時に歳差運動している．これにより，z 軸から x-y 面へと正味の磁化ベクトルのらせん運動が起きる．この**らせん運動をニューテイション**（nutation）という．

もう一つ RF パルスについて覚えておかなければならないのは，1 章ですでに述べたが，RF パルスは $\cos(\omega t)$ の波形をしているということである．RF パルスの周波数 ω は，歳差運動しているプロトンのラーモア周波数と等しくなければならない．そうでないと，プロトンは RF パルスの B_1 を軸に歳差運動をすることはできない．共鳴の概念について述べるとき，まずこのことについて説明しなければならないだろう．

共鳴

RF パルスの周波数 ω がプロトンの周波数と一致したとき**共鳴**が起こる．共鳴は RF パルスがプロトンにエネルギーを与えることにより生じる．共鳴について簡単な例を示すと，子供の乗っているぶらんこの振動数である．ぶらんこの長さと子供の体重に合わせて，自然な機械的共鳴振動数が存在する．もし，子供がこの振動数より早く，もしくは遅く押されたら，その力は非効率的である．もし，その子供が共鳴振動数で押されたならば，エネルギーが加えられ，その子はより高くぶらんこをこぐことになる．同様に，プロトンが振動数 ω_0 で振動しているとして，もし，RF パルスの周波数が ω_0 でなかったならば（ω_2 としよう），磁場 B_1 はプロトンと異なった周波数で振動することになり，この 2 つの周波数は一致しないことになる．もし，RF パルスがスピンの周波数と一致しなければ，この体系は共鳴せず，エネルギー

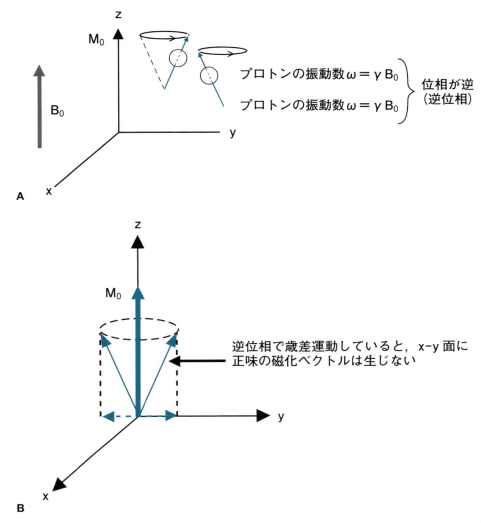

図 3-3 2 つのプロトンが逆位相で回転していると(**A**), 正味の縦磁化を生ずるが, x-y 面上の成分はできない(**B**).

が与えられたことにはならない.

　これを x-y 面で考えてみよう. プロトンが周波数 ω_0 でスピンしていて, 磁場 B_1 が周波数 ω_2 (プロトンの周波数 ω_0 とは異なる)で振動していたら, その体系は共鳴しない. すなわち, プロトンは x-y 面に"フリップ(flip)"しないことになる. 一つ補足すると, RF パルスは 2 つの変数によって決まる. つまり強さ(B_1)と周波数(ω_2)である. 共鳴が生じるために, そして RF パルスがプロトンに対し何らかの影響を与えるためには, RF パルスの周波数はプロトンの周波数 ω_0 と一致しなければならない. RF パルスの周波数 ω_2 が一致していれば, 強さ B_1 によって, プロトンは周波数 ω_1 (ラーモアの公式 $\omega_1=\gamma B_1$ による)で x 軸を中心に回転(歳差運動)することになる.

　もし ω_0 と ω_2 が一致している(すなわち $\omega_2=\omega_0$)ならば, その体系は共鳴し, プロトンは x-y 面にフリップする. そのようになれば, プロトンはより低い振動数(ω_1)で磁場 B_1 の軸のまわりを回転する. この周波数は大きい磁場 B_0 ではなく, RF パルスの磁場 B_1 に対応するラーモア周波数(ω_1)である.

　もう一つ補足しよう. RF パルス照射前のプロトンは z 軸を中心に歳差運動しているが, すべて

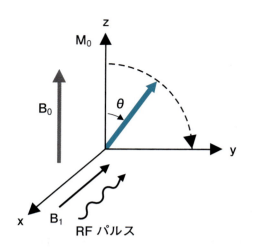

図 3-4 RF パルスをかけた後，ある時間が経つと磁化ベクトルは部分的に x-y 面に向かって "フリップ" し，z 軸と θ の角度をなす．

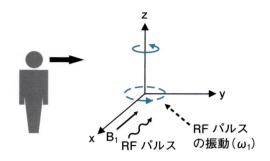

図 3-5 座標系を外から見ると，z 軸を中心にプロトンと B_1 の速い回転がみえる．

位相が異なっており，そのため，横方向の成分がないことを覚えているだろうか．RF パルスをかけた後，プロトンは新しい磁場 B_1 に導かれる（これも周波数 ω_0 で振動している）．その結果，それらも新しい磁場に沿って並び，**位相も一致している**ことになる．つまり，横向きの磁化ができる．より多くのプロトンが並ぶと**位相の"一致"**が増加し，横磁化も増加する．前述したが，同時に磁場 B_1 によってプロトンはらせん状に下方向への運動をする．これら 2 つの因子によって，フリップの過程が生まれる．

話を 3 次元座標（図 3-4）に戻すが，ベクトル $\mathbf{M_0}$（外磁場に沿って並んでいるプロトンによる正味の磁化）は，z-y 面で x 軸を中心に回転し始める．RF 波 B_1 の強さとその持続時間 τ により，**フリップ角**（すなわち単回転の部分角）が求められる．

$$\theta = \gamma B_1 \tau \quad \text{(数式 3-2)}$$

数式 3-2 より，フリップ角は次のものに比例する．

1. τ＝RF パルスの持続時間
2. B_1＝RF 磁場の強さ，つまり，RF パルスの強さ
3. γ＝磁気回転比（gyromagnetic ratio）

とても強い RF パルスを短時間印加しても，弱い RF パルスを長時間持続させても，同じフリップ角を示す．フリップ角（θ）と周波数（ω_1）の関係は次のようになる．

$$\theta = (\omega_1)(\tau) \quad \text{(数式 3-3)}$$

つまり，

フリップ角＝（RF による歳差運動の周波数）×（RF パルスの持続時間）

回転座標系

"フリップする"という概念をわかりやすくするのに，ラーモア周波数 ω_0 で回転している新しい座標系を考えてみよう．（もし，回転木馬に乗っている人の動作を観察をしようとするなら，外から見るより自分も回転木馬に乗っていたほうがわかりやすいであろう．）

この座標系の中ではなく，外から見ている人がいるとしよう（図 3-5）．この人から見ると，プロトンは磁場 B_0 の z 軸を中心に周波数 ω_0 で，また，磁場 B_1 の x 軸を中心に周波数 ω_1 で同時に歳差運動しているようにみえるであろう．この人から見ると，z 軸のまわりを速く歳差運動しながら，ゆっくりと x-y 面にらせん状に下りてくるようにみえるであろう（図 3-6）．このニューテイションは，2 つの歳差運動が同時に起きているためみられる．

しかし，もし，回転している座標の中から見ており，どちらか一方の振動体系（B_1 または B_0）と同

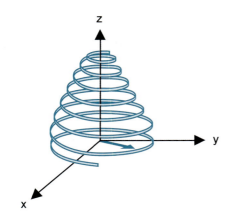

図 3-6 座標系の外から見ると，磁化ベクトルがらせん運動して x-y 面に近づくのがわかる．

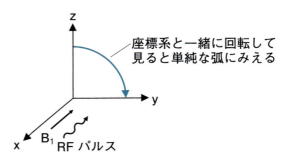

図 3-7 座標系の中から見ると，らせん運動ではなく単なる円弧運動がみられる．

じ周波数で回転しているとすれば，もう一方の振動体系の動きのみを見ることになるであろう．たとえば，外磁場の中でのスピンの周波数ω_0で回転しながら見ているとすれば，単純な弧を描いてz軸からx-y面にゆっくりプロトンが動いていく様子だけみえる（**図 3-7**）．このような状態は，$\omega_0=\omega_2$のときのみ起こる．つまり，RFパルスの周波数ω_2がプロトンの周波数ω_0と一致したときである．この状況のとき，その体系では共鳴が起きる．

体系の外からプロトンのらせん運動を見ている状態に話を少しの間だけ戻してみよう（**図 3-6**）．z軸のまわりの連続した回転は，外磁場B_0に反応して周波数ω_0で歳差運動しているのを表している．そして，らせん運動がx-y面にゆっくり下りていくのは，RFパルスによる磁場B_1に反応して起きる歳差運動を表している．もし観察者が周波数ω_0で回転しながら見れば，RFパルスに反応してゆっくり弧を描いて下りてくるプロトンだけを見ることになる．RFパルスによってつくられる磁場（B_1）は，固定された外磁場（B_0）よりずっと小さいので，z-y面に沿った歳差運動はz軸のまわりの歳差運動（回転）よりずっとゆっくりである．

90°RF パルス

z軸方向の強い磁場に反応してすべてのスピンは並ぶ．これにより正味の磁化M_0が生じる．次

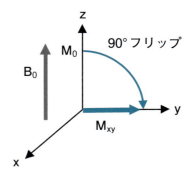

図 3-8 磁化ベクトル全体が x-y 面にフリップしたとき，これを 90°フリップとよぶ．

に，外からRFパルスを当てて磁化ベクトルをx-y面に90°だけ**フリップさせる**．磁化ベクトルがx-y面にあるとき，これをM_{xy}とよぶ．

$$M_{xy}＝M_0 の x-y 面上の成分$$

もし，ベクトル全体がx-y面にフリップすれば，M_{xy}の強さはベクトルM_0と等しいことになる．これを **90°フリップ**とよび（**図 3-8**），90°フリップを起こすRFパルスを90°RFパルスとよぶ．

外磁場に並んでいるプロトンには2つのエネルギー状態がある（**図 3-9**）．低いエネルギー状態（E_1）にあるものは磁場B_0と同方向に，高いエネルギー状態（E_2）にあるものは逆方向に並んでいる．90°RFパルスを当てると，一部のプロトンは低エネルギー状態から高エネルギー状態に上げられる．これは，**ラーモア周波数**（Larmor frequency）のときにのみ起きる．

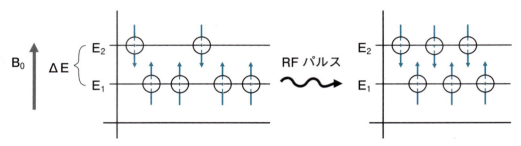

図 3-9 外磁場 B_0 にプロトンがあるとき，プロトンは2つのエネルギー状態のうちのどちらかに位置する．低エネルギー状態のときはプロトンは B_0 と平行状態にあり，高エネルギー状態のときは逆平行状態にある．

■**数学**

ラーモアの公式は次の原理から導くことができる．E_1 と E_2 のエネルギーの差(ΔE と表す)は次のように表せる．

$$\Delta E = E_2 - E_1 = (2\mu)(B_0) \quad \text{(数式 3-4a)}$$

ここで，μ は**磁気双極子モーメント**(magnetic dipole moment：**MDM**)を示す．言い換えると，低いエネルギー状態から高いエネルギー状態に移るのに必要なエネルギーは，プロトンの磁気双極子モーメントと磁場 B_0 の強さによる．プランク(Planck)の法則より，

$$E = hc/\lambda = h\nu = hf = \hbar\omega \quad \text{(数式 3-4b)}$$

ここで，$\nu = f$ は周波数(単位：サイクル/秒すなわちHz)を，ω は角周波数［単位：ラジアン/秒(rad/s)］を，h はプランク定数［6.62×10^{-34} ジュール/秒(J/s)］，すなわち 4.13×10^{-18} keV/s を，$\hbar = h/2\pi$ を示す．数式 3-4a と 3-4b を合わせると，

$$\hbar \cdot \omega = 2\mu B_0 = E$$

よって，

$$\omega = (2\mu/\hbar)B_0$$

となり，これはラーモアの公式を示している．このとき，

$$\gamma = 2\mu/\hbar \text{(単位：rad/(Ts))}$$

である．もしくは，変形して，

$$f = (2\mu/h)B_0$$

このとき，

$$\gamma = 2\mu/h \text{(単位：Hz/T)}$$

であり，

$$\hbar = h/2\pi \quad \text{かつ} \quad f = \nu = \omega/2\pi$$

である．

磁場におけるプロトンの平衡状態では，低エネルギー状態(上向き)のプロトンの数は，高エネルギー状態(下向き)のものより多く，これにより縦磁化ベクトル M_0 が生じる(**図 3-10 A**)．RF パルスによってエネルギーが加えられ，上向きのプロトンが高エネルギー状態にフリップすると，両方の状態にあるプロトンの数は等しくなりうる．このようなことが起きたとき，縦磁化ベクトルは存在しなくなる．さらに，RF パルスによりおのおののスピンは位相を合わせて歳差運動を始める．位相の合った上向きと下向きの歳差運動をしているプロトン全体のベクトルは横平面(x-y 平面)に存在する(**図 3-10 B**)．この横磁化はラーモア周波数で歳差運動をする．

プロトンが x 軸を中心に 90°回転する角周波数はラーモアの公式から得られる(B_1 は RF パルスに伴う磁場を示す)．

$$\omega_1 = \gamma B_1$$

前に述べたように，位相，すなわち歳差運動の角度は，RF パルスの周波数 ω_1 と持続時間 τ によって決まる．

$$\theta = \omega_1 \tau = \gamma B_1 \tau \quad \text{(数式 3-5)}$$

この数式より，プロトンを 90°($\pi/2$)回転させるのにかかる時間 τ，すなわち，RF 波がその強さ B_1

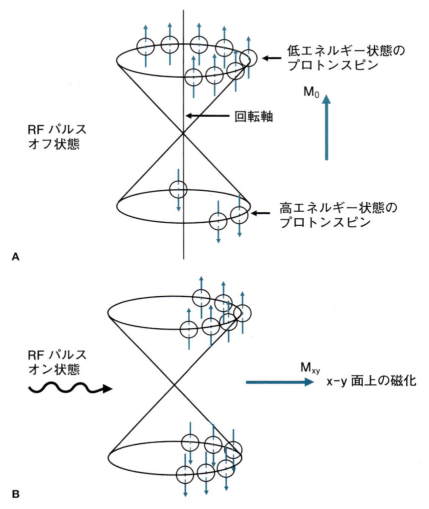

図 3-10 RF パルスによって（B），上向きと下向きのプロトンの数を等しくすることが可能である．

でスピンを x-y 面に 90°"フリップ"させるのにかかる時間が計算できる．

$$\theta = 90° = \pi/2 = \gamma B_1 \tau_{\pi/2}$$

とおくと，次のようになる．

$$\tau_{\pi/2} = (\pi/2)/\gamma B_1 \qquad \text{（数式 3-6）}$$

この等式より，もし RF パルスを $\tau_{\pi/2}$ の間照射し続けたなら，磁化ベクトルは 90°フリップすることがわかる．

180°RF パルス

数式 3-5 からわかるように，180°RF パルスには 90°RF パルスの 2 倍の強さ（もしくは 2 倍の持続時間）がある．180°RF パルスをかけると，縦磁化ベクトルは逆（下）向きになり，$-\mathbf{M}_0$ から再びスピンの回復が始まる．180°RF パルスをかけると，余分な上向きのスピンは低エネルギー状態から高エネルギー状態に押し上げられる．180°RF パルスは，平衡状態にある余分な上向きのプロトンの割合と同じになるまで，位相の一致（すなわち横磁化）をもたらさずに，下向きのプロトンを増加させる．

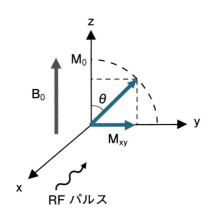

図 3-11 部分フリップでは，横磁化は元の縦磁化より小さい．実際，$M_{xy}=M_0 \sin \theta$ である．

数式 3-5 より，RF パルスの強さ B_1 において 180°RF パルスに必要な持続時間を計算できる．

$$180° = \pi = \gamma B_1 \tau_\pi$$

これより，

$$\tau_\pi = \pi / \gamma B_1$$

要するに，180°RF パルスを得るには，90°RF パルスと同じ強さだが 2 倍持続時間の長い RF パルス，もしくは同じ持続時間で 2 倍強い RF パルスを用いればよいのである．

部分フリップ

部分フリップ(partial flip)(90°未満)の場合，磁化の x-y 成分(すなわち $\mathbf{M}_{xy}$)は，元の磁化ベクトル $\mathbf{M}_0$ より小さい(図 3-11)．実際に次のようになる．

$$M_{xy} = M_0 \sin \theta$$

数式 3-5 から，部分フリップは RF パルスの強さを下げるか，もしくは持続時間を短くすることにより得られる．これらのフリップ角は**グラジエントエコー**(gradient echo：**GRE**)画像ではよく使われる(後の章で述べる)．

自動 RF(プレスキャン)

プレスキャン(prescan)は，ある特定の患者に対しスキャナを準備する過程である．この過程は**自動 RF**(auto RF)**パルス**によって行われ，自動的に以下のことが行われる．

1. RF パルスの送信ゲイン(振幅利得：これによって RF 電力，したがってフリップ角が決まる)を設定する．実際にフリップ角 α は送信電力の平方根に比例する．

$$\alpha \propto \sqrt{電力}$$

2. 受信ゲインを設定する．
3. 最適の ω_0 を設定する．

Key Points

1. RF パルスは短時間の電磁波であり，その周波数はラジオ波の帯域になる．
2. 他のすべての電磁波と同様，RF パルスは磁場と電場をもつ．ここで関心があるのは磁気成分 B_1 である(電気成分は組織を加熱する効果がある)．
3. MRI において，RF パルスの役目は縦磁化をフリップさせることである．
4. このフリップは，外磁場(B_0)の軸を中心にプロトンを同位相にて歳差運動させることにより始まる．同時に RF パルスの磁場(B_1)の軸を中心に歳差運動させる．その結果，x-y 面に向かうスピンのらせん運動(ニューテイション)が生じる．
5. フリップ角は，RF パルスの強さ(B_1)と持続時間(τ)によって決まり，180°，90° やもっと小さな角度(すなわち 90° 未満の部分フリップ)にも臨床適用に合わせてなりうる．

Questions

以下の文章は正しい(T)か，誤り(F)か？

3-1. フリップ角は RF パルスの持続時間と強さによって決まる．

3-2. MRI における RF パルスの機能は，プロトンを磁化することである．

3-3. RF パルスの直接の作用は，プロトンを同位相にて歳差運動させることである．

3-4. RF パルスは磁気成分をもっている．

3-5. RF パルスとはラジオ波のことで，ラジオ波の周波数帯域に属する周波数をもつ電磁波の一形態である．

3-6. 180° パルスの電力は 90° パルスの 10 倍である．

3-7. 部分フリップの角度は 0° と 90° の間である．

4 T1，T2，および T2*

はじめに

この章では，緩和時間 T1，T2 および T2* の物理的特性について論じ，どのような状態で緩和時間が延長，または短縮するのかを考えてみよう．T1, T2 は組織固有の特性なので，組織により（与えられた磁場強度に依存して）決まっている．T2* というパラメータは主磁場の不均一性に依存するが，これも外部から与えられた磁場環境においては，組織により決まっている．

T1 緩和時間

緩和（relaxation）という用語は，スピンがその最低のエネルギー状態，すなわち平衡状態に戻っていくことを意味する（平衡状態は，最低のエネルギー状態と定義される）．いったん**ラジオ波(RF)** パルスを**断つ**と，プロトンは磁場 B_0 方向に並ばなければならず，過剰なエネルギーをすべて捨てなければならない．

T1 は**縦緩和時間**といわれている．なぜなら，T1 はスピンを縦（z）軸に沿って再び並べる時間だからである．また，T1 は**スピン-格子**（spin-lattice）**緩和時間**ともいわれている．なぜなら，T1 はスピンが平衡状態に戻るために，RF パルスから獲得したエネルギーを周囲の格子へ与える時間だからである．

> T1＝縦緩和時間
> T1＝熱緩和時間
> T1＝スピン-格子緩和時間

90°パルス直後は，磁化 $\mathbf{M}_{xy}$ は x-y 平面で回転し，すべてのプロトンは z 軸のまわりを同位相で回転する（**図 4-1**）．磁化が x-y 平面へ 90°倒された後，RF パルスは断たれる．熱力学の一般原理のひとつは，すべてのシステムがその最低のエネルギーになろうとすることである．それゆえに RF パルスが断たれた後，2 つのことが起こる．

1. スピンは，最低エネルギー状態に戻ろうとする．
2. スピンは，互いに同位相から抜け出そうとする．

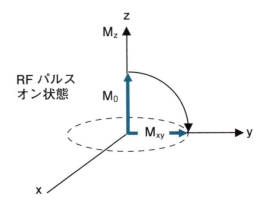

図 4-1　RF パルスによって，縦磁化ベクトルは x-y 平面に倒される．

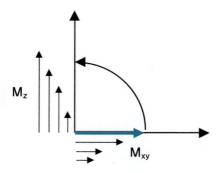

図 4-2 RF パルスがいったん断たれると横磁化ベクトル M_{xy} は減少し，縦成分 M_z は増加しはじめる．

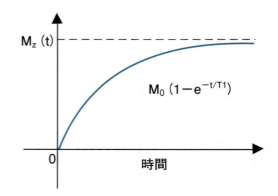

図 4-3 T1 による縦磁化の回復曲線．

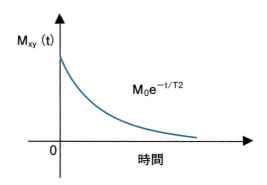

図 4-4 T2 による横磁化の減衰曲線．

これらは RF パルスが断たれた後同時に，しかし別々に起こる 2 つの過程に起因する（**図 4-2**）．すなわち，

1. 磁化ベクトルの M_{xy} 成分が急速に減少する．そして，
2. M_z 成分が，z 軸に沿って緩徐に増加する．

質問：M_z 成分が，はじめの磁化 M_0 に回復する速度を表す時定数は？
回答：T1 緩和時間です．

はじめに磁化について論じたとき，プロトンは T1 によって与えられた速度で外磁場方向へ整列しはじめる，と述べた〔T1 は時間(s)だから，本当の速度は $1/T1(s^{-1})$ である〕．磁化 M_0 を縦の z 軸から離れて倒し，RF パルスの後に主磁場方向に戻っていくときにも，これと同じことが起こる．M_z が M_0 に回復する速度も T1 によって与えられる．

90°パルスの直後，全磁化は x-y 平面にある．M_z 成分はここから T1 によって決められた速度で回復を始める（**図 4-3**）．

$$M_z(t) = M_0(1 - e^{-t/T1}) \quad (数式 4-1)$$

T2 緩和時間

図 4-2 は，RF パルスが断たれると急速に M_{xy} 成分が減少することを示している．

質問：M_{xy} 成分が減少する速度を表す時定数は？
回答：T2 緩和時間です．

縦磁化ベクトル M_z が回復するように，横磁化ベクトル M_{xy} は T2 によって決まる速度で減少していく（**図 4-4**）．

$$M_{xy}(t) = M_0 e^{-t/T2} \quad (数式 4-2)$$

z 軸に沿った磁化の増加と，x-y 平面での磁化の減少は，2 つの異なる速度で起こる 2 つの独立した過程であることを理解してほしい（**図 4-5**）．単純な 1 つの指数関数的過程を考えてみよう．そうすると，z 軸に沿って増加する速度と x-y 平面で減少していく速度とを同じと考えてしまうだろう（**図 4-6**）．我々が論じている MR システムにおいては，これと同じでは**ない**．なぜなら，このシステムはもっと複雑な過程を含んでいるからであ

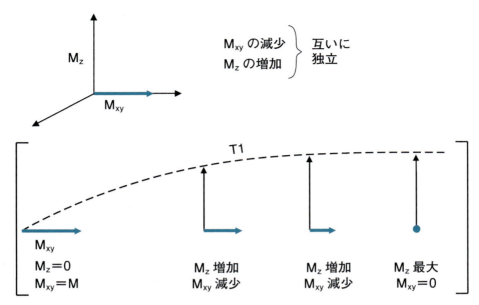

図 4-5 縦磁化 M_z の増加と横磁化 M_{xy} の減少は同時に起こるが，互いに独立している（RFパルスがオフの状態）．

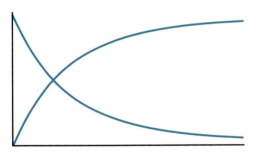

図 4-6 単純な指数関数の回復と減衰が同じ速度と考えられてしまう．

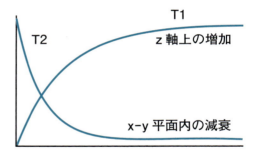

図 4-7 横磁化の減衰速度は縦磁化の回復速度の数倍である．

る．T2 の減少は T1 の増加に比べて 5〜10 倍速い（図 4-7）．これを理解するためには位相分散（dephasing）の概念を理解する必要がある．

位相分散

90°**パルス**が**断たれた**直後，すべてのスピンは**同位相**にある．つまり，それらはすべて同方向を向き，同じ周波数 ω_0 で回転する．スピンを同位相から抜け出させる 2 つの現象がある．つまり，スピン間の相互作用と外磁場の不均一性である．

1．スピン-スピン相互作用

2 つのスピンが隣り合っているとき，1 つのプロトンの磁場はその隣にいるプロトンに影響する．1 つのプロトン（#1）が磁場方向に，別のプロトン（#2）がこれと反対方向に並んでいるとしよう（図 4-8）．プロトン #1 は，主磁場 B_0 に加えて，小さな磁場（ΔB）を周囲に形成する．そこに置かれたプロトンの歳差運動周波数がわずかに増える．

$$\omega(\text{プロトン \#1 の隣}) = \gamma(B_0 + \Delta B)$$

一方，別のプロトン #2 は反対向きなので，反対方向の小さな磁場を形成する．プロトン #2 の

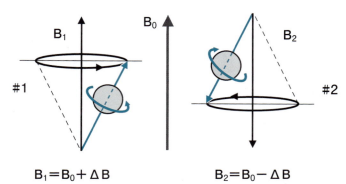

図 4-8 磁場方向を向くプロトン(#1)は磁場を少し増加し，反対方向を向くプロトン(#2)は磁場を少し減少させる．

隣のプロトンの歳差運動周波数は，こうして次のように減少する．

$$\omega(プロトン \#2 の隣) = \gamma(B_0 - \Delta B)$$

これらのプロトンとプロトンの相互作用によって生じる磁場の違いはとても小さいが，スピンが置かれている磁場の不均一性を生み出す．それゆえに位相が分散する最初の原因は，組織に固有である．それは**スピン-スピン相互作用**(spin-spin interaction)といわれている．この相互作用はそれぞれの組織に固有の特性で，T2 によって計測される．

> T2＝横緩和時間
> T2＝スピン-スピン緩和時間

2. 外磁場の不均一性

スピンの位相分散をもたらす 2 番目の現象である．たとえどんなによいシステムをもち，どんなに安定した磁場であったとしても，磁場の不均一性が存在する〔たいてい ppm (100 万分の 1) 単位で測定される〕．

外磁場の不均一性によって，異なる部位のプロトンは異なる周波数で歳差運動をする．なぜなら，個々のスピンはわずかに異なる磁場の中に置かれるからである．これらの周波数は互いに近似しており，実際のラーモア周波数に非常に近い．しかしながら，これらのわずかな周波数の違いがスピンの**位相分散**を起こすことになる．

> スピンの位相分散の 2 つの原因は，
> 1. スピン-スピン相互作用(内的不均一性)
> 2. 外磁場の不均一性

これらの 2 つの現象は，ともにプロトンにわずかに異なる周波数での回転を起こさせる．ここに 3 つのプロトンがあると考えてみよう．
1. 1 つは実際のラーモア周波数＝ω_0 で歳差運動している．
2. 1 つはわずかに高い磁場に置かれ，ラーモア周波数よりわずかに速い周波数 ω_0^+ で歳差運動している．
3. もう 1 つは，わずかに低い磁場に置かれ，ラーモア周波数よりわずかに遅い周波数 ω_0^- で歳差運動している．

十分に待っていれば，x-y 平面の 3 つのプロトンは完全に位相分散することになる．したがって，x-y 平面内の正味の磁場は 0 になる．

時間が 0 のとき，すべてのスピンは同位相にあり，それらのベクトル和は最大になる．スピンが互いに位相分散を始めると，それらのベクトル和は徐々に小さくなる．すべてのスピンが完全に位相分散すると，それらのベクトル和は 0 になる．スピン-スピン相互作用はスピン間距離にある程度依存する．たとえば水(H_2O)では，固体の状態のときよりもプロトン同士は遠く離れている．そのため，水におけるスピン-スピン相互作用の位相分散効果は固体の場合より目立たない．

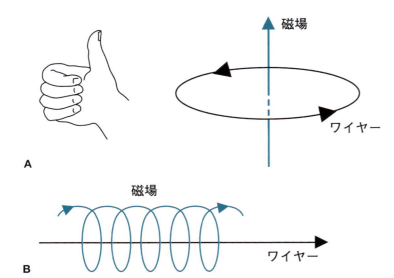

図 4-9　A：右手の法則が，ワイヤーに流れる電流によって生ずる磁場の向きを決める．B：振動する磁場がワイヤーに電流を誘導する．

受信信号

　RF が x 方向を向いているときの x-y 平面に戻ろう．RF コイル（たとえばヘッドコイルやボディコイル）は，たいてい**送信機**と**受信機**の両方を兼ねている．信号は送られた同じ場所で受信される．動いている荷電粒子は磁場を生み出すということを思い出してほしい．逆もまた真である．磁場は荷電粒子，すなわち電子の動きを生み出す．ある方向に動く電子（電流は逆方向）をもったワイヤーがあるとすると，磁場の向きが（右手の法則によって）決まる（この場合は上向きである）（**図 4-9 A**）．同様に，直線状のワイヤーがあり，このワイヤーの近くに振動する磁場があると，磁場はワイヤーに電圧と電流を誘導する（**図 4-9 B**）．

　この測定された電流こそ信号なのである．90°パルスの印加後，x-y 平面で磁化は周波数 ω_0 で回転するということを思い出してほしい．この磁化は多くの歳差運動をしているプロトンの集団現象を反映する．それぞれのプロトンに伴って磁場も回転している．90°パルスの印加後，直ちにプロトンは同位相で歳差運動をする．それぞれのスピン（またはスピンのグループ）の磁場が RF 受信コイルと同じ方向にあるとき，RF 受信コイルに大きな信号が誘導される．

　かくして，時刻 t＝0（**図 4-10 A**）においてすべてのプロトンは RF コイルの方向（x 方向）を向く．時刻 t＝t1 にスピンが 90°回転したとき，x 方向の磁化ベクトル成分はない．すべての磁化は y 方向を指す．しかも，この RF コイルは x 軸方向の磁化成分だけを検出することができる．したがって，時刻 t1 には信号がない．さらに 90°回転したとき（時刻 t2）には信号は存在しているが，最初の信号とは反対方向（負）である．時刻 t3 には x 方向には再び磁化はなく，それゆえに信号はない．時刻 t4 にはスピンは再び受信コイル方向を向き，信号は最大になる．それゆえ，受信された信号は正弦曲線を描く（**図 4-10 B**）．プロトンは周波数 ω_0 で回転しているので，受信された信号の周波数は ω_0 である．

　しかしながら，これが本当に受信された信号なのか，あるいはそこに別の要素が加わっているのではないのか？

自由誘導減衰（FID）

　理想的な状態では，完全に均一な磁場にあったとしたら，受信された信号は実際に**図 4-10 B** のようにみえたはずである．しかし，これは実際には起こらない．実際に起こるのは次のことである（**図 4-11**）．x 方向に時刻 t＝0 にスタートする．しかしながら，スピンの位相分散（すなわちスピン-

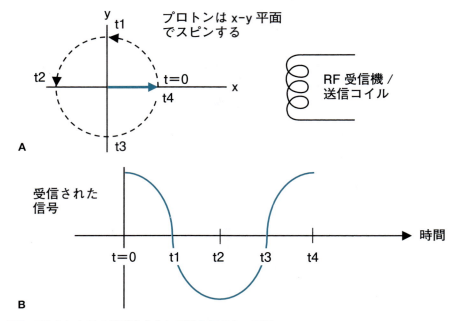

図 4-10 異なる時点における横磁化（**A**）と受信信号（**B**）の関係．

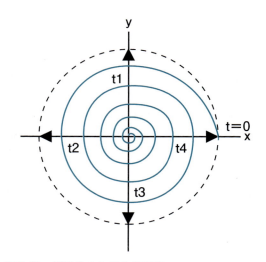

図 4-11 横磁化のらせん状減衰．

スピン相互作用と外磁場の不均一性）のため，時刻 t4 までにスピンはわずかに**位相分散**し，元の信号よりわずかに少ない信号を受けることになる．信号は時間が経つにつれて弱くなり，x-y 平面の中心に向かってらせん状に進む．

信号のベクトルは，x-y 平面を歳差運動するにつれて持続的に減衰していく．RF 受信機には信号はどのようにみえるのか．答は**図 4-12** にある．この図は，受信機によって検出された信号の形を示す．それは振動し，減衰する信号で，**自由誘導減衰**（free induction decay：**FID**）といわれる．なぜなら，RF パルスを断ったあと以下のことが起こるからである．

1. スピンは自由に歳差運動を始め，
2. 信号は時間とともに減衰し始め，
3. スピンは受信コイルに電流を誘導する．

このように，振動しているスピンによって生じる振動磁場によって，受信コイルに電流が誘導され FID が生じる．この減衰し，振動している信号は，数学的に以下のように表現される．

$$M_{xy}(t) = M_0 e^{-t/T2^*} \cos(\omega_0 t) \quad \text{（数式 4-3）}$$

この式は既出である（1 章参照）．

1. $\cos(\omega_0 t)$：これは周波数 ω_0 の振動波の数式
2. $e^{-t/T2^*}$：信号は減衰するので，指数関数を考えなければならない．この指数関数の時定数が T2*（T2 スター）である．

それゆえに受信された信号の一般的形態は，以下の 2 つに基づく．

1. $\cos(\omega_0 t)$ のように変化する**振動信号**．

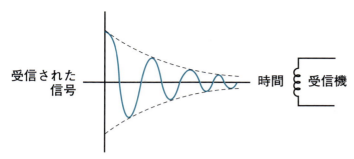

図 4-12　受信信号(FID)の減衰正弦曲線.

2. 指数 $e^{-t/T2^*}$ によって与えられる，$T2^*$ を時定数とする**減衰信号**.

T2 と T2* の違い

$T2^*$ は以下の 2 つに依存する．
1. 外磁場
2. スピン-スピン相互作用

T2 は基本的に次に依存する．
1. スピン-スピン相互作用[†]

組織の T2 はスピン-スピン相互作用のみによるので，**固定している**．スピン同士が互いに与え合う影響を我々がコントロールすることはできない．$T2^*$ は外磁場の不均一性によるので**固定していない**．それは，主磁場がいかに均一かどうかによって変わる．$T2^*$ は常に T2 より小さい．$T2^*$ 減衰は，常に T2 減衰より速い(**図 4-13**)．次の方程式は 2 つの関係を示している．

$$1/T2^* = 1/T2 + \gamma \Delta B \quad \text{(数式 4-4)}$$

1/T は**緩和速度**(relaxation rate)で，s^{-1}(毎秒)の単位をもつ(1/T は周波数であるということを

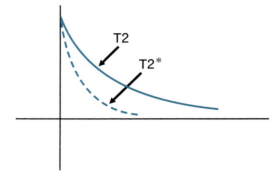

図 4-13　T2 および T2* 減衰曲線.

思い出そう)．緩和速度($1/T2^*$)は外磁場の不均一性と組織の緩和速度($1/T2$)による．どんな不均一性もない完全な磁石があったら，そこでは $\Delta B=0$，$T2^*=T2$ である．最新のシステムは磁場の不均一性がより少なく，それゆえに $T2^*$ の影響はあまり強くない．しかしながら，完全に均一な磁石は不可能である．これゆえに，常に $T2^*$ の影響が存在する．

[†]原注：T2 は拡散(diffusion)にも依存する(つまり，スピンがどれだけ速く広がり格子から去るか)．しかしながら，これはスピン-スピン相互作用に比べ小さな因子である．

50　**Part I**　MRI の基本概念

Key Points

1. 縦磁化の回復速度は T1 によって与えられる.
2. 横磁化の減衰速度は T2 によって与えられる.
3. FID の減衰速度は T2* によって与えられる.
4. T1 は T2 より 5〜10 倍大きい.
5. T2* は常に T2 より小さい.

6. T2 はスピン-スピン相互作用(組織内部の不均一性)の結果であり, T2* は内部および外部(静磁場)両方の不均一性に依存する.
7. 回転する磁場が静止したコイルに電流を誘導し, FID が形成される.

Questions

4-1. 次の記述は正しい(T)か, 誤り(F)か?
　a) T2* は外磁場の不均一性に依存する.
　b) T2 は外磁場の不均一性に依存する.
　c) T2 は T2* に依存する.
　d) T2* は T2 に依存する.

4-2. 縦磁化の回復は何に比例するか?
　a) $e^{-t/T1}$　　　b) $1-e^{-t/T1}$
　c) $1-e^{-t/T2}$　　d) $e^{-t/T2}$
　e) 上記のどれでもない.

4-3. 横磁化の減衰は何に比例するか?
　a) $e^{-t/T1}$　　　b) $1-e^{-t/T1}$
　c) $1-e^{-t/T2}$　　d) $e^{-t/T2}$
　e) 上記のどれでもない.

4-4. 次の記述は正しい(T)か, 誤り(F)か?
　FID の減衰速度は T2 によって与えられる.

4-5. 以下のどれが正しいか?
　a) $T2 > T2^* > T1$
　b) $T2^* > T2 > T1$
　c) $T1 > T2 > T2^*$
　d) $T1 > T2^* > T2$

4-6. 以下の a)b) に対応するものは, ⅰ)ⅱ)のどれか?
　ⅰ) T1
　ⅱ) T2
　a) 縦磁化の回復
　b) 横磁化の減衰

5章 TR，TE，組織コントラスト **51**

5

TR，TE，組織コントラスト

はじめに

　前章では，T1，T2，縦磁化，横磁化，RF パルスの役割について説明した．前章で述べられた手順だけでは画像を作成できないことは明白である．これから説明するように，空間の情報を得るためには，プロセスは何度も繰り返されなくてはならない．ここに，TR，TE の働く場所がある．TR と TE のパラメータはそれぞれ組織の T1，T2 パラメータに密接に関係している．T1 と T2 は同じでないが，T1, T2 は組織に固有の特性であり，決まっている．TR と TE は操作者によって調整され，制御される．事実，後でみるように，TR，TE を適切に設定することによって，臨床的適応に応じて T1 または T2 をより"強調"することができる．

　実際にどのようにして信号を測定するのだろうか．大きな磁場に患者を置き(**図5-1 A**)，90°RF パルスを印加すると，磁化ベクトルは x-y 平面に倒れる(**図5-1 B**)．そして，RF パルスを切ると磁化ベクトルは z 方向に増加し，x-y 平面で減衰する(**図5-1 C**)．この 90°RF パルスを x 方向に印加すると，回転座標系においてベクトルは y 軸に沿ったものとなる(**図5-1 B**)．

　90°RF パルス印加終了後，横磁化 $\mathbf{M}_{xy}$(磁化ベクトルの x-y 平面上の成分)は減衰し，縦磁化 $\mathbf{M}_z$(磁化ベクトルの z 軸に沿った成分)は回復する．受信信号は x 軸方向だけしか検出されないということを思い出してみよう．すなわち，RF 送信/受信コイルの方向に沿って検出される．受信コイルは振動する信号(交流電圧のような)のみ認識し，振動しない電圧変化(直流電圧のような)は認識しない．このように x-y 平面における回転は信号を誘導するが，z 軸方向の変化は信号を誘導しない．

　時間 t＝0 で信号は最大となる．時間が経つと，位相分散(dephasing，4 章参照)のために，信号は正弦波形[†]を描き減少していく(**図 5-2**)．信号減衰曲線は次項で表される．

$$e^{-t/T2^*}$$

　正弦波形の特徴は，次の式で表される．

$$\cos(\omega t)$$

　それゆえに正弦波形を描き減衰していく信号は，その積で表される．

$$e^{-t/T2^*}\cos(\omega t)$$

　t＝0 のとき，

$$\cos(\omega t)=\cos(\omega \cdot 0)=\cos(0)=1$$
$$e^{-t/T2^*}=e^0=1$$

であり，t＝0 のとき $e^{-t/T2^*}\cos(\omega t)=1$．したがって，t＝0 のとき信号は最高となる(すなわち 100％)．時間が経つと，最終的に 0 へと減衰する(**図5-3**)．

　患者を磁場に置いたとき，一時的に外磁場の z 軸方向に患者のプロトンは整列する．ラーモア周

[†] 訳注：正弦波形(sinusoidal)：ここでは数学的には余弦波であるが，正弦波と余弦波は位相が 90° 異なるだけで形は同じなので，総じて正弦波としている．

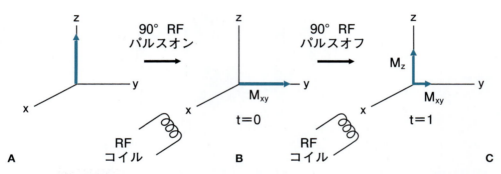

図 5-1　A：RF パルス印加直前の縦磁化．B：RF パルス印加直後，磁化ベクトルは x-y 平面へ倒れる．C：一定の時間が経つと，M_z はある程度回復し，M_{xy} は減衰する．

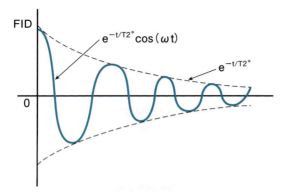

図 5-2　受信された信号(FID)は正弦波形を描いて減衰する．

波数で RF パルスを送信すると，すぐに FID(自由誘導減衰)が得られる(図 5-4)．この過程によって，患者全体から 1 信号(1 FID)を得る．それは信号の位置について何の情報も与えない．この FID は空間的識別のない，患者の体にあるすべての異なったプロトンの**総体**から受信されている．空間の情報を得るために我々は何とかして x, y, z 軸を特定しなければならない．ここで**傾斜磁場**が登場する．**傾斜磁場コイル**の目的は信号を**空間エンコード**することである．

信号を空間エンコードするために，傾斜磁場を変化させて RF パルスを何回も印加し，次々と多くの FID や他の信号(たとえばスピンエコー)を得なければならない．多くの FID からのすべての情報を合わせると，画像をつくるのに必要な情報が得られる．もし，RF パルスを 1 回しか印加しないと，1 つの信号(1 FID)のみしか得られず，1 つの信号から画像をつくることはできない．〔1 つの RF パルスでつくられるエコープラナーイメージング(EPI)は例外である．22 章参照．〕

TR(繰り返し時間)

1 つの 90°パルス印加後(90°RF パルスの記号を図 5-5 に示す)，別のパルスを印加する．印加する時間の間隔を TR(repetition time 繰り返し時間)とよぶ．一連の 90°パルスを印加している間，T1 回復曲線に何が起こるだろうか(図 5-6)．

1. t=0 の直前に磁化ベクトルは z 軸方向を向いている．**このベクトルは大きさ M_0 で表される．**
2. t=0 の直後に磁化ベクトル $\mathbf{M}_{xy}$ は x-y 平面上へと倒れ，z 軸成分をもたない．$\mathbf{M}_{xy}$ は t=0^+ のとき大きさ M_0 である．
3. 時間が経ち t=TR となったとき，徐々に z 軸方向の磁化が回復し，いくらかの(またはすべての)x-y 平面上の磁化が失われる．t=TR のとき横磁化が非常に小さくなったと仮定しよう．もし別の 90°RF パルスを印加したら何が起こるだろうか．現存する縦磁化ベクトル($\mathbf{M}_z$)は，x-y 平面上へ直ちに戻る．ところで，t=TR のとき，磁化ベクトル $\mathbf{M}_z$ の大きさはどのくらいなのだろうか．

$$M_z(t) = M_0(1 - e^{-t/T1})$$

なので，t=TR のとき，

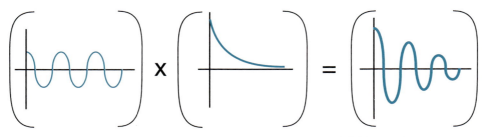

図 5-3　正弦波形信号と指数関数的に減衰する信号を掛け合わせると，正弦減衰信号になる．

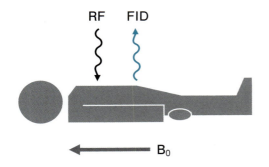

図 5-4　RF パルスの送信直後に FID は形成される．

$$M_z(TR) = M_0(1-e^{-TR/T1}) \quad (数式 5-1)$$

である．

4. T1 回復曲線からわかるように，t=TR のときの磁化ベクトル M_z は，磁化ベクトルが完全に回復する前に 2 度目の RF パルスが印加されたために，最初の磁化ベクトル M_0 より小さい．
5. 縦磁化ベクトルが x-y 平面へ倒れた後，再び x-y 平面上へ戻る次の TR まで(T1 回復曲線に従って) z 軸方向に再度回復を始める．そこで再び x-y 平面に倒される．このようにして，M_0 までは決して回復しない指数関数曲線が次々と生まれる．

受信信号

ここで，受信される信号(S)について少し考えてみよう．一連の 90°パルスを印加しているだけなので，信号は一連の FID である．
1. t=0 において，最初の信号は図 5-7 A にみられるような強い FID である．
2. t=TR において，信号は少し大きさが小さくなるが，FID である(図 5-7 B)．
3. t=2TR において，信号は図 5-7 B と同じ大きさである(図 5-7 C)．

T1 回復曲線は数式 $1-e^{-t/T1}$ で与えられるので，RF パルス印加直後の信号を測定できれば，どの FID 信号も

$$1-e^{-TR/T1}$$

に比例する(これは実際にはありえない)．今までのところ，信号 S は，

$$S \propto 1-e^{-TR/T1}$$

という数式で示される．

"信号"という言葉は相対的な用語であることを思い出してほしい．得られた信号に次元はない．すなわち，単位をもたない．もしも可動性の高いプロトン(mobile proton)を多くもつ組織を扱うとき，TR およびその組織の T1 が何であれ，可動プロトンが多ければ多いほど，多くの信号を得ることができる(2 章参照)．すなわち，信号を考えるときは，**可動プロトン**の数 N(H)も考えなければならない．

$$S \propto N(H)(1-e^{-TR/T1}) \quad (数式 5-2)$$

与えられた組織において，T1 とプロトン密度は一定であり，受信信号は上記の数式による．もし，2 回目の RF パルス直後(TR 時)の FID を測定できれば，それは最大となり，$N(H)(1-e^{-TR/T1})$ と等しくなるだろう．それゆえ，TR 間隔で(すなわち 1TR，2TR 時に)得られる FID は，90°パルス直後，すなわち正確に FID の始まりを測定することができれば最大となる．しかしなが

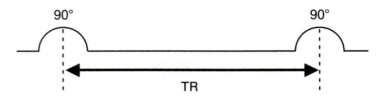

図 5-5　2 つの連続する 90°パルスの間の時間を TR という．

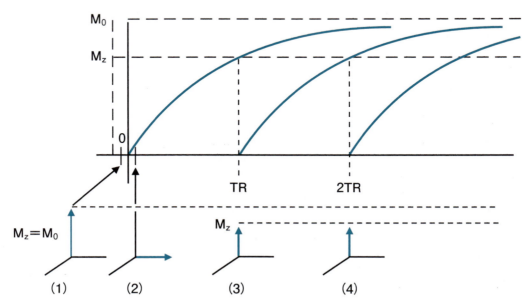

図 5-6　連続する RF パルス後の回復曲線．

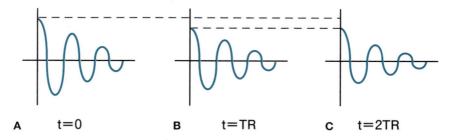

図 5-7　連続する RF パルス後の FID．A：t＝0, B：t＝TR, C：t＝2TR．

ら，実際には技術的制約のため，測定まで一定時間待たなければならない．

TE（エコー時間）

TE（echo time or time to echo）は**エコー時間**（エコーまでの時間）を表す．RF パルス印加直後に受信する（これはどのようにしてもできない）代わりに少し待って受信することにする．この短い時間を TE という．

$T2^*$ 減衰曲線に戻って考えてみよう．x-y 平面において，FID 信号は 2 つの要素により急速に減

衰する．
1. 外磁場の不均一
2. スピン-スピン相互作用

次の減衰関数に従って，信号は減衰する．

$$e^{-t/T2^*}$$

これより，信号減衰が始まる前に信号を受信すれば，その信号はx-y平面上へ倒れた元の磁化(M_0)と等しいものとなる(図5-8の点1)．しかしながら，受信までに少し時間(TE)をおくと，その信号は図5-8の点2のようになる．

$$M_0(e^{-TE/T2^*}) \quad (数式5\text{-}3a)$$

T1回復とT2減衰は同時に起こるので，2本の曲線が描かれる(図5-9)．

T1回復曲線に戻ってみよう．90°パルス後，スピンはx-y平面上に倒れる．1回のTR後，受信された縦磁化の大きさは次のように表される．

$$M_0(1-e^{-TR/T1}) \quad (数式5\text{-}3b)$$

このT1回復曲線に重ね合わせて，別の曲線，つまり2つの新しい軸をもつ$T2^*$減衰曲線が描ける．$T2^*$減衰曲線はT1回復曲線における$M_0(1-e^{-TR/T1})$の値から始まる．そして，急激に減衰する．新しい曲線の減衰速度は$T2^*$の数式に従って，次のように与えられる．

$$e^{-TE/T2^*}$$

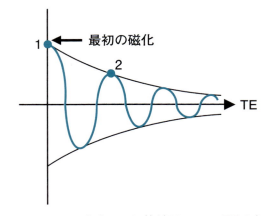

図5-8 t=0のときのFID値がM_0で，t=TEのときは$M_0 \cdot e^{-TE/T2^*}$．

TE時間後に信号を測定できる．TEにおける信号値は，T1回復曲線における最大の信号強度の一部である．別の言葉でいうと，それは数式5-3aと5-3bの積となる．

$$信号=S \propto M_0(1-e^{-TR/T1})(e^{-TE/T2^*})$$

図5-9でわかりにくいのは，2組の軸があるということである．
1. TRに関連する1組目の軸〔縦軸と横(時間)軸〕
2. TEに関連する2組目の軸〔縦軸と横(時間)軸〕

一定の縮尺でこれらを描くとすれば，T2減衰曲線(TEの時間軸)はT1回復曲線(TRの時間軸)

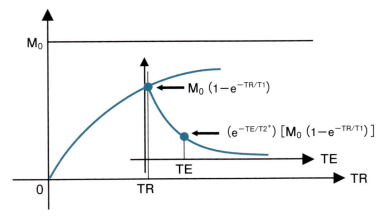

図5-9 同じグラフ上にプロットされた回復曲線と減衰曲線．

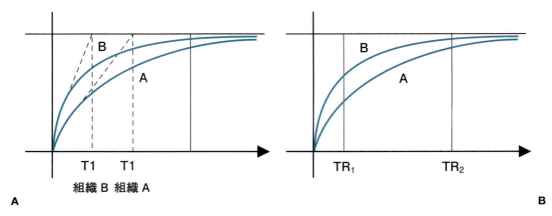

図5-10　A：異なったT1をもつ2つの組織AとBがある．どちらのT1が長いか．B：回復曲線において異なったTRを設定する．どちらのTRがAとBとの間により強い組織コントラストをつけるだろうか．

よりずっと早く減衰するであろう．しかしながら，この図5-9は最終的な信号強度の視覚的概念を我々に与えてくれる．最初の縦磁化 M_0 は可動プロトンの数に比例する．すなわち，

$$M_0 \propto N(H)$$

したがって，我々が測定する信号強度は一般に次のように表される．

$$信号強度 = SI \propto N(H)(e^{-TE/T2^*})(1-e^{-TR/T1})$$

（数式5-4）

（T2とT2*の違いは，スピンエコー法で達成される静磁場の不均一性の補正の有無にある．）

組織コントラスト（T1，T2強調）

2つの異なった組織を扱うとき何が起こるか考えてみよう．これまで我々は1つの組織を扱ってきたが，今度は2つの組織A, Bについて考えてみよう．

質問：図5-10Aにおける2つの組織のどちらのT1が長いでしょうか．
回答：組織AのT1のほうが長い．

曲線の起始部に沿って接線を描いてみると，組織Aは組織Bより長いT1をもつことがわかる．しかし，曲線だけを見ると，組織Aは組織Bより平衡に達するまでが長いことになる．2つの異なったTRを設定しよう．
1. 短い TR = TR_1
2. 長い TR = TR_2

質問：図5-10BにおけるTRのどちらが，よりよいコントラストを与えるでしょうか．
回答：TR_1 のほうがよいコントラストを与えます．

数式5-4に戻って，この回答が道理にかなうか考えてみよう．

$$SI \propto N(H)(e^{-TE/T2^*})(1-e^{-TR/T1})$$

SIは信号強度を表している．もしTRが無限大となれば，$1-e^{-TR/T1}$ は1となる．

TR→∞になると，$1-e^{-TR/T1} \to 1$．すると，SI→$N(H)(e^{-TE/T2^*})$ となる．もしTRが非常に長ければ，数式においてT1成分を取り除くことができる．実際問題としては，TRを非常に長く設定することによってT1の影響を取り除く（または，より現実的には減少させる）ということになる．

長いTRはT1の影響を減少させる．

実際には，T1の影響を100％取り除くのに十分な長いTRを設定することは絶対にできない．しかし，我々は2000〜3000 msのTRでT1の影響を確実に最小にすることができる（一般的にTR

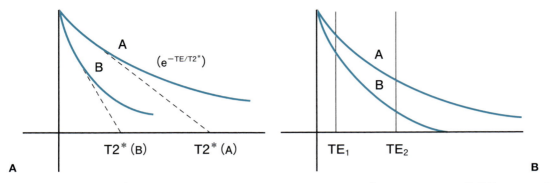

図 5-11　A：異なった T2* をもつ 2 つの組織 A と B がある．どちらの T2* が長いか．B：回復曲線において異なった TE を設定する．どちらの TE が A と B との間により強い組織コントラストをつけるか．

が T1 の 4〜5 倍なら T1 の影響は無視できる）．図 5-10 B に戻って，TR＝TR₁で何が起こっているか考えてみよう．この点では，TR は数式（1−e^(−TR/T1)）において T1 を取り除くのには不十分な長さである．そのため，

信号強度（組織 A）/信号強度（組織 B）＝
(1−e^(−TR₁/T1(組織A)))/(1−e^(−TR₁/T1(組織B)))

となる．組織 A と組織 B の T1 は異なるので，短い TR は組織 A と組織 B 間で異なったコントラストをつくりだす．このように，短い TR の場合には 2 つの組織は異なった T1 を基にして識別される．別の言葉でいうと，短い TR で T1 コントラストを得ることができる．

> 短い TR は T1 コントラストを増強する．

T1 を評価するときは，非常に長い TR は好ましくない．なぜなら，すでに学んだように，TR→∞ のとき 1−e^(−TR/T1) は 1 となり，T1 の影響が取り除かれてしまうからである．しかし，短すぎる TR も必要ではない．もし，TR が 0 に近づけば，

$$e^{-0/T1} = e^0 = 1$$
$$1 - e^{-TR/T1} = 1 - 1 = 0$$

となる．この状況において，非常に短い TR では最終的に何も信号がなくなってしまう．理想をいえば，現在検査している組織の T1 とあまり変わらない TR が望ましい．

T2* 組織コントラスト

2 つの組織間の T2* コントラストについて考えてみよう．

> **質問**：図 5-11 A において，どちらの組織が長い T2* をもつでしょうか．
> **回答**：再度 2 つの曲線に t＝0 において接線を引いてみると，組織の T2* の長さがわかります．組織 A のほうが組織 B より長い T2* をもちます．

2 つの異なる TE（図 5-11 B）を取り上げてみよう．ここに 2 つの TE がある．

1. 短い TE＝TE₁
2. 長い TE＝TE₂

> **質問**：図 5-11 B におけるどちらの TE を選べば，組織 A と組織 B との間の組織コントラストは強くなるでしょうか．
> **回答**：TE₂ で，コントラストがより強くなります．

再度，信号強度の数式を見てみよう（数式 5-4）．

$$SI \propto N(H)(e^{-TE/T2^*})(1-e^{-TR/T1})$$

もし TE が非常に短かったら（0 に近い），e^(−TE/T2*) は 1 に近づく．

$$TE \to 0 \Rightarrow e^{-TE/T2^*} \to e^0 = 1$$
$$SI \propto N(H)(1)(1-e^{-TR/T1})$$
$$= N(H)(1-e^{-TR/T1})$$

非常に短いTEによってT2*の影響を取り除ける(実際的には減らせる)ということを意味している.

> 短いTEはT2*の影響を取り除く.

これを図5-11Bにより図的に,数式5-3aにより数学的に理解することができる.長いTEによって組織間T2*コントラストは増す.信号雑音比は低い(長いTEにより信号減衰が大きくなるので)が,組織コントラストは高くなる.

Key Points

1. 長いTRはT1の影響を減少させる.
2. 短いTRはT1の影響を増強させる.
3. 短いTEはT2*(T2)の影響を減少させる.
4. 長いTEはT2*(T2)の影響を増強させる.

Questions

5-1. 図5-12のグラフにおいて,T1とT2の曲線が便宜上同時にプロットされている.次の数値をT1,T2値とする.
　白質(WM):T1=500,T2=100 ms
　脳脊髄液(CSF):T1=2000,T2=200 ms
また,WMとCSFの密度をN=100とする.
a) TR=2000 msにおいて,WMとCSFの相対的な信号強度を求めよ(グラフ上のA点,B点).
b) WMとCSFが同じT2強調となる両曲線の交点のTE値を計算せよ(C点).
c) TE=25 ms(第1エコー),TE=100 ms(第2エコー)時のWMとCSFの信号強度とCSF/WMの比率を計算せよ.
d) TR=3000 msにおいての(a)−(c)を求めよ.そして,第2エコーにおいてT2強調が強くなる(CSF/WMが高くなる)ことを確認せよ.
e) TR=3000 ms,TE=200 msとして信号強度を計算せよ.WMとCSFの両方の信号減少にもかかわらず,CSF/WMの

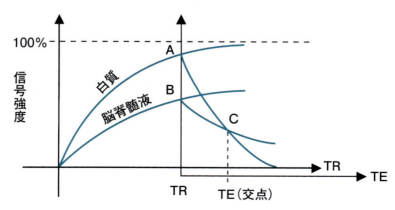

図5-12 T1ならびにT2曲線を同時に示す.これを参考にしてQuestionsに答えよ.

比率は実際には増加し，強いT2強調を示す(つまり画像上，CSFがより輝く)ということに気づくであろう．

次の数値を使えば，複雑な計算をしなくてよい．

$e = 2.72$, $e^{-1} = 1/e = 0.37$, $e^{-2} = 1/e^2 = 0.14$, $e^{-3} = 0.05$, $e^{-4} = 0.02$, $e^{-5} = 0.01$, $e^{-6} \doteqdot 0$, $e^{-0.5} = 0.61$, $e^{-1.5} = 0.22$, $e^{-0.13} = 0.88$

$\ln 0.64 = \log_e 0.64 = -0.45$, $\ln 0.78 = -0.25$

5-2. 次の数値を1テスラにおけるT1, T2の近似値として，以下の質問に答えなさい．

組織	T1(ms)	T2(ms)
水	2500	2500
脂肪	200	100
CSF	2000	300
灰白質	500	100

a) 下記のパルスシーケンスにおける次の信号強度の比率を計算せよ．
1. 水/脂肪
2. CSF/灰白質
パルスシーケンス
1. T1強調SE法(TR=500, TE=25 ms)
2. T2強調SE法(TR=2500, TE=100 ms)

注意：これらの組織のスピン密度は同じと仮定すること．

b) 上記のことを図的に証明せよ．

ヒント：$e^{-1} = 0.37$, $e^{-5} = 0.01$, $e^{-0.04} = 0.96$, $e^{-1.25} = 0.29$, $e^{-12.5} \doteqdot 0$, $e^{-2.5} = 0.08$, $e^{-0.25} = 0.78$, $e^{-0.2} = 0.82$, $e^{-0.01} = 0.99$, $e^{-1/3} = 0.72$, $e^{-0.25/300} = 0.92$

5-3. 長いTRは，
a) T1強調を増強させる．
b) T1強調を減少させる．
c) T2強調を増強させる．
d) T2強調を減少させる．

5-4. 長いTEは，
a) T1強調を増強させる．
b) T1強調を減少させる．
c) T2強調を増強させる．
d) T2強調を減少させる．

5-5. 次の理論上の状況で信号$N(H)(1 - e^{-TR/T1})(e^{-TE/T2})$を計算せよ．
a) TR=∞
b) TE=0
c) TR=∞かつTE=0

5-6. 以下のa)〜d)に対応するものは，i)〜iv)のどれか？
i) T1効果を減少，ii) T1効果を増強，
iii) T2効果を減少，iv) T2効果を増強
a) 短いTR　　b) 長いTR
c) 短いTE　　d) 長いTE

6

組織コントラスト：いくつかの臨床応用

はじめに

　今までの章において，TR と TE という時間的パラメータの観点から T1 および T2 強調について述べてきた．それではここで，以下にあげる組織の T1 と T2 の特徴について検討し，どんな物理的性質が影響するかをみていこう．

1. 水（H_2O）
2. 固体
3. 脂肪
4. 蛋白性溶液

T2 の特徴

　組織の T2 は，組織中の水素原子核（プロトン）のスピンの位相分散（位相ずれ：dephasing）する速さによって特徴づけられる．速く位相分散すれば T2 は短く，ゆっくり位相分散すれば長くなる．

水（H_2O）

　水分子（H-O-H）はその構造と希薄さから，水素プロトン間のスピン-スピン相互作用は非常に小さいので，他の組織に比べ，水の位相分散は非常にゆっくりした速度で進行する．よって水の T2 緩和時間は長い．T2 減衰は分子中または分子間のスピン-スピン相互作用によって生じることを忘れてはならない．水では，1 つの水素原子のプロトンの他のプロトンに対する効果は比較的小さい．分子内および隣接した分子間の水素プロトン間の距離は比較的離れているので，スピン-ス

ピン相互作用は小さく，位相分散も遅いのである．

固体

　固体の分子構造は純粋な水と対照的であり，非常に緊密な構造で水素プロトン間の相互作用も頻繁に起こる．多くのスピン-スピン相互作用により位相分散は速く進むので固体の T2 は短くなる．

脂肪および蛋白性溶液

　これらの物質の構造では，位相分散は固体よりも遅く，水よりも速いので，脂肪と蛋白性溶液の T2 はこれらの中間に位置する．

T1 の特徴

　組織の T1 は，プロトンがエネルギーを周囲の格子との間で授受できるか否かにかかっている．最も効率的なエネルギー付与はプロトンの**自然運動（平行移動，回転，振動）**周波数が**ラーモア**（Larmor）**周波数**（ω_0）になるときに起こることがわかっている．ラーモア周波数は磁場の強さに比例することを思い出そう．

$$\omega_0 = \gamma B_0$$

水素では $\omega_0 = 42.6\ MHz/T$

　言い換えれば，水素プロトンの歳差周波数は 1 T（テスラ）の磁場では 42.6 MHz になる．しかし，自然運動周波数はその組織の物理的状態に依

存し，結合原子や近傍にある原子によって影響を受ける．

水（H_2O）

水という小さな分子の中では，たとえば固体中の水素プロトンに比べ，水素プロトンは比較的高い自然運動周波数をもっている．また，水中の水素プロトンの自然運動周波数は水素のラーモア周波数よりもずっと高い．

$$\omega\,(H_2O) \gg \omega_0$$

固体

固体中の水素プロトンの自然運動周波数は水中よりも低い．固体中の水素プロトンの自然運動周波数は水素のラーモア周波数よりもいくらか低い．

$$\omega\,(固体) < \omega_0$$

脂肪

脂肪中の水素プロトンはMRIで用いられるラーモア周波数とほぼ同様の自然運動周波数をもつ．

$$\omega\,(脂肪) \fallingdotseq \omega_0$$

これは，末端の炭素-炭素結合周囲にある水素の回転運動周波数がラーモア周波数に近く，プロトンと格子とのエネルギー授受が増加するために生ずる結果であり，T1を短縮する．

蛋白性溶液

水という液体のT1とT2の特徴についてのこれまでの議論は，純水すなわち**自由水**(bulk phase water)にのみ適用される．しかし，体内の大部分の水はそのような自由水の状態ではなく，たとえば蛋白質のような**親水性の高分子物質に結合**している．

そのような水分子は高分子物質の周囲に結合して層を形成し，**結合水**(hydration layer water)とよばれる（**図6-1**）．これらの結合水分子はある程度運動の自由性を失い，結果として水分子の自然運動周波数がラーモア周波数に近づくため，エネ

ルギー付与が効率的に生じる．これらの結果としてT1緩和時間が短縮される．こうして，蛋白性溶液すなわち結合水は，T1強調像において，自由水よりも高信号にみえる．

もし蛋白濃度が十分高ければ，結合水はT2をもいくらか短縮する効果がある．このT2短縮は一般にゲルや**粘液**でみられ，T2強調像では自由水よりも低信号にみえることになる．

水と固体ではエネルギー付与が非効率的で，T1は長い．また，水素プロトンのラーモア周波数と自然運動周波数の差は水のほうが固体よりもずっと大きいので，水のほうが固体よりもT1が長い．

さてここで，これらの異なる組織のT1回復曲線を描いてみよう（**図6-2**）．

1. **脂肪**は最も短いT1をもち，最も急峻なT1回復曲線を示す．
2. **蛋白性溶液**もまた短いT1をもつ．
3. **水**は最も長いT1をもち，最も遅いT1回復曲線を示す．
4. **固体**は中間のT1をもつ．

話を簡単にするため，これらはすべて同一のプロトン密度をもつものとしよう．実際には，水は脂肪や固体よりもプロトン密度が高く，また信号強度(SI)はT1やT2だけでなくプロトン密度N(H)にも依存する．

$$SI \propto N(H)\,(e^{-TE/T2})\,(1 - e^{-TR/T1})$$

TR時間の時点で別のRF波をかけて，T1回復曲線上にT2減衰曲線を重ね描きしてみよう（**図6-3**）．

1. **水**は非常に長いT2をもつので，とても緩やかなT2減衰曲線を描く．
2. **固体**は短いT2をもつので，かなり速く減衰する．
3. **脂肪**は中間のT2をもつ．
4. **蛋白性溶液**は蛋白含有量によって短時間から中間のT2をもつ．

以上のことから，**図6-3**で十分長いTE(TE_3)をとれば，それぞれの組織から計測できる信号は以下のようになることがわかる．

1. **水**は最も高い信号強度を示す（**図6-3**のa点）．

6章 組織コントラスト：いくつかの臨床応用 **63**

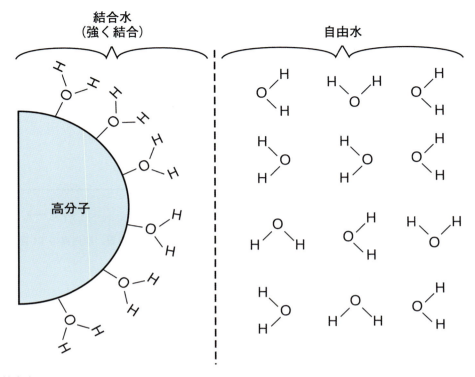

図 6-1 結合水.

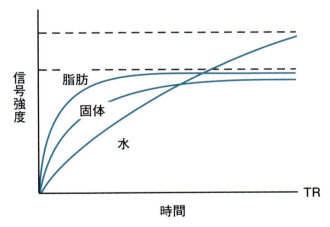

図 6-2 脂肪，水，固体の T1 回復曲線.

2. **固体**は最も低い信号強度を示す．
3. **脂肪**は中間の信号強度を示す．
4. **蛋白性溶液**は蛋白含有量によって中間または は低い信号強度を示す．

　もう少し短い TE(TE₂)をとれば，脂肪と水が同じ信号強度を示す点があることになる．これは交差効果(crossover effect)(**図 6-3** の b 点)とよばれる．

　TE がさらに短ければ(TE₁)，ついに T1 またはプロトン密度効果(どちらになるかは TR に依存する)を得ることになる．そこでは，

1. **脂肪**は最も高い信号強度を示す(**図 6-3** の c 点)．
2. **蛋白性溶液**もまた脂肪と同様の高い信号強

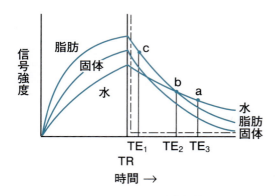

図 6-3 脂肪，水，固体の T2 減衰曲線．

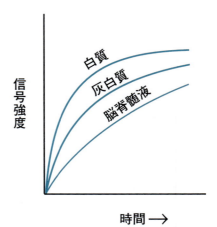

図 6-4 脳脊髄液，白質，灰白質の T1 回復曲線．

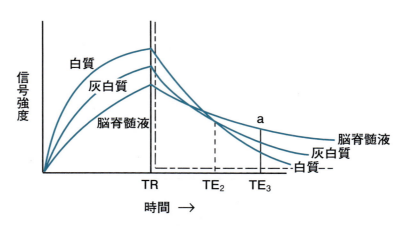

図 6-5 脳脊髄液，白質，灰白質の T2 減衰曲線．

度を示す．
3. **固体**は中間の信号強度を示す．
4. **水**は最も低い信号強度を示す．

そこで，これらの曲線から以下のことがわかる．
1. TR と TE が短ければ T1 強調が得られる．
2. TR と TE が長ければ T2 強調が得られる．
3. TR が長く TE が短ければプロトン密度強調が得られる．

さてここで，脳の 3 つの異なる組織，ⅰ）灰白質，ⅱ）白質，ⅲ）脳脊髄液を考えてみよう（図 6-4）．T1 回復曲線上では，

1. **白質**は白くみえる．髄鞘は脂肪のようにふるまうので，灰白質よりも効率的にエネル

ギー交換を行い，短い T1 をもつ．
2. **灰白質**は中間の明るさである．髄鞘がないので，典型的な固形組織のようにふるまう．
3. **脳脊髄液**は黒い．水に似て非効率的なエネルギー交換を行い，水と同様に長い T1 をもつ．

さらに，T2 減衰曲線を T1 回復曲線上に重ねてみよう（図 6-5）．

1. **脳脊髄液**は水に似て最も遅い位相分散を示し，よって最も長い T2 をもつ．
2. **白質**は**灰白質**よりもやや短い T2 をもつ．

長い TE（TE₃）を用いれば典型的な T2 強調像が得られる．そこで，TE＝TE₃の時点では以下のようになる（図 6-6）．

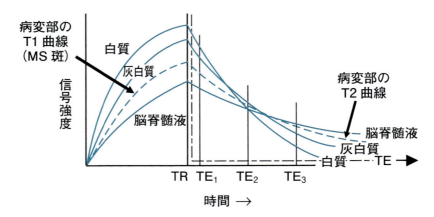

図 6-6　脳脊髄液，白質，灰白質，病変部の T1 回復と T2 減衰曲線．

$TE=TE_3$ $\begin{cases} 脳脊髄液は白く輝く（図6-5のa点）．\\ 灰白質は中間の色（灰色）である．\\ 白質は黒い． \end{cases}$

次にもっと短い $TE=TE_2$（図6-6）をとってみよう．この時点では白質と脳脊髄液は同じ信号強度になる（交点）．この同一信号強度をプロトン密度強調像上で得たいと思う．T1 回復曲線または T2 減衰曲線上で腫瘍と脱髄斑がどのようになるか考えることが役に立つであろう．多くの病的変化は**血管性浮腫**（水を含む）のために遅い T1 回復曲線を描く．しかし，その T1 回復曲線は純水ほどは遅くない．多くの病的変化（例：腫瘍，浮腫，MS 斑）はまた長い T2 をもつが，脳脊髄液よりは短い．

図6-6 に，病変部の T1 回復曲線および T2 減衰曲線をまとめた．もし MS（多発性硬化症）斑を探すとして，まず T2 強調像を見てみよう（図上では，長い $TE=TE_3$）．

1. 白質は黒い．
2. 脳脊髄液は白い．
3. MS 斑もまた白い．

たとえ脳脊髄液と MS 斑で信号強度が異なるとしても，差を識別できるほどの割合ではない（例：病変が側脳室に接して存在するとき）．

さて，次に脳脊髄液と白質の交点，すなわちこれらが同じ信号強度になるようさらに短い TE（TE_2）での信号強度を見てみよう．病変部（例：MS 斑）は脳脊髄液や白質よりも高信号で，もっと

表 6-1　1.5 T における脳組織の T1，T2 およびプロトン密度

	T1(ms)	T2(ms)	N(H)
白　質	510	67	0.61
灰白質	760	77	0.69
浮　腫	900	126	0.86
脳脊髄液	2650	180	1.00

(Stark DD, Bradley WG, eds. Magnetic Resonance Imaging. 3rd ed. St Louis, MO：Mosby, 1999. vol 1-3.より引用)

容易に発見が可能である．

また，長い TR と非常に短い TE（グラフ上では TE_1）をとれば，TE は脳脊髄液，白質，灰白質のいずれの交点よりも前にあるが，結果としてプロトン密度強調像になることも覚えておこう．

そろそろプロトン密度因子 N(H) について触れておくよい機会である．今までそれを多少無視してきた．T1 と T2 について話を進め，すべての組織はほとんど同じプロトン密度をもつと仮定してきた．しかし，**表6-1** に示すように，さまざまな組織のプロトン密度は異なることがわかる．また，T1 は縦磁化が 63％まで回復する時間（T1 の 3 倍の時間では 95％まで回復する），T2 は横磁化の 63％が減衰してしまう時間（T2 の 3 倍の時間では 95％が減衰する）と定義される．

たとえば，脳脊髄液のプロトン密度を 1（100％）

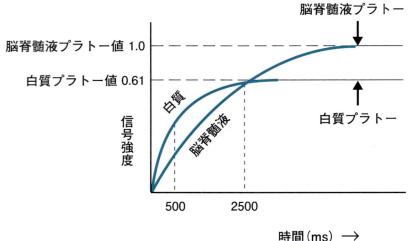

図 6-7　組織の T1 回復のプラトー(plateau)値はその組織のプロトン密度 N(H) によって決まる．たとえば，脳脊髄液のプラトー値は白質よりも大きい．

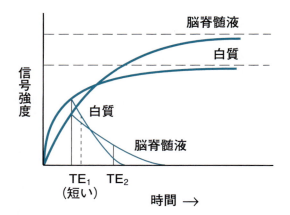

図 6-8　TR が短いときの白質と脳脊髄液の T1 回復と T2 減衰曲線．

とすると，白質は 0.61（脳脊髄液の 61%），浮腫は 0.86（脳脊髄液の 86%）である．このプロトン密度の差がどのように T1 と T2 のグラフに影響するだろうか．2つの異なる組織について考えてみよう（図 6-7）．
1. 脳脊髄液
2. 白質

脳脊髄液は白質よりも高いプロトン密度をもっているので，T1 回復曲線において白質よりも高い最大値をもつ．白質は脳脊髄液よりも低いプロトン密度をもつが，T1 は白質のほうが短い．2つの回復曲線は白質と脳脊髄液が同一の信号強度を示す点（TR≒2500 ms）において交差する．

■数学

この TR は次の方程式の解によって示される．

$$1.0(1-e^{-TR/2650}) = 0.61(1-e^{-TR/510})$$

すなわち，

$$e^{-TR/2650} - 0.61\, e^{-TR/510} - 0.39 = 0$$

白質と脳脊髄液の T1 と N(H) の値を表 6-1 から引用した結果，およその TR は 2500 ms（正確には 2462 ms）となる．

次に，以下の2つの状況について考えてみよう．
1. 短い TR
2. 長い TR

1. 短い TR：まず，白質と脳脊髄液の T1 回復曲線を描いてみよう（図 6-8）．そこで短い TR（たとえば 300 ms）について考えてみる．白質は T1 が短いのではじめは脳脊髄液よりも白い．しかし，脳脊髄液は白質よりも長い T2 をもっている．よって，T2 減衰曲線の交点以後は，脳脊髄液は白

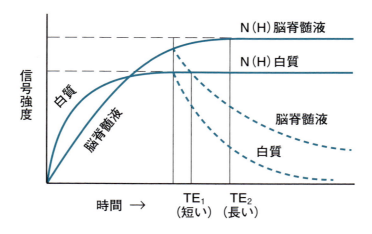

図 6-9　TR が長いときの白質と脳脊髄液の T1 回復と T2 減衰曲線.

質よりも白くなる(たとえば TE₂ の時点において).このように,長い TE では,T2 のコントラストが得られることになる.短い TE(TE₁)をとれば T1 のコントラストが得られる.以上から,T1 コントラストを最大にするためには,T1 コントラストを最大にする短い TR をとり,また,できるだけ短い TE をとりたい.

> T1 強調：短い TR/短い TE

　2.長い TR：次に,もう一度 T1 および T2 曲線を描いて,今度は長い TR をとってみよう.脳脊髄液は白質よりも高いプロトン密度をもっていることを思い出そう.よって脳脊髄液は,**長いTR** をとることによって白質よりも高いプラトー値を示すであろう(図 6-9).次に,脳脊髄液は白質よりも長い T2 をもつことを忘れずに T2 減衰曲線を描いてみよう.ここで非常に短い TE(TE₁)をとれば,2 つの信号はそれぞれのプロトン密度によって決められる.脳脊髄液は白質よりも強い信号強度を示すであろう(表 6-1 から 100：61).この点では,信号強度の差はそれらの(真の)プロトン密度の差を反映している(非常に短い TE とすれば).

> プロトン密度強調：長い TR/短い TE

TE が長ければ(TE₂),白質と脳脊髄液の信号強度の差が大きくなる.この信号強度の差は T2 の違いを反映している.

> T2 強調：長い TR/長い TE

　さてここで,1 つの異常所見―浮腫―について考えよう.また,これを脳脊髄液や白質と一緒に考えてみよう(図 6-10).浮腫の T1 回復曲線は脳脊髄液と白質の中間に位置することはご存じの通りである.つまり,浮腫の T1 は脳脊髄液よりも短く,白質よりも長い.また,浮腫のプラトー値は純水よりも低く,白質よりも高いことも知られている.もう一度,白質がプラトーに達するのに十分長い TR をとり,またさらに,短い(脳脊髄液と浮腫の T2 減衰の交点以前の)TE を選べば,浮腫は最も高い信号強度を示すことになる.

　以上から,"プロトン密度"像(長い TR/短い TE)では,

　1.浮腫は白い.
　2.脳脊髄液と白質は同じ信号強度となる†.

　さて,T1 回復曲線上で脳脊髄液と白質が交わる点に注目しよう.その点では白質は最高信号強度にほとんど達しているが,脳脊髄液はまだ達していない(これまで示したグラフと似ているが,

---

†訳注：TR が比較的短い(＜2500 ms)場合.

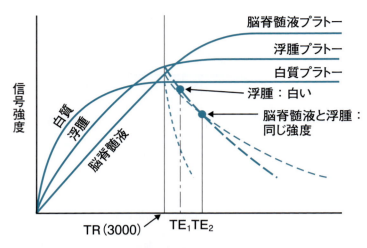

図6-10 TRが長いときの白質，脳脊髄液，浮腫のT1回復とT2減衰曲線．

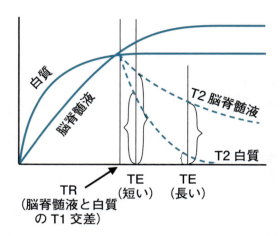

図6-11 脳脊髄液と白質の交点に対応するTRをとったときの白質と脳脊髄液のT1回復とT2減衰曲線．

今回はTRを交点に到達する長さにしてある）(図6-11)．ここで，90°パルスをかけてT2減衰曲線を追ってみよう．短いTEでは，脳脊髄液は白質よりも白い．長いTEをとると，脳脊髄液はまだ白質よりも白いが，白さの差は大きくなる．長いTR/短いTEによる画像では信号強度の差は2つの組織のプロトン密度の差のみを反映しているが，長いTR/長いTEによる画像では組織のプロトン密度とT2の差の両方を織り込んでいる．

付け加えていっておくと，**真の**プロトン密度像(**図6-9 参照**)では，脳脊髄液や水が最も高い信号強度を示す(水は他のどの組織よりも多くのプロトンを含んでいるからである)．したがって，T1とT2の影響を最小限にした真のプロトン密度強調像を得るためには，TRをT1回復曲線がプラトーに達するのに十分な長さにしなければならず，またTEをT2減衰が最小限になるのに十分な短さにしなければならない．（この画像は病的変化と正常液体が区別できないと思われるので，実際には望ましいものではないかもしれない．）

Key Points

表6-2に水，固体，脂肪または蛋白性溶液の3つの組織のT1およびT2の性質をまとめる．**表6-3**にいくつかの組織の相対的なT1およびT2値(短，長，中間)を示す．**図6-12～6-20**に組織コントラストの例を示す(本文はp.77に続く)．

6章　組織コントラスト：いくつかの臨床応用　**69**

表 6-2　異なる組織の自然運動周波数 ω 対ラーモア周波数 ω_0 の関係から導いた T1 と T2

	水または液体	固　体	脂肪と蛋白性溶液
T1	$\omega \gg \omega_0$ 非効率的エネルギー付与 **非常に長い T1**	$\omega < \omega_0$ 非効率的エネルギー付与 **長い T1**	$\omega \fallingdotseq \omega_0$ 効率的エネルギー付与 **短い T1**
T2	遅い位相分散 **長い T2**	速い位相分散 **短い T2**	中間の位相分散 **中間の T2**

表 6-3　いくつかの組織の相対的な T1 および T2 値（太字はヘモグロビンの変性物質）

	長い T1（低信号強度）	中　間	短い T1（高信号強度）
長い T2 （高信号強度）	水または脳脊髄液 病変部 浮腫		**細胞外メトヘモグロビン**
中間		筋肉 灰白質 **オキシヘモグロビン** 白質	
短い T2 （低信号強度）	空気 骨皮質 高濃度カルシウムイオン（Ca^{2+}） **デオキシヘモグロビン** **ヘモジデリン** 線維化 腱		脂肪 蛋白性溶液 **細胞内メトヘモグロビン** 常磁性物質（Gd^{3+} など）

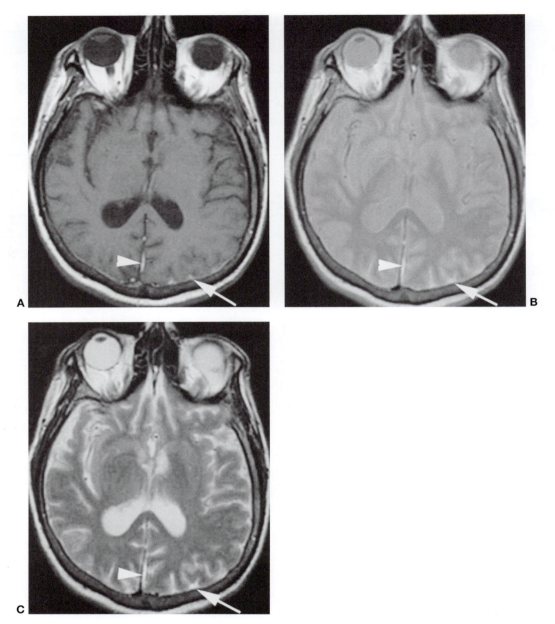

図6-12 高速スピンエコー法（FSE）による脳のT1強調横断（軸位断）像（**A**），プロトン密度強調像（**B**）とT2強調像（**C**）．T1強調像では白質はT1が短いために脳脊髄液（CSF）より明るいが，プロトン密度強調像ではプロトン密度が高いためにCSFのほうが明るくなっている．T2強調像ではT2の差が加わって白質がCSFと比べてさらに暗くなっている．矢印（→）はくも膜下出血，矢頭（▶）は小さな硬膜下血腫である．T1ならびにプロトン密度強調像では，出血のほうがT1が短いためCSFより高信号だが，T2強調像では両者の交点に達し等信号強度になっている．

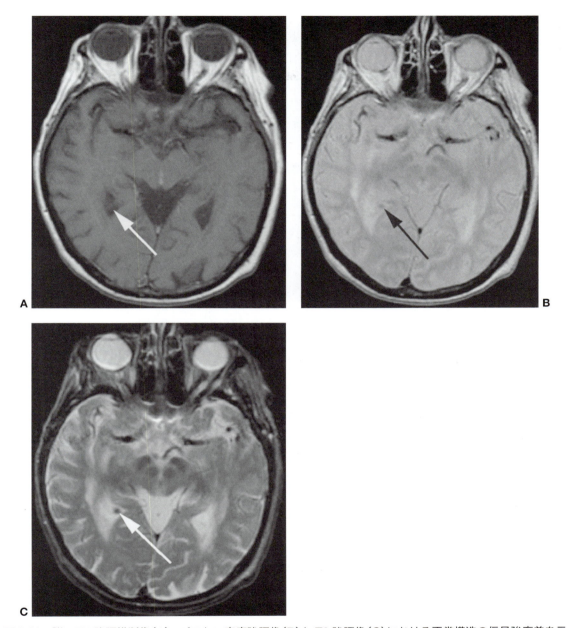

図 6-13　脳の T1 強調横断像（A），プロトン密度強調像（B）と T2 強調像（C）における正常構造の信号強度差を示す．矢印（→）は小さい脳室内髄膜腫で，3 つの画像で特徴的な灰白質と同様の信号強度を示す．

72　Part I　MRIの基本概念

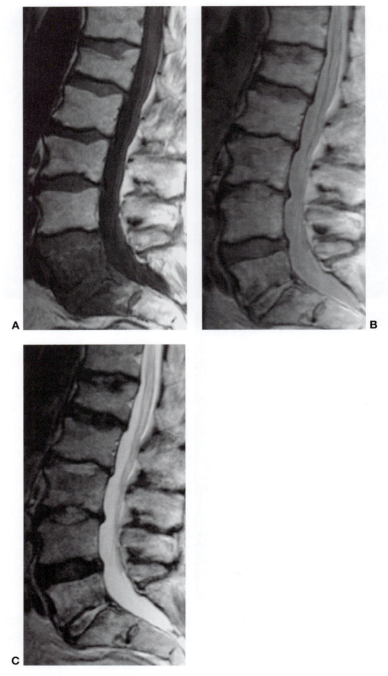

図 6-14　腰仙椎の T1 強調矢状断像（A），プロトン密度強調像（B）と T2 強調像（C）．T1 強調像では浮腫による T1 延長のために L5, S1 椎体が，T1 の短い脂肪髄である他の椎体に比べて低信号になっている．脳脊髄液（CSF）と椎間板が低信号なのは正常で，それぞれ液体が多いこと，あるいは水分不足のためである．プロトン密度強調像と T2 強調像では L2/3, L3/4, L5/S1 椎間板の信号強度は高く，CSF の信号強度は T2 強調像で最も高い．L5, S1 椎体の骨髄異常信号と L5/S1 椎間板の高信号の組み合わせは骨髄炎と椎間板炎を示しているが，正常椎体間の椎間板（L2/3, L3/4）が明るく描出されるのは，水分含量が多いためである．

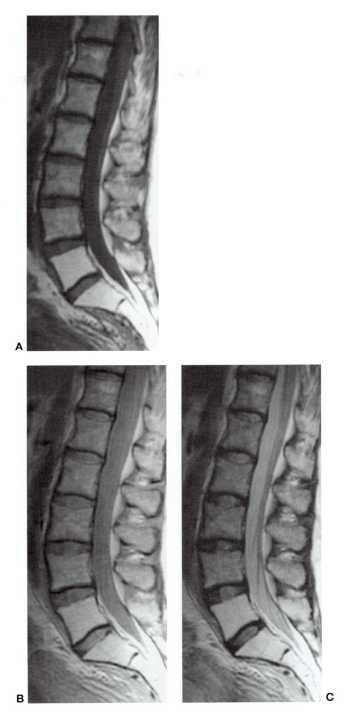

図 6-15 腰仙椎の T1 強調矢状断像（A），プロトン密度強調像（B）と T2 強調像（C）．L4 までの椎体は正常であるが，L5 以下はすべてのシーケンスで強い高信号を示している（プロトン密度強調像と T2 強調像は高速スピンエコー法で撮像された）．これは患者が子宮頸癌に対する放射線照射を受け，L5 以下が完全に脂肪髄化したためである．

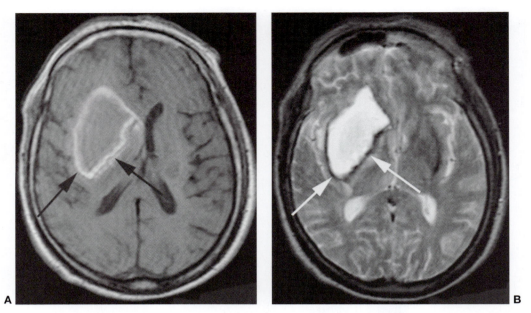

図 6-16　T1 強調横断像（**A**）と T2 強調像（**B**）．右基底核に大きな高血圧性急性血腫を認める（T1 強調像で等信号，T2 強調像で高信号―オキシヘモグロビン）．辺縁は T1 強調像で高信号，T2 強調像で低信号となっている（→）．これは少し時間を経た血腫に特徴的な所見で，細胞内メトヘモグロビンによるものである．

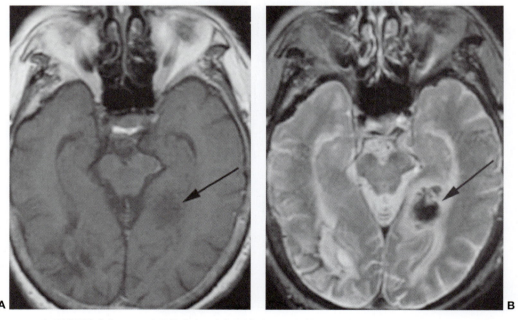

図 6-17　T1 強調横断像（**A**）と T2 強調像（**B**）．左側頭葉内側の実質内に急性血腫（T1 ならびに T2 強調像で低信号―デオキシヘモグロビン）を認める（→）．別断面の T1 強調横断像（**C**）と T2 強調像（**D**）．後期亜急性血腫（T1 強調像と T2 強調像で高信号―細胞外メトヘモグロビン）を右後頭葉（→）に，急性血腫（T1 強調像で等信号，T2 強調像で低信号）を左側頭葉内側部（▶，図 **D** で明らか）に認める．アミロイド血管症の患者である．

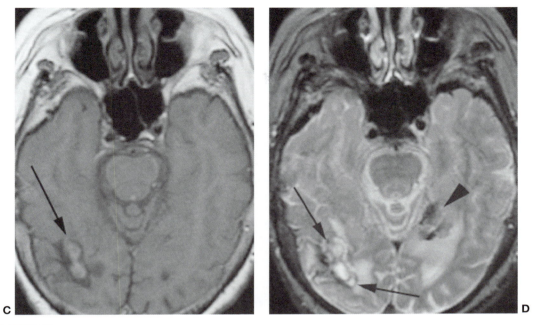

図 6-17（続き）

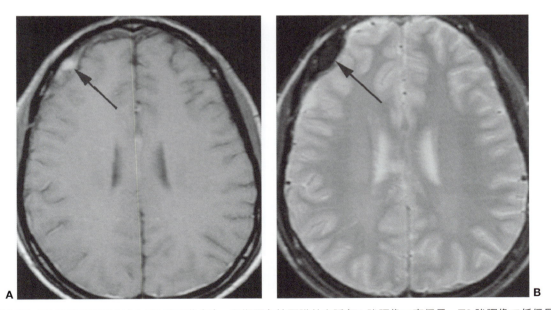

図 6-18　T1 強調横断像（A）と T2 強調像（B）．早期亜急性硬膜外血腫（T1 強調像で高信号，T2 強調像で低信号—細胞内メトヘモグロビン）を右前頭葉に沿って認める（→）．

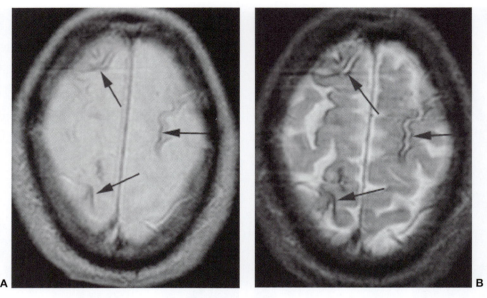

図6-19 プロトン密度強調横断像(**A**)とT2強調像(**B**). くも膜下出血の既往のある患者でsuperficial siderosis (ヘモジデリン)により脳表面の脳回状低信号を認める(→).

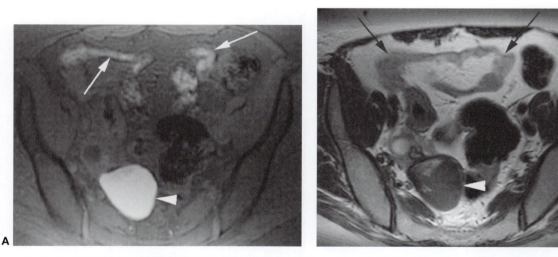

図6-20 脂肪飽和T1強調横断像(造影前, **A**)と高速スピンエコー(FSE)T2強調像(**B**). 小腸内腔はT1強調像で高信号, T2強調像で相対的低信号を示し, 内容が蛋白性溶液であることと矛盾しない(→). さらに, 再発性出血のためにT1強調像で高信号, T2強調像で低信号の内膜症性嚢胞を右卵巣に認める(▶).

Questions

6-1. 次の記述は正しい（T）か，誤り（F）か？
結合水は自由水よりも短い T1 をもつ．

6-2. 以下の a)～e) に対応するものは， i)～
iv) のどれか？
 i) 短い T1 と短い T2
 ii) 短い T1 と長い T2
 iii) 長い T1 と短い T2
 iv) 長い T1 と長い T2
 a) 水　　b) 脂肪　　c) 水
 d) メトヘモグロビン（細胞内）
 e) メトヘモグロビン（細胞外）

6-3. 以下の記述は正しい（T）か，誤り（F）か？

最も効率的なエネルギー付与はラーモア周
波数において起こる．

6-4. 以下の a)～c) に対応するものは， i)～
iv) のどれか？
 i) 短い TR と短い TE
 ii) 長い TR と長い TE
 iii) 短い TR と長い TE
 iv) 長い TR と短い TE
 a) T1 強調
 b) T2 強調
 c) どちらでもない

7 パルスシーケンス Part 1 飽和，部分飽和，反転回復

はじめに

パルスシーケンス(pulse sequence)とは，MR検査中に繰り返し用いられる，いくつかのRFパルス(ラジオ波パルス radio frequency pulse)がひとつながりに集まったものである．TR(繰り返し時間 repetition time)やTE(エコー時間 echo delay time)といった時間のパラメータが，パルスシーケンスを構成する要素のひとつになる．これは，**パルスシーケンス図**(pulse sequence diagram：**PSD**)に関係するのであるが，PSDについては14章で説明する．この章では，**飽和**(saturation)の概念について説明し，部分飽和(partial saturation)，飽和回復(saturation recovery)，反転回復(inversion recovery：IR)のパルスシーケンスについて考える．次の章では，重要なスピンエコーパルスシーケンス(spin-echo pulse sequence)について考える．図7-1にこの本を通じて用いる，3種類のRFパルスを表す記号を示す．

飽和

90°パルスにより縦磁化(longitudinal magnetization)がx-y平面に倒された直後の状態を**飽和されている**(saturated)という．この瞬間に2回目の90°パルスを用いてもまったく信号が得られない(死に馬をたたくようなものである)．この少し後のいくらかT1回復が行われた状態を**部分飽和されている**(partially saturated)という．T1回復が完全に行われプラトーに達した状態を**飽和され**

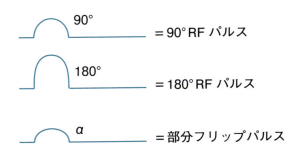

図7-1 90°パルス，180°パルス，部分フリップ(partial flip)パルスの記号．

ていない(unsaturated)または完全に磁化されているという．縦磁化がx-y平面に部分的に倒されたとき(すなわちフリップ角が90°未満のとき)，z軸方向の磁化成分も残っているので，この状態も**部分飽和されている**といえる．

部分飽和パルスシーケンス

90°パルスを印加し，短時間のTRの後に次の90°パルスを印加する．これを繰り返す．そして90°RFパルスの直後に測定を行う．すると，信号として自由誘導減衰(free induction decay：FID)が得られる．

これをT1回復曲線(図7-2)を使って見てみよう．t=0のとき，縦磁化はx-y平面に90°倒される．その直後から縦磁化は回復を始める．t=TRのとき，次の90°パルスを送る．はじめt=0のとき縦磁化は最大である．縦磁化が倒されるや否や縦磁化は0となり，そしてすぐに回復が始まる．t=TRのとき，縦磁化は回復しつつあるもののま

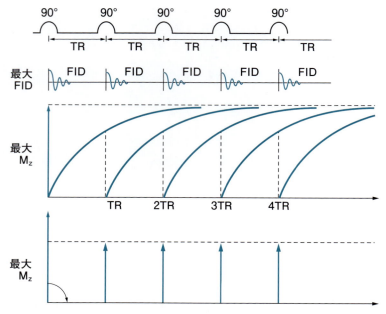

図 7-2 部分飽和シーケンスにおける RF パルス後の T1 回復曲線.

だプラトーには達していないが，この状態で再び縦磁化は x-y 平面に倒される．（2 回目の 90°RF パルス印加直前の縦磁化ベクトルの大きさは，もともとの縦磁化ベクトルの大きさより小さいことに注目せよ．）

次に，3 回目の 90°RF パルスにより，再び縦磁化は x-y 平面に倒される．再び縦磁化は 0 となり直後から回復が始まる．t=2TR のとき，やはり縦磁化ベクトルの大きさは最大までは回復しないものの，前回の(t=TR のときの)縦磁化の大きさに等しい．その後も，90°パルスが送られた後の回復時間 TR は等しいので，t=0 で最初の 90°RF パルスが印加された直後の FID は最大であり，2 回目の FID は 1 回目の FID より小さい値を示し，それ以降は同じ値を示す．

質問：t=TR で 2 回目の 90°RF パルスが印加される直前に，横磁化 M_{xy} は残っているのでしょうか？
回答：残っていません！ T1 は T2 の数倍大きいので，TR 時間が経過した後は，x-y 平面上の磁化は完全に減衰し 0 となっています．

部分飽和では，TE はきわめて短い．90°RF パルスの直後に信号が測定される．

部分飽和：TR は短く，TE はきわめて短い．

質問：TR が短く TE がきわめて短いとき，どのような画像が得られるのでしょうか？
回答：T1 強調像です．

部分飽和パルスシーケンスにより T1 強調像が得られる．

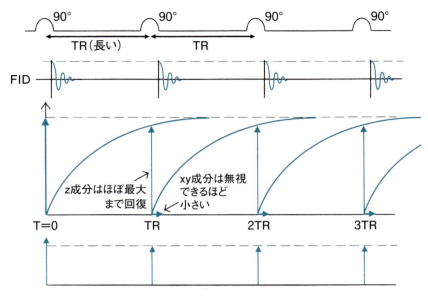

図 7-3　飽和回復シーケンスでは，TR は長く，縦磁化ベクトルの大きさはほぼ最大値に達する．

飽和回復パルスシーケンス

前述のシーケンスでは，(t＝TR で) 2 回目の 90°RF パルスが印加されるとき，縦磁化はまだ完全に回復していない．したがって，t＝TR のとき (およびその後も) もともとの縦磁化 (M_0) の一部のみが倒される．このことから前述のシーケンスは部分飽和パルスシーケンスの名でよばれる．

飽和回復は，2 回目の 90°RF パルスを用いる前に縦磁化を完全に回復しようとするものである．このため 2 回目の RF パルスを用いる前に長時間待たなければならない．したがって TR は長くなる (図 7-3)．

おのおのの 90°RF パルスの直後，FID が測定できる．次の 90°パルスの前に縦磁化は完全に回復しているので，FID は毎回最大の信号となる．縦磁化が完全に回復しているということは，言い換えれば飽和の状態から回復しているということである．

> 飽和回復では，TR は長く TE はきわめて短い．

> **質問**：TR が長く TE がきわめて短いとき，どのような画像が得られるのでしょうか？
> **回答**：プロトン密度強調 (proton density weighted：PDW) 像です．

> 飽和回復パルスシーケンスによりプロトン密度強調像が得られる．

部分飽和パルスシーケンスや飽和回復パルスシーケンスは，実際のところ，もはや使われないのであるが，これらのパルスシーケンスは単純で理解しやすく，その他のより複雑なパルスシーケンスを学ぶ出発点となる．これらのパルスシーケンスが使われていないのは，パルス直後に FID を測定するのが非常に困難だからである．電気学的理由により，FID の測定のためにはある程度時間をおかなければならない．しかも，外磁場の不均一性も問題となる．そのためにスピンエコー (spin echo：SE) パルスシーケンス (次の章で説明する) を使うことによりこの問題を解決する．

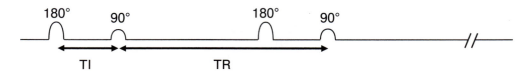

図7-4 反転回復では，TIは180°パルスと90°パルスの間の時間を意味する．

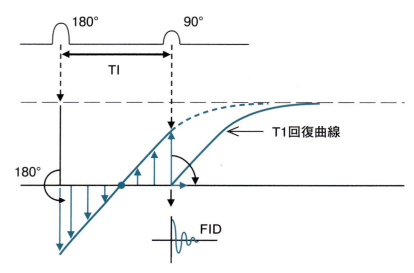

図7-5 反転回復での回復曲線．180°パルスの後，縦磁化ベクトルは180°倒され，負の値から回復が始まる（最初の縦磁化を正とする）．

反転回復パルスシーケンス

反転回復（inversion recovery：IR）では，はじめに180°RFパルスを用いる．次に，一定時間（反転時間 inversion time すなわち TI）待った後90°RFパルスを用いる．そして（はじめの180°パルスから）TR時間の後に次の180°パルスを用いて（図7-4），以下同じことがはじめから繰り返される．

180°パルスを用いる前，磁化ベクトルは+z方向を向いている．180°パルスを用いた直後，磁化ベクトルは180°倒される．すなわち，磁化ベクトルの向きははじめとは反対の下向き（-z方向）となる（図7-5）．

T1回復曲線に従い，磁化ベクトルは回復する．回復するに従って-z方向の成分はどんどん小さくなり，やがて0となり，+z方向の成分が大きくなり，最後にはもとの縦磁化まで回復する．

t=TIで90°パルスを用いる．すると，縦磁化はx-y平面に倒される．もちろん，x-y平面に倒される縦磁化の大きさは，最初の180°RFパルスの後 t=TI までの間に回復した縦磁化の大きさによって決まる．この時点で，倒された磁化を測定することができる．つまり，x-y平面に倒された磁化に比例するFIDを測定することができる．また，この時点で縦磁化は再び回復しはじめる．こ

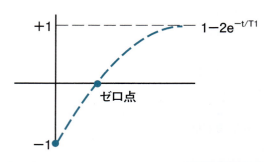

図7-6 反転回復での回復曲線は式 $1-2e^{-t/T1}$ で与えられる．

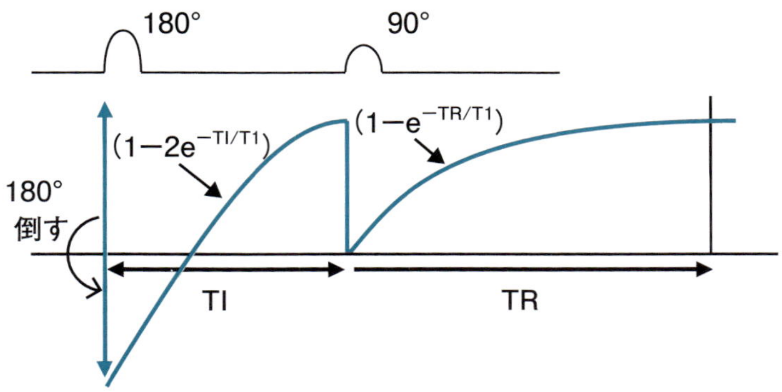

図7-7 1つの反転回復サイクルの中に2種類の回復曲線がある.

こで典型的な T1 回復曲線を思い出すと，指数関数的に回復する曲線は式

$$1-e^{-t/T1}$$

で与えられる.

しかし，反転回復では磁化は 0 ではなく $-M_0$ から回復が始まるので(**図7-6**)，回復を表す式は，

$$1-2e^{-t/T1}$$

となる.

演習：

前の式を数学的に証明せよ.
t＝0 のとき，

SI(信号強度 signal intensity)＝$1-2e^{-0/T1}$
＝$1-2\cdot1＝-1$

ゆえに t＝0 のとき，信号強度は-1 である.
t＝∞(無限大)のとき，

SI＝$1-2e^{-\infty/T1}＝1-2(0)＝+1$

ゆえに t＝∞のとき，信号は最大となる. これらの値は**図7-6**のグラフに対応する.

ゼロ点

回復曲線と直線 SI＝0 すなわち時間軸との交点を**ゼロ点**(null point)とよぶ. この点では信号強度は 0 である. ゼロ点となる時間を TI(null) と表す. 信号強度が 0 となる TI を求める方程式は，

$$SI=0=1-2e^{-TI(null)/T1}$$

であり，その解は(**Questions** の 7-1 を見よ)，

$$TI(null) = (\log_e 2)\,T1 = (\ln 2)\,T1 \fallingdotseq 0.693\,T1$$

となる.

ここで，反転回復の回復曲線を再検討しよう[†]. 反転回復の回復曲線は指数関数的に大きくなる 2 つの異なる曲線が連続してできている(**図7-7**).

1. 180°RF パルス後の回復と
2. 90°RF パルス後の回復である.
1. 180°パルス後の T1 回復曲線は $-M_0$ から始まり指数関数的に大きくなり，その式は，

$$M_0(1-2e^{-t/T1})$$

で与えられる.

2. 90°RF パルス後の T1 回復曲線は，縦磁化が x-y 平面に倒された後 0 から始まって指数関数的に大きくなり，その式は，

$$M_0(1-e^{-t/T1})$$

で与えられる.

この 2 つの T1 回復曲線を合わせて考えると，信号強度SIは上の 2 つの式の積に比例する. TI≪TR と考えると，

$$SI \propto M_0(1-2e^{-TI/T1})(1-e^{-TR/T1})$$

上の式のかっこの積を展開してさらに近似すると(章末の **Questions** の 7-2 を見よ)，

$$(1-2e^{-TI/T1}) + (e^{-TR/T1})$$

となる.

84 Part I MRIの基本概念

---

†訳注：この部分の原文の説明はやや理解しにくい内容であると思われるので，理解を助けるために以下のような補足的説明を付け加える．この説明を読む際には，**Questions** の 7-2 および図 **7-12**（p.88）を参照するとよい．

ここで，反転回復の回復曲線を再検討してみよう．反転回復の回復曲線は指数関数的に大きくなる 2 つの異なる曲線が交互に連続してできている（図 **7-12**）．

1. 180° RF パルス後の回復と
2. 90° RF パルス後の回復である．

以下，初回の 180° パルスからの経過時間を t とする．

1）初回の 180° パルス後の T1 回復曲線は，$-M_0$ から始まり指数関数的に大きくなり，その式は，

$$M=M_0(1-2e^{-t/T1})$$

で与えられる．したがって，t=TI で初回の 90° パルスが送られる直前の縦磁化は，以下の式となる．

$$M_0(1-2e^{-TI/T1})$$

2）初回の 90° RF パルス後の T1 回復曲線は，縦磁化が x-y 平面に倒された後 0 から始まって指数関数的に大きくなり，その式は，

$$M=M_0(1-e^{-t_a/T1})$$

で与えられる．ここで，t_a は初回の 90° パルスからの経過時間であるから，

$$t=TI+t_a \text{ すなわち } t_a=t-TI$$

これを上の式に代入すると，

$$M=M_0(1-e^{-(t-TI)/T1})$$

となる．したがって，t=TR で 2 回目の 180° パルスが送られる直前の縦磁化 M1 は，

$$M_1=M_0(1-e^{-(TR-TI)/T1})$$

となるが，TI≪TR と考えると，

$$TR-TI ≒ TR$$

と近似できるので，

$$M_1=M_0(1-e^{-(TR-TI)/T1}) ≒ M_0(1-e^{-TR/T1})$$

としてよい．

3）2 回目の 180° パルス後の T1 回復曲線は，$-M_1$ から始まり指数関数的に大きくなり，その式は，

$$M=M_1(1-2e^{-t_b/T1})$$

で与えられる．ここで，t_b は 2 回目の 180° パルスからの経過時間であるから，

$$t=TR+t_b \text{ すなわち } t_b=t-TR$$

である．また，M_1 は t=TR で 2 回目の 180° パルスが送られる直前の縦磁化であるから，2）で述べたように，

$$M_1=M_0(1-e^{-TR/T1})$$

で与えられる．これらを代入すると，

$$M=M_1(1-2e^{-t_b/T1})=M_0(1-e^{-TR/T1})(1-2e^{-(t-TR)/T1})$$

となる．したがって，t=TR+TI で 2 回目の 90° パルスが送られる直前の縦磁化 M_2 は，

$$M_2=M_0(1-e^{-TR/T1})(1-2e^{-\{(TR+TI)-TR\}/T1})$$
$$=M_0(1-e^{-TR/T1})(1-2e^{-TI/T1})$$

となり，t=TR+TI で 2 回目の 90° パルスが送られた直後に得られる FID の信号強度 SI は，

$$SI∝M_0(1-2e^{-TI/T1})(1-e^{-TR/T1})$$

と表される．

4）2 回目の 90° RF パルス後の T1 回復曲線は 0 から始まって指数関数的に大きくなり，2）で導いた式と同様に，

$$M=M_0(1-e^{-\{t-(TR+TI)\}/T1})$$

と導かれる．したがって，t=2TR で 3 回目の 180° パルスが送られる直前の縦磁化 M_1' は，

$$M_1'=M_0(1-e^{-\{2TR-(TR+TI)\}/T1})$$
$$=M_0(1-e^{-(TR-TI)/T1})=M_1$$

となる．

5）3 回目の 180° パルス後の T1 回復曲線は $-M_1$ から始まり指数関数的に大きくなり，3）で導いた式と同様に，

$$M=M_0(1-e^{-TR/T1})(1-2e^{-(t-2TR)/T1})$$

となる．したがって，t=2TR+TI で 3 回目の 90° パルスが送られる直前の縦磁化 M_2' は，

$$M_2'=M_0(1-e^{-TR/T1})(1-2e^{-\{(2TR+TI)-2TR\}/T1})$$
$$=M_0(1-e^{-TR/T1})(1-2e^{-TI/T1})=M_2$$

となり，t=2TR+TI で 3 回目の 90° パルスが送られた直後に得られる FID の信号強度 SI は，

$$SI∝M_0(1-2e^{-TI/T1})(1-e^{-TR/T1})$$

と表される．

6）以下同様にして，n 回目の 180° パルスが送られる直前の縦磁化は M_1 に等しく，n 回目の 90° パルスが送られる直前の縦磁化は，

$$M_2=M_0(1-e^{-TR/T1})(1-2e^{-TI/T1})$$

に等しいことが示される．したがって，2 回目以降の 90° パルスが送られた直後に得られる FID の信号強度 SI は常に，

$$SI∝M_0(1-2e^{-TI/T1})(1-e^{-TR/T1})$$

で与えられる．ここで，TI≪TR であり，

$$TR+TI ≒ TR$$

としてよいので，上の式のかっこの積を展開してさらに近似することができ，

$$(1-2e^{-TI/T1})(1-e^{-TR/T1})$$
$$=(1-2e^{-TI/T1})-e^{-TR/T1}(1-2e^{-TI/T1})$$
$$=(1-2e^{-TI/T1})-e^{-TR/T1}+2e^{-(TR+TI)/T1}$$
$$≒(1-2e^{-TI/T1})-e^{-TR/T1}+2e^{-TR/T1}$$
$$=(1-2e^{-TI/T1})+e^{-TR/T1}$$

となる．

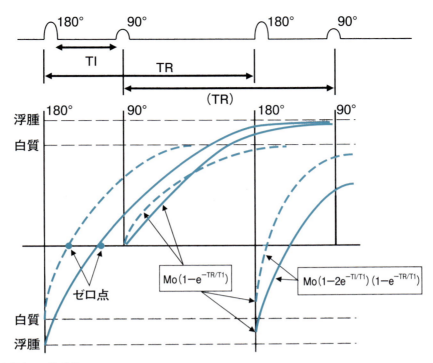

図 7-8　白質と浮腫の回復曲線．

反転回復の臨床応用

　IRパルスシーケンスでははじめに180°RFパルスを印加し，TI時間の後に90°RFパルスを印加する．次に，一定のTR時間の後に次の180°パルスを印加し，これが繰り返されてシーケンスとなっている．

- TI＝反転時間(inversion time)，180°パルスと90°パルスの間の時間．
- TR＝繰り返し時間(repetition time)，連続する180°パルス(あるいは連続する90°パルス)の間隔．

　浮腫と白質という2種類の組織でどのようなことが起こるかグラフを使って考えてみよう(図7-8)．IRでは，はじめに180°パルスにより縦磁化が180°倒される．これにより縦磁化ベクトルはz軸と平行であるが，向きははじめと反対の−z方向(下向き)となる．次に，縦磁化ベクトルは浮腫および白質のT1回復曲線に従って回復を始める．浮腫は白質よりプロトン密度が高いので，z軸に平行な磁化の大きさの最大値は浮腫のほうが白質より大きい．同様に，180°倒された後の浮腫のT1回復曲線は，グラフ上でより下方，すなわちz軸上のより負の位置から始まる．

　このz軸上のはじめの位置からT1回復曲線に従って，浮腫の縦磁化の回復が最大値に達するまで行われる．−z軸方向の成分が減少し0(ゼロ点)に達し，そして＋z軸方向の成分が増加し，最後に最大値に達する．白質ではプロトン密度が低いので，180°倒された後，−z軸上で浮腫よりも0に近い位置から回復が始まる．白質のT1は浮腫より短いので，T1回復曲線に従った回復は浮腫より白質のほうが速い．

　t＝TIのとき90°パルスが用いられる．浮腫と白質の縦磁化はおのおののT1によって定まる異なる速度で回復する．90°パルスにより両方の縦磁化ベクトルがx-y平面上に倒されると，FID信号が出る．90°パルスの直後ではおのおのの縦磁化ベクトルは0となるが，すぐにT1回復曲線に従って回復が始まる．そして，TR時間後に次の180°反転パルスが送られ，同様の過程が繰り返される．

　180°パルス後のT1回復曲線の最大値が式

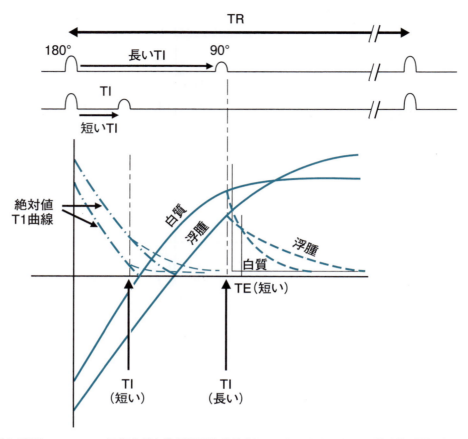

図 7-9 白質と浮腫についての，回復曲線と絶対値回復曲線（すべてを正とするために鏡面像が描かれている）と関係する減衰曲線．

$$M_0(1-2e^{-TI/T1})(1-e^{-TR/T1})$$

で与えられることは前述した．

絶対値再構成

　絶対値再構成（magnitude reconstruction）は IR のもう一つの表し方である．信号雑音比を約40％上げたいとき（より正確には$\sqrt{2}$倍にしたいとき），コイルの x チャンネルと y チャンネルを同時に使って**根二乗平均**（root mean square：rms），すなわち$\sqrt{S_x^2+S_y^2}$を計算することができる．

　これにより常に正である，**絶対値**（magnitude）を得ることができる．その曲線は負の値をとる元の回復曲線の鏡面像であり，時間軸に関して線対称となる（**図 7-9**）．図で＋z 軸上の点から始まり 0 に達する点線で表された絶対値 T1 回復曲線は，浮腫および白質の 2 つの元の T1 回復曲線の鏡面像となっており，その値が正であるか負であるかに関わらず絶対値のみが表されている．この IR 過程を表示する新しい方法を**絶対値再構成**とよぶ．元の**位相構成**に比べ信号雑音比は$\sqrt{2}$倍となるが，その値域は狭くなる．すなわち，もともと$-M_0$からM_0までの値をとっていたものが，0からM_0までの値しかとれなくなる．したがって，絶対値再構成は信号雑音比を上げるときに用いられ，位相再構成はコントラストを上げる必要があるとき用いられる．

　IR では TR は常に長い．TR が長いと 90°パルス後のおのおのの組織の T1 回復曲線は定常状態に達し最大値をとる．TI を白質のゼロ点と一致するように選ぶとどうなるであろうか（**図 7-9**）．信号の絶対値，すなわち T1 回復曲線と時間軸との距離のみを考えるのであれば，浮腫は白質より大きな絶対値をとる．浮腫は白質より T2 が長いの

で，TEが長いと2つの組織間の信号強度の差は大きくなる．実際，TEが長ければ長いほど浮腫と白質のコントラストは大きくなる（図7-10）．

脂肪抑制：STIR画像

STIRとは，短いTI（またはτ）による反転回復（short TI [or Tau] inversion recovery）のことである．180°RFパルスの後の，脂肪と水の2種類の組織のT1回復曲線を描いてみよう（図7-11）．脂肪のT1回復曲線が時間軸と交わる点，すなわちゼロ点にTIを設定する．〔ゼロ点は脂肪のT1のln 2倍（0.693倍）に等しい．（章末の**Questions**の7-1を見よ）．〕

この脂肪のゼロ点でT2減衰曲線を描くと，脂肪の磁化は0で始まり，0のまま変わらない．x-y平面上の脂肪の横磁化はなく，一方，水は通常のT2減衰曲線を描く．要するに，脂肪の信号が抑制される．したがって，180°反転パルスの後，TI＝0.693 T1（脂肪）時間だけ待って90°パルスを与えると，脂肪以外のすべての組織はx-y平面に倒される縦磁化があり，T2曲線に従う信号を出す．しかし，脂肪はゼロ点にあり，x-y平面に倒される縦磁化がまったくなく，それゆえまったく

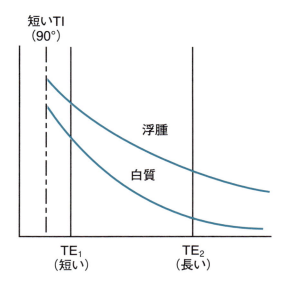

図7-10　2つの異なるTEでの組織間のコントラスト．

信号を出さない．

この手法が**STIRつまり短いTIによる反転回復**とよばれるのは，脂肪のT1が非常に短いからである．したがって，脂肪の信号をなくすには非常に短いTIを選ぶ必要がある〔高磁場（1.5 T）で140 ms，中磁場（0.5 T）で100 ms〕．脂肪は白質，灰白質，水，浮腫より早くゼロ点に達する（図7-11）．

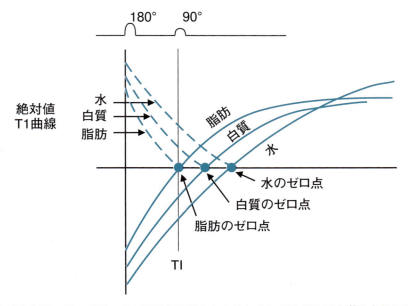

図7-11　STIR脂肪抑制法では，脂肪のT1回復曲線が0となるときに90°パルスを送るようにTIを選ぶ．

Key Points

　飽和回復，部分飽和，IR（反転回復 inversion recovery）の3種類のパルスシーケンスについて説明した．反転回復は非常に重要である．というのは，いかなる組織の信号も，その組織のT1の0.693倍をTIに選ぶことで抑制できるからである．

$$TI(null) = 0.693 \times T1$$

　この問題は25章の組織抑制技術でさらに詳しく述べる．
　部分飽和シーケンスによりT1強調像が得られ（短いTRとTE），飽和回復によりプロトン密度強調像が得られる（長いTRと短いTE）．

Questions

7-1. a) 図7-6に示すIR（反転回復）パルスシーケンスを与えられたとき，ある組織を"信号を0にする"つまり"抑制する"TIは，

$$0.693 \times T1(組織)$$

であること，すなわち，

$$TI(null) = 0.693 \times T1$$

であることを証明せよ．
ヒント：反転回復曲線は $1-2e^{-t/T1}$ に比例する．

$$SI \propto 1 - 2e^{-t/T1}$$

$t = TI$ のとき………

b) 脂肪のT1＝180 msとしたとき，脂肪を"抑制"するTIはいくつか．

7-2. 図7-12に示されたIRパルスシーケンスを考える．おのおのの90°パルスの後（すなわちAやA'において）測定される信号は，

$$N(H)(1 - 2e^{-TI/T1} + e^{-TR/T1})$$

で与えられることを証明せよ．TIはTRより十分小さい（すなわちTI≪TR）と考えてよい．

7-3. 以下のa）b）に対応するものはi），ii）のどれか？
　i）部分飽和　　ii）飽和回復
　a）プロトン密度強調像
　b）T1強調像

7-4. 次の記述は正しい（T）か，誤り（F）か？
　IRシーケンスでは180°パルスのTI後に90°パルスが印加される．

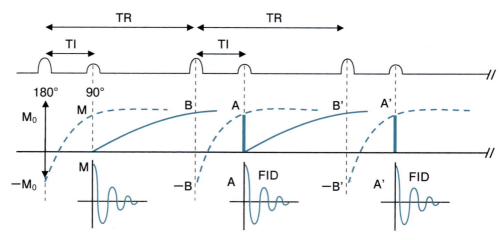

図7-12　反転回復パルスシーケンス．

8

パルスシーケンス
Part 2　スピンエコー

はじめに

　この章では，最もよく使用されるパルスシーケンスであるスピンエコー法(spin echo：SE)について述べる．前に位相分散(dephasing)の意義を述べた際に，ⅰ)外磁場の不均一性と，ⅱ)内在するスピン-スピン相互作用という2つの理由を示した．スピンエコー法のパルスシーケンスでは，再収束(refocusing，rephasing)180°RFパルスを加えることにより前者を除去する．スピンエコー法のパルスシーケンスを用いるのは外磁場の不均一性を修正することで，位相のばらつきを除去するためである．(スピン-スピン相互作用はランダムに増減して修正できないので除去することができない．)

スピンエコー法のパルスシーケンスの形状

　90°パルスを加えたとき磁化ベクトル M_z はx-y平面へ倒れる(フリップする)．互いにわずかに異なった磁場にある3つの磁化ベクトルの歳差運動を考えてみよう(図8-1 A)．はじめは，これらのベクトルは同位相にあり，みんな ω_0 で歳差運動をしている．

　図8-1 Aにおいて，B_0 の磁場に1つのスピン群が曝露され，ω_0 で歳差運動をしているとしよう．その隣に示したスピン群はわずかに高い磁場 B_0^+ を反映し，ω_0^+ というわずかに高い周波数で歳差運動をする．また，もう1つのスピン群はわずか

に低い磁場 B_0^- を反映し，ω_0^- のわずかに低い周波数で歳差運動をする．90°パルスを加えた後，この3種類のスピンは互いに位相がずれはじめる(図8-1 B)．結局，早いベクトルと遅いベクトルは180°ずれて互いに打ち消し合うことになる(図8-1 C)．

例を用いた説明

　3人のランナーがトラックを走る場合を考えてみよう(図8-2)．はじめにスタートするのは同じ地点である．時間 τ が経過すると，もはや並んではいない．ある者は走るのが速くて先頭を奪っているし，ある者は遅くて後方に下がっているのである．

　ここで，もしランナー達を反対に向け逆走させても，それぞれが同じスピードのままで走り続けるとしよう(スピンでいえば同じ周波数で歳差運動をする)．彼らがいっせいに方向を変え，スタート地点へ戻っていく．彼らが同じ時間 τ だけ走ったならおのおのが前と同じ距離を走ることとなる．結局，時間 2τ 後には彼らはみんな同時にスタート地点に帰ってきて，この際みんな同じ位相になる．ランナーを逆走させる作用に相当するのが180°パルスの印加である．

　90°パルスをかけた後ちょうど時間 τ 経過したとき位相は不揃いであるから，180°パルスが印加される．すべてのスピンがx-y平面内で180°反転して歳差運動を続けるとき，スピンは反対の方向へ向いている(図8-3)．パルスシーケンスの形状

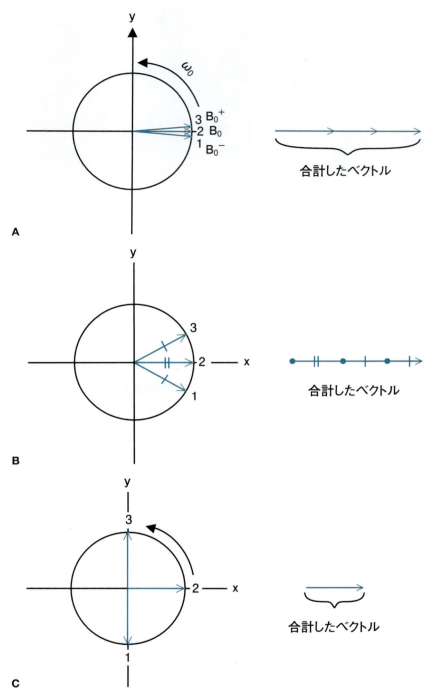

図 8-1 3種類のわずかに磁気環境の違う3つの磁化ベクトルを示す．A：位相が同じであり，ベクトルの合計はそれぞれのベクトルの3倍となる．B：わずかに位相がずれると，合計のベクトルは小さくなる．C：ベクトル1と3が180°位相がずれて打ち消しあうと，ベクトル2だけが残る．

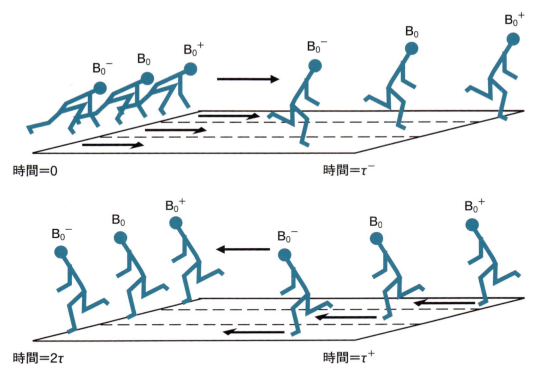

図 8-2　トラック上の3人のランナーの例．時間τが経過すると，反転してスタート地点へ逆走する．遅いランナーが今度は先頭になるから，スタート地点には時間2τ後にみんな同時に到着する．

を見てみよう（**図 8-4**）．90°RF パルスにより x-y 平面へスピンを倒す．時間τを待って 180°RF パルスをかける．それから繰り返し時間（TR）分の長い時間待ってからこの過程を繰り返す．

90°パルスの後に自由誘導減衰（FID）が生じたとき，その位相の分散が急速に起こるのは，外磁場の不均一性とスピン-スピン相互作用に関係する T2*効果のためである．スピンの位相はずれる．時間τ後，180°パルスを加える．さらに同じ時間τ後，再び完全に位相が揃い，信号強度は最大となる．

1. 時間τは 90°RF パルスから 180°RF パルスまでの時間である．
2. 時間τは 180°RF パルスから信号強度が最大（**エコー**）となるときまでの時間でもある．
3. 時間 2τ を**エコー時間**（**TE**：echo time）とよび，90°RF パルスから信号強度が最大となるときまでの時間である．
4. 180°RF パルスは**再収束パルス**とよばれる．

2 回目の 180°パルスを加えてもよい．1 個の 180°パルスのかわりに 2 個の 180°パルスを加えることがある（**図 8-5**）．最初のエコーの後，スピンの位相が再びずれ始める．2 回目の 180°パルスははじめのエコーから時間$τ_2$経ってから加え，はじめのエコーから時間$2τ_2$経ってからスピンの位相が再び揃い，2 回目のエコーが観測される．それぞれのエコーはそれぞれ固有の TE をもつ．

1. 90°パルスから最初のエコーまでの時間を TE_1とする．
2. 90°パルスから 2 回目のエコーまでの時間を TE_2とする．

理想的には元の FID からすべての信号を得たいが，実際にはそうはいかない．180°パルスを加えることにより外磁場の不均一性のための信号損失を埋め合わせることはできるが，組織のスピン-スピン相互作用による位相のずれは埋め合わせできない．180°パルスの結果，位相が揃って生じる最大の信号強度の点を結ぶと，T2 を時定数

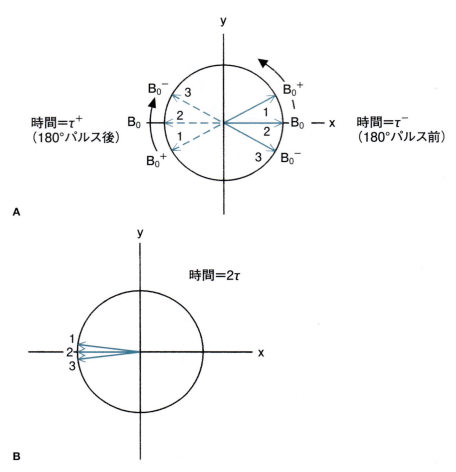

図 8-3　図 8-1 のベクトルは時間 τ 後に 180° 反転する(**A**)．そして，時間 2τ 後に再び位相が揃う(**B**)．

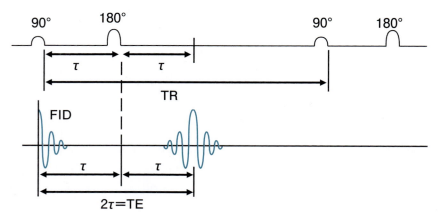

図 8-4　スピンエコーのパルスシーケンスでは，時間 τ 後に 180° パルスが加えられ，その結果，時間 2τ 後にスピンの位相が揃う．FID から 1 つのエコーが形成される．

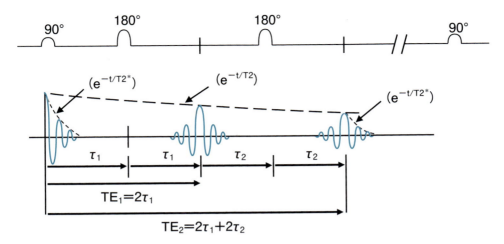

図8-5 二重エコーの例．2つの180°パルスを組み込んで形づくられた2つのエコーをもつスピンエコーのパルスシーケンス．

とする指数減衰曲線が得られる．元のFIDの減衰や続いて起こる個々のエコー自体の減衰は$e^{-t/T2^*}$で表される．それぞれのエコーのピークを結んだ減衰曲線は$e^{-t/T2}$で与えられる．これが$T2^*$とT2の差異である．

対称形エコー

図8-5において，もし$\tau_1 = \tau_2$であれば**対称形エコー**が得られる．

例：

TR＝2000 ms，TE＝40 ms，80 msのときを考える．ここで$\tau_1 = 20$とすると，

$TE_1 = 2\tau_1 = 40$ ms
$TE_2 = TE_1 + 2\tau_2 = 40$ ms $+ 2\tau_2 = 80$ ms

よって，

$2\tau_2 = 40$ ms
$\tau_2 = 20$ ms

すなわち，対称形エコーのとき$\tau_1 = \tau_2$である．

非対称形エコー

もし$\tau_1 \neq \tau_2$であれば，**非対称形エコー**が得られる．

例：

TR＝2000 ms，TE＝30 ms，80 msのときを考える．ここで$TE_1 = 2\tau_1 = 30$ msとすると，

$\tau_1 = 15$ ms
$TE_2 = TE_1 + 2\tau_2 = 30$ ms $+ 2\tau_2 = 80$ ms

よって，

$2\tau_2 = 50$ ms
$\tau_2 = 25$ ms

すなわち，非対称形エコーのとき$\tau_1 \neq \tau_2$である．

質問：180°パルスは縦磁化にどのように作用しますか．

回答：磁化を反転させます．しかしTE/2（数十msくらい）の時点では，それまでに回復した縦磁化は軽微で，これを反転しても著明な信号損失の原因とはなりません．実際，t＝TE/2のとき，

$M_z = M_0(1 - e^{-TE/2TR}) \fallingdotseq 0$

TE/2≪TRならば$e^{-TE/2TR} \fallingdotseq 1$となるからです．

表 8-1 TR, TE の画像への影響

	TR	TE	信号（理論上）
T1 強調	短い	短い	$N(H)(1-e^{-TR/T1})$
T2 強調	長い	長い	$N(H)(e^{-TE/T2})$
プロトン密度強調	長い	短い	$N(H)$

TR：繰り返し時間，TE：エコー時間

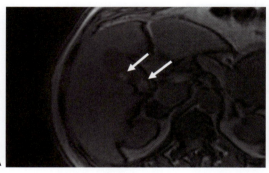 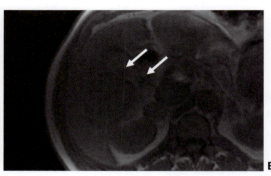

図 8-6　スポイル型グラジエントエコー T1 強調の逆位相（A：TE＝1.8 ms）と同位相画像（B：TE＝4.2 ms）．胆石（→）は A ではやや高信号だが，B では低信号である．これは胆石の T2* が短いために 1.8 ms から 4.2 ms までに信号が急減したからである．逆位相画像（A）で胆嚢内胆汁の信号強度が低下しており，水と脂肪/コレステロールが混ざっていることを示している．

組織コントラスト

第 6 章で述べたように，スピンエコー（SE）における組織コントラストは TR と TE による．3 つのタイプがある．

1. T1 強調（T1 weighted：T1W）
2. T2 強調（T2 weighted：T2W）
3. プロトン密度強調（proton density weighted：PDW）（"平均的"，"中間"，"スピン密度" とのよび名もある）

TR や TE がこれら 3 種類の画像にどんなシナリオを与えるのか見てみよう（表 8-1）．

1. T1 強調では，T2 効果が消え T1 効果が目立って欲しい．
    a) T2 効果を消すために，短い TE を用いる．
    b) T1 効果を強くするために，短い TR を用いる．
    c) 信号は $N(H)(1-e^{-TR/T1})$ に比例する．
2. T2 強調では，T1 効果が消え T2 効果が目立って欲しい．
    a) T1 効果を消すために，長い TR を用いる．
    b) T2 効果を強くするために，長い TE を用いる．
    c) 信号は $N(H)(e^{-TE/T2})$ に比例する．
3. プロトン密度強調では，T1 効果と T2 効果が消えて欲しい．
    a) T1 効果を消すために，長い TR を用いる．
    b) T2 効果を消すために，短い TE を用いる．
    c) 信号は $N(H)$ に比例する．

これらの条件でも，決してこれらの因子を完全には消しきれないことを知っていて欲しい．すべての T1 効果を消すには TR を無限に長くしなければならないし，すべての T2 効果を消すためには TE を 0 にする必要がある．だから，実際にはすべての T1 強調像にはいくらか T2 の影響が存在するし（図 8-6），すべての T2 強調像にはいくら

かT1の影響が存在する．そして，プロトン密度強調像にはいくらかT1とT2の両方の影響が存在する．このようなわけで，わざわざ"強調"という言葉をつけてよぶのである．

1. TEとTRを短くすることにより，T1をより強調できる．

2. TEとTRを長くすることにより，T2をより強調できる．

3. TEを短くしTRを長くすることにより，T1とT2を強調しないようにし，プロトン密度をより強調できる．

Key Points

1. スピンエコー法のパルスシーケンスは90°励起パルスと，これに続く1個以上の180°再収束パルスからなる．

2. 180°パルスの目的はエコー時間(TE)後に位相を揃えて，外磁場の不均一性による位相のずれを打ち消すためである．

3. 発生するエコーは自由誘導減衰(FID)のようなT2*減衰ではなく，T2減衰に従う．

4. スピンエコー法での組織コントラストには表8-2のまとめのようにTRとTEが関わってくる．

表8-2

	短いTE	長いTE
短いTR	T1強調	T1・T2強調の混在
長いTR	プロトン密度強調	T2強調

TR：繰り返し時間，TE：エコー時間

Questions

8-1. 図8-5のような二重エコー(dual echo)のSEシーケンスについて考えよう．

a) 第1エコー(A点，TE_1)と第2エコー(B点，TE_2)で受信される信号の強度は？

b) 180°再収束パルスがないときのA点における信号強度は？

c) 次の条件で再収束パルスのあるときとないときのA点での信号強度の比を求めよ．$TE_1=25$，$TE_2=50$，$T2=50$，$T2^*=25$(ms)

8-2. 以下のa)〜c)に対応するものは，i)〜iii)のどれか？

i)T1強調 ii)T2強調
iii)プロトン密度強調

a) 短いTRと短いTE

b) 長いTRと短いTE

c) 長いTRと長いTE

8-3. 次の記述は正しい(T)か，誤り(F)か？
再収束180°パルスはx-y平面内のスピンの位相ずれをすべて消し去る．

9 フーリエ(Fourier)変換

はじめに

フーリエは18世紀のフランスの数学者である．彼の肖像とこの肖像のフーリエ変換を**図9-1**に示す．**フーリエ変換**(Fourier transform：FT)はたいていの放射線科医にはミステリーである．フーリエ変換は数学としてはややこしいけれども，概念としては把握しやすいものである．基本的にフーリエ変換は信号の周波数分布を示す．周波数の領域で操作し，その後，時間領域へ変換し直すほうが簡単なことがある．

ある波形の信号を $g(t)$ としよう(**図9-2**)．この信号は基本的に時間の関数である．すなわち，時間によって変化する．ここで信号を周波数成分へ変換する過程を"ブラックボックス"とよんでおこう．ブラックボックスの中で行われる変換がフーリエ変換である．フーリエ変換は，時間の関数から周波数の関数へ信号を変換する(**図9-2**)．$g(t)$ のフーリエ変換は $G(\omega)$ と記される(周波数は角周波数 $[\omega]$，あるいは線周波数 $[f]$ である)．

フーリエ変換は数式である(こんなことは気にしなくてよいが)．時間領域の関数 $g(t)$ と，周波数領域の関数であるそのフーリエ変換 $G(\omega)$ の間に存在する関連性をここでみてみよう．

$$G(\omega) = \int_{-\infty}^{+\infty} g(t)e^{-i\omega t}dt \quad \text{(数式 9-1a)}$$

$$G(f) = \int_{-\infty}^{+\infty} g(t)e^{-i2\pi ft}dt \quad \text{(数式 9-1b)}$$

ここで $\omega = 2\pi f$．

すでに第1章から $(e^{-i\omega t})$ の項についてはなじみ

があるだろう．これは角周波数 ω で回転しているベクトルの項である．この式はこの周期関数と時間関数である $g(t)$ の積を時間で積分したものである．ここから周波数の関数である $G(\omega)$ が導かれる(**図9-2**)．

フーリエ変換について興味あることのひとつは，フーリエ変換したものをフーリエ逆変換すると元の信号になることである．$g(t)$ のフーリエ変換が $G(\omega)$ だとすると，$G(\omega)$ のフーリエ逆変換は $g(t)$ である．

$$g(t) = \frac{1}{2\pi} \int_{-\infty}^{+\infty} G(\omega)e^{+i\omega t}d\omega \quad \text{(数式 9-2)}$$

フーリエ変換は信号の中にある周波数の範囲を導き出す．ここではそういった関数とフーリエ変換の例を見てみよう．

例 1：

余弦関数：$\cos(\omega_0 t)$

明らかにこの信号(**図9-3**)はある単一の周波数をもつ．周波数はどんな値もとりうる．フーリエ変換は周波数領域において単一の周波数を示す単一のスパイク波である(対称性であるため 0 を挟んで反対側に同様のスパイク波を得る[1])．この場合，ω_0 のところにスパイクが1つだけ生じて他の部分はどこもゼロであり，フーリエ変換は単一の周波数しかないことを物語っている．簡単にいえば，ゼロから

---

†1 原注：反対の方向へ振動するような負の周波数を考えるとよい．たとえば時計回りの回転が正の周波数と規定すれば，反時計回りの回転は負の周波数と規定できる．続く偶関数と奇関数に関する説明も参照してほしい．

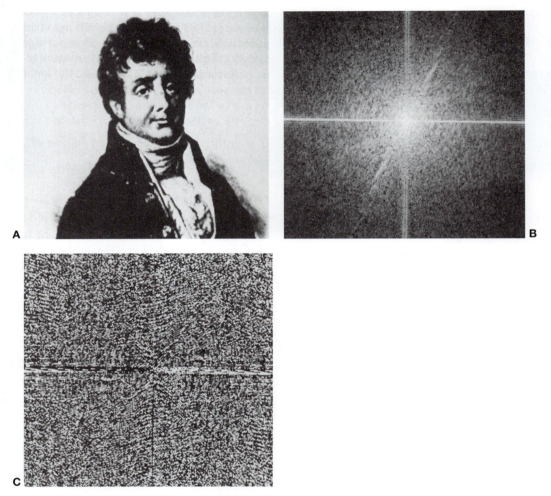

図 9-1　A：数学者フーリエの肖像．B：この肖像を 2 次元フーリエ変換したときの強度図．C：同じく位相図．
(reprinted with permission from Oppenheim AV. Signals and systems. London UK：Prentice Hall 1983.)

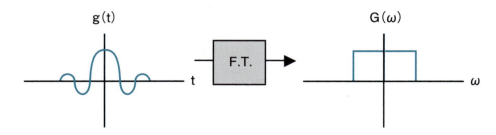

図 9-2　g(t)をフーリエ変換(FT)すると G(ω)になる．

負の方向に対称性のスパイクがあっても無視できる．そして正の方向に単一のスパイクがあれば単一の周波数(ω_0)があるといえるだろう．スパイクは余弦関数の周波数と振幅を示している．

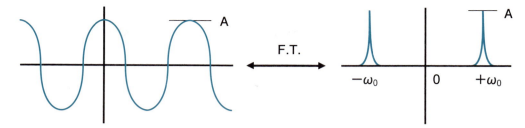

図 9-3 $\cos(\omega_0 t)$ をフーリエ変換(FT)すると，$+\omega_0$ と $-\omega_0$ に2つのピークが現れる．

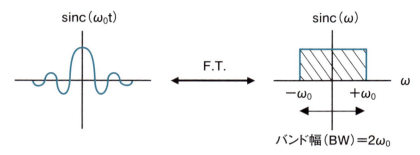

図 9-4 シンク関数〔$\mathrm{sinc}(\omega_0 t) = \sin(\omega_0 t)/(\omega_0 t)$〕のフーリエ変換(FT)は矩形波である．矩形の両辺は $+\omega_0$ と $-\omega_0$ である（ω_0 はシンク関数の周波数）．

例2：

シンク関数：$\mathrm{sinc}(\omega_0 t) = \sin(\omega_0 t)/(\omega_0 t)$

　この信号（図 9-4）のフーリエ変換は矩形で，この信号が単一の周波数だけでなく $-\omega_0$ から $+\omega_0$ の範囲の周波数を含むことを示す．この周波数の範囲をもつ帯状の波形の長さ（いわゆるバンド幅）は $-\omega_0$ から $+\omega_0$ である．

　　　バンド幅 $= \pm\omega_0 = 2\omega_0$
　　　（バンド幅についてはまた後で述べる）

　フーリエ変換はこれらの周波数における信号強度（振幅）のみならず，信号の中にある周波数の範囲を教えてくれる．周波数の範囲と振幅が得られれば元の信号の再構成が可能であり，フーリエ変換はたいへん便利である．

例3：

2つの周波数を考えてみる．
1. $\cos(\omega t)$
2. $\cos(2\omega t)$ ｛$\cos(\omega t)$ の2倍の速さ｝

$\cos(2\omega t)$ の信号は $\cos(\omega t)$ の2倍速く振動する

（図 9-5）．これらを加算したら図のような合成波ができる（図 9-6）．もし図 9-6 のような信号を得たとき，2つの余弦波の加わったものと気づくのは難しいだろう．

> **質問**：この信号がどんな周波数から構成されているか見いだすよい方法はないでしょうか．
> **回答**：合成波（一方が他方の2倍の周波数をもつ2個の余弦波を加算したもの）のフーリエ変換に2つのスパイクがみえます．1つは原点からの距離が他方より2倍遠い（図 9-6）ことがわかります．このようにフーリエ変換は信号の周波数構成を示すことができます．

例4：

　2つの余弦波を合成した信号を考えてみよう．今回は片方の余弦波が2倍速いだけでなく，2倍の振幅をもつものとする．図 9-7 を見てみると，そのままではどのような構成か知るのは難しいが，信号をフーリエ変換すると周波数成分が観察できるよう

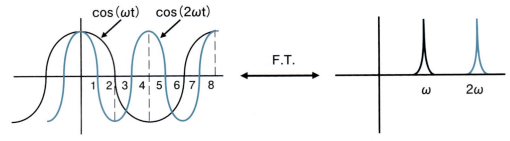

図9-5 cos(2ωt)のフーリエ変換(FT)は±2ωのところに2つのスパイクを呈する(この図では正の方向しか示していない．cos(ωt)とそのフーリエ変換も併記しているので，周波数によりスパイクの出る位置が異なることを理解してほしい)．

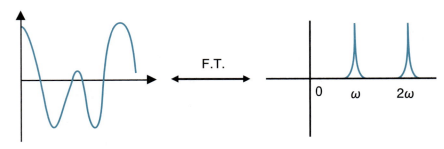

図9-6 cos(ωt)とcos(2ωt)の合成波のフーリエ変換(FT)は±ωと±2ωにスパイクを生み出す．フーリエ変換を観察すると，その構成が周波数領域で簡単に理解される．

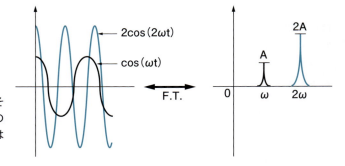

図9-7 cos(ωt)と2cos(2ωt)の合成波とそのフーリエ変換(FT)．フーリエ変換は2つのスパイクを形成する．1つは±ωに，1つは±2ωにでき2倍の強度をもつ．

になり，信号の構成を知ることができる．すなわち，2つの余弦波の周波数と振幅を独立して観察できる．フーリエ変換は信号の周波数成分をその振幅とともに分離してくれる．

1. 余弦波のフーリエ変換には対称性があり，ゼロを挟んで反対側に2つの対称性のスパイクが現れる(図9-8 A)．
2. 正弦波のフーリエ変換は非対称性である．ゼロの右側で正のスパイクとなり，ゼロの左側

例5：

正弦波 sin(ωt) のフーリエ変換を考えてみる．正弦波のフーリエ変換は余弦波のフーリエ変換とずいぶん違うものである．

†2 原注：実際には負のスパイクは実数の振幅ではなく虚数の振幅をもつ(iAで示される．iは虚数単位$\sqrt{-1}$であり，Aはスパイクの振幅である)．このことは13章と16章で述べるk空間に存在する対称性を理解するのに重要な概念となってくる．

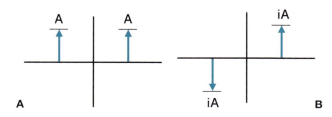

図 9-8　A：cos(ωt)のフーリエ変換．B：sin(ωt)のフーリエ変換．このときスパイクは点対称となり，かつ虚数となる（AではなくiAとなる）．

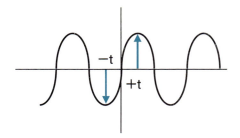

図 9-9　sin(ωt)は奇関数の例で，−tでの信号の値は+tでの値の正負を逆にしたものとなる．

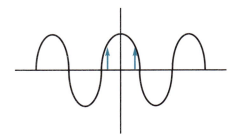

図 9-10　cos(ωt)は偶関数の例であり，±tでの信号の値は同じ値となる．

で負のスパイクとなる[†2]（図9-8 B）．

こういったことが起こるのは，正弦関数が奇関数だからである．別の言い方をすれば，ゼロの右のほうへt時間経過したとき正弦の値は正になるが，反対方向に同じだけの時間を戻したとき正弦の値は負になる（図9-9）．しかし，余弦関数は偶関数である．ゼロの左右へ同じ間隔の地点を見た場合，余弦の値はどちらも同じとなる（図9-10）．偶関数のフーリエ変換は実数となり，奇関数のフーリエ変換は虚数となる．よって，余弦関数はフーリエ変換で実数となり（図9-8 A），正弦関数はフーリエ変換で虚数となる（図9-8 B）．

フーリエ変換とフーリエ級数

フーリエ変換と**フーリエ級数**（Fourier series）の間には違いがある．明らかにこのことは混乱のもとになっている．任意の関数g(t)について考えてみよう．この関数は正弦波と余弦波の無限の級数によって示すことができる．

$$g(t) = a_0 + a_1\cos(\omega_0 t) + a_2\cos(2\omega_0 t)$$
$$+ \cdots + b_1\sin(\omega_0 t)$$
$$+ b_2\sin(2\omega_0 t) + \cdots \quad \text{（数式 9-3）}$$

これは何を意味するのだろうか．矩形関数について述べよう（図9-11）．この関数も正弦波と余弦波の無限の集まりにより構成されているといえる．

1. 1個の余弦波で始めてみると，信号は図9-11 Bのようになる．
2. これに正弦波と余弦波を加えると，信号は図9-11 Cのようになる．
3. 正弦波と余弦波を加え続けると，信号は図9-11 Dのようになる．
4. もっと正弦波と余弦波を加えると，もっと信号は矩形波に近くなる（図9-11 E）．

このまま無限に加えるのは非実用的である．しかし，高周波成分を省略することによっていわゆるリングダウン（打ち切り）効果を生じてくる．

矩形関数のフーリエ級数g(t)をフーリエ変換するとスパイク波の並んだものとなる（図9-12）．このフーリエ変換にみられるスパイク波の包絡曲線がシンク関数である．

上記のフーリエ変換では，サイクル/秒すなわ

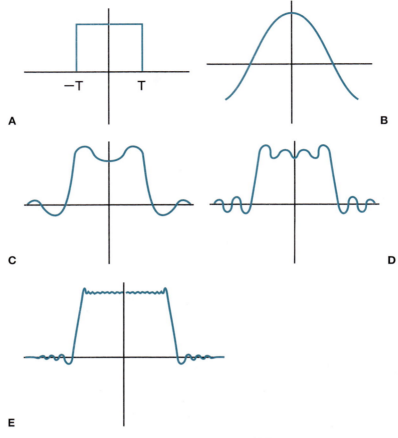

図 9-11　A：正方形や長方形の関数は有限個(N)の正弦関数と余弦関数の合計で近似することができる．B：N＝1．C：N＝3．D：N＝7．E：N＝20．Eのときの信号はリングダウン効果を除けば非常に長方形に近似している．

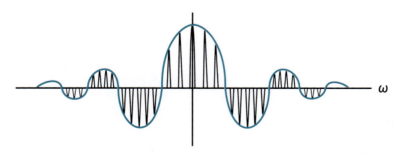

図 9-12　式 9-3 が矩形関数なら，そのフーリエ変換は多数のスパイクで構成され，その包絡線がシンク関数となる．

ち Hz で表される(時間)周波数が強調されている．これはスペクトロスコピーに使われるが画像には役立たない．画像で必要なのはサイクル/mm という単位で表される"空間周波数"である．画像データ $g(\mathbf{r})$ が3次元空間に分布しているとすれば，フーリエ変換を使って次に示す相補的分布 $G(\mathbf{k})$ を定義することができる．

$$G(\mathbf{k}) = \int_V g(\mathbf{r}) \exp[-2\pi i(\mathbf{k} \cdot \mathbf{r})] d\mathbf{r}$$

ここで $\mathbf{k}$ は 3 成分で構成される複素ベクトルで，$d\mathbf{r}$ はベクトル $\mathbf{r} = (x, y, z)$ で示される体積 V 全体に積分することを示している．ベクトル $\mathbf{k} = (k_x, k_y, k_z)$（ここから"k 空間"とよばれる）はユークリッド空間（$\mathbf{r}$ 空間）と相補関係にある．この 2 つの分布 $g(\mathbf{r})$ と $G(\mathbf{k})$ は全く同じ情報を擁している．実際に $G(\mathbf{k})$ が既知なら $g(\mathbf{r})$ は次のように算出できる[†3]．

$$g(\mathbf{r}) = \int G(\mathbf{k}) \exp[2\pi i(\mathbf{k} \cdot \mathbf{r})] d\mathbf{k}$$

これらはフーリエ変換とフーリエ逆変換として

知られている．技術的には傾斜磁場を印加しながら撮像することにより，画像データを各空間周波数（k 空間における）ごとの成分に分解し取得することになる．ここがフーリエ変換の醍醐味である．続いてフーリエ逆変換によって k 空間データを画像に戻すのである．

まとめると，**フーリエ級数**によって信号は正弦波と余弦波の集合（時間領域の）として表現されることがわかる．しかし，**フーリエ変換**は（周波数領域で）関数の周波数分布を与える．

[†3] 訳注：3 次元なので式の右辺に係数 $\left(\dfrac{1}{2\pi}\right)^3$ がかかる．

Key Points

フーリエ変換はとっつきにくくみえるが，単純な概念を示しているだけである．あらゆる（時間領域の）信号が周波数成分から構成される．フーリエ変換は信号をその周波数で表現する方法である．フーリエ変換によって信号を周波数領域で数学的に操作することができる．時間領域で操作するよりもしばしば簡単である．信号とフーリエ変換の間には 1 対 1 の関係があるから，フーリエ変換から元の信号を再構成できる．

言い換えれば，フーリエ変換は周波数が変数である関数を表し，信号の中に存在している周波数により振幅は異なる．バンド幅（BW）は信号の中に存在している周波数の範囲（Hz またはラジアン/秒）を表現している．

Questions

以下の記述は正しい（T）か，誤り（F）か？

9-1. 元信号のフーリエ変換のフーリエ逆変換は元信号である．

9-2. a) 周波数領域において計算するほうが常に簡単である．

b) 時間領域において計算するほうが常に簡単である．

9-3. 余弦関数のフーリエ変換は，0 からその周波数だけ左右に離れた 2 つの点上のスパイクとなる．

9-4. フーリエ変換は信号の周波数分布を表現するが，フーリエ級数は信号を正弦波と余弦波に分解する．

10 画像構成 Part 1 スライス選択

はじめに

患者の組織から出る信号には，画像化する部位のすべての情報が含まれている．特別な位置情報がこの信号に含まれているわけではない．つまり，それぞれの信号が患者の体のどこから発生した信号なのかわからない．このため**傾斜磁場**が必要となる．信号が x, y, z 方向の位置情報をもつためには，それぞれの方向を決定する傾斜磁場が必要である．それぞれの傾斜磁場はその作用から，以下のようによばれている．

1. スライス選択傾斜磁場
2. 読み取りまたは周波数エンコード傾斜磁場
3. 位相エンコード傾斜磁場

その方向から，これらの傾斜磁場の勾配は G_x, G_y, G_z と表記されるが，撮像面の方向（横断像，矢状断像，冠状断像）により，G_x, G_y, G_z がスライス選択，読み取り，位相エンコードのいずれにも使われる．

傾斜磁場とは，ある点からある点へと（通常は線形に）変化していく磁場のことである．信号に位置情報を与えるために，3軸方向に一時的な不均一な磁場をつくるのである．

最初に最も理解しやすいスライス選択傾斜磁場について考えてみよう．ここで，あるスライスを選択したとすると，今度は同一平面内の**空間エンコード**（spatial encoding），すなわち，同一スライス内にある点の位置を区別できるかという疑問をもつかもしれない．これから説明するが，MRIでのスライス選択と空間エンコードの原理はCTの原理と異なっている．

スライス選択法

台上の患者のある部位のスライスを，ある厚さで選択したいとする（**図10-1**）．患者はz軸方向の外磁場 B_0 の中で横になっていることを思い出してほしい．RFパルスをかけてFIDやエコーを受

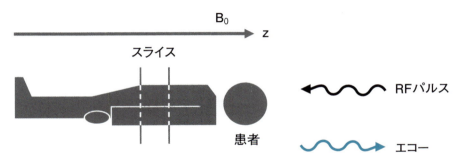

図10-1 ある厚さのスライス選択．

信するが，その信号には患者のすべての部位の情報が含まれている．この信号は患者の体のどこから発生したかわからない．

RFパルスの周波数は，**ラーモア周波数**(Larmor frequency)により決まる．

$$\omega_0 = \gamma B_0$$

ラーモア周波数(外磁場 B_0 での振動数)に一致しないRFパルスをかけても，患者の陽子(プロトン)を励起することはできない．

傾斜磁場を与えることで，部位ごとに独自の共鳴周波数をもつことになる．**傾斜磁場コイル**を使用すると，下肢の磁場を少し弱くし頭部に向かって次第に磁場を強くすることができる(**図10-2**)．

中心の磁場強度が1.5 T とすると，下肢は1.4 T，頭部は1.6 T というように，患者の下肢は頭部より弱い磁場を受けることになる．ある方向(x, y, z)の傾斜磁場とは，ある方法(線形に増加または減少するのが最も一般的)により変化する磁場のことである．ある単一周波数のRFパルスを患者にかけると，その周波数(ラーモア周波数)に一致した磁場に相当するきわめて狭い部位の信号が受信される．我々に必要なことは周波数をある幅—**バンド幅**(bandwidth：BW)—で患者にかけることである．

周波数領域ではRFパルスはどのようにみえるであろうか．磁場強度が1.5 T のとき，水素プロ

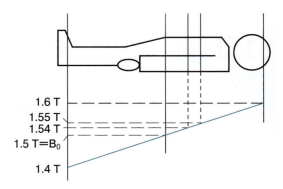

図10-2 スライス厚は傾斜磁場の勾配で決まる．

トンのラーモア周波数は64 MHz である．

64 MHz が1.5 T の ω_0 に相当する．この値は以下のように求められる．

$\omega_0 = \gamma B_0$ という式を思い出そう．$\gamma \simeq 42.6$ MHz/T，$B_0 = 1.5$ T である．ω_0 は以下のようになる．

$$\omega_0 = 42.6 \times 1.5 = 64 \text{ MHz}$$

図10-3 は磁場強度に対応するラーモア周波数幅を示している．患者に磁場強度が1.4 T から1.6 T の磁場がかかっていると仮定する．RFパルスで，あるスライスを励起させてみよう．たとえば，1.55 T から1.57 T の磁場のスライスを励起させると，この磁場に対応する周波数幅は66〜67 MHz である．

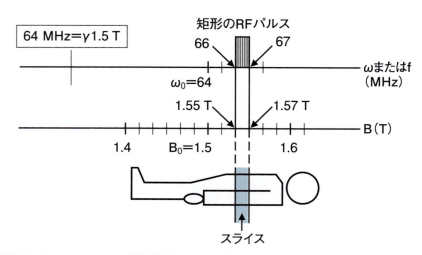

図10-3 磁場強度に対応するラーモア周波数がスライス厚とスライスの位置を決める．

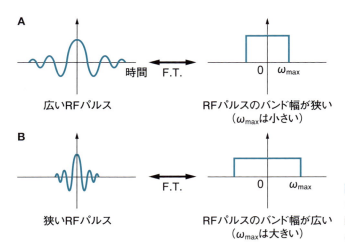

図10-4　広いRFパルス波形（**A**）と狭い波形（**B**）およびそれらのフーリエ変換（FT）の比較．時間領域で狭い波形をフーリエ変換すると，そのバンド幅は広くなる．

　周波数領域においてRFパルスが，傾斜磁場のある幅に対応する矩形の周波数幅をもつとすると，その幅に対応するスライス内のプロトンのみが励起され，このスライス外のプロトンは励起されない．このスライス外のプロトンのラーモア周波数が，送信したRFパルスと対応していないためである．ある幅のRFパルスを送信すると，その周波数に対応したラーモア周波数をもつスライスのみを選択することができる．

　そこで，あるスライスの磁場強度の範囲に対応する周波数幅でRFパルスを送信する．この周波数幅がスライス厚を決定する．この値は**バンド幅**とよばれている．

> バンド幅＝周波数幅（スライス厚を決定する）

　バンド幅（周波数幅）はRFパルスのフーリエ変換により計算される．ここで，RF信号とフーリエ変換を比較してみよう．RFパルスは一般に図10-4 Aのようにシンク（sinc）曲線を呈するが，フーリエ変換すると矩形となる．

　信号が狭くなると，その周波数のバンド幅は広くなる（図10-4 B）．つまり，狭いRFパルスは単位時間内の振動が多いことを示し，したがって信号の最大周波数は大きくなる．フーリエ変換は0から最大値までのあらゆる周波数を含むことになり，バンド幅は広がる．

　次に，余弦（cosine）曲線を用いて考えてみよう（図10-5 A）．余弦曲線をフーリエ変換すると，0を挟んで2つのピークができる（図10-5 B）．2倍の周波数の余弦曲線をフーリエ変換すると，そのピークはさらに離れてしまう（図10-6）．このように，余弦曲線の周波数が2倍になると，フーリエ変換の最大周波数（これが唯一の周波数）も2倍となる．周期が短い余弦曲線の波形は狭く，波形が狭くなるとその周波数は大きくなる．そして，RFパルスの信号波形が狭くなると，バンド幅は広くなる（最大周波数が大きくなる）（図10-6）．

スライス厚

　今度は**スライス厚**の決め方について考えてみよう（図10-7）．患者の頭部から下肢までの体全体が**傾斜磁場**内にあり，この傾斜磁場の中心磁場強度が1.5 T，最も低い磁場（下肢）が1.4 T，最も高い磁場が1.6 Tとする．このような磁場はそれぞれ異なる周波数と対応している．ラーモア方程式から，その値の近似値は以下のようになる．

$$1.6\ \text{T} \sim 68\ \text{MHz}$$
$$1.5\ \text{T} \sim 64\ \text{MHz}$$
$$1.4\ \text{T} \sim 60\ \text{MHz}$$

　ある周波数のバンド幅を選択すると，ある厚さのスライスを得ることができる．そこで，ある特定のバンド幅のRFパルスを送信する．すると，このバンド幅のラーモア周波数に対応した磁場強

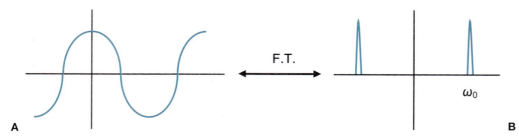

図 10-5　A の余弦曲線（cos ω_0t）のフーリエ変換（FT）は B であり，B は $\pm\omega_0$ に 2 つのピークがある．

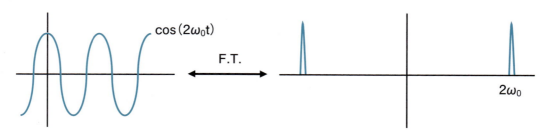

図 10-6　cos（2ω_0t）のフーリエ変換（FT）は，$\pm 2\omega_0$ に 2 つのピークがある．

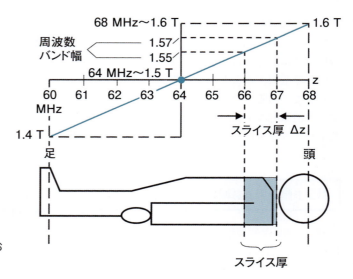

図 10-7　スライス厚とその位置と周波数および磁場強度の関係．

度を有する組織のプロトンが励起される．言い換えると，このラーモア周波数に対応しない磁場強度の組織は励起されない．

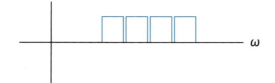

図 10-8 理想的には，隣接したスライスをフーリエ変換すると，そのスペクトルは隣り合う矩形を呈する．

質問：あるスライスを選択した後，その次のスライスを続けて選択すると，どうなるでしょうか？
回答：理想的には，隣接したスライスを選択する周波数をフーリエ変換すると，そのスペクトルは隣り合う矩形を呈します（図 10-8）．つまり，隣り合うが，独立したバンド幅をもつことになります．それぞれのバンド幅に対応するスライスを励起させるため，隣接したスライスを選択できます．

クロストーク

実際には RF パルスの周波数スペクトルは矩形ではなく，ベル型つまり "ガウス（Gaussian）" 曲線を呈する（図 10-9）．隣り合う周波数スペクトルが近づくと，そのスペクトルは重なってしまう．この重なった部分が **"クロストーク"** である（図 10-10）．

クロストークは**周波数領域**でうまく説明されることを思い出してほしい．時間領域でこれを理解するのは難しい．クロストークは隣接するバンド幅の重なりにより生じる．クロストークを生じさせないために，隣接するバンド幅（周波数領域）の間に **ギャップ**（間隙）を置くことが必要である．そ

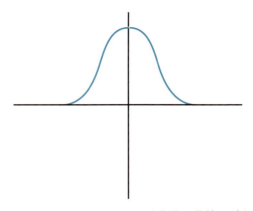

図 10-9 実際には，フーリエ変換後の曲線はガウス曲線のように端に広がりをもっている．

うすれば，実際の画像上でも隣接したスライス間に**ギャップ**が生じる（図 10-11）．これが "クロストーク" を最小限に抑える，または排除する方法である．

スライス厚の変更

スライス厚を変更する方法には，以下の2通りがある．
1. 狭いバンド幅を選択すると，スライス厚は薄くなる．狭いバンド幅は狭い磁場強度幅にあるプロトンだけを励起させる（図 10-12 A）．
2. 傾斜磁場勾配を強くすると，スライス厚は薄くなる（図 10-12 B）．

スライス選択傾斜磁場

z 方向の傾斜磁場は，**z 傾斜磁場**（その勾配が G_z）とよばれている．超伝導磁石で横断（軸位断）像を撮像するときは**スライス選択傾斜磁場**となる．周波数のバンド幅を変更せずに磁場勾配を上

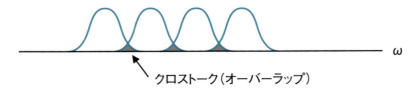

図 10-10 フーリエ変換後，理想的な矩形にならないため，端の広がりが重なってしまう．

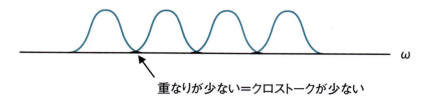

図 10-11 クロストークを抑えるためには，連続するバンド幅の間にギャップを置くことが必要である．

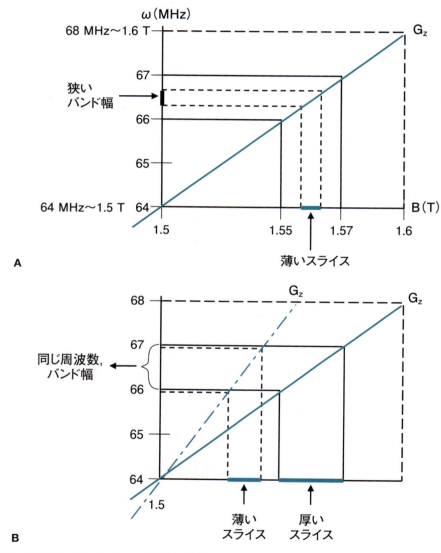

図 10-12 バンド幅を狭くする(A)か，磁場勾配を強くする(B)と，スライス厚は薄くなる．

げると，薄いスライスが選択できる．

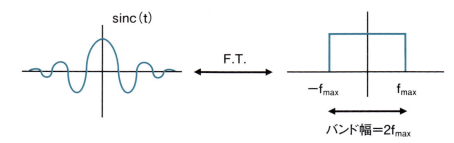

図 10-13　シンク関数とそのフーリエ変換(FT)．シンク関数の周波数が f_{max} であれば，そのバンド幅は $2f_{max}$ である．

以下のようにすると，スライス厚を薄くすることができる．
1. RF パルスのバンド幅を狭くする．
2. スライス選択傾斜磁場の勾配を強くする(磁場勾配を上げる)．

バンド幅を狭くするのには電気的に限界がある．また，磁場勾配を上げることにも限界がある．このような因子がスライス厚の限界を決めている．

前述の方法によりスライスをある厚さで選択する．スライスは RF パルスのバンド幅に対応したスライス厚で選択される．選択されたスライス内のすべての組織からエコー信号が受信されるが，そのスライス内のどの位置からの信号かはわからない．このため，**周波数エンコード**(frequency encoding)と**位相エンコード**(phase encoding)が必要となる．

復習

RF パルス

RF パルスには 2 種類ある．
1. 非選択的(non-selective)
2. 選択的(selective)

選択的 RF パルスとは，スライス選択のときに使用する RF パルスのことである．RF パルスのバンド幅は，傾斜磁場に沿ったある幅の磁場強度と対応している．理想的には，RF パルスにより体の画像化したいスライスのみが選択される(2D 撮像の場合)．

非選択的 RF パルスは，コイルの中の体のすべての組織を励起させる(3D 撮像の場合)．

シンク(sinc) RF パルス

ある種の RF パルスはシンク波であることを前述した．シンク関数は数学的には以下のように表される．

$$\mathrm{sinc}(t) = \sin(t)/t$$

振動関数 $\sin(t)$ を t で割るとシンク関数が求められるが，シンク関数も振動関数である．t が小さくなると，$\sin(t)/t$ の値は大きくなり，t が 0 に近づくとその値は最大値をとる．周波数領域のフーリエ変換は矩形で，**図 10-13** が示すような正の最大周波数(f_{max})と負の最大周波数($-f_{max}$)をもつ．バンド幅(BW)は最大周波数の 2 倍となる．

$$\mathrm{BW} = 2\,f_{max}$$

これは選択的 RF パルスのうちのひとつである．他の種類の選択的 RF パルスも存在する．

ガウス RF パルス

第 1 世代の MRI の RF パルスはガウス波形を使用していた(**図 10-14 A**)．ガウス RF パルスは時間領域でベル型をしている．

ガウス関数のフーリエ変換はガウス曲線である(**図 10-14**)．

狭い時間領域でのガウス曲線をフーリエ変換すると，広いガウス曲線が得られる(**図 10-15**)．バ

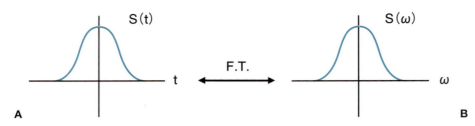

図 10-14　ガウス関数(A)をフーリエ変換(FT)すると，ガウス曲線(B)を呈する．

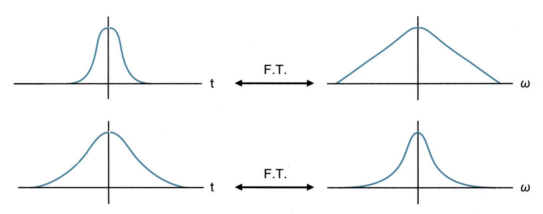

図 10-15　狭いガウス曲線をフーリエ変換(FT)すると，広いガウス曲線が得られ，広いガウス曲線をフーリエ変換すると，狭いガウス曲線が得られる．

ンド幅と RF パルスの幅の反比例関係については前述した．

　狭いパルスをフーリエ変換すると広いバンド幅になる．MR 装置は種々の目的に応じてさまざまな RF パルスを使用する．しかし，説明の都合上，フーリエ変換により理想的な矩形パルスとなる理想的なシンク波の RF パルスを扱うことにする．

　RF パルスがコイルに流れる電流により発生した電磁波であることを思い出してほしい．ボディコイルで RF パルスを発生すると，体全体の組織に RF が送信されることになる．送信/受信両用コイルは送信とともに受信を受け持ち，送信する RF エネルギーは少なくても全身から強い信号を得ることができる．多くのコイルは受信専用で，送信 RF エネルギーは変化しないが，関心領域の信号は増加する．

　シンク波に話を戻そう．実際に RF 信号を送信するときに，無限の時間をかけるわけにはいかない．ある時間内に撮像するために，信号を**打ち切**ら(truncate)なければならない(**図 10-16**)．この打ち切られた信号のフーリエ変換は，9 章で述べたように矩形波上に"**さざ波**(ripple)"を形成する．信号を多く打ち切ると，この"さざ波"は大きくなる．この"さざ波"はまた，"オーバーシュート(overshoot)"，および"アンダーシュート(undershoot)"アーチファクトとよばれている．

バンド幅

　バンド幅は周波数幅のことである．1.5 T ではラーモア周波数は約 64 MHz である．RF パルスはラジオ波の周波数帯域に属するが，そのバンド幅は**聞こえる**範囲にある．

　これはラジオに似ている．サンディエゴの KSON 97.3 FM という FM 放送を聞いているとき，実際に 97.3 MHz の音波を聞いているのだろうか．ラジオからこのような高い周波数が流れているとすると，私たちは聞くことができない〔私たちは MHz の周波数を聞くことはできない(イル

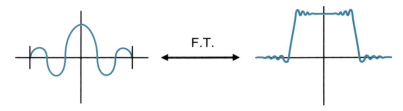

図 10-16　切り取ったシンク関数をフーリエ変換(FT)すると，矩形波上にさざ波ができる．

カならたぶん可能であろうが，人間には不可能である)〕．しかし，受信した周波数は確かに**聞こえる**範囲にある．放送局はある決まった周波数帯を使用しているが，そのバンド幅はどの放送局もほぼ同じ約1〜2 kHz(可聴領域)を使用している(**図10-17**)．

1 kHz は 97.3 MHz の約 1/100,000 のバンド幅である．この聞こえる範囲の周波数が，ある**中心周波数**(center frequency)(たとえば，FM の 97.3 MHz)に**変調される**．変調された周波数がその後送信される．アンテナはこの変調された信号を受信する．受信された信号はラジオ内で**復調される**(**図10-18**)．中心周波数がラジオ放送局の周波数(たとえば，KOST FM の 103.5 MHz)から 0 に復調されるので，私たちに聞こえるようになる．

このようにして，いつも約 1 kHz のバンド幅の信号がラジオ放送局から送信される．たとえば，97.3 MHz の周波数に変調された 1 kHz のバンド幅の信号が送信されているのである．受信すると，ラジオの中でその信号の中心周波数は 0 になるように復調されるが，バンド幅は 1 kHz のままである．送信し，受信する信号のバンド幅は同じである．周波数は 0 から 97.3 MHz に変調されるが，これは単に中心周波数を変えただけで，他はまったく変わっていない．

このような送信をする理由は，ラジオ放送局に許可されているのは狭いバンド幅(kHz の幅)の信号の送信だからである．kHz の周波数は送信することができない．ラジオは何マイルも送信しなければならないが，小さな周波数は遠くに信号を飛ばすことができない．また，数 kHz 台の小さなバンド幅ですべての放送局が送信すると，放送局の信号は混線してしまう．そのため，kHz の周波数

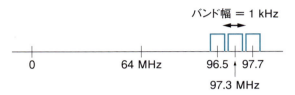

図 10-17　ラジオ局の FM の周波数．

は MHz の周波数に変調され，MHz の周波数を**搬送波**(carrier)として狭い 1 kHz のバンド幅を遠い地域まで送信する．

MRI では**中心周波数**はラーモア周波数である．1.5 T では患者に送信する RF パルスは 64 MHz のラーモア周波数が中心周波数となる(**図10-19**)．しかし，RF パルスのバンド幅はとても狭い．もう一度繰り返すと，RF パルスのバンド幅は 0 の中心周波数に復調される．

スライス選択傾斜磁場

スライス選択傾斜磁場に戻ってみよう．線形の不均一な傾斜磁場をつくると，下肢の磁場は頭部より弱くなっている．距離に対する磁場の傾きを**磁場勾配**とよぶ．磁場勾配は距離に対する磁場の変化の指標である．傾斜磁場には**線形**のものも**非線形**のものもあるが，MRI で使用する傾斜磁場はたいてい線形である．実際には，線形でない傾斜磁場があるかもしれないが，それは**幾何学的な歪みのアーチファクト**(geometric distortion artifact)を引き起こす(18章参照)．

傾斜磁場により，下肢から頭部に向かって磁場は徐々に強くなる．傾斜磁場に対応して下肢のプロトンは頭部のプロトンより遅い歳差運動を行う．身体のある断面のプロトンの歳差運動周波数に

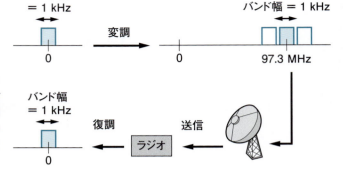

図 10-18　ラジオ局では聞こえる範囲のバンド幅を使用している．ラジオの聴取者に送信するために，このバンド幅の周波数を搬送周波数に"変調"する．受信すると，ラジオの中でこの搬送周波数は聞こえる範囲の周波数に復調される．

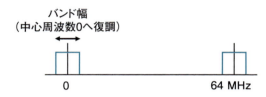

図 10-19　MRI での復調の過程．

対応する RF パルスを送信すると，その断面のプロトンのみが**共鳴**し，他の部分のプロトンは共鳴しない(つまり横平面に倒れない)．

　ある中心周波数をもつバンド幅で RF パルスをかけると，あるスライスを選択することができる．RF パルスをかけるときだけ傾斜磁場をかける．スライス内だけを励起したいからである．同じスライスに 180°パルスをかけるときにも同じ傾斜磁場をかける．

　傾斜磁場勾配は変えず RF パルスの中心周波数を変えると，他のスライスを選択することができる．このようにして他のスライスを選択していく．

Key Points

　スライス選択方法について述べてきた．スライス選択はスライス選択傾斜磁場によってなされる．送信する RF パルスのバンド幅の変更，または磁場勾配を変更することにより，さまざまなスライス厚を選択できる．以下のようにしてスライスの厚さを薄くすることができる．
1．RF パルスのバンド幅を小さくする．
2．スライス選択磁場勾配を強くする．
　RF の波形は理想的でないため，スライスを続けて得ようとすると，クロストークとよばれるアーチファクトが生じる．周波数領域の送信信号(つまりフーリエ変換)が重なって"クロストーク(混線)"してしまう．これを避けるためには，スライス間にギャップ(間隙)を設けなければならない．身体にかける RF パルスと RF パルスの間にギャップとしてある周波数幅(すなわち，バンド幅)をもたせる．ギャップが大きくなるとクロストークは小さくなるが，ギャップ内の病変を見逃すことが多くなる．

　送信する RF パルスのバンド幅の中心周波数は，ラジオ放送で使用されている搬送波に類似している．スライスが選択されると，今度はスライス内のピクセルをどのように区別するのかという疑問が生じる．これは次の章で問題にしよう．

Questions

10-1. a) RF パルスに含まれる周波数帯域はバンド幅（BW）とよばれる．RF パルスの周波数帯域が-500から500 Hz（すなわちバンド幅 BW は 1000 Hz＝1 kHz）のとき，スライス幅は 5 mm となる．スライス選択磁場勾配はいくつか？

b) 最小のバンド幅 BW＝426 Hz，最大の磁場勾配 G_z＝10 mT/m とすると，最小のスライス厚はいくつか？

ヒント：$\omega = \gamma B$ だから $\Delta\omega = BW = \gamma\Delta B$.

$B = G_z z$, $\Delta B = G_z \Delta z$.

したがって，$BW = \gamma\Delta B = \gamma G_z \Delta z$, $\Delta z = BW/(\gamma G_z)$

$\Delta z =$ スライス厚，$\gamma = 42.6$ MHz/T

10-2. スライス厚を薄くするためにはどうすればよいか？ 以下のなかから選べ．

a) 送信（RF）バンド幅の減少

b) 受信（信号）バンド幅の減少

c) スライス選択磁場勾配の増加

d) 上記のすべて

e) a）と b）

f) a）と c）

10-3. 次の記述は正しい（T）か，誤り（F）か？ シンク波のフーリエ変換は矩形である．

10-4. 次の記述は正しい（T）か，誤り（F）か？ ベル型のガウス関数のフーリエ変換はベル型である．

11

画像構成
Part 2　空間エンコード

はじめに

　前章では，いかにスライスを選択し，その厚さを調節するかについて述べた．しかし，各信号の構成要素がスライス内のどこから来ているかについては言及しなかった．つまり，まだおのおののスライス内の空間情報は得られていない．1つのスライスの画像をつくるには個々の**ピクセル**（pixel：画像の構成要素），正確に言えば**ボクセル**（voxel：立体構造の構成要素）がどれくらいの信号を出しているかを知る必要がある．これが空間エンコードの主題である．空間エンコードは，ⅰ）周波数エンコードとⅱ）位相エンコードとに分けられる．

周波数エンコード

　スライスを選択後，どうやってそのスライス内の個々のピクセルの情報を得るのであろうか？例として，3つの列（縦列），3つの行（横列）からなるスライス面を考えることにする．この場合，ピクセルの数は全部で9となる．スライス面は選択的90°パルスを用いて選択される（**図 11-1**）．90°パルスを照射している間にスライス選択用傾斜磁場（その勾配が G_z）をかけ，90°パルス照射後に切る．

　また，再収束（refocus）のための選択的180°パルスを照射し，その間 G_z が同様にかけられる．**エコーを90°パルスから TE 時間後に受信する．**エコーはそのスライス全体からの信号である．x 軸方向の空間情報を得るため，x 軸方向に**周波数エ

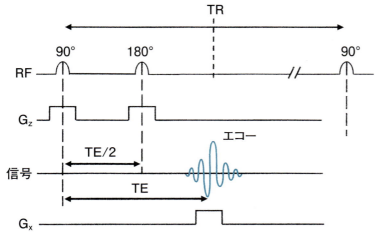

図 11-1　スピンエコーパルスシーケンス図．

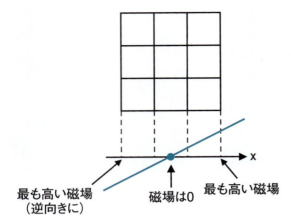

図11-2　x軸に沿った周波数エンコード．

0	1	1
1	2	0
−2	0	1

図11-3　前の3×3のマトリックスの例において，各ピクセルに値（大きさ）が割り振られる．

ンコード（読み取り）**傾斜磁場**（その勾配がG_x）を与える（図11-2）．3×3のマトリックスの中央の列は，このx軸方向の傾斜磁場による影響を受けない．つまり，G_xを与えられる前と磁場に関しては何の変化もない．一方，右側の列のピクセルはより高い正味の磁場を受け，左側の列のピクセルはより低い正味の磁場を受けることになる．

> G_xはエコー受信時，つまり，読み取りの間にかけられる．

次に各ピクセルに，ある大きさの数字を割り当てることにする（図11-3）．
個々のピクセルの数字と位置が画像に対応しており，最終的に求められるべきものである．MRIを用いてこの画像を作るわけである．

はじめはスライス内のすべてのプロトンは同じ周波数で歳差運動をしている．その周波数をω_0とする．次に各ピクセルにその周波数を，G_xを付加する前のある時点における周波数として割り当てる．各ピクセルはいまだ同じ周波数を有する一方，それに割り当てられた各ピクセルの数字（振幅）をもつ（図11-4）．話の単純化のために，受信する信号の形として余弦波を用いる．実際に受信する信号はシンク波のようなより複雑なものである．

個々のピクセルは決められた大きさ（振幅）と同じ周波数ω_0をもっている（振幅が0のピクセルは除く）．x軸方向の傾斜磁場がないとき，これが得られる信号となる．その信号はおのおののピクセルからのすべての信号の合計になる．

すべての振幅の合計＝$(0)+(1)+(-2)+$
　　　$(1)+(2)+(0)+(1)+(0)+(1)=4$

0	$\cos \omega_0 t$	$\cos \omega_0 t$
$\cos \omega_0 t$	$2\cos \omega_0 t$	0
$-2\cos \omega_0 t$	0	$\cos \omega_0 t$

→ $4\cos \omega_0 t$

図11-4　各ピクセルにまた周波数ω_0が割り当てられ，$A\cos \omega_0 t$と示す．Aは大きさである．

個々のピクセルで周波数(ω_0)[†]と信号の形($\cos \omega_0 t$)は同じなので,

ピクセルの合計＝スライス全体からの信号
$$=4 \cos \omega_0 t$$

となる.

信号は実際にはもっと複雑である.たとえば,信号はシンク波のように時間とともに減衰するものである.しかし,話を単純にするため信号を振幅が4の余弦波として扱うことにする.

以上まとめると,あるスライスに適切な周波数のRFパルスを照射したとき,そのスライス内のすべてのプロトンは同じ位相でラーモア周波数(ω_0)の歳差運動を始める.個々のピクセルは違った数のプロトンをもっている.説明を容易にするために,先程各ピクセルに割り当てた数字は各ピクセルのプロトンの数に比例するものとする.この数字は信号の**振幅**に対応する.信号は余弦波として扱う.なぜなら,プロトンが歳差運動をするため信号は振動する性質をもつからである.しかし,まだ,空間の情報は得られていない.この時点では空間の区別のないスライス全体からの信号が得られているのみである.合計の信号を各要素に分け,それぞれの信号がどのピクセルから来ているかが知りたいのである.

次に,x軸方向に周波数エンコード傾斜磁場を与えたとき各ピクセルに何が起こるかを考えてみる(**図 11-5**).それぞれの列について注目すると,

1. 中央の列のピクセルは傾斜磁場に影響されない.そして,それらは同じ周波数をもったままである.(もちろん,各ピクセルの振幅はプロトンの数が変わらないので一定である.)
2. 右の列のピクセルは少し高い周波数をもつようになる.これをω_0^+とする.これはより高い磁場で,この列のプロトンが高い周波数で振動するようになるからである.
3. 左の列のピクセルは少し低い磁場強度を受けることになり,他の列より少し小さい歳

[†]訳注：正確にはωは角周波数（単位はラジアン/s）であり,周波数f（単位はHz）とは$\omega=2\pi f$の関係にある.ここでは両者を厳密に区別していない.

差運動の周波数をもつようになる.これをω_0^-とする.

この信号はまだ個々の信号の合計である.しかし,ピクセルの各列は違った周波数をもっている.それゆえ,代数学上同じ周波数をもつものだけを下記のように合計できる.

列 #1：$0+(\cos \omega_0^- t)+(-2 \cos \omega_0^- t)$
$$=-\cos \omega_0^- t$$
列 #2：$(\cos \omega_0 t)+(2 \cos \omega_0 t)+0=3 \cos \omega_0 t$
列 #3：$(\cos \omega_0^+ t)+0+(\cos \omega_0^+ t)$
$$=2 \cos \omega_0^+ t$$

総信号＝$(-\cos \omega_0^- t)+(3 \cos \omega_0 t)+$
$(2 \cos \omega_0^+ t)$

ここで,G_xが与えられる前(**図 11-6 A**)と後(**図 11-6 B**)でのフーリエ変換について考えてみる.フーリエ変換は余弦波の周波数に一致した対をなす棘波となる.この場合,振幅は信号の大きさと同じである.（話を単純化していることに注意.通常は単一の周波数ではなく,周波数幅つまりバンド幅を扱っている.しかし,今は話を単純にするため,単一の周波数でフーリエ変換を1つの棘波としている.）

次に,コンピュータ上ではフーリエ変換による3つの異なる周波数を扱うことになる.

1. 中心周波数は中央の列に由来する.その周波数棘波の振幅がその列のピクセルの振幅の合計となる.（つまり$3 \cos \omega_0 t$）
2. 高い周波数は右の列に由来する.そして,その周波数棘波の振幅がその列のピクセルの振幅の合計となる.（つまり$2 \cos \omega_0^+ t$）
3. 低い周波数は左の列に由来する.そして,その周波数棘波の振幅がその列のピクセルの振幅の合計となる.（つまり$-\cos \omega_0^- t$）

周波数エンコードをするということは,周波数と位置が1対1対応をもつことである.

周波数←→位置

これまでのところで,ある程度空間エンコードを行い,スライスからの情報もある程度得られて

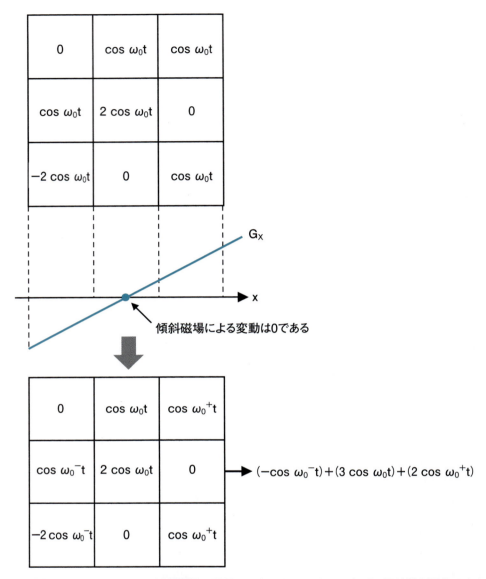

図 11-5　周波数エンコードのための傾斜磁場に曝露されたマトリックスは各列で周波数が異なるようになる．それらはω_0，ω_0^+，ω_0^-である．

いる．現在までスライスマトリックスを3つの異なる列に分けることができた（**図 11-7**）．つまり，3つの列に対応する3種類の灰色の濃淡が得られることになる．

x軸方向のエンコードはこれで終了である．次にそれぞれの列を3つのピクセルに分ける（つまり，y軸方向のエンコード）．これには以下の2つの方法がある．

1. 逆投影法

2. 2DFT（2次元フーリエ変換）

逆投影法

CTと同じように考えると，まず像を得たい領域に傾斜磁場を与える（**図 11-8 A**）．そして，θ°傾斜磁場を回転させて，また傾斜磁場を与える（**図 11-8 B**）．これを360°まで行い，それぞれの角度で違った数字を得る．最終的には一揃いの数式が得られ，その式を解くことによりマトリックスの

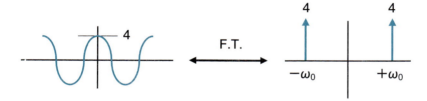

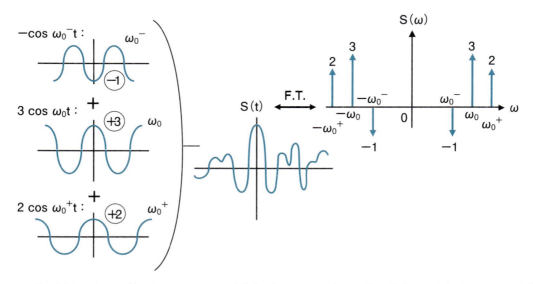

図 11-6 A：傾斜磁場を与える前の信号とフーリエ変換（FT）．B：G_xを与えた後，合成された信号は3つの周波数からなり，その波形とフーリエ変換（FT）はより複雑である．

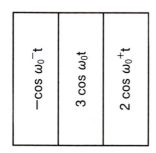

図 11-7 各列の信号の合計．同じ列の信号は同じ周波数をもつので，加算される．

各ピクセルの値を得ることができる．これが周波数傾斜磁場を回転させることによる**逆投影法**である．

長所
1. 小さな FOV（field of view）を得ることができる．

短所
1. この手法は外磁場の不均一性の影響が非常に大きい（つまり，ΔB_0に敏感である）．
2. この手法はまた傾斜磁場に非常に敏感である．もし，傾斜磁場が完全なものでなければアーチファクトを生じる．

これらの欠点のために，この手法は断念されている．

2DFT：2次元フーリエ変換

2DFT（2-dimensional digital Fourier transform）は現在用いられている手法で，この章の残

122　Part I　MRIの基本概念

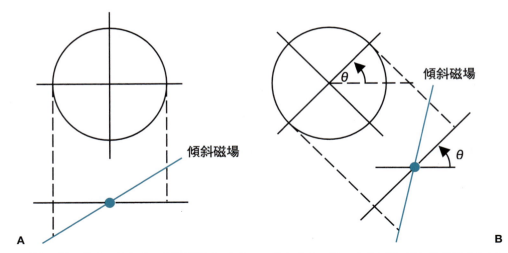

図 11-8　逆投影法．徐々に回転する傾斜磁場［A から B へ］により一揃いの式を得，それらを解くことによりピクセルの値を得る．

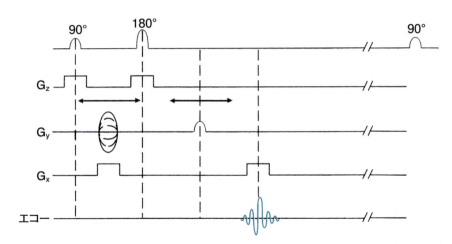

図 11-9　位相エンコード磁場勾配 G_y は y 軸に沿って 90°パルスと 180°パルスの間もしくは 180°パルスとエコーの間に与えられる．最初の G_x は周波数エンコード時の位相シフトを相殺するためである．

りの主題である．

長所

1. 外部磁場の不均一性に影響されにくい．
2. 傾斜磁場の不均一性に影響されにくい．

位相エンコード

　2 次元フーリエ変換法ではスライス選択のための G_z と x 軸のエンコードのための G_x に加え，y 軸に G_y を与える．これは**位相エンコード磁場勾配**とよばれる（**図 11-9**）．

　G_y は G_x（読み取り）が与えられる前に与えられる．それは通常，RF 波の照射直後か，G_x が与えられる直前か，もしくはそれらの間のどこかである．

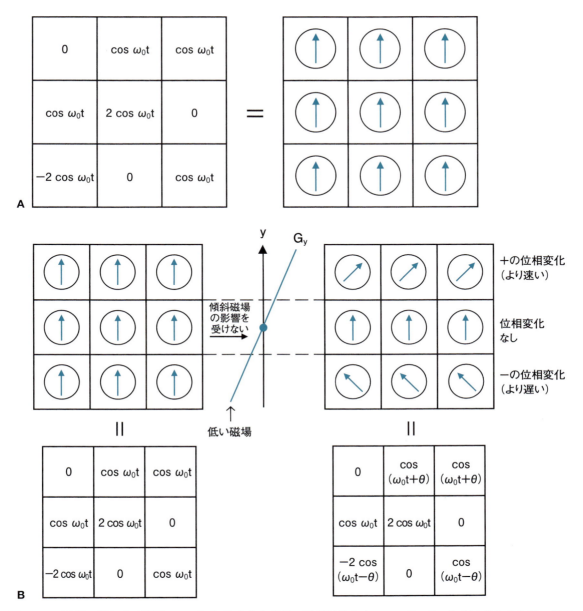

図 11-10　時計の針による説明．A：G_xやG_yを与える前，時針は北を向いている．B：G_y（右）を与えた後，行の異なる時針は位相がずれる．（次頁に続く）

> G_yは通常，90°パルスと180°パルスの間，もしくは180°パルスとエコーとの間に与えられる．

もう一度，G_x（周波数エンコード）とG_y（位相エンコード）が与えられる前の9ピクセルからなるスライスに着目してみる（図11-10 A）．図11-10 Aの右のピクセル表示は位相と周波数を示している．矢印は時計の針を示し，ある時間における歳差運動の位置（つまり，位相）を意味する．90°RFパルス照射後選択されたスライスのプロトンはすべて同じ周波数（ω_0）で歳差運動をする．傾斜磁場に曝露される前ではすべてのピクセルのプロトン

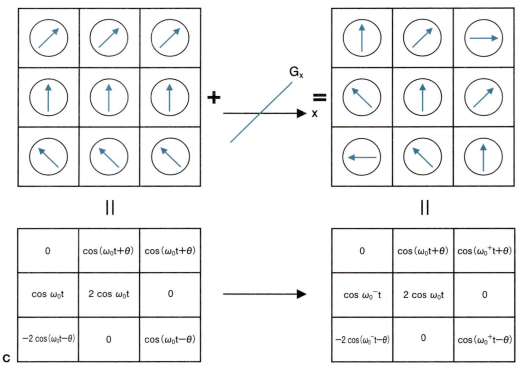

図 11-10（続き） C：G_xを与えた後，各ピクセルは異なる周波数と位相をもつようになる．（つまり，時針は異なった位相と速さで回転するようになる．同じ列の構成要素の速さは同じであることを銘記すべきである．）

は位相のずれがなく，同じ方向(たとえば北)を指し示している．

　これは時計の図が正確に示している．つまり，傾斜磁場に曝露される前は各ピクセル内のすべてのプロトンは同じ周波数で振動しながら互いに同じ位相にある．（原注：いま問題にしているのは時間軸のある点におけるスピンの位相と周波数なので，時計の図からはその大きさの要素は省いている）．

　次に，そのスライスにG_y(y軸方向の磁場勾配)を与える(**図 11-10 B**)．この磁場勾配により，上の行のピクセルはより高い正味の磁場を経験し，中央の行のピクセルは磁場の変化を経験せず，下の行のピクセルはより低い正味の磁場を経験することになる．

　つまり，中央の行のピクセルは磁場の変化を受けないので，傾斜磁場が与えられても位相の変化はない．それらのプロトンは傾斜磁場が与えられる前と同様，同じ向きを指している．

　上の行のすべてのピクセルはより強い磁場を受けるため，より速い歳差運動を始める．そのため，それらは同じ位相のままだが，中央の行のプロトンとは位相がずれることになる．

　下の行のすべてのピクセルはより弱い磁場を受けるため，より遅い歳差運動を始めることになる．それらは同じ位相のままであるが，中央の行および上の行のプロトンとは位相がずれることになる．

　G_yが切られると，すべてのプロトンは同じ磁場強度に置かれ，また同じ周波数で歳差運動を行う．しかし，変わることのない**位相シフト**(位相のずれ)が各行のプロトンに生じている．実際，それらのプロトンは今は同じ周波数で回転をしている．しかし，より高い磁場に曝露され，中央の行のプロトンと位相のずれていたプロトンは今も位相はずれたままである．同様に，より低い磁場に曝露され，中央の行のプロトンと位相のずれていたプロトンもやはり位相はずれたままである．

ここまでで，位相に関してピクセルの行間に違いが生じている（**図11-10 B**にθで示している）．空間での上下の違いは位相の値を反映したものである．それゆえ，**位相エンコード**といわれる．

G_yは信号を読み取る前にかけられる．それゆえ，信号を読み取る際には前に述べたようにG_xをかけることによりG_x方向の周波数エンコードをすることができる（**図11-10 C**）．中央の列のプロトンの歳差運動周波数は，G_xによる影響を受けない．よって周波数に変化はない．しかし，もうおわかりのように中央の列の各プロトンはすでに異なった位相シフトをもっている．位相シフトはG_yがかけられているときに生じたもので，この位相シフトは存続している．

G_xにより右の列のプロトンはより強い磁場を経験し，より速い歳差運動の周波数で回転するようになる．しかし，すでにお気づきのように，この列の各ピクセルはすでに同じ列の他のピクセルと位相はずれている．これはG_yがかけられていたときに生じた位相シフトによるものである．右側の列の各ピクセルのプロトンは同じ量だけ位相が変化する（それらの周波数が同じだから）．しかし，それらは違う位置（初期位相）からの同じ量の位相の変化なので，結局各ピクセルで異なる位相となる．

同様に左の列のプロトンはG_xにより，より低い歳差運動の周波数を経験する．しかし，この列の各ピクセルはG_yがかけられていたときに生じた位相シフトにより，すでに位相がずれている．そのため，G_xがかけられた後も，各ピクセルはそれぞれ異なるある特定の位相シフトを示している．まとめると，x軸の位置（x座標）はある特定の周波数で，y軸の位置（y座標）はある特定の位相で表わされる．

> 各ピクセルのプロトンは異なった周波数と位相をもっている．それらは特異的でそのピクセルのxとy座標をエンコードする．

質問：どのようにして隣の行との間の位相シフトを決定するのですか？

回答：まずはじめに，位相シフトを計算するため360°を行の数で割ります．

$$\Delta\theta = 360°/行の数$$

3行なので，行間の位相シフト（**図11-11**を参照）は下のようになる．

$$\Delta\theta = 360°/3 = 120°(=2\pi/3)$$

すなわち，中央の行では位相シフトはない．上の行では位相シフトは120°である．下の行では，位相シフトは240°である（これは−120°と同じことである）．

各行はG_yによって生じるある特定の位相シフトをもっている．

行 #1：120°の位相シフト
行 #2：位相シフトなし
行 #3：−120°の位相シフト

また，各列はG_xにより生じた固有の周波数をもっている．

列 #1：ω_0^-の周波数
列 #2：ω_0の周波数
列 #3：ω_0^+の周波数

これらを組み合わせると，信号を読み出す際には各ピクセルは固有の特定な位相と周波数をもつことになる．

質問：なぜ位相エンコードするのに時間がかかるのですか？

回答：それはスライス上で区別すべきピクセルからなる各行を別々に位相エンコードする必要があるからです．この場合，ピクセルの行は3行あるので，3段階の位相エンコードを行うことになります．各位相エンコードをする際に，おのおの新たな90°パルスを照射してTR時間をかけて新たなスピンエコーを得ることになります．各位相エンコードステップで（TR時間かかる），G_yを変えます．

つまり，

126 **Part I** MRI の基本概念

0	$\cos(\omega_0 t + 120°)$	$\cos(\omega_0^+ t + 120°)$
$\cos \omega_0^- t$	$2\cos \omega_0 t$	0
$-2\cos(\omega_0^- t - 120°)$	0	$\cos(\omega_0^+ t - 120°)$

図 11-11 前の例で用いた 3×3 マトリックスでの G_x, G_y を与えた後に受信される信号.

TR#1：G_y はなし：行間の位相シフトは生じない.

TR#2：120° の位相シフトを生じる G_y を行間に与える.

TR#3：240°（もしくは−120°）の位相シフトを生じる G_y を行間に与える.

これ以上の TR は必要はない. なぜなら, 240°＋120°＝360° の位相シフトは 0° の位相シフトと情報が同じだからである. 3 つの異なった位相エンコードステップをもつ信号に何が起こるのであろうか（図 11-12）.

TR#1 の間では G_y は与えず, 行間に位相シフトは生じない. 次に, 周波数エンコードのために G_x を x 方向に与え, 各列間に周波数の差を生じさせる.

TR#2 の間では G_y を与え, それにより行間に 120° の位相シフトを生じる. 次に, 周波数エンコードのために G_x を x 方向に与え, 行間の 120° の位相シフトに加え, 列間に周波数の差を得る.

TR#3 の間では, より急な G_y を与え, それにより行間に 240°（もしくは−120°）の位相シフトを生じる. 次に, 周波数エンコードのために G_x を x 方向に与え, 行間の 240° の位相シフトに加え, 列間に周波数の差を得る.

注意すべきことは中央の行は位相シフトを受けず, また, 中央の列は周波数の変化を受けないということである. つまり, 中心のピクセルは周波

数差も位相シフトも受けない. また, 各位相エンコードステップにおいて別々の TR 時間が必要なことも銘記すべきである. このため位相エンコードには時間を要する. 各位相エンコードステップごとに TR 時間が必要である. そのため, 撮像時間を示す式の一部に TR と位相エンコードステップ数が含まれている（励起回数も）.

例として, もし 256 行を区別する必要があれば 256 の位相エンコードステップが必要となる. おのおのに異なった G_y を用い, 要する時間は 256× TR である. この場合の行間の位相シフトは, 360°/256 位相エンコードステップ≒1.40°

1. TR#1＝G_y なし. したがって位相シフトなし.
2. TR#2＝行間で 1.40° の位相シフトを生じる G_y
3. TR#3＝行間で 2×（1.40°）の位相シフトを生じるより急峻な G_y
4. TR#4＝行間で 3×（1.40°）の位相シフトを生じるより急峻な G_y
5. TR#256＝行間で 255×（1.40°）の位相シフトを生じる最も急峻な G_y

もしさらにステップを 1 つ増やすとすると, 最初と同じ位相エンコードステップの情報が得られるが, それは余計なことである. 各位相エンコードステップの後に周波数エンコードを行い信号を得る. 最初に得られる信号には位相シフトはない（TR#1）. 次に, 位相エンコードのために G_y を与

11章 画像構成 Part 2 空間エンコード 127

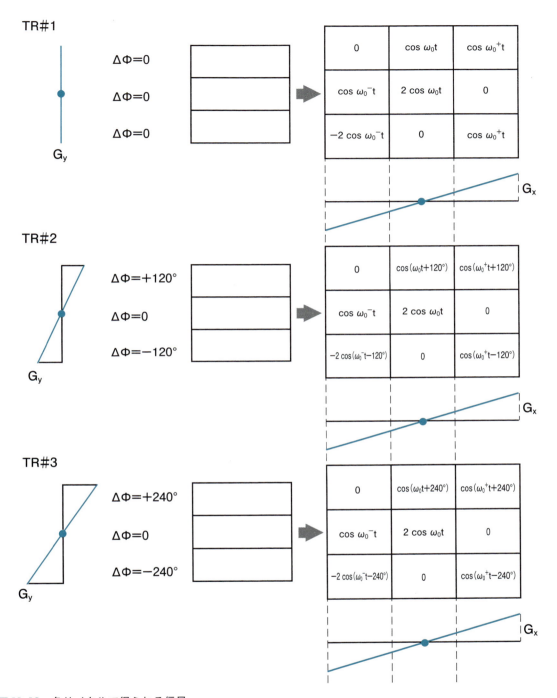

図11-12 各サイクルで得られる信号.

え，ある位相シフトを加え信号を得る(TR#2).
それをさらに続けていく．位相シフトが違うので
得られる信号は異なっている．

データ空間

これらの信号のおのおのが**データ空間**とよばれる一揃いの行の中の1行を埋めていく(**図11-13**)．**k空間**(k-space)はデータ空間をデジタル化した

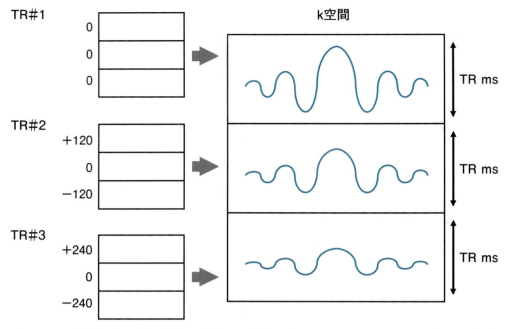

図 11-13　データ空間（アナログ k 空間）の各行には，特定の位相エンコード傾斜磁場に対応して受信された信号が含まれる．

ものと考えることができる（このことについては 13 章でより詳しく述べられている）．各 TR 時間内にこれがどのようにして行われるかをみてみると，

1. TR#1 で位相シフトはない．周波数エンコードのあと 1 つの信号が得られ，それをデータ空間の 1 つの行に置く．前の例ではそれをデータ空間の中央の行に置いた（これは自由に変えられるが）．
2. TR#2 で位相シフトを加え，周波数エンコードのあと 1 つの信号（それは最初の TR での信号とは異なる）が得られ，それをデータ空間の別の行に置く．前の例ではそれをデータ空間の一番上の行に置いた（繰り返すがこれは自由に変えられる）．
3. TR#3 でより大きな位相シフトが生じる．周波数エンコードの後，3 番目の信号（これは位相シフトが増加しているため他の 2 つの信号とは異なる）が得られ，それをデータ空間の別の行に置く．前の例ではそれをデータ空間の一番下の行に置いた．

データ空間の行間の間隔は，ある 90°パルスから次の 90°パルスまでの TR(ms) である．

まとめ

TR#1：信号をデータ空間の中央行に置く．
TR#2：信号をデータ空間の中央の 1 つ上の行に置く．
TR#3：信号をデータ空間の中央の 1 つ下の行に置く．

もし TR#4 があれば，その信号はデータ空間の中央の 2 つ上の行に置く．そしてもし TR#5 があれば，その信号はデータ空間の中央の 2 つ下の行に置く．この方法でデータ空間を埋めていくことができる．

我々の例では TR#1 でデータ空間の中央から埋め始めており，それは位相シフトのないものである．引き続く各行で（データ空間を埋めていくに従って）各位相エンコードステップごとに次第に位相シフトが大きくなっていく．また，各位相エンコードステップは違った磁場勾配をもつ．つま

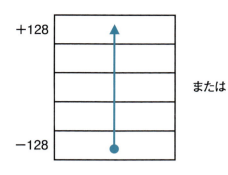 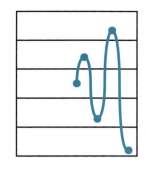

図11-14 さまざまなk(もしくはデータ)空間での軌跡.

り，このようにして位相シフトは前後の位相エンコードステップとは異なったものになる．

しかしながら，位相エンコードステップの選択，つまりどういう順序で位相エンコードを行うかは自由である．たとえば，位相シフト0から始め，次に最大の位相シフトに進むことができる．また，最大の位相シフトから始め，次に位相シフト0に進むことも可能である．同様にデータ空間上でそれらを埋める場所も自由である．

後の章で高速スピンエコー(fast spin echo)法について述べる際，位相エンコードの割り当てがいかに自由であるかがわかるであろう．また，通常のスピンエコー像においても，信号のデータ空間での置き方は変わりうる．例として，256の位相エンコードステップでデータ空間を埋める際の2つのパターンを図11-14に示す．最初の信号をデータ空間の一番下に置き，下から上へ順に位相エンコードステップを埋めていくことができる．また，中央から埋め始め，データ空間の上下のどちらかに進むこともできる．通常はデータ空間の中央の行は位相シフトが0の信号に対応する．

しかし，データ空間の中心が，得られる画像の中心でないことに注意すべきである．各信号は画像全体に関する情報をもっている．データ空間の各行を埋めるおのおのの信号はスライス内にある各ピクセルからのすべての信号の合計である．

データ空間での情報は**時間領域**上のものである(それは見かけほど難解ではない)．実際，その情報は二つの意味で時間領域にある．つまり，受信される信号は時間(t)軸で表示され，2つの続く行の信号はTRごとに得られる(図11-15)．

データ空間での信号はまだデジタル化されてい

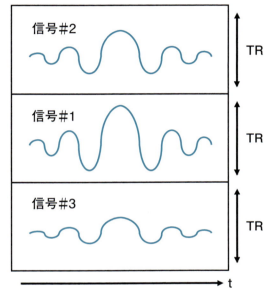

図11-15 データ空間は時間領域にある．

ない．実はこの情報をデジタル化した空間が真の**k空間**である．後の章(16章)でみるように，"デジタル化"されたk空間は**空間周波数領域**にある．混乱することのないように！　次にどのようにしてデータ空間上の情報をデジタル化することができるかを解説する．これはサンプリングによって行われる．

サンプリング

データ空間に置かれる信号は位相エンコードと周波数エンコードが行われている．しかし，まだ**サンプリング**はされていない(このことについては次の章で詳しく述べる)．

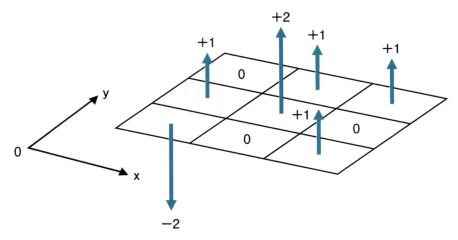

図 11-16 データ空間(図 11-15)をフーリエ変換したものが求めようとしている像である．ここでは 3 次元的に示した．

　256×192 のマトリックスというとき，それは何を意味しているであろうか？　各位相エンコードステップに対して 1 回の周波数エンコードで十分なら，位相エンコードが 192 ステップだけのとき，なぜ周波数エンコードが 256 ステップ(192 ではなくて)なのか？

　実際には 256 の数は各位相エンコードステップに存在する異なった周波数の数である．これらの 2 つは互いに独立したものである．たとえば 5×4 のマトリックスについて考えてみると，これは各位相エンコードステップに対し 5 つの異なる周波数でエンコードを行うことを意味する．その際，中央の列は周波数の変化は受けず，両側の 2 列に 2 つの異なる周波数が生じることになる．位相エンコードは 4 段階である．したがって，**非対称性**のピクセル群となる．元の 3×3 のマトリックスに戻ってみる．そのデータ空間は**図 11-15** に示されている．

　どうやってデータ空間から欲しい画像に辿り着くのであろうか？　それは**フーリエ変換**によってなされるのである．**図 11-15** の信号はフーリエ変換により一揃いの棘波となる．それは 3 次元空間で**図 11-16** のようにみえる．このことについてはこれからの章で詳しく述べる．

Key Points

　前の章では，スライス選択磁場勾配 G_z を用いて，いかにスライスを選択するかについて述べた．この章では，i) 周波数エンコード(読み取り)磁場勾配 G_x と，ii) 位相エンコード磁場勾配 G_y，の 2 つを用い，スライス内のピクセルの値をどうやって決定するかについてみてきた．

　G_x は各エコーにおいて同じ強さである．これは読み取り時(つまり受信時)に印加されるので，x 軸に沿ってラーモア周波数が異なってくる．そして x 軸方向の特異的な情報をもたらす．各 TR に 1 つの信号読み取り(G_x)がある．

　これに対して G_y は 90°RF パルスと各エコーの間に強さを少しずつ変えて印加される．この G_y はエコーから時間的に少し離れて印加されるので，エコーの周波数を変化させることなく，単に位相シフトだけをもたらす．このようにして，各 TR に 1 つの位相エンコードステップが存在する(つまり，ステップごとに特定の強さの G_y が印加される)．この過程は k 空間上で，選択された G_y に対応する 1 行を埋めることで完了する．この過程は

k 空間全体を埋めるため N_y 回繰り返される.

まだ,周波数および位相エンコードの機序につ

いては述べていない.これが次の章の主題である.

Questions

11-1. 以下の a)〜c)に対応するものは,ⅰ)〜
ⅲ)のどれか?
ⅰ) G_x　　ⅱ) G_y　　ⅲ) G_z
a) エコー収集時に与えられる
b) RF パルス照射時に与えられる
c) RF パルスと読み取りの間に与えられる

11-2. 次の記述は正しい(T)か,誤り(F)か?
傾斜磁場の役割は患者のどこから信号が発
生しているかを決定すること(つまり空間
エンコード)である.

11-3. 位相エンコード段階が128(つまり $N_y =$
128)のときの 1TR 時間あたりの位相の増
加はどれくらいか?

11-4. 以下のⅰ)〜ⅱ)に対応するものは,a)〜d)
のどれか?
ⅰ) x 軸上での位置　　ⅱ) y 軸上での位
置
a) 位相エンコード磁場勾配 G_y
b) 周波数エンコード磁場勾配 G_x
c) 位相の絶対値 ϕ_y
d) 周波数の絶対値 f_x

11-5. 次の記述は正しい(T)か,誤り(F)か?
通常のスピンエコー(SE)法において,各
サイクル(TR 時間)の中では,位相エン
コードのための磁場勾配は一定である.

12
信号処理

はじめに

　信号処理(signal processing)は，信号のアナログ的操作やデジタル的操作，あるいはその両者に関連している．その信号とは，MRIに関していえば電流あるいは電圧である．**画像処理**(image processing)は，デジタル画像に操作が施される際の信号処理の一形態である．**アナログ-デジタル変換**(analog-digital conversion：**ADC**)は，時間変数の(アナログ)信号がコンピュータに認識されうるデジタル形態(たとえば0と1の連続数)に変換される過程である．信号処理を理解するには，周波数領域とフーリエ変換(FT)の概念の基本的な理解が必要となる．というのは，信号の"処理"の大多数は周波数領域で行われており，最終的にその結果は時間領域に再び変換されるからである．

　信号処理の鍵となる概念のひとつは，後で手短にみていくが，**ナイキスト**(Nyquist)**サンプリング**理論である．サンプリング処理を理解すると，信号のサンプル(時間領域に属する)とそのバンド幅(周波数領域に属する)の関係を正しく理解できる．いったん，この概念を把握すると，**折り返しアーチファクト**〔aliasing(wraparound) artifact〕の問題が非常に容易に説明できるようになる．また，信号処理を理解することは，後の章に出てくるより複雑で新しい高速撮像法のパルスシーケンスを理解する手助けとなるであろう．

シーケンスの段階

　最初に今まで議論してきたことをまとめよう．**図 12-1** にスピンエコーパルスシーケンスの概要を示す．以下は，シーケンスの段階の要約である．

1. 90°/180° パルス

　90°と180°パルスは，TE/2(ms)の時間だけずらして付加される．

2. 90°RF パルス

　90°RFパルスが加えられるたび，そのTE(ms)後に**エコー**が得られる．

3. スライス選択傾斜磁場

　2つのRFパルスが加えられている間，スライス選択傾斜磁場をかけておく．これにより，z軸に沿った線形の磁場勾配G_zが生まれる．適切な周波数とバンド幅をもったRFパルスを選択することにより，ある特定の厚さで特定の位置をもつ1スライスを選ぶことができる．

　ちょっと寄り道して**図12-2**を考えてみよう．磁場強度と位置をプロットしてみると(**図12-2**)，傾斜磁場は傾いた直線として示され，その直線の傾きがGとよばれる磁場勾配である．x点における，勾配Gのこの直線に沿ったyの値(磁場)は，y＝G・xとなる．**図12-2 B** に磁場勾配と時間をプロットしてある．**図12-2 A** と**図12-2 B** は交互に変換して使われ，勾配Gをもった線形傾斜磁場を説明している．

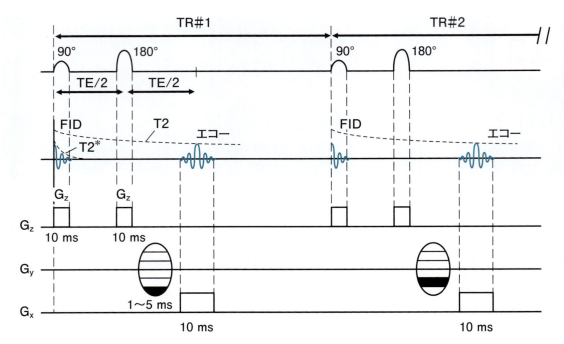

図 12-1 スピンエコーのパルスシーケンス．

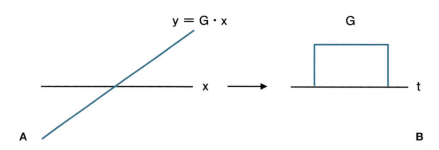

図 12-2 線形磁場勾配 G は線形関数 G・x を示す．勾配 G の直線(A)，あるいは高さ G の矩形(B)として表される．

4. 位相エンコード傾斜磁場

エコーを受信する直前に位相エンコード傾斜磁場を加え，その勾配が G_y である．位相エンコード磁場勾配の符号を図12-3に示す．この符号は撮像の際に何度も用いる多段階の位相エンコードを表現している．ただし，位相エンコードステップの1つは G_y なしで行われることに注意．

5. 周波数エンコード傾斜磁場

周波数エンコード傾斜磁場はエコーを受信している時間ずっと加えられ，その勾配が G_x である．

6. 必要時間

a) 周波数エンコードステップには約 10 ms かかる（高磁場で 4～8 ms，低磁場で 16～30 ms）．
b) 位相エンコードステップに 1～5 ms．
c) それぞれの RF パルスは（G_z とともに）2～10 ms．

それから，TR 時間の後，シーケンスの全段階を繰り返すことになる．90°パルスの中心からエコーの読み取り終了までに要する時間は，

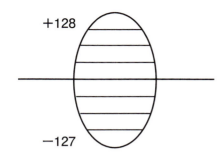

図 12-3 位相エンコード磁場勾配の符号.

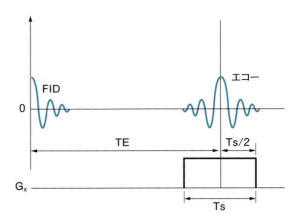

図 12-4 周波数エンコード傾斜磁場は読み取りの間（すなわち，エコーの間）印加されている．

TE＋1/2（サンプリング時間）＝（TE＋Ts/2）

サンプリング時間（Ts）はエコーのサンプリングにかかる時間であり，読み取りあるいは周波数エンコード傾斜磁場（その勾配が G_x）が印加されている時間である．G_x はエコーの読み取りの間，はじめから終わりまで加えられている（**図 12-4**）．90°パルスのはじめからエコーの中心点までの時間が TE である．サンプリング時間の半分はエコーの中心点を過ぎてからも続くため，RF パルスのはじめからサンプリング時間の終わりまでの完全な"活動時間(active time)"を考えるためには，TE にサンプリング時間の半分を足す必要がある．

| 活動時間＝TE＋Ts/2 |

RF パルスの前に必要な他の段階（たとえば予備飽和パルス presaturation pulse）にかかる時間もある．これらの時間を**先行時間**(over-head time：**To**)として含めると，

| 活動時間＝TE＋Ts/2＋To |

TE を 40 ms，サンプリング時間 Ts＝10 ms，そして先行時間 To＝5 ms と仮定してみよう．その際は，

活動時間＝40 ms＋10 ms/2＋5 ms
　　　　＝50 ms

したがって，1 つのエコーから信号を読み取るのに 50 ms かかることになる．それから，この信号をデータ空間（**図 12-5**）に当てはめる．データ空間には 256 行（－127～0～＋128）あり，この場合，最初の信号は－127 の位置に置かれる．

7．位相エンコードステップ

次の TR 周期では時間がずれるが，まったく同様のことが行われる．位相エンコードステップはわずかに弱い磁場勾配で行われ，k（データ）空間では 1 行高くなる．

> **質問**：なぜ信号強度はそれぞれの位相エンコードステップで異なるのでしょうか？　たとえば，**図 12-5** では，TR#2 のエコーからの信号は TR#1 のエコーからの信号より最大振幅が高いようにみえます．
> **回答**：位相エンコード傾斜磁場の勾配は信号の強度に影響します．

位相エンコード傾斜磁場勾配が最大のとき，プロトンスピンの位相のずれ（位相分散　dephasing）が最大になる．我々は 90°パルスによって横断面に倒されたプロトンのスピンを取り扱っており，信号はこれらのプロトンのスピンが同位相にあるときに最大になることを思い出そう．傾斜磁場を用いて位相のずれた状態にする人工的な外部手段を導入しているのである．また，プロトンを横断面に倒した際，プロトンは最初同位相の状態

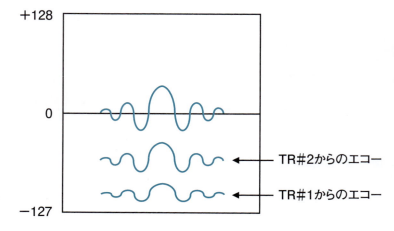

図 12-5　位相エンコードステップごとにデータ空間に置かれる信号が得られる．

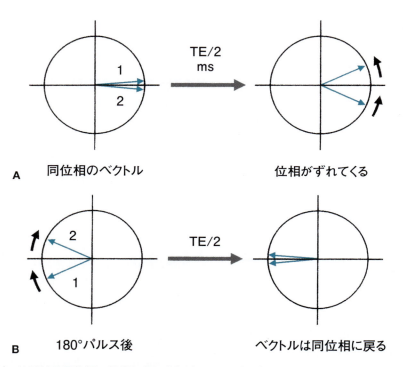

図 12-6　スピンははじめ同位相の状態にある(A)が，TE/2 時間後には位相がずれる(B)．ここで 180°パルスが付加され，ベクトルが逆方向を向く(B)．さらに，TE/2 時間後(すなわち，TE 後)に同位相に戻る．

であり，それから外磁場の不均一性やスピン-スピン相互作用(図 12-6 A)のため，急速に位相がずれていくことも思い起こそう．次にプロトンは 180°パルスで倒され，TE/2 の時間の後に同位相に戻る(図 12-6 B)．

そのうえで，不均一性が直線的に増加するような線形傾斜磁場により，磁場の不均一性をつくり出す．これにより，プロトンのスピンにさらに位相のずれが引き起こされる．これが傾斜磁場方向の空間情報を得ていくための方法であり，この位相のずれの必要性が理解されるであろう．この過程は**位相エンコード**(phase encoding)とよばれている．

しかし，これによって，位相エンコードのため

に用いる傾斜磁場により引き起こされる位相のずれが，その位相エンコードステップの間に受け取る信号全体を必然的に弱めることが説明される．したがって，以下のように結論できる．

a) 最大の位相エンコードのために用いる最大の磁場勾配により，信号強度は最小になる．

b) 位相エンコード磁場勾配がゼロなら，位相のずれはまったく起こらず，最大の信号が得られる．

TR#1 と TR#2 からの信号に戻り検証してみると，次のようになる．

a) データ空間で(-127)の位置の TR#1 は，(-126)の位置の TR#2 より小さい振幅の信号をもつ．これは，TR#1 の間に，TR#2 のときより大きい位相エンコード磁場勾配が使われているからである（しかし，データ空間でどの TR 間隔にどの磁場勾配を割り当てるかは任意である）．

k 空間は前章で述べたように（13 章と 16 章でもさらに述べている），データ空間のデジタル化されたものと考えることができる．k 空間の中心（0 の位置）の信号は最大の振幅をもっている．これは傾斜磁場をかけない位相エンコードステップで信号を得ているからである（すなわち，位相エンコード磁場勾配がゼロなので，位相エンコードのための余分な位相のずれがないから）．実際, k 空間の中央の 1 行は，いつでも傾斜磁場を使わない位相エンコードによって占められる．

> k 空間の中央の 1 行は常に傾斜磁場なしで位相エンコードされ，信号は最も強い．

k 空間の最も端の行は，最も強い磁場勾配を使う位相エンコードによって占められている．

> k 空間の端は最も強い磁場勾配で位相エンコードされ，信号は最も弱い．

8. マルチスライス技術

TR はスライスの選択，位相エンコード，周波数エンコードに必要なすべての機能を実行する活動時間よりずっと長いことを思い出そう．TR が仮に 1000 ms としよう．我々の例では活動時間は 50 ms であった．活動時間の 50 ms と次の 90° パルスの間には長い **"不活時間（dead time）"** が存在する．この "不活時間" を利用して，他のスライスの情報を得ることができるのである．

たとえば**図 12-7** では，1 つの TR の不活時間の間に 2 つの別のスライスを撮像できる．スライス #1 から信号を得た後，次のスライスを決めるために異なった中心周波数 ω で同じバンド幅（BW）の 90° パルスを印加することができる（**図 12-8**）．ここではスライス幅を決める（RF パルスの）送信バンド幅について述べているのであり，雑音を決定する受信バンド幅と混同しないように．このことは後で詳しく述べる．

次のスライスを選ぶとき，磁場勾配 G_z は同じままだが，少し高いか低い中心（ラーモア）周波数をもつバンド幅を選択して，異なったスライスにあるプロトンの磁化を 90° 倒す．バンド幅は最初のスライスと同じだが，中心周波数は異なっていることになる．

このスライスでも位相エンコード磁場勾配 G_y は同じだから，同じ量の位相のずれを得る．最初のスライスと同じ周波数エンコード傾斜磁場でエコーを検出する．不活時間内には 3 番目のスライスを得るための時間がまだ残っているので，すべてを繰り返し，再び別のラーモア周波数の 90° パルスを選び，別のスライスのプロトンを横断面に倒す．それぞれのスライスの信号は別の k 空間へ置かれていく．

スライス選択はいくつかの方法で行われる．スライス間にギャップのない連続スライス，ギャップのある連続スライス，インターリーブスライスがある．インターリーブスライスは，まず奇数の番号（たとえば 1，3，5，…）のスライスを撮り，元に戻って偶数の番号（たとえば 2，4，6，…）のスライスを撮る方法である．

9. スライス数（撮像範囲）

どのような TR を使っても，スライス数は活動時間（TE＋Ts/2＋To）後の不活時間により制限される．さらに，もし TR に対し 2 つのエコー（スピ

138　Part I　MRIの基本概念

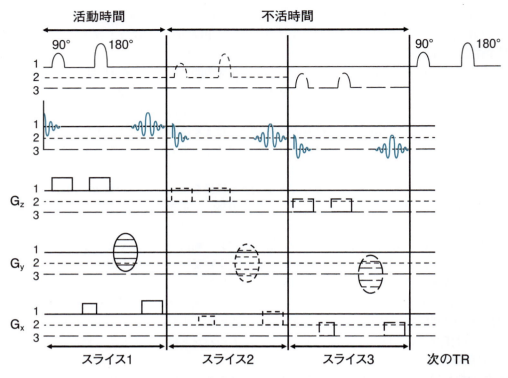

図 12-7　マルチスライスの撮像．TR の中には不活時間があり，この時間は他のスライスを得るのに使われる．

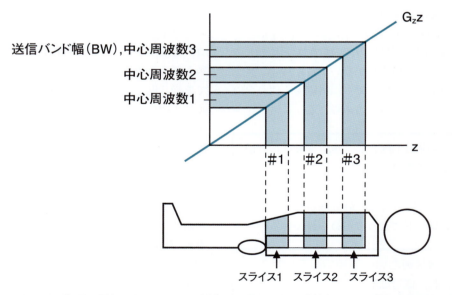

図 12-8　それぞれの TR 期間に異なったスライスに対応する異なった周波数（とバンド幅）の RF パルスが送信される．

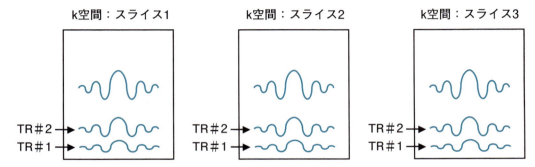

図 12-9　それぞれのスライスはそれ自身の k(データ)空間をもつ．

ンエコー法のような二重エコー)を得ようとすると，撮りうるスライスの数はさらに減る．撮ることのできるスライスの最多数の数式は，

$$スライス数 < \frac{TR}{TE+Ts/2+To} = \frac{TR}{活動時間}$$

もしマルチエコー(あるいはマルチでなくても 1 つの長いエコー)を得ようとすると，式は最も長い TE に律則される．

例：

1. TR＝1000, TE＝35 ms, Ts＝10 ms, To＝10 ms (短い TE)

$$最多スライス数 = \frac{TR}{TE+Ts/2+To}$$
$$= \frac{1000}{35+5+10}$$
$$= 1000/50 = 20 \text{ スライス}$$

2. TR＝1000, TE＝75 ms, Ts＝10 ms, To＝10 ms (長い TE)

$$最多スライス数 = \frac{1000}{75+5+10}$$
$$= 1000/90 ≒ 11 \text{ スライス}$$

通常，サンプリング時間(Ts)や先行時間(To)はわからない．それゆえ，粗い近似式は，

最多スライス数＜TR/TE

二重エコーシーケンスにおいて，第 1 エコーは "無料"であるといわれている．それは，二重エコーシーケンスにおいてスライスの数は第 2 エコーの TE によってのみ規定されるからである(図 8-5 参照)．

TR＝1000, TE_1＝30, TE_2＝80 ms

$$最多スライス数 = \frac{TR}{TE(第 2 エコー)+Ts/2+To}$$
$$= 1000/(80+15) = 1000/95$$
$$≒ 10.5$$

実際には，スライスの最多数は TR によって決まり，データ空間の 1 行を得るのに必要な時間は次のようになる．

最多スライス数
$$< \frac{TR}{データ空間の 1 行の信号を得るのに要する時間}$$
$$= \frac{TR}{TE+Ts/2+To}$$

それぞれのスライスはその独自のデータ空間(すなわち k 空間)をもっていることも思い出そう．もし二重エコーシーケンスを行うなら，それぞれのエコーは独自のデータ空間(k 空間)をもつ．同じ TR の間にそれぞれのスライスから得られる信号は，同じ位相エンコードを用いて得られることになる．このように，同じ TR に得られる別々のスライスの信号はそれぞれのデータ空間の同じ行に置かれ，位相エンコード傾斜磁場による同じ位相ずれ効果を受けていることになる(図 12-9)．

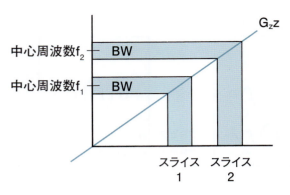

図 12-10　スライス選択の間 RF パルスの送信バンド幅(BW)は同じままだが，その中心周波数は変化する．

10. 中心周波数

　中心周波数(center frequency)と送信バンド幅についてもう少し説明しよう．あるスライスから別のスライスに移るとき，RF パルスの中心周波数(すなわちラーモア周波数)は変化するが，バンド幅は同じまま残る．図 12-10 でバンド幅(周波数の範囲)は同じままである．バンド幅の中心周波数は変化する．すなわち，傾斜磁場の高いところにスライスが移動すると中心周波数は増加し，傾斜磁場の低いところに移動すると減少する．

　どのスライスも同じ厚さが望ましいため，バンド幅(周波数の範囲)は一定となっているべきである．傾斜磁場の低い末端のスライスでは周波数は低くなり，傾斜磁場の高い末端では周波数はより高くなる．このように，傾斜磁場の高いスライスを選べば RF パルスの中心周波数はより高くなる

が，バンド幅は変わらない．

　RF パルスの持続時間を短くするとそのバンド幅は広くなり，持続時間が長ければバンド幅は狭くなる(図 12-11)．我々のパルスシーケンスでは，同じ RF パルスのバンド幅(すなわち同じ RF パルスの持続時間)を毎回使用するが，中心周波数は変わっていく．中心周波数を**搬送波**(carrier)周波数と考えればよい．同じ信号を送っているのに違った中心周波数でそれを運んでいるのである．その中心周波数のまわりのバンド幅が原信号である(図 12-12)．

　同じ中心周波数で広いバンド幅を使う場合，より厚いスライスを得ることになる．狭い RF パルスは FT(フーリエ変換)によって広いバンド幅となり，厚いスライスとなる(図 12-11)．搬送波が中心周波数を決める．さらに詳しくは，10 章のバンド幅の議論を参照してほしい．

　図 12-13 A にエコーからの典型的な信号を図示してある．信号は受信コイルで受信されたあと，(信号サンプリングを通じて)デジタル化される．信号を分析するコンピュータはデジタル化された数字しか受けつけないからである．図 12-13 A の垂直の線はサンプリング過程を表している．信号の振幅の連続体の代わりに，ある時間間隔(通常，等間隔)で信号の**サンプル**を捉える．

　コンピュータは，これらの**離散した**(アナログと違う)値のみをもち，それぞれの値はコンピュータの中で **2 進数**(0 と 1)として表される．つまりコンピュータは，信号全体ではなく離散信

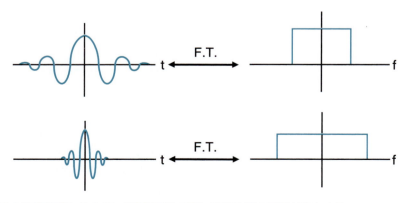

図 12-11　パルスの持続時間とそのバンド幅(BW)の間には逆比例の関係が存在する．

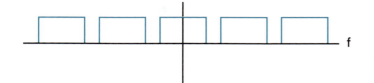

図12-12　RFパルスのFT．バンド幅は同じだが中心周波数が異なっている．

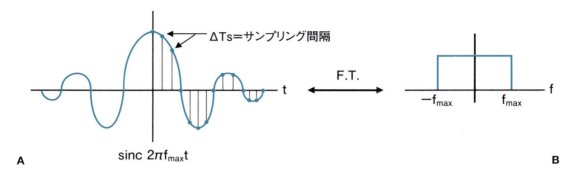

図12-13　シンク関数（A）のFTは単一の矩形（B）である．

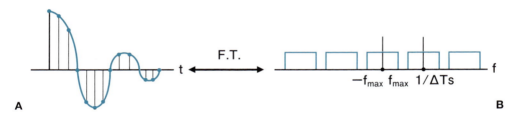

図12-14　サンプリングされた（離散）シンク関数（A）のFTは一連の矩形になる．B：それぞれの矩形の中央点は$1/\Delta Ts$の倍数である．

号のサンプルだけを取り扱うのである．コンピュータの**1ビット**は0か1である．**1バイト**は8ビットからなり，コンピュータの性質の基本的な構築単位を表す．アナログ信号の各サンプルは一連のバイトに置き換えられ，すべてのコンピュータに認識される．この過程が**アナログ-デジタル変換**（ADC）の基礎である．

> ADCの存在は，信号のサンプルを使い，そのサンプルから元の信号の再構築を可能にするためである．

周波数ωをもつシンク（sinc）曲線の信号を考えてみよう．以前の章で見てきたように，この信号は矩形のFT（**図12-13 B**）をもつ．連続したサンプリング点の間の時間は，サンプリング間隔ΔTsとよばれる．

$$\Delta Ts = サンプリング間隔$$

サンプリングの後，前に述べた信号は**図12-14 A**のようにみえる．この関数の**包絡線**がサンプリング点を結んだ曲線（元のシンク関数に似ている）となっている．このサンプル化された信号のFTは**図12-14 B**に示されている．このFTは元のFT（**図12-13 B**）の周期的な形のようにみえる．これは，離散周期関数のFTも周期的になるからである（後述）．ΔTsをサンプリング間隔とすれば，最初の中心周波数は以下の公式で与えられる（**図**

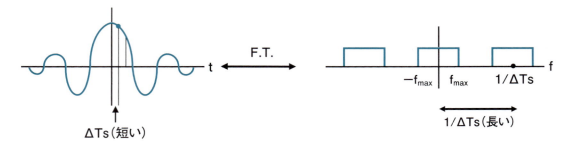

図 12-15　サンプリング間隔 ΔTs が短い（すなわち，サンプル数が多い）と矩形が離れる．

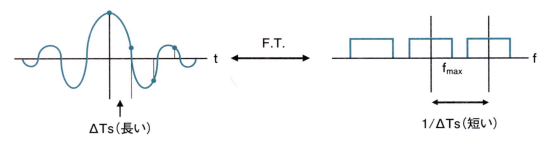

図 12-16　サンプリング間隔が長い（すなわち，サンプル数が少ない）と矩形が互いに近づく．

12-14 B）．

$$中心周波数 = 1/\Delta Ts$$

　サンプリング間隔を非常に短くすれば，フーリエ変換における矩形波の間隔は広がる．すなわち，1周期でいくつものサンプルをとると，矩形波の間隔は広がることになる（図 12-15）．サンプリング間隔を非常に長くすれば，FT の矩形波は近づく．すなわち，1周期あたりのサンプルが少ないと矩形波は近づくことになる（図 12-16）．

エイリアシング

　1周期あたりのサンプル数はあまり少なくすべきではない．すなわち，サンプリング間隔をあまり広くしないほうがよい．というのは，矩形波が**重なり合い**，その結果**エイリアシング**（aliasing）が生じるからである（図 12-17）．

◻︎数学

　連続するシンク関数の FT は，なぜ単一の波になる

のだろう．また，なぜ，それをサンプリングすると繰り返しの矩形の波となるのだろう（図 12-18）．この理由は数学的なものである．その背後にある複雑な数学を用いないで説明してみよう．

　信号をサンプリングするために，信号に一連のスパイク（それぞれのスパイクはデルタ関数とよばれている）を乗ずる必要がある．それぞれのスパイクは，サンプリング間隔（ΔTs）だけ離れている（図 12-19）．

　一連のスパイクの値はスパイク間ではどこもゼロであり，スパイクが位置する部分では正の値をとる．そのため，スパイクに信号を掛けると，スパイクが位置する部分以外はすべて0の値となる（図 12-20）．

　さて，一連のスパイクの FT もまた一連のスパイクとなる（図 12-21）．スパイクは ΔTs だけ離れているが，スパイクの FT は周波数領域になり，1/ΔTs だけ離れることになる（図 12-21）．スパイクと信号の積のFT は，信号の FT がスパイクの FT に**巻き付いた**（convolved）形になる（これは **convolution** とよばれる数学的操作と関連がある）．convolution は，基本的に，信号の FT をそれぞれのスパイクのまわりにもってくることを意味する（図 12-22）．

　最終的には，元の信号に戻したいのである．これらの繰り返しの FT を得て，それらを **low-pass filter (LPF)** に通すと，究極的に元の信号を取り戻すことが

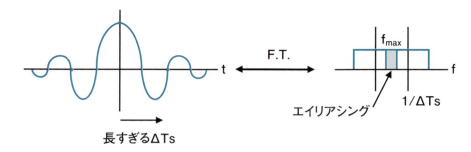

図 12-17　サンプリング間隔が長すぎる（すなわち，サンプル数が足りない）と矩形は重なり合う（エイリアシングの原因となる）．

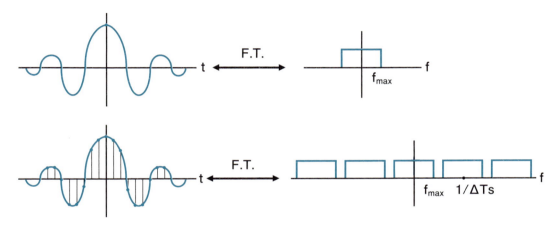

図 12-18　シンク関数の FT は単一の矩形だが，サンプリングされたシンク関数の FT は一連の矩形になる．

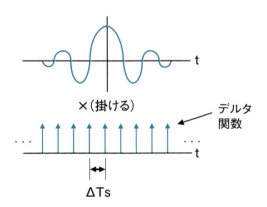

図 12-19　連続したアナログ信号をサンプリングするために，信号に（デルタ関数とよばれる）一連のスパイクを掛け算する．

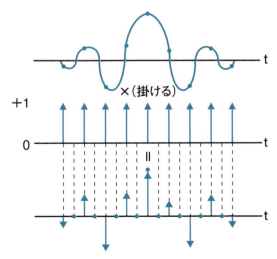

図 12-20　信号に一連のスパイクを掛けるとスパイクの位置以外では信号がゼロとなる．それぞれのスパイクの値はその点における信号の値と等しい．

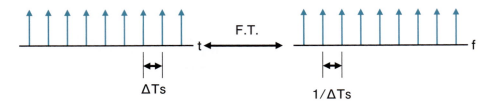

図 12-21　（ΔTs の間隔をもつ）一連のスパイクの FT も（1/ΔTs の間隔の）一連のスパイクになる．

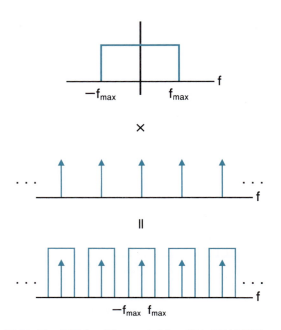

図 12-22　信号と一連のスパイクの積の FT は信号の FT（たとえば矩形）が，一連のスパイクに巻き付いた形となる．その結果，信号の FT を無限に繰り返すことになる．

できる（図 12-23）．しかし，安心するように，実際にはサンプリングの原理を理解するのに，前述した数学を知っている必要はない．

　もっと単純な信号，たとえば余弦関数 $\cos \omega_0 t$ とその FT を考えてみよう（図 12-24）．この信号のサンプル形（1 周期あたり 4 サンプル）を図 12-25 A に，その FT を図 12-25 B に示す．このデジタル化された余弦関数の FT がどんなに多数の転写形をもつか注意してみてほしい．手短にいうと，

1. 1 周期は 4 秒
2. ΔTs は 1 秒
3. 周波数＝周期数/秒＝1/4 周期/秒＝1/4 Hz
4. 1/ΔTs＝1/1 秒＝1 Hz

FT（図 12-25 B）では，1 つの転写形に相当する中心周波数は 1/4 Hz であり，第 2 の転写形に相当する中心周波数は 1/ΔTs（＝1 Hz）である．いま，ここですべての高い周波数を除去するために図

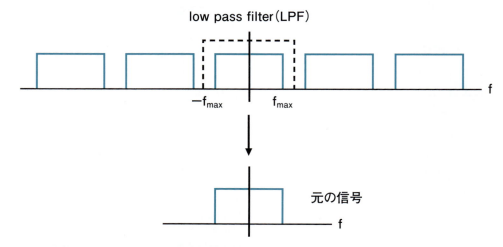

図 12-23　これまでの FT を low-pass filter に通すと望んだ FT になる．

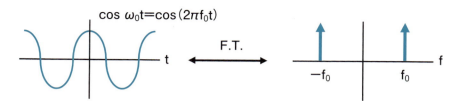

図 12-24　$\cos \omega_0 t$ とその FT.

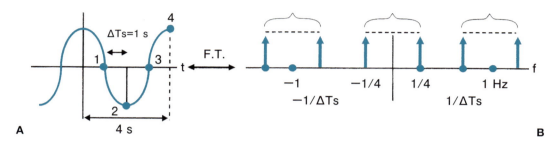

図 12-25　A, B：サンプリングされた余弦信号とその FT.

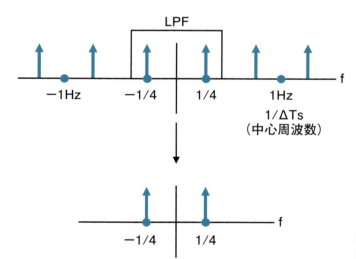

図 12-26　図 12-25 の FT を LPF に通すと，元の余弦関数の FT となる．

12-26 のように FT を LPF に通すと，元の一対の周波数スパイク，すなわち元の余弦波の FT となる．

視覚的に見てみると，もし**図 12-25 A** のように 4 つのサンプル点をとったとすると，その点をつなげることにより元の信号に似たもの（**図 12-27**）が容易に描けることになる．サンプルが多いほど元の信号の形がわかりやすくなるので，より多くのサンプルをとればより容易に描くことができる

（**図 12-27 B**）．

さて，4 つ未満のサンプルをとった例を取り上げてみよう．1 周期に 2 サンプルで試してみよう（**図 12-28 A**）．この場合は，

1. 周期は 4 秒のまま
2. ΔT_s＝サンプリング間隔は 2 秒
3. $1/\Delta T_s = 1/2 = 0.5\,\mathrm{Hz}$

この例の FT を見てみよう（**図 12-28 B**）．周波数は 1/4 Hz のままである．サンプリング間隔は

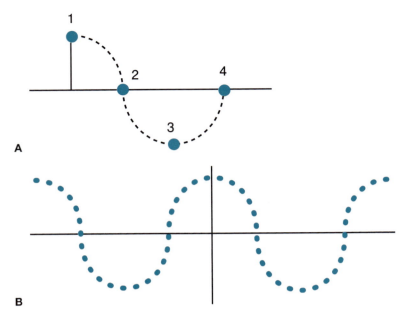

図 12-27　A, B：十分にサンプルを採取すると，点をつないでいくことで元の信号が視覚的に復元される．サンプル数が多いほど元の信号が見やすくなる．

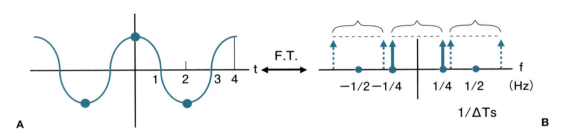

図 12-28　A, B：余弦関数の 1 周期あたりに 2 つのサンプルをとるとスパイクはちょうど重なるが，まだ元の信号は解析可能である．

今度は 2 秒で，$1/\Delta Ts = 0.5$ Hz となる．正と負両方向に±1/2 Hz を中心として左右に 2 つのスパイクが現れる．これは中心周波数 1/2 Hz と周波数帯域を示している．

1/2 Hz を中心とする一対のスパイクは，1/4 Hz の元の一対のスパイクのすぐ次にくることがわかる．これらは実際には重なり合ってしまう．もし，より高い周波数を除去するためその FT を LPF に通すと，2 つの周波数スパイクだけが残り，それらは元の余弦信号の FT となる．しかし，それらは重なり合いのため，振幅は増幅されてしまう（図 12-29）．

それでは，サンプルがさらに少ないときどのようなことが起きるか見てみよう（図 12-30 A）．ここでは，
1. 1 周期は 4 秒のまま
2. しかし，$\Delta Ts = 3$ 秒
3. $1/\Delta Ts = 1/3$ Hz
4. 周波数は 1/4 Hz のまま

さて，その FT を見てみよう（図 12-30 B）．FT を LPF に通すと，中心周波数（$1/\Delta Ts$）に関するスパイクが元のスパイクに干渉している（図 12-31）．これには信号の元のスパイクばかりか，これより中心に近い 2 つの余分なスパイクまで含まれ

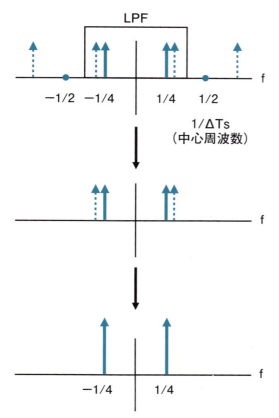

図 12-29　図 12-28 の FT に LPF を適用することにより元の信号の復元が可能となる（スパイクの高さは 2 倍になっている）．

ている．ここで我々は，単一の元の余弦波のスパイクではなく，2 つの余弦波の合計を見ていることになる．元のスパイクの内側に一組の別のスパイクがあり，その FT はより低い周波数の余弦波であることを意味する．これが**エイリアシング**とよばれているものである．

我々がサンプリングによって近似したいのは，元の 1/4 Hz の周波数をもつ信号であった．しかし，サンプリング数が足りない結果として，もっと低い周波数の望まない信号を得てしまったわけである（図 12-32）．

エイリアシング類似の現象

類似の現象として，ウエスタン映画の駅馬車の車輪を考えてみよう．時々，車輪が逆回転しているかのようにみえることがある．これはどのよ

にして起こるのだろう？　映画を撮影するとき，実際には時間的にサンプルをとっていることになる．車輪の一点から，時間 t＝0 でサンプルをとる（図 12-33）．次の時間（t_1）に別のコマをとる．その点は車輪の回転に伴い，ある距離だけ回転する．映画でこれを見ると，この点は時計回りに回転してみえる．

さて，**サンプリング数が足りない**（undersampling）とき何が起きるか見てみよう（図 12-34）．最初のコマが t＝0 の時点で前と同じところから出発するとする．しかし，次のコマでもっと長い時間の後（t_2）サンプルをとったとすると，サンプルは元の点の近くまで来ていることになる．次のサンプルも同じような時間待ってとると，その点は 2 番目のコマの点のすぐ近くまで再び回転してきている．これを映画で見ると，車輪はあたかも反時計回りに回っているかのようにみえる．これはサンプリング数が足りないからである．これがエイリアシングの例である．車輪は実際には進行方向に回転しているのに，サンプリング数が足りないために別の動きをしているようにみえるのである．

> サンプリング数が足りないと，エイリアシングが起きる．

エイリアシングは**エイリアス**（alias）―偽名―という言葉からきている．サンプリング数が足りないため，真の周波数が偽の周波数のようにみえてしまうのである．余弦波のサンプリング数が足りないさきほどの例では，真の信号は 1/4 Hz の周波数をもつ余弦波だったのに，"alias"された余弦波の周波数はもっと低かった（図 12-32）．駅馬車の例では，真の回転は時計回りだったのに，"alias"された回転は反時計回りに，そしておそらくゆっくりとした回転になったのである．

サンプリング理論（ナイキストの法則）

図 12-35 を考えてみよう．このサンプリング理論は以下のとおりである．

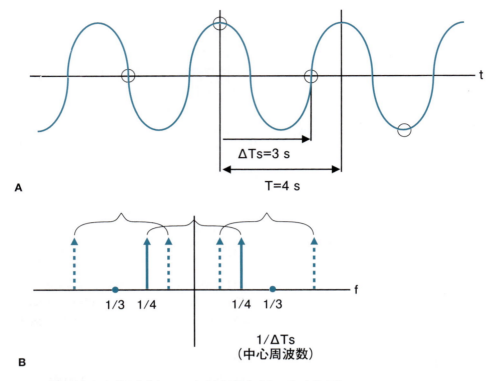

図 12-30　サンプルが少なすぎる(A)と，スパイクは混合されてしまう(B).

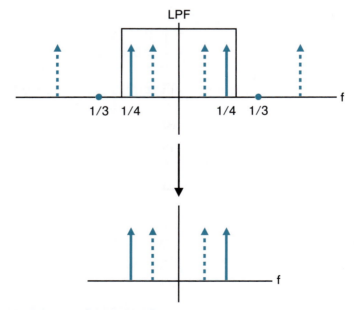

図 12-31　図 12-30 の FT を LPF に通すと，1 組ではなく 2 組のスパイクがつくられる．これは元の余弦関数とは異なった信号を生み出すことになる．これがエイリアシングである．

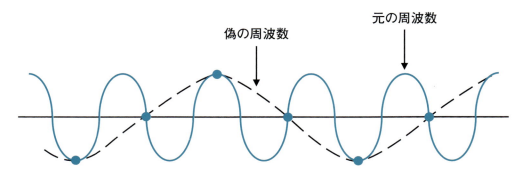

図 12-32　サンプル数が少なすぎると，知覚される（偽装した）周波数は実際の（元の）周波数とは異なったものとなる．

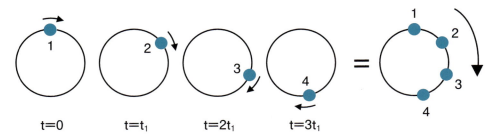

図 12-33　エイリアシングの類似例．駅馬車の映画のコマを十分速くとると，車輪は時計回り方向に正しく回転してみえる．

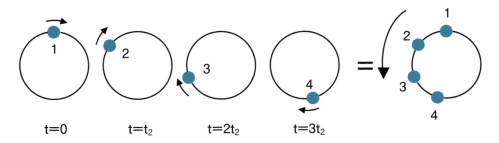

図 12-34　コマをゆっくりとると，車輪は反時計回り方向に回転しているかのようにみえる．

ナイキストの法則：f_{max}が信号の最大周波数とすると，そのときサンプリング速度（サンプリング周波数）は，エイリアシングを避けるために最大周波数の少なくとも2倍，すなわち$f_{sampling}=1/\Delta Ts \geq 2f_{max}$にすべきである．

　これは図で見るとわかりやすくなる（図12-35）．（重なり合いからボックスを守るため）少なくとも隣り合うボックスの最大周波数の合計と等しくなるサンプリング速度が必要である．言い換えると，サンプリング速度をf_{max}の少なくとも2倍にすべきである．サンプリング間隔（ΔTs）でいえば，信号の周期の半分より小さくすることになる（$\Delta Ts=1/f_{max}$を思い出そう）．

$$\Delta Ts < \frac{1}{2} \times （周期）$$

　これが**ナイキスト**（Nyquist）**理論**である．基本

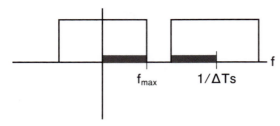

図 12-35　ナイキストの法則：エイリアシングを避けるために，信号の最大周波数（f_{max}）はサンプリング速度（周波数）（$1/\Delta Ts$）の半分より小さくするべきである．言い換えると，サンプリング間隔（ΔTs）は，最小周期（$1/f_{max}$）の 1/2 以下にすべきである．すなわち，（その信号の中の最大周波数の）1 周期あたり少なくとも 2 つのサンプルが，エイリアシングを避けるためには必要である．

的にサンプルからその信号を復元させたいのなら，少なくとも 1 周期あたり 2 サンプルが必要になる．我々は好きなだけ多くのサンプルをとることができるが，サンプリングには時間がかかる．そのため，フーリエ変換形から信号に戻すのに必要な最少のサンプル数をとるのである．1 周期あたり 2 サンプルをとれば，正確に元の余弦信号を近似できることを図で示した（図 12-36）．

ナイキスト理論

復元できる最大周波数はサンプリング速度の半分である．

$$最大周波数 = \frac{1}{2} \times \frac{1}{\Delta Ts}$$

すなわち，

$$1/\Delta Ts = 2 \times (ナイキスト周波数)$$

> **質問**：サンプリング間隔とサンプリング時間には違いがありますか？
>
> **回答**：サンプリング間隔（ΔTs）はサンプリング点と点の間の時間です（図 12-37）．信号のサンプルをとるとき，サンプルの数は無数にとれません．そこでサンプル数（N）をとったところで止めます．これがサンプリング時間（Ts）となります．それは，信号全体からサンプルをとるのにかかる時間です．
>
> $$Ts = N \times (\Delta Ts)$$

サンプリング時間（Ts）はサンプリング間隔（ΔTs）にサンプル数（N）を掛けたものである．MR 装置はある間隔（たとえば約 $\Delta Ts = 50\,\mu s$）でサンプリングを行う．仮に周波数エンコードステップ数（サンプル数）を 256（N=256）としよう．そのときサンプリング時間 = $256 \times 50\,\mu s \fallingdotseq 13$ ms となる．

次のことを証明してみよう．

$$バンド幅 = 1/サンプリング間隔$$
$$BW = 1/\Delta Ts$$

もし，サンプルが互いに近いと広いバンド幅となり，サンプルが離れていると狭いバンド幅になる．最初のほうで RF パルスのバンド幅を説明した．いま議論しているのは，受信信号のバンド幅，

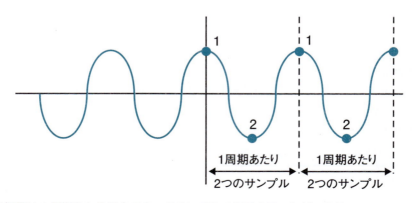

図 12-36　元の信号は 1 周期あたり最少で 2 つのサンプルで復元することができる．

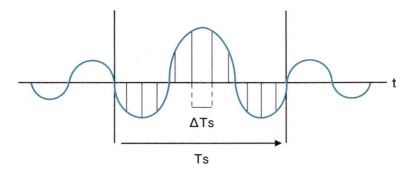

図 12-37　サンプリング間隔 ΔTs は 2 つの連続したサンプルの間の時間間隔である．サンプリング時間 Ts は，ΔTs とサンプル数 N の積である．Ts＝N×ΔTs．

すなわちエコーのバンド幅である．ナイキスト理論は，元の信号を再構成するのに 1 周期あたり少なくとも 2 サンプルをとるべきであるといっている．1 周期あたりもっと多くのサンプルをとる利点はあるのだろうか？

RF バンド幅は**"送信(transmission)"バンド幅**である．しかし，サンプリングした信号に関するバンド幅は**"受信(receiver)"バンド幅**である．受信バンド幅(BW)と ΔTs の上記の関係を証明するために，周波数(サイクル数/秒)が時間の逆数(1/時間)であることを思い出してほしい．

ΔTs は(時間領域における)サンプリング間隔，1/ΔTs＝周波数，そしてナイキスト周波数で操作してみると，

1/ΔTs＝受信バンド幅(BW)(**図 12-38**)

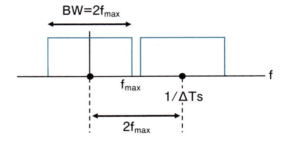

図 12-38　ナイキスト周波数では 1/ΔTs＝2f_{max} すなわち ΔTs＝1/(2f_{max})である．

図から，もしナイキスト周波数で操作すると，バンド幅は 2×(最大周波数 f_{max})と等しくなる．したがって，

BW＝2(f_{max})＝1/ΔTs

一般的に，サンプル数を多くすると時間がかかるため，信号を再現できる最少のサンプル数以上にサンプルをとることはしない．エイリアシングを起こさない範囲で，できるだけ効率よく操作する，すなわちできるだけサンプル数を少なくするのである．

状況によっては，1 周期あたり 2 サンプルより多くサンプルをとることができる．たとえば，周波数エンコード方向の折り返しを避けるため MR 装置を操作すると，スキャナは自動的にエイリアシングを避けるための**過剰サンプリング**(oversampling)を行う．サンプル数を 2 倍にすることによって安全にエイリアシングを避けるのである．

デジタル化された k 空間

すでにデータ空間の行をいかに信号で埋めていくか示してきた．それぞれの行を異なった位相エンコードを使って埋めてきた．データ空間のそれぞれの行に実際に置かれるのは，それぞれの信号からサンプリングされたデータである．データ空間のすべての行にこれらのサンプルが置かれると，そのデータ空間は完成する．

サンプリングを行うとき，すべての MR 装置は同様の原理で作動している．1 周期あたり最少の 2 サンプルをとり，データ空間に埋め込む(図 12-

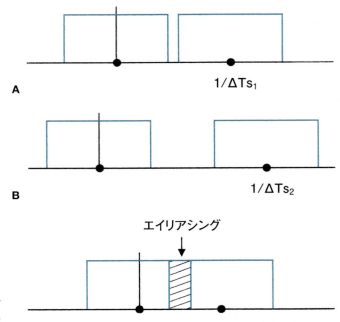

図 12-39　A：ナイキスト周波数で操作．B：もっと多くのサンプルをとると BW は増加する．C：サンプル数が少なすぎるとエイリアシングが起こる（$Ts_3 > Ts_1 > Ts_2$）．

39 A）．1周期あたり2個を超えるサンプルをとるとバンド幅は広くなるが，信号の近似がよくなるというわけではない（図 12-39 B）．2個より少ないサンプルでは隣のバンド幅と重なり合い，エイリアシングの原因になる（図 12-39 C）．

信号雑音比

バンド幅が狭いと，信号雑音比（SNR，S/N）は大きくなる（この話題は後の章で詳細に論じる）．SNR はバンド幅の平方根に反比例する．SNR はまたボクセルの体積に比例し，位相エンコードステップ数（N_y）と周波数エンコードステップ数（N_x）と加算回数（NEX）の平方根に比例する．

$$\text{SNR} \propto (\text{ボクセル体積}) \times \sqrt{\frac{N_y \cdot N_x \cdot \text{NEX}}{\text{BW}}}$$

それゆえ，二重エコーの T2 強調スピンエコー画像の第2エコーのバンド幅を狭くするように装置を操作すれば，第2エコーの SNR は大きくなる．バンド幅を小さくすると，サンプリング間隔（ΔTs）は大きくなっていく．サンプリング間隔を大きくすることによって，$Ts = N \times \Delta Ts$ なので，サンプリング時間（Ts）は必然的に大きくなる．これらを行うのは第2エコーのときのみである．それは，信号強度はいつも第2エコーで弱いため，第2エコーの SNR をよくしたいからである．しかし，SNR をよくするためバンド幅を小さくすると，必ず1周期あたりのサンプル数は少なくなり，エイリアシングの可能性を高くしてしまう．これが，バンド幅を狭くするのに制限がある理由である．サンプリングをあまりに速くすればバンド幅は広くなって SNR は低くなり，サンプリングがあまりに遅いとバンド幅は狭くなり，エイリアシングを起こすかもしれない．

サンプリング時間（Ts）を長くすると，以下の式に従うため，TR あたり取りうるスライス数は減少する．

$$\text{スライス数} = \frac{\text{TR}}{\text{TE} + \text{Ts}/2 + \text{To}}$$

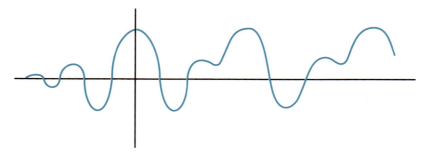

図 12-40　複合信号の例.

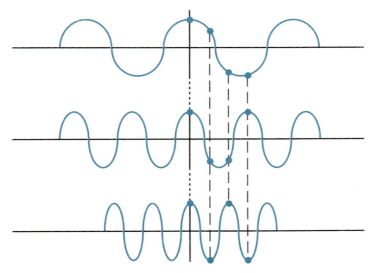

図 12-41　複合信号ではエイリアシングを避けるため，最大周波数成分（この例では一番下）の1周期あたり2つのサンプルが必要である.

> ↓BW → ↑ΔTs.　↑ΔTs → ↑Ts
> （Ts=N×ΔTs なので）
> ↓BW → ↓スライス数
> （↑Ts → ↓スライス数, なので）

複合信号のサンプリング

図 12-40 にみられるようなもっと複雑な信号の場合でサンプリング理論を考えてみよう．複合信号（すなわち，2つあるいはそれ以上の周波数で構成される信号）があるとき，その信号の中にある最も高い周波数の1周期あたり少なくとも2サンプル以上をとることが必要となる．

図 12-40 で示す複雑な信号が，異なる周波数をもつ3つの異なる余弦波の混合と仮定しよう（図 12-41）．3つの異なる信号が加算されて1つの信号になっている．サンプリング理論は最も高い周波数をもつ信号の成分に当てはまる．そこで，信号の最も高い周波数成分の1周期あたり2つのサンプルをとることになる．したがって，他の低い周波数成分に対しては，1周期あたり2つ以上のサンプルを採取することになるのは明らかである．

複合信号のサンプルを採取する．信号の中で最も高い周波数成分の1周期あたり最少の2つのサ

154　**Part I**　MRI の基本概念

ンプルをとることで，必然的にすべてのより低い周波数成分でも1周期あたり2つ以上のサンプルを採取しているのである．

> ナイキストのサンプリング理論：サンプルから元の信号を正確に復元するには，（信号の中にある最大周波数に対して）1周期あたり少なくとも2つのサンプルを採取する必要がある．

例1：

a) 1.5 テスラで，一般的に読み取りを行うのに8 ms かかる：Ts＝8 ms

b) 256×256 のマトリックスとする．
慣用的に最初の数が周波数エンコード数で，2番目の数が位相エンコード数である．
バンド幅（BW）はいくつか？

$$BW = 1/\Delta Ts$$

ΔTs はいくつか？

$$\Delta Ts = サンプリング時間/サンプル数$$
$$= 8\ ms/256\ サンプル$$
$$BW = 1/\Delta Ts = 1/(8\ ms/256)$$
$$= 256/8\ ms = 256/0.008s$$
$$= 32{,}000\ Hz = 32\ kHz = \pm16\ kHz$$

これが，周波数エンコード数256と8 ms のサンプリング時間をとるときの一般的な読み取りに対するバンド幅である．それゆえ，32 kHz（±16 kHz）のバンド幅は日常の撮像に用いられる典型的周波数バンド幅といえる．これはバンド幅が中心周波数の右に＋16 kHz，左に－16 kHz 広がっていることを意味している．

例2：

512×512 マトリックス，つまり周波数エンコード数が512のときどうなるであろう？

a) 周波数バンド幅が大きくなる．

$$BW = \frac{1}{\Delta Ts} = \frac{1}{Ts/N}$$
$$= \frac{1}{0.008\ s/512}$$
$$= 512/0.008\ s = 64\ kHz = \pm32\ kHz$$

b) あるいは，サンプリング時間を2倍にしてサンプリング間隔（それとバンド幅）を同じに保つ．
〔撮像野（field of view）とバンド幅の関係は後述する．〕

Key Points

　この章では，画像処理の一部である信号処理の基本的な概念を見てきた．はじめに述べたように，これらの概念の理解は複雑な画像の最適化—画像に携わる人のゴールのひとつ—を理解するうえで決定的なものである．もう一度言っておくが，数式を記憶することは，その背景にある概念を理解することほど重要ではない．
　以下にまとめてみよう．

1. ADC（アナログ-デジタル変換）は，アナログ（時間変数の）信号をコンピュータの中でバイト（8ビット）として表されるデジタル信号（0と1からなる一連の2進数字）に書き直す過程である．

2. これは信号をサンプリングすることで行われる．

3. 離散サンプルから元の信号を復元するには，ナイキストの法則を満たさなければならない．さもなければエイリアシングが生じる．

4. ナイキスト理論によれば，サンプリング周波数は信号の中に存在する最大周波数の少なくとも2倍でなければならない．

5. 言い換えると，エイリアシングを避けるには，最大周波数をもつ信号成分（信号はすべて，さまざまな周波数をもつ多数の異なった

信号の合成であることを思い出してほしい)の1周期あたり少なくとも2つのサンプルが必要となる.

6. それゆえ,エイリアシングはサンプル数が足りないときに起こる.エイリアシングが起こらないようにするため,MR装置は自動的に過剰サンプリングを行う.

7. 受信バンド幅(BW)は信号の周波数の範囲と定義される.

8. $BW=1/\Delta Ts$ で,ΔTs はサンプリング間隔(2つのサンプルの間隔)である.

9. ナイキスト周波数では,$BW=2f_{max}$ で,f_{max} は信号の中の最大周波数である.したがって,$\Delta Ts=1/BW=1/(2f_{max})$ となる.

10. サンプリング時間 $Ts=N_x \cdot \Delta Ts$ であり,N_x は周波数エンコード数(サンプル数)である.

11. SNR は次の式によって与えられる.

$$SNR \propto (\text{ボクセル体積}) \times \sqrt{\frac{N_y \cdot N_x \cdot NEX}{BW}}$$

12. したがって,

$$BW \downarrow \text{ならば},\ SNR \uparrow$$

13. 狭い BW は高い SNR を望むとき用いられる(特に二重エコー SE 画像の第2エコーのとき).

14. ΔTs が↑(すなわち,サンプル数が少ない)なら BW は↓となり,エイリアシングの原因となる!

15. さて,ΔTs が↑なら $Ts=N_x \times \Delta Ts$ は↑となり,TE が↑する原因となる.また,

$$\text{スライス数} \fallingdotseq TR/TE$$

なので,バンド幅を狭くすると撮像できるスライス数が少なくなる.

Questions

12-1. ナイキスト理論に従ってエイリアシングを避けるためには:

a) 最大周波数の1周期あたりのサンプル数は,多くても2つである.

b) 最大周波数の1周期あたりのサンプル数は,少なくとも2つ必要である.

c) 最小周波数の1周期あたりのサンプル数は,多くても2つである.

d) 最小周波数の1周期あたりのサンプル数は,少なくとも2つ必要である.

12-2. ナイキスト理論に従ってエイリアシングを避けるためには:

a) サンプリング周波数は信号の中の最大周波数の少なくとも半分である.

b) サンプリング周波数は信号の中の最小周波数の少なくとも2倍である.

c) サンプリング周波数は信号の中の最大周波数の少なくとも2倍である.

d) サンプリング周波数は信号の中の最小周波数の少なくとも半分である.

12-3. 次の記述は正しい(T)か,誤り(F)か?
受信バンド幅(BW)はサンプリング間隔(ΔTs)の逆数である.

12-4. 次の記述は正しい(T)か,誤り(F)か?
SNR は 1/BW に直接比例する.

12-5. 狭いバンド幅(他の条件は変わらないとして)は次の結果となる:

a) SNR の増加

b) 撮像スライス数の減少

c) サンプリング時間の延長

d) 上記すべて

e) a)と b)のみ

12-6. 次の記述は正しい(T)か,誤り(F)か?
エイリアシングは過剰サンプリングのために起こる.

13 データ空間

はじめに

k空間について理解する前に，画像データを処理して得られるデータ空間について論じる必要がある．ほとんどの放射線科医にとってk空間は未知の領域である．データ空間およびk空間の基本的な概念については，今までの章の中で多少なりとも触れられている．この章ではk空間の性質についてさらに詳細に学習する．k空間を理解することは，高速スピンエコー(FSE)やエコープラナーイメージング(EPI)といった新しい高速撮像法についての理解を深めるために非常に重要である．

k空間はどこからもたらされるか？

k空間はデータ空間から得られる．したがって，k空間が初めて現れたからといって脅える必要はない．図13-1に256×256マトリックスを有するデータ空間の典型的な模式図を示す．

1. 図13-1はk空間の"**アナログ**"版である．本当のk空間は後に示されるこの図の**デジタル**版で，座標軸は**空間周波数**(spatial frequencies)である．
2. 図13-1には256の位相エンコードステップがある．ゼロステップ(すなわち，位相エンコードなし)がk空間の中央に位置し，さらに−127位相エンコードから＋128位相エンコードまで(図の下から上へ)移動する．
3. さらに256種類の周波数がある．

4. そこでy軸を位相エンコード方向とする．
5. 図中央に位相エンコード傾斜磁場を用いずに得られた信号を配置する．
6. y軸を1つ上がるごとに，各段階には位相エンコード傾斜磁場(勾配：G_y)を最大＋128位相エンコードステップまで増加させながら収集された信号が配置される．同様にG_yのない状態からy軸を下がりながら，各段階にG_yを最大−127位相エンコードステップまで，今度は反対の方向に増加させながら収集された信号を配置する．

それでは，スピンエコー法について復習してみよう(**図13-2**)．

1. 適当なスライス選択傾斜磁場(勾配：G_z)を用いて90°パルスを印加する．
2. 次に180°パルスを印加し，TE時間後にエコーを受信する．
3. エコーを受信する間に読み取り傾斜磁場(勾配：G_x)を印加する．
4. 次に，エコーから信号をサンプリングしてk空間に配置する．このエコーはy軸方向の位相エンコード傾斜磁場を使用せずに得られたとしよう．信号をサンプリングした後，データ空間のゼロ行にこれを配置する．
5. 256×256マトリックスを用いた場合，256個のデータをサンプリングする．データ空間の1行にある256個のポイント(離散信号)は1つのエコーからサンプリングしたものである．(離散信号を描くことは困難なので，データ空間の1行に連続的な信号を描くこ

158　Part I　MRIの基本概念

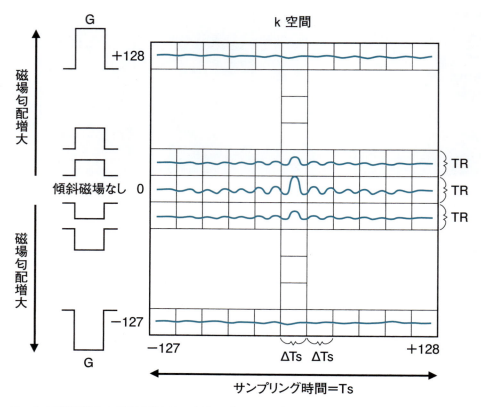

図 13-1　データ空間（両軸とも時間変数）はk空間の"アナログ"版である．

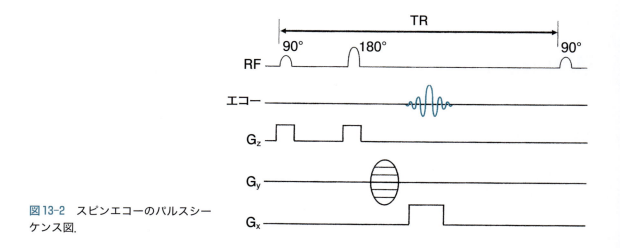

図 13-2　スピンエコーのパルスシーケンス図．

ととするが，各行に並んだ各ポイントが**デジタル化**された信号であることを認識しよう．)

6. データ空間の2行目では1行目と同様な操作を行うが，異なるのはy軸方向に少し大きな位相エンコード磁場勾配(G_y)を用いて信号を収集する点である．

G_yは，信号の**位相を分散**させることを思い出し

てもらいたい．したがって，データ空間の2行目の信号は最初の信号と同様な波形を示す（というのも1行目と2行目の信号は両者とも組織の同一面から異なる時間に得られたものだからである）．しかし，2行目の信号は1行目のものと比較して**小さい**（2行目の信号はG_yによってさらに位相が分散しているからである）．このように，データ空間の2行目に信号を描くと，その信号は1行目と同様な波形となるが，位相がより分散しているので若干弱くなっている．

データ空間の最上段の行（+128）までくると位相が最も分散して，信号はほぼ平坦となる．同様に信号をゼロ行よりも下方に（すなわち−1，−2…−127）配置すると，対称性のある結果が得られる．たとえば，行（−1）は行（+1）と同様な強さを示す．すなわちG_yが若干増強されたことによってわずかな位相分散が行（+1）に起こっているのに対して，行（−1）ではG_yが反対方向にやや増強したことによって，行（+1）と同様にわずかな位相分散が起こっている．同じようにデータ空間の最下段の行（−127）に配置される信号は，行（+128）と反対方向に位相分散が最も大きく起こるので，ほとんど平坦になっている．

データ空間上の各行は1回のTRの間に撮像面の全体から得られた信号であることを思い出してもらいたい．各TRにおける信号はy軸方向に異なる位相エンコードステップを用いて得られている．

質問1：データ空間において，ある行から他の行に移行するのにどのくらい時間を要しますか．
回答：1回の繰り返し時間（TR）だけかかります．

質問2：データ空間の同一行内において，ある1点（サンプル）から次の点（サンプル）に移行するのにどのくらいの時間を要しますか．
回答：サンプル間に要する時間，すなわちサンプリング間隔（ΔTs）だけかかります．

質問3：データ空間上の1行を埋めるのに，どれだけの時間を要しますか．
回答：$\Delta Ts \fallingdotseq 31\,\mu s$，読み取り軸に256（N）個のサンプルがあるとすると，信号サンプリング時間は，

$$Ts = (\Delta Ts)(N)$$
$$\fallingdotseq (31\,\mu s)(256)$$
$$= 7.9\,ms$$

したがって，データ空間の1行を埋めるのに約8 ms必要です．一般的にデータ空間の1行を埋めるのに，

$$Ts = N_x \cdot \Delta Ts$$

の時間を必要とします．N_x：周波数エンコードステップ数（サンプル数）

質問4：データ空間の1列を埋めるには，どれだけ時間がかかりますか．
回答：これは撮像時間と同じで$N_p \times TR$だけかかります．N_pは位相エンコードステップの数です．

$$TR = 3000\,ms \quad N_p = 256$$

とすると，

撮像時間＝$(3000\,ms) \times (256) = 12.8$分

もし，TR＝500 msならば，

撮像時間＝$(500\,ms) \times (256) \fallingdotseq 2$分

> データ空間の1行を埋めるには数 ms しかかからないが，列を埋めるには数分を要する．

体動によるアーチファクト

前述した概念は，体動によるアーチファクト（motion artifact）がおもに位相エンコード方向に現れる理由のひとつである．言い換えれば，周波数エンコード方向よりも位相エンコード方向に信

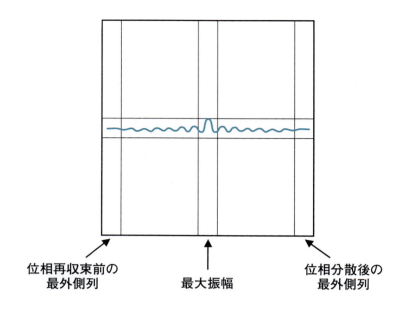

図 13-3　辺縁部分の信号は最も小さい振幅を有し，中心部分では振幅が最も大きい．

号を収集するほうがずっと時間を要し，体動の影響を受ける時間がより長いからである．もう一つの理由は後述するように，どのような方向の体動でも位相の変化を生じさせうる．したがって，体動によるアーチファクトは位相エンコード方向に生じるのである．

k 空間の特質

k 空間の中心

データ空間の中心には最大の信号が存在している．このことには 2 つの要因がある．

1. 各信号はデータ空間の中心列に最大振幅を有している（図 13-3）．180°再収束（refocusing）パルスを印加すると，位相が分散していた信号が再び収束し始め，個々のプロトンの位相が完全に一致すると最大の振幅を生じることを思い出してもらいたい．その後は再び位相が分散するにつれて，振幅は減少する．

   データ空間の中央の列は各エコーの中央部に一致し，辺縁に近い列はエコーの周辺部分に相当する．データ空間中央から左側にある列にはエコーが最大振幅に向かって収束していくのがみられ，反対に右側の列には最大振幅から位相が分散していくエコーが表示されている．

   したがって，辺縁の列にいけばいくほど信号は弱まる．一番左側の点では位相がちょうど再収束を始めたところで，信号は最も弱い（図 13-3）．同様に一番右側の点では信号が収束したのち位相が最も分散したときで，信号が最も弱い．

2. 最大振幅は中央の行で生じる．この行では位相エンコード傾斜磁場が付加されないので，位相が分散されずに信号が収集されるのに対して，そのほかの行では位相エンコード傾斜磁場の勾配が徐々に大きく付加されて，信号の振幅を小さくするからである．

   したがって，中央の行はすべてのエコーの中で最も振幅が大きく，中央列ではエコーのピークがすべて含まれているので，データ空間の中央点に最大振幅，すなわち信号雑音比（SNR）の最大値が含まれる（図 13-4）．

データ空間の両側辺縁へいくほど，

1. y 軸方向では，位相エンコード傾斜磁場の勾配が次第に大きくなっていくので，信号は

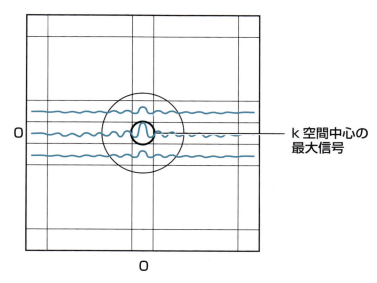

図13-4　k空間の中心は常に最大の信号を有する．

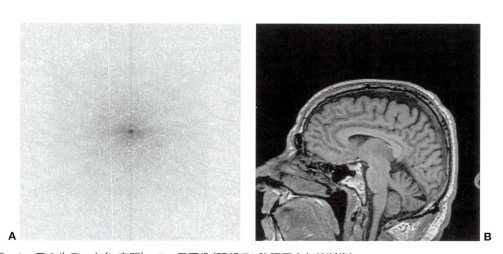

図13-5　A：元の生データ（k空間）．B：元画像（頭部T1強調正中矢状断像）．

減弱する．
2. x軸方向では，信号が最大振幅に達していないか，位相が分散して最大振幅を失っていくので，信号は減弱する．

k空間のイメージ

信号には振動する性質があるので，データ空間（すなわちk空間）のイメージは信号が最大から最小を振動するように，高信号帯と低信号帯とが交互に現れる同心円状の信号強度を示す模様として表される．しかし，中心から辺縁へいくに伴い，全体としては信号強度は低下する（**図13-5 A**）．すなわち，k空間における白と黒のリングはエコーの振幅の山と谷にそれぞれ相当する．元の生データ（k空間）と元画像を**図13-5**に示す．

k空間の辺縁

もしk空間の中心部分に最大の信号があるならば，どうして辺縁の信号を除いて中心部にある信号強度の高いデータだけを用いて画像をつくらな

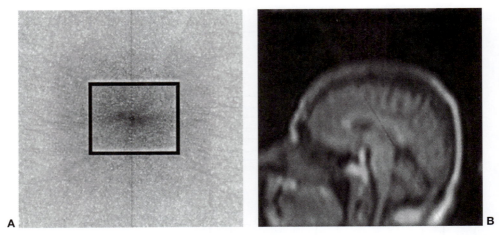

図13-6　A：k空間．B：k空間の中心部だけから構築した画像．k空間の辺縁を除いてあるために画像の精細さが失われている．

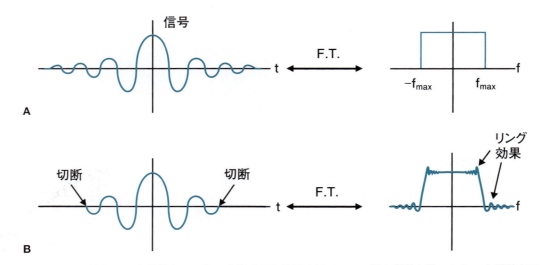

図13-7　A：理想的なシンク関数をフーリエ変換すると矩形を示す．B：端の部分を除いたシンク関数をフーリエ変換するとリング効果が生じる．

いのか疑問に思われるだろう（図13-4と13-6 A）．実際に中心部分のデータだけを用いて画像をつくることができるが，構造物の輪郭は非常に粗くなってしまう（図13-6 B）．k空間の辺縁部分は画像の精細な部分を表すのに貢献している．それでは，このことについて検討してみよう．

質問：k空間の辺縁部分からどのような情報が得られますか？
回答：k空間の辺縁部分から画像の"精細さ"とシャープな境界における明瞭さに関する情報が提供されます．

次に示すシンク波のフーリエ変換および両端の部分を除いたシンク波のフーリエ変換について思い出してもらいたい（図13-7）．ご覧の通り，除かれた信号（エコー）によってリングアーチファクト

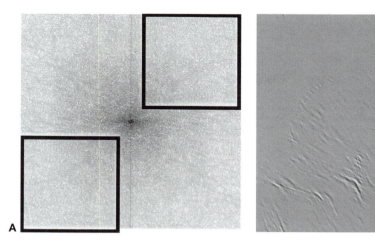

図13-8　A：k空間．B：k空間の辺縁部分だけから構築された画像．この画像にはわずかな信号しか存在しないが，元画像の境界部分を精細に表している．

がフーリエ変換に誘導される．したがって，データ空間の辺縁部分にある信号を除去すると，画像におけるシャープな境界はぼやけ，画質は粗くなる．言い換えれば，k空間の辺縁を除くと画像の精細さが失われる．図13-8 Bはk空間の辺縁部分(図13-8 A)に相当する画像である．

画像構築

k空間における1行を取り出して全体の画像をつくることができる．1行の情報では十分な画像にはならないが，それでも1スライスの画像を構築するのに必要な情報をすべて含んでいるといえよう．

> k空間の中心部分と画像の中心部分とは，直接にはまったく関係がない．同様にk空間の辺縁部分と画像の辺縁部分にも直接の関係はない．

k空間における端の点は画像全体に関係がある．SNRに関しては，k空間の端の点よりも中心部分の点が大きく関与している．k空間の中心部分は最大の信号強度を有しているが，辺縁部分は画像の明瞭さや精細さに寄与しているからである．

k空間におけるすべてのデータを用いれば，k空間をフーリエ変換して画像を得ることができる．

質問1：k空間をフーリエ変換すると，なぜ画像が得られるのですか？
回答：x方向においては周波数と位置が，y方向においては位相エンコード磁場勾配 G_y[†1]と位置が1対1対応しているからです．

質問2：周波数と位置との間に1対1対応があるのはなぜですか？
回答：現在施行されている空間エンコードの方法では，位置によって連続的に周波数が増減する線形傾斜磁場をx軸方向に，同様にy軸方向には位置によって位相が連続的に変化する線形傾斜磁場を選んでいるからです(図13-9)．

このように画像の撮像領域の中心は周波数エンコード傾斜磁場も位相エンコード傾斜磁場も受けないのに対して，画像の辺縁部分は最も大きな周波数エンコード磁場勾配および位相エンコード磁場勾配を受ける．言い換えれば，画像における周波数と位置との間には1対1対応が存在するのである．

---

†1 原注：y方向における1対1対応は位相エンコード磁場勾配 G_y と関係があり，単なる位相との関係ではない．これはデータ空間における行が異なる G_y によって区別されるからである．

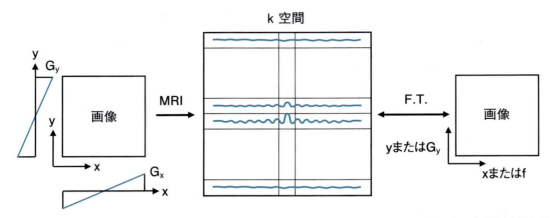

図 13-9　周波数と x 軸方向の位置との間，位相エンコード傾斜磁場勾配の増加分と y 軸方向の位置との間には 1 対 1 対応が存在する．

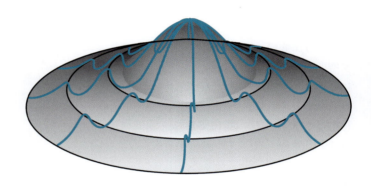

図 13-10　k 空間の 3 次元線描図．

まとめると，周波数および位相エンコード傾斜磁場は空間における信号の位置情報を提供してくれる．すなわち，これらのエンコード傾斜磁場は信号の各構成成分が撮像中のスライスのどのピクセルにあてはまるかを教えてくれるのである．

> **質問**：白黒の濃淡はどのように決定されるのですか？
> **回答**：白黒の濃淡は各ピクセルにおける信号の**強度**すなわち**振幅**（実際には信号がフーリエ変換されたもの）によって決定されます．

k 空間の像は 2 次元平面では交互に信号強度が変化する同心円状にみえることを思い出してもらいたい．そこで 3 番目の次元として振幅を組み込むと，より大きな振幅の領域が k 空間の表面から飛び出して"UFO のような"像を呈する（図 13-10）．

k 空間の対称性

今まで無視してきたが，信号を受信したのち受信した信号を k 空間に配置するまでにはもう一段階が必要である．この段階は**位相敏感検出**（phase-sensitive detection）とよばれる．**搬送周波数**（carrier frequency）に乗ったエコー信号を収集し，搬送周波数を 0 に戻し，そして信号を実部（余弦）と虚部（正弦）に分ける必要がある．

最初に，1.5 T 装置で 64 MHz の搬送周波数周辺で周波数シフトや位相シフトする信号から始める．しかしながら，信号の中心周波数を"0"に"戻さ"なければ，周波数シフトか位相シフトか判断することは困難である．

したがって，最初に収集した信号から 64 MHz の搬送周波数を引き算する（図 13-11）．すなわち収集した信号から中心周波数 ω_0 の余弦関数を引く．次に，収集した信号から別個に中心周波数 ω_0

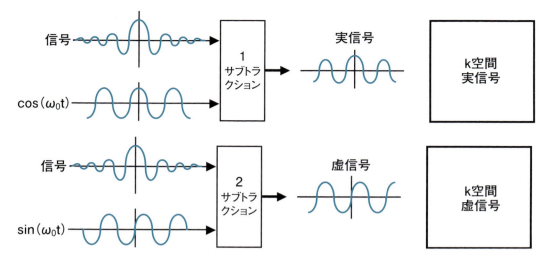

図13-11 画像構築の過程であらかじめ信号を実部（実信号）と虚部（虚信号）とに分解しておくと実信号と虚信号のk空間が生じ，実信号画像と虚信号画像が作成される．

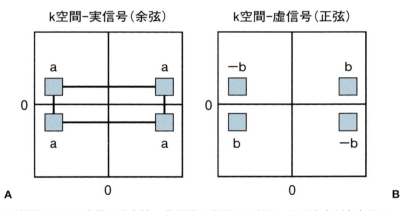

図13-12 A, B：k空間における空間の方向性．虚信号k空間では左右，上下方向が存在する．

の正弦関数を引き算する．

　信号から中心周波数ω_0の関数を引き算すれば，（周波数領域において）0に信号の中心を配置することができる．したがって，中心周波数が0の信号を結果として得ることができる．この段階を2回繰り返すことによって信号を実部（実信号）（余弦）と虚部（虚信号）（正弦）に分けることができる．

　それぞれのデータ空間は2つの成分を有する．
1. "実部"（余弦）によるデータ空間：$(\cos \omega_0 t)$ を引かれ，周波数0に戻された信号．
2. "虚部"（正弦）によるデータ空間：$(\sin \omega_0 t)$

を引かれ，周波数0に戻された信号．

　これで余弦データ（実部）によるものと正弦データ（虚部）によるものの2つのデータ空間（**図13-12**）ができた．両者とも周波数0にデータの中心がある．余弦によるデータ空間では対称性が存在している．余弦関数は**偶関数**の代表例である．余弦関数を調べてみると，0をはさんで左右対称であることがわかる．さらに，0の上下でも対称性が存在する．したがって，データ空間のなかで0列よりも右側で0行よりも上側（a点）にピクセルを置いたとすると，余弦関数の対称性からそのほかの位置にあるa点を区別することができない（図

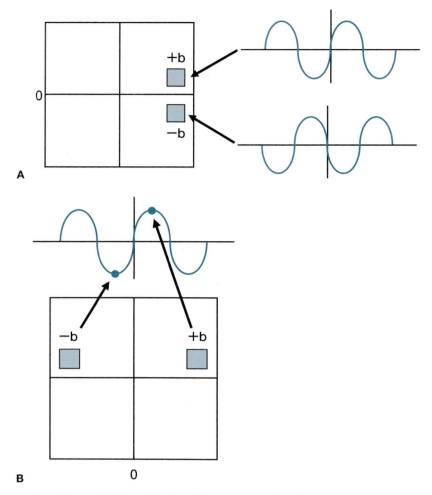

図 13-13 A：k空間の上半分と下半分に相当する位相エンコード傾斜磁場は通常，反対の極性を有しているので，虚信号 k 空間における値も反対の極性を有する．B：正弦関数は奇関数なので，左半分の信号は右半分の信号の反転である．したがって，虚信号 k 空間でこれらに相当する点も反対の負号を有する．

13-12 A)．コンピュータではこの4つのピクセルの位置を区別することができない．このことが正弦データ空間を用いる理由である．

次に，正弦データ空間について調べてみよう（**図 13-12 B**）．もう一度余弦データ空間と同じ位置にピクセルを置くとする．この位置は0行よりも上で，0列よりも右にある．しかし，（余弦データ空間とは異なり）0行よりも下のピクセルと区別することができる（−b点）．同様に0列の左にあるピクセルとも区別することができる（−b点）．

これらのピクセルは正弦データ空間内ではどうして異なるのだろうか．周波数0の右側にある2

つのピクセルについて正弦関数（sin ω_0t）を調べてみよう（**図 13-13 A**）．正弦関数は反対称の性質があるので**奇関数**の代表例である．正弦関数では0行の上と下とで極性が変わる．このことで2つのピクセルを区別することができる．

それではデータ空間の0行よりも上で正弦関数（sin ω_0t）について調べてみよう（**図 13-13 B**）．周波数0の左右で正弦関数は反対称であるために，2つのピクセルは互いに反対の極性を有する．

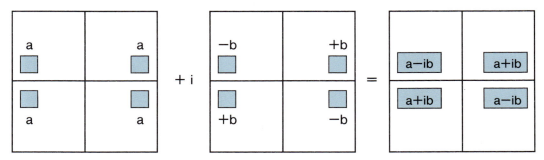

図 13-14 k 空間における共役(エルミート)対称は，4 点において実部と虚部を加えることによって明らかになる．左右および上下の共役対称に注目したい．

複素数

1 章で複素数は実部(余弦)と虚部(正弦)とに分けられることを述べた．余弦関数を実部，正弦関数を虚部と考えると，正弦と余弦を加えることによって**信号の強度**だけでなく，その**方向**を知ることができる．

そこで今度は 4 つのピクセルのデータを加えてみよう(**図 13-14**)．正弦関数の極性が変わるので，正弦関数を余弦関数に加えるときに 4 つのピクセルの方向を区別することができる(しかし，余弦関数だけでは方向を区別することができない)．

0 位相エンコード(中央の行)より上の行では，

　ピクセル a−ib は周波数 0 よりも左側にあり，
　ピクセル a+ib は周波数 0 よりも右側にある．

0 位相エンコードより下の行では，

　ピクセル a+ib は周波数 0 よりも左側にあり，
　ピクセル a−ib は周波数 0 よりも右側にある．

共役(エルミート)対称

a+ib の共役複素数は a−ib である(つまり，実部は同じで虚部には負号がつく)．これと**図 13-14**から，k 空間が**エルミート対称**(Hermitian symmetry)として知られている**共役対称**を有することがわかる．

1/2 NEX(half NEX)

"1/2 NEX[†2]"法(位相における half-Fourier)で

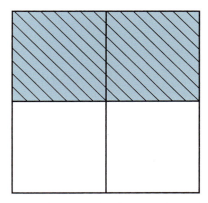

図 13-15　1/2(あるいは部分)NEX においては，k 空間の半分(一部分)の行だけ(中心部分の行をいくつか加えて)を用いて，残りの部分は対称性によって構築される．

は，k 空間の上半分からのデータが必要で，下半分のデータは数学的につくられる(**図 13-15**)．したがって，撮像時間を短縮することができる．そのかわりに SNR は低下し，正確に言えば(17 章参照)$1/\sqrt{2}$ になる．データの中には位相の誤差が存在しているので，以前述べた対称性は必ずしも完全ではない．したがって，このような撮像法を用いたとき，k 空間の中央部分にあるいくつかの行(最大の信号強度を有する)を追加することによって位相を補正することができる．すなわち，位相情報を維持するためには k 空間の 50% を越える信

[†2] 原注：1/2 NEX は誤った名称である．半分なのは位相エンコードステップ数であって，NEX ではない．

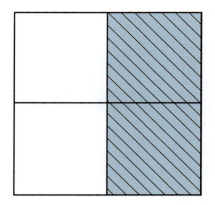

図 13-16　部分エコーでは，エコーの一部分だけが収集される．

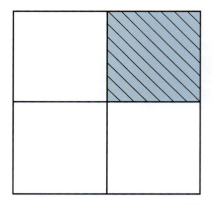

図 13-17　k 空間の共役対称によって，理論的には 1/4 の部分からでも k 空間全体を再現できるはずである．しかしながら，実際にはデータの対称性が不完全で多くの位相誤差を生じることになる．

号収集が必要である．

部分エコー

部分エコーでは右半分のエコーだけが収集され，左半分は右半分をもとに構築される(**図 13-16**)．(この方法は Turbo-FLASH や Fast SPGR といった高速撮像法で TE を十分短くしなければならないときに使われる．21 章参照．)

1/4 NEX

前に述べた共役対称によって，理論的には実部と虚部とが組み合わされたデータ空間の 1/4 のみを使って画像をつくり出すことができるはずである(**図 13-17**)．すなわち，k 空間の 1/4 だけを用いて全体を構築することができるはずである．しかしながら，実際には信号収集の際に誤差が生じるので完全な対称性は存在せず，この撮像法では位相のずれを引き起こし，画像が歪むことになる．おそらくこのことで，1/4 NEX が実際には用いられないのであろう．

実信号画像と虚信号画像

これまで 2 つの成分，すなわち実部の信号(実信号)と虚部の信号(虚信号)とを有するデータ空間について論じてきた．それぞれについてフーリエ変換を行うと，実信号画像と虚信号画像が得られる(**図 13-18**)．

強度(絶対値)画像と位相画像

a を実部，b を虚部とする複素数 $c=a+bi$ では，位相(角度)は $\tan\theta=b/a$ によって，大きさは $\sqrt{(a^2+b^2)}$ で与えられる．

この概念を実信号画像と虚信号画像とに当てはめて(**図 13-18**)，**強度画像**と**位相画像**をつくり出すことができる(**図 13-19**)．

MRI の大半は**強度(絶対値)画像**である．**位相画像**は方向が重要なときに用いられる．例として位相コントラスト MR 血管撮影(phase contrast MR angiography)があげられる．ここでは位相が流れの方向，すなわち上方対下方，前方対後方，左方対右方を示す．まとめると，tangent(位相角)＝(虚部/実部)，すなわち，位相角＝arctan(虚部/実部)，そして，

$$絶対値=\sqrt{(実部)^2+(虚部)^2}$$

実際には 1/2 NEX を用いるときには，位相エンコードステップの半分に加えて 0 行の上方あるいは下方の数行を信号収集に加えている．これによって位相の誤差を補正し，実際の位相を決定することができる．この方法は **overscanning** とよばれている．

理想的には虚部をゼロにして，すなわち位相がゼロで実部の画像を得たい．しかしながら，現実には位相アーチファクトを生ずるさまざまな体動

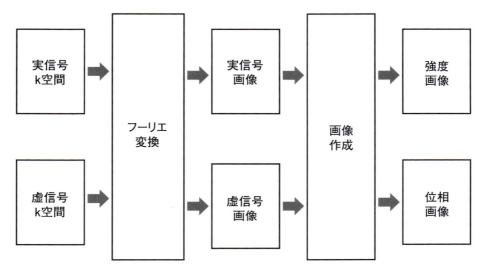

図 13-18　実信号および虚信号 k 空間をフーリエ変換することによって，それぞれ実信号画像と虚信号画像がつくられる．実信号画像と虚信号画像から強度画像と位相画像が作成される．

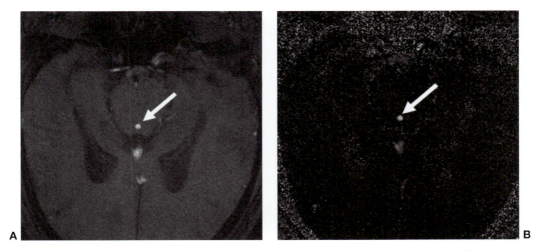

図 13-19　正常圧水頭症患者の脳脊髄液流速検査のための強度画像(A)と位相画像(B)．この撮像法では，B において高信号の中脳水道(→)は上から下へ脳脊髄液が流れていることを示している．

や傾斜磁場の誤差が存在する．したがって，実際には位相は決してゼロにはならない．サービスエンジニアがシステムのバグを取り除こうとするときに，問題の解決のために位相画像を調べるときがある．

それでは位相画像について調べてみよう．流れを画像化する場合，位相画像は流速画像であり，大きさと方向を示している．たとえば，中脳水道を通る脳脊髄液の流れを画像化するとき，位相画像では順行性の流れを黒く，逆行性の流れを白く描出することができるし，前もって装置を調節しておけば白黒逆転することも可能である．このように位相画像は流れの方向を表示することができる(図 13-19)．

位相は決して 0 になりえないので，"実信号"画像と"虚信号"画像を組み合わせて合成画像をつくることができる．これが，MRI 診断に用いられる画像で，**絶対値(強度)**画像である．この画像は

データ空間の実部および虚部のフーリエ変換を次のように組み合わせたものである．

$$画像＝絶対値＝\sqrt{(実部)^2＋(虚部)^2}$$

k 空間の実例

以下に示すのは，2×4マトリックスの例である．

1	0	0	1
0	0	0	1

周波数エンコードステップ数＝N_x＝4
位相エンコードステップ数＝N_y＝2

各ピクセルに1あるいは0の大きさを決めると，

大きさが1のピクセルは白くなる
大きさが0のピクセルは黒くなる

最初の位相エンコードステップではy方向の傾斜磁場はなく，x方向に周波数エンコード傾斜磁場を印加して列を区別する．こうして得られた情報は各列におけるピクセルの和であるが，この和を構成している要素については知ることができない（図13-20）．

各列が異なる周波数を有しているので，フーリエ変換によって列同士を区別することが可能であることを思い出してもらいたい．信号をフーリエ変換することによって2つの周波数スパイク波形が得られる．列1では振幅が1+0=1，列4では振幅が1+1=2である．このように読み取り傾斜磁場を印加することによって列同士を区別することができる．しかしながら，行同士を区別することはできない．たとえば，列4で振幅＝2は，

1+1　あるいは　0+2　あるいは　2+0

のいずれかの可能性がある．

1回の位相エンコードステップだけでは，振幅の合計を分解して各列の個々の要素の振幅に配分することができない．この最初の操作で得られたデータにはy軸方向の位相エンコード傾斜磁場がかけられていないことを思い出してもらいたい．

最初の位相エンコードステップでは，位相エンコード傾斜磁場がゼロであった．次の位相エンコードステップでは傾斜磁場を印加しよう．360°

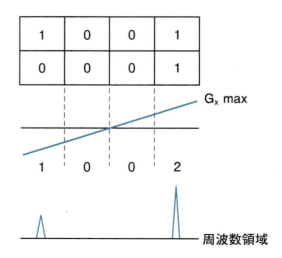

図13-20　2×4マトリックスの例．周波数エンコード傾斜磁場は印加されるが，位相エンコード傾斜磁場は印加されていない．

を2で割って位相差（シフト）が180°となる勾配の傾斜磁場を印加する．このことは最初の行が傾斜磁場を印加されていないのに対して，2番目の行は最初の行とスピンの位相が180°異なるような傾斜磁場が印加されることを示している．結果として最初の行の数字に変化はないが，2行目の数字は位相が180°シフトすることになる（すなわち元の数字の負の値となる）．

1	0	0	1
0	0	0	−1

位相シフトを評価するのに時計を模してみると，最初の行のスピンは位相シフトがないのですべて上方を向いている．2番目の行のスピンは（180°位相シフトしているので）下方を向いている（図13-21）．

このように，最初の行の値に変化がないのに対して，2番目の行の値は位相シフトがない状態から180°反転した値になっている．

行1

1	0	0	1

行2：180°位相シフトする前

0	0	0	1

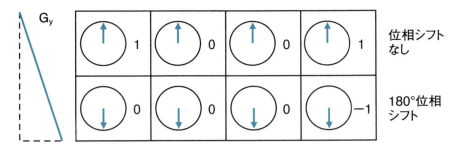

図 13-21 同じ例に位相エンコード傾斜磁場を印加．最初の行には位相シフトは生じない．2番目の行に 180° 位相シフトが生じている（したがって，ピクセルの値の符号が変化している）．

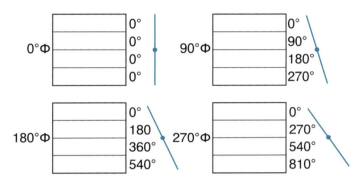

図 13-22 4×4 マトリックスの例．位相シフトが 0°，90°，180°，および 270° と増加している（一般に位相の増加分は 360°/N_y．N_y は位相エンコードステップ数）．

行2：180° 位相シフトした後

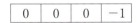

■余談

4つの位相エンコードステップを用いて4つの行がある場合，各ステップにおける隣の行との位相シフトは 0°，90°，180°，270° で，連続する TR ごとにより急峻な勾配の傾斜磁場が印加される（**図 13-22**）．本書の検討では，わずか2行について2つの位相エンコードステップのみを用いている．

1. 1行目と2行目に位相シフトがない（傾斜磁場がない）．
2. 180° 位相シフトによる区別．1行目は位相シフトを受けず，2行目は 180° の位相シフトを受ける．

位相エンコードステップを 360° 均等に分割することは余弦波と関連がある（**図 13-23**）．したがって，180° の位相シフトは cos 180°＝－1 になるので，元の数の負の値になる．位相角によって元の値と cos θ の積になる（cos θ によって 0 から 1 倍あるいは 0 から －1 倍の値）．

この位相シフト 180° の位相エンコードステップにおいて，周波数エンコード方向でフーリエ変換がどのようになるか考えてみよう（**図 13-24**）．列 1，2 および 3 における振幅は位相シフト 0° での読み取りと比べて変化がない．しかし，列 4 の振幅には変化がある．

位相シフト 0° では列 4 の合計は ＋2(1＋1＝2 から)

位相シフト 180° では列 4 の合計は 0(1－1＝0 から)

位相を変えると4番目の列は（＋1）と（－1）の和で 0 となる．いまだに各ピクセルの元の値がいくつか知りえないが，k 空間の第1行（位相シフト 0° 行）と比べて，第2行（位相シフト 180° 行）のフーリエ変換後の各列における各ピクセル値の合計が異なってくる．

ここで，数学を少し学ぶことにする．以下は未知数が2つある2個の方程式を解くのに似ている．

172　Part I　MRIの基本概念

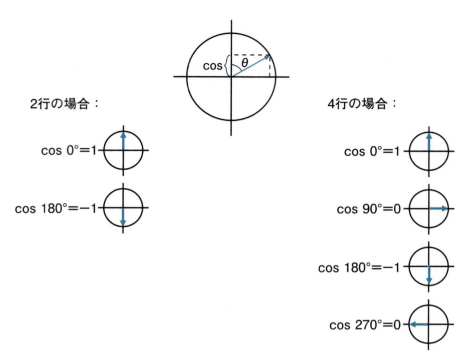

図 13-23　2 行あるいは 4 行のピクセルの値における位相シフトの効果．

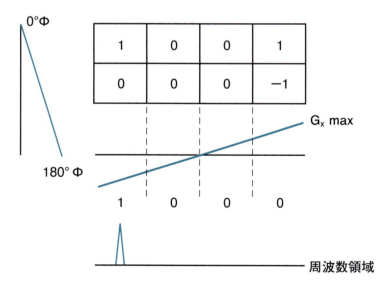

図 13-24　前出の 2×4 マトリックス例に，今度は周波数エンコード傾斜磁場と位相エンコード傾斜磁場を印加（すなわち 180°位相シフト）．

次の a，b，c，および d について解いてみよう．

1	0	0	1
0	0	0	1

位相シフト 0°

1	0	0	1
0	0	0	−1

位相シフト 180°

a	0	0	c
b	0	0	d

a	0	0	c
−b	0	0	−d

位相シフト 0° 行のピクセルの値について見返してみよう．

1. 最初の列のピクセルを(a と b)とする．
2. 4 番目の列のピクセルを(c と d)とする．

それでは位相シフトが 180° におけるピクセルの値について調べてみよう．

1. 最初の列のピクセルを(a と −b)とする．

ピクセルの値(a)は位相に変化がないので位相シフト 0° 行の場合と同じ値のままであるが，ピクセルの値(−b)は負の値をとっていることに注意したい．位相シフト 0° 行におけるピクセルの値(b)に対して 180° 位相シフトしているからである．

2. 4 番目の列のピクセルを(c と −d)とする．

同様にピクセルの値(c)は位相に変化がないので位相シフト 0° 行の場合と同じ値のままであるが，ピクセルの値(−d)は負の値をとっていることに注意したい．位相シフト 0° 行におけるピクセルの値(d)に対して 180° 位相シフトしているからである．

最初の方程式：

$$a+b=1$$
$$a-b=1$$

加えると，　$2a=2$
$$a=1$$
$$b=0$$

2 番目の方程式：

$$c+d=2$$
$$c-d=0$$

加えると，　$2c=2$
$$c=1$$
$$d=1$$

k 空間における 2 行についてフーリエ変換を用いることによって，各列における個々のピクセルの振幅を決定することができる．これが(デジタル)フーリエ変換(DFT)の概念である．

この例における k 空間は何であろうか．図13-20 に戻ってみよう．データ空間における最初の行は位相シフト 0° で得られた信号すべての和に一致する．x 軸方向の磁場勾配(G_x)を用いると列間で異なる位相角となって，信号は次の 2 つから構成される．

1. （大きさ＝1）×（列 1 の周波数の余弦），すなわち $1\cos t$
2. （大きさ＝2）×（列 4 の周波数の余弦），すなわち $2\cos 4t$

これらの信号の合計は，時間領域におけるデータ空間の最初の行の信号(この例では $\cos t+2\cos 4t$)となる．そこで信号がサンプリングされる(この例では 4 回)．

次に，位相シフト 180° に一致するデータ空間の 2 番目の行では，

1. （大きさ＝1）×（列 1 の周波数の余弦），すなわち $1\cos t$
2. （大きさ＝0）×（列 4 の周波数の余弦），すなわち $0\cos 4t$ で 0

このようにして，データ空間における 2 番目の行の時間領域での異なる信号が得られる．そこで，この信号がサンプリングされる．データ空間における点と画像上の同じ点との間に直接の関係が存在しないことを思い出してもらいたい．

データ空間のフーリエ変換は 4 つの周波数を含んでいる．これらの周波数は周波数エンコードによる G_x を用いて読み取られ，収集された 4 つの信号の周波数に一致する．それぞれの周波数の大きさ(振幅)は画像上の輝度に対応する．x 軸方向では画像上の周波数と位置とに 1 対 1 対応が存在する．ある周波数での振幅は対応するピクセル位置での輝度に相当する．y 軸方向では位置 y と位相シフト $\Delta\phi$(磁場勾配 G_y に関係する)との間に 1 対 1 対応が存在する．

画像をつくり出すために，データ空間上で 2 回目のフーリエ変換を行わなければならない．このステップは数学的操作を追加するにすぎない．

質問：画像をつくり出すのに必要なk空間から誘導される方程式を解く（つまりDFTを解く）ためには，何回計算すればよいのでしょうか？

回答：各行4個のサンプルを有する2行のk空間の例では，4個のサンプルと各サンプルに2個の方程式があります．したがって，

$$2 \times 4 = 計算回数$$

一般に，$N \times N$ マトリックスでは，計算回数 $= N \times N = N^2$

例：

256×256マトリックスでは，$256^2 = 2^{16}$回の計算がDFTに必要となる．

高速フーリエ変換(FFT)はフーリエ変換に類似した信号処理変換法で，より速い方法でDFTを解くことができる．FFTの計算回数は，

$$計算回数 = (N)(\log_2 N)$$

例：

256×256マトリックスでは

$$256 \times \log_2 256 = (256)(8)$$

8は256の1/32になっているので，計算回数を1/32に減少させることができる．$(\log_2 N)$が整数になるためには，周波数エンコード数が常に2の累乗（すなわち $N = 2^n$，たとえば2，4，8，16，32，64，128，256，512）でなければならない．FFTが使用されるときは通常128，256，あるいは512が用いられる．

Key Points

怖がられることの多い題材であるk空間について述べた．はじめのうちはk空間は"データ空間"（"アナログ"k空間とみなすことができる）で，データ空間の各行の受信した信号（エコー）をサンプリングしたものと考えればよい．データ空間では座標は時間である（水平方向のスケールは信号サンプリング間隔，垂直方向のスケールはTRである）．k空間をフーリエ変換すると画像が得られる．

しかし，データ空間を得た後，真のk空間を構成する前にもう一段階存在する．このことについては"空間周波数"の概念を扱わなくてはならないので，16章で論じることにする．

Questions

以下の記述は正しい(T)か，誤り(F)か？

13-1. データ空間における行の数は位相エンコードステップ数に等しい．

13-2. データ空間の各行は周波数エンコード磁場勾配に対応する．

13-3. データ空間の中心には最大の信号が含まれる．

13-4. データ空間の各行は受信した1つの信号（エコー）を含んでいる．

13-5. データ空間の両軸は周波数領域である．

13-6. k空間の中心と画像の中心は直接関連している．

13-7. データ空間（あるいはk空間）の右半分は左半分の鏡像である．

13-8. データ空間の中心は画像の中心と直接関係がある．

14 パルスシーケンス図

"パルスシーケンス図はMR研究者にとって，音楽家にとっての楽譜と同様なものである"

はじめに

パルスシーケンス図(pulse sequence diagram：PSD)はMR画像化の間に起こる出来事の順序を図解する．それはRFパルス，傾斜磁場，およびエコーを表す時間的な図である．読者はパルスシーケンス図をよく理解することにより，複雑なパルスシーケンスがより容易にわかり，さまざまなスキャンパラメータの相互作用を理解しやすくなるであろう．

スピンエコー(SE)シーケンスのPSD

傾斜磁場の概念を明らかにするために，まず完全なスピンエコー(SE)のPSDを図示しよう(**図14-1**)．図の中のすべてのことは，スライス選択傾斜磁場(G_z)と周波数エンコード傾斜磁場(G_x)をわずかに調整すれば今までに検討してきたものと似たようなものである．

スライス選択傾斜磁場

一度スライス選択傾斜磁場(勾配：G_z)†が印加されると，スピンを再収束(refocus)させるために負の方向の傾斜磁場が続いて印加される(**図14-2**)．基本的に傾斜磁場を適用するときはいつ

---

†訳注：Gは本来は傾斜磁場の勾配を示す．

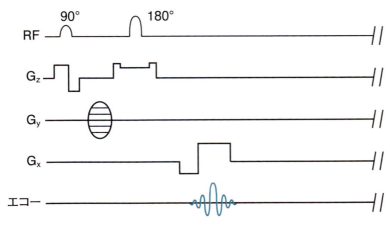

図14-1 スピンエコー法のパルスシーケンス図．

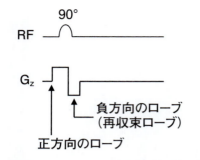

図14-2 スライス選択 G_z にはスピンを再収束するための負のローブが続く．

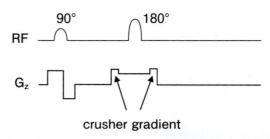

図14-3 TE 時により正確な再収束を成し遂げるために，crusher gradient がスライス選択 G_z（180°パルスの印加時に適用される）の両側に付加される．

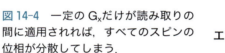

図14-4 一定の G_x だけが読み取りの間に適用されれば，すべてのスピンの位相が分散してしまう．

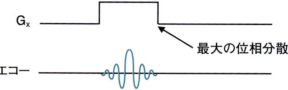

もスピンの位相分散が起こる．G_z の場合は，スライスを選択するためにスピンの位相が分散される．しかし，スライスが選択された後，その効果を逆転させる必要がある．再収束ローブの目的はスライス選択方向に分散したスピンの位相を再収束することである．（代わりに，スライス選択をする前にスピンを分散させて2度目の傾斜磁場パルスとともに同位相に戻すこともできる．）

180°パルスを印加するときは，スライス選択傾斜磁場を適用してもしなくてもよい．これは随意で，1枚のスライスを撮像するのか，あるいは多数のスライスを撮像するのかによって決まってくる．しかし，我々は180°パルスの前後にいわゆる "**crusher**" gradient を印加することができる3つのローブをもつスライス選択傾斜磁場を適用している（図14-3）．これはほんのささいなことである．180°パルスが印加されるとき，それは正確には180°ではないかもしれない．そうなると余計な横磁化が生じて，我々が期待するように TE 時にすべてを再収束していないかもしれない．そこで，これらの crusher gradient がこの誤差を相殺するために用いられる．〔最初のローブは3番目と釣り合いをとるために用いられる；2番目はスラ

イス選択に；3番目は余計な横磁化からの自由誘導減衰（FID）を消滅させる．〕

周波数エンコード傾斜磁場

読み取り傾斜磁場（周波数エンコード傾斜磁場：勾配 G_x）において大切な調整がある．もしエコーを読み取っている間に傾斜磁場を単に印加するだけでは，位相が完全に分散してしまう（図14-4）．信号の中間に到達する時間までに，傾斜磁場によって引き起こされる位相分散のために信号強度は低下し，信号の終了時までには最大の位相分散に至り，信号の読み取りができなくなるほどの大きな信号喪失となる！

したがって，読み取り傾斜磁場ローブの1/2に相当する面積をもつ負の方向の傾斜磁場を併用する（図14-5）．読み取り傾斜磁場の長さがサンプリング時間（Ts）である．静止したスピンにとって傾斜磁場を印加することは，スピンをより速く回転させ，速く回転することで位相が分散する．負の傾斜磁場を印加すると，静止したスピンは負の傾斜磁場の最後に最大の位相差（シフト）を生じる．傾斜磁場が逆にされ正方向の傾斜磁場が印加されると，スピンの位相は再び揃ってくる．これは読

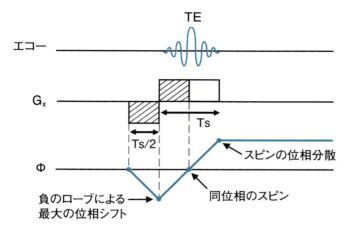

図 14-5　読み取り用 G_x の前に負のローブが付加され，結果として傾斜磁場は3つのローブからなる．負のローブはスピンの位相を分散させる．それからエコーの中心においてスピンは同位相に戻る．Φ：位相シフト．

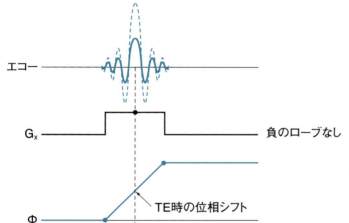

図 14-6　G_x に3つのローブがなければエコーの中心で位相が分散し，より弱い信号になる（実線）．破線が望ましい信号波形である．

み取りのちょうど中間点，すなわち TE 時に起こる．続いて再び位相は分散する．TE 時にはすべてが再収束されるということが理解できよう（**図14-5**）．

もし傾斜磁場に負のローブがなかったら，傾斜磁場がかけられるとともににスピンは位相分散を始めるであろうし，TE 時には望ましくない位相シフトが生じるであろう．位相シフトはより小さな信号を意味する（**図14-6**）．

異なった G_x の表記を見ることがある（**図14-7**）．負の傾斜磁場ローブ（ちょうど我々が検討していたような）ではなく正のローブが付加されている．読み取り用 G_x の前に正のローブを付加すれば，さらに大きな位相シフトをつくることになるのではないかと疑問をもたれるかもしれない．

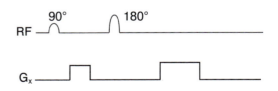

図 14-7　G_x の最初のローブは180°パルスの後に負のローブ（図 14-5 のように）を付加してもよいし，180°パルスの前に正のローブを付加してもよい．

その答えは**図14-7**において，読み取り用 G_x の前に付加するローブは180°再収束パルスの前に付加されているという事実にある．この付加部分を印加した後，正の位相シフトが起こることになる．この位相シフトは180°パルスが印加されるまで一定である（**図14-8**）．180°RF パルスが印加さ

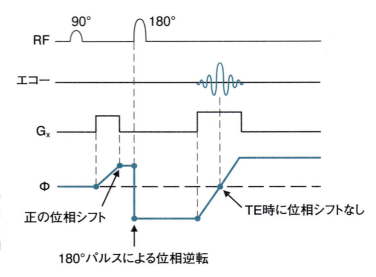

図14-8 この図は，再収束するための正の傾斜磁場ローブが180°パルスの前に印加されると，どのようにしてスピンがエコーの中心において同位相に戻ってくるかを示している．

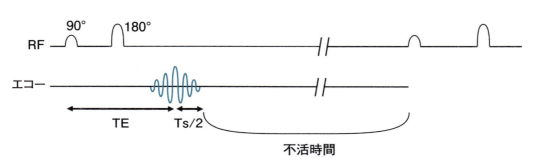

図14-9 読み取り完了と次の90°パルスとの間にはいつも"不活"時間が存在する．この不活時間は他のスライスを得るために都合よく利用できる．

れると位相シフトは逆転する．それから読み取り用G_xが印加されるまで一定に保たれる．さらに，スピンは同位相に戻り始め，TE時には位相シフトゼロに至り，それから再び位相は分散していく．したがって，読み取り用G_xの前に正のローブをつけ加えようが，負のローブをつけ加えようが，そのパルスシーケンス上の位置によって同じ結果となるわけである．

撮像時間

今までの章において，多層（マルチスライス）撮像について論じ，エコーの終了時と次の90°RFパルスとの間に"不活"時間が沢山あることを述べた（図14-9）．この不活時間を他のスライスを処理するのに都合よく利用することができる．

質問1：不活時間の間に必要なすべてのスライスを適用させるように処理するとすれば，その検査のための撮像時間はどのくらいになりますか？
回答：データ空間の1つの行（横列）を埋めるのにTR秒かかります．したがって，すべてのデータ空間を埋めるのにかかる撮像時間は，TR掛けるデータ空間の行数です．

質問2：データ（あるいはk）空間にどのくらいの行があるのでしょうか？
回答：k空間の行数は位相エンコードステップN_pあるいはN_yの数と同じです．

質問3：シーケンスをもう一度全部繰り返す

ことは役立ちますか？

回答：雑音を平均化して信号雑音比（SNR）を上げるために，シーケンスをもう一度繰り返す（すなわちそれぞれの位相エンコードステップを繰り返す）ことができます．

個々のサイクルは**励起**（excitation）とよばれる．**NEX**という用語は励起の数（**N**umber of **EX**citation）という意味で，加算回数（**NSA**：**N**umber of **S**ignal **A**verages）ともよばれる．したがって，撮像時間に関わるのは：

1. TR（データ空間の1行を行う時間）
2. N_y（位相エンコードステップ数）
3. NEX（シーケンス全体を繰り返す回数）

$$撮像時間＝(TR)(N_y)(NEX)$$

この公式は通常のスピンエコーシーケンスのためのものである．スライス枚数はその方程式に入りさえしないことに注目してほしい．CTにおけるスキャン時間の原理に慣れている人にはこれはいくらか反直観的なことである．というのは，CTではより多くのスライスを得るためにはより長いシーケンスになるはずだからである．これはMRIにおいては必ずしも真実ではない．なぜならば，1つのTR時間内に多数のスライスを撮像することが可能だからである．とはいえ，TRを短くすると得られるスライス数は明らかに減少する．し

たがって，スライス枚数はTRによって間接的に決定される．

かなり厚い部分をT1強調像で撮像したいとしよう．TR内により多くのスライス枚数を得るためにTRを長くすることは，T1強調が減弱することになり，本来の目的からはずれる．したがって，撮像枚数を増加させることとT1を強調させることとは相反することなのである．

例1：

$$TR＝1000\ ms,\ N_y＝256,\ NEX＝1$$
$$撮像時間＝(TR)(N_y)(NEX)$$
$$＝(1000\ ms)(256)(1)$$
$$＝256\ 秒≒4.27\ 分$$

TR内で10スライス撮像できるとする．そうすると4.27分で10スライスを得ることができる．

例2：

言い換えれば，もし，TRごとに1スライスのみしか得られなければ，10スライス得るのに10回シーケンスを繰り返さなくてはならなくなり，スキャン時間は以下のようになる．

$$(10)(1000\ ms)(256)(1NEX)≒10×4.27\ 分$$
$$＝42.7\ 分$$

これは，明らかに，非実用的である．

Key Points

パルスシーケンス図（PSD）を説明し，スピンエコー撮像法の1例を図示した．あとの章では，さらに複雑なPSDの例を考える．もちろん，PSDはMR撮像に用いられるすべてのパラメータ，たとえば撮像野（次の章で論ずる）を示しているわけではないが，検査を実行するためのアルゴリズムあるいは処方を提供している．

Questions

14-1. 撮像時間は次のどれに依存するか？（1つあるいはそれ以上）

a）TR

b）TE

180　Part I　MRI の基本概念

　　c) N_x

　　d) N_y

　　e) NEX

14-2. a) TR＝2000 ms，NEX＝2，N_y＝128 の場合のマルチスライス撮像スピンエコーシーケンスにおける撮像時間を計算せよ．

　　b) 1 スライス撮像で 10 スライス撮像したときの撮像時間は？　これは実用的か？

14-3. k 空間の行数は次のどれと同数か？

　　a) N_x　　b) N_y　　c) NEX

　　d) N_z　　e) TR

15 撮像野(FOV)

はじめに

　パルスシーケンス図(PSD)は，MR検査中に実行される出来事の順序の時間的なアルゴリズムを提供する．しかしながら，操作者は撮像すべき部位の大きさを明確にしなければならない．これがこの章の主題，すなわち撮像野(field of view：FOV)である．まもなくわかるように，傾斜磁場の最大勾配と受信信号のバンド幅によって，FOVをどのくらいまで小さくできるかには制限がある．

撮像野(FOV)

　次の事項間の関連性を検討しよう．
1. FOV
2. バンド幅
3. 傾斜磁場勾配

　これらは臨床応用に深く関わる事項であるため，これらの概念を理解することが重要である．
　では，x軸とy軸のある画像を取り上げよう(**図15-1**)．x軸方向のFOVがある．普通はx軸方向に動くにつれ増加するような磁場勾配(G_x)を適用する．これはx軸方向に線形の磁場の不均一性をつくるということを意味する．その結果として，
1. FOVの中心点では，磁場はB_0になる．
2. FOVの右側では，磁場はB_0より強くなる．
3. FOVの左側では，磁場はB_0より弱くなる．

　x軸方向の磁場はB_xであり，B_xの値は一次方程式によって与えられる．

$$B_x = G_x x$$

　この方程式は磁場勾配(G_x)に沿ったどの点においても磁場強度はG_xにx軸方向の距離xを掛けたものとなることを示している(**図15-2**)．
　さて，方程式の両側に回転磁気比γを掛けてみよう．

$$\gamma B_x = \gamma G_x x$$

　(γB_x)が**ラーモア(Larmor)の公式**，つまり周波数は磁場強度に関係する，ということを思い出そう．

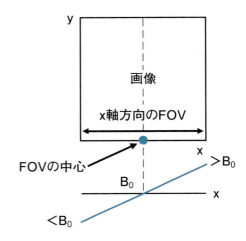

図15-1 x軸とy軸の画像．周波数エンコード傾斜磁場勾配G_xによって撮像野(FOV)の中心は磁場強度B_0となり，右端はB_0よりやや強く，左端はB_0よりやや弱くなる．

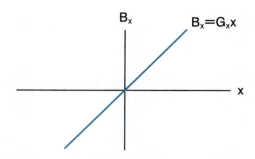

図 15-2　磁場強度は $B_x = G_x x$ の一次方程式として表される．したがって，$x=0$ の地点では，正味ゼロの磁場がそのシステムに加わる．それに反して x の値が正の場合は，正の磁場が主磁場に加えられる．

$$\text{周波数}_x = \gamma B_x$$

この方程式は x 軸方向のどの点においても，振動の周波数はその点における磁場強度に比例するということを表している．すなわち，

$$f_x = \gamma B_x \quad \text{あるいは} \quad f_x = \gamma G_x x$$

言い換えると，x 軸方向のどの点における周波数も，x 軸方向の位置と磁場勾配(G_x)の積に比例する．

FOV の両端では何が起こっているのか見てみよう(**図 15-3**)．FOV の右端(すなわち x=FOV/2)では，磁場勾配 G_x により周波数は最大値(これを f_{max} とよぶ)となり，したがって磁場強度は最大となる．周波数の公式は，

$$f_x = \gamma G_x x$$

さて，f_{max} のとき x 軸に沿った距離は FOV/2 である．したがって，

$$f_{max} = \gamma G_x \text{FOV}/2$$

これは中心周波数を引き算したあとであるということを思い出そう．したがって，これらの測定値はゼロ周波数のまわりに集中する．傾斜磁場の対側の端では $-f_{max}$ となる．

$$-f_{max} = -\gamma G_x \text{FOV}/2$$

周波数帯域(range of frequency)とは何か？ 周波数帯域とは $-f_{max}$ から $+f_{max}$ である，すなわち，

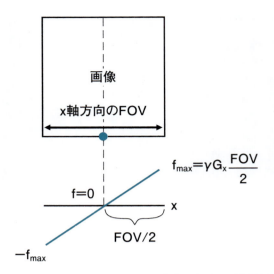

図 15-3　FOV の両端では周波数 f_x (これは磁場勾配 G_x に比例する)は最大である．この関係は $f_x = \gamma G_x x$ で与えられる．ここで，f_{max} となる x は x=FOV/2 である．

$$\text{周波数帯域} = -f_{max} \to +f_{max}$$
$$= \pm f_{max} = 2\,f_{max}$$

周波数帯域を他の言葉で言うと，**バンド幅**(bandwidth：**BW**)である．したがって，

$$BW = \pm f_{max} = 2\,f_{max}$$

もし画像の右端と左端での周波数がわかれば，周波数帯域，すなわちバンド幅が得られる．すでに知っているように，最大周波数は，

$$f_{max} = \gamma G_x \text{FOV}/2$$
$$BW = 2\,f_{max}$$

であるから，次のようにまとめることができる．

$$BW = \gamma G_x \text{FOV}$$

したがって，撮像野(FOV)とバンド幅(BW)と磁場勾配(G_x)の依存関係がわかる．

さて，x 軸方向における FOV の方程式を解いてみよう．

$$\text{FOV}_x = \frac{BW}{\gamma G_x}$$

この方程式は FOV はバンド幅に直接比例し，磁場勾配に反比例するということを示している．したがって，撮像野を小さくするには強い磁場勾配，あるいは狭いバンド幅を用いればよい．

↓FOV とするには：
1. ↑磁場勾配　　2. ↓バンド幅

磁場勾配をどの程度強くできるか，あるいは，バンド幅をどの程度狭くできるかには限界がある．

質問：可能な最小の FOV はいくつですか？
回答：最小のバンド幅を最大の磁場勾配で割ったものです．

$$FOV_{min} = BW_{min}/(\gamma G_{max})$$

G_{max} と BW_{min} はそれぞれの機種で決まっている．たとえば，GE 社の Echospeed Plus 1.5T スキャナでは，

最大磁場勾配＝23 mT/m
最小バンド幅＝±4 kHz＝8 kHz

したがって，最小 FOV はおよそ，

8 kHz/(42.6 MHz/T×23 mT/m)≒0.8 cm

逆に言えば，撮像野を大きくするためには，

1. BW を大きくする
2. 磁場勾配を小さくする

↑FOV とするには：
1. ↓磁場勾配　　2. ↑バンド幅
(バンド幅を増やすと信号雑音比が下がることに注意．)

Key Points

撮像野(FOV)とバンド幅(BW)と磁場勾配(G)の興味ある関係を説明した．

$$FOV = \frac{BW}{\gamma G}$$

FOV をどの程度小さくできるかは，可能な限り最小の BW と可能な限り最強の磁場勾配によって制限があることがわかった．

$$FOV_{min} = \frac{BW_{min}}{\gamma G_{max}}$$

より小さな FOV を選択すると，被写体の大きさによっては折り返しアーチファクトを引き起こすかもしれない．これについては 18 章を参照．

Questions

15-1. もし周波数エンコード磁場勾配 G_x＝5 mT/m の場合の最小 FOV＝30 cm であれば，より強い G_x＝10 mT/m での最小 FOV はどうなるか？(すなわち，より強い G_x は最小 FOV を小さくするか，大きくするか？)

15-2. 最小の FOV と反比例の関係にあるのは，次のどれか？
　a) BW
　b) 磁場勾配
　c) TR
　d) TE

15-3. もし位相エンコード磁場勾配 G_y が 0.1 mT/m で持続時間が 2 ms とすると，FOV の中心から 20 mm＝2 cm 離れた組織における横磁化の位相シフトはいくつか？
　ヒント：$\Delta\phi$＝360°× γ × G_y ×持続時間×位置，　γ＝42.6 MHz/T

15-4. 最小 FOV は，以下のどれによって減少するか？
　a) 磁場勾配の増加
　b) バンド幅の減少
　c) サンプリング間隔の増加

184　Part I　MRI の基本概念

　　d) 以上すべて

　　e) a) と b) のみ

15-5. 次の記述は正しい (T) か，誤り (F) か？
FOV を小さくすると折り返しアーチファクト (エイリアシング) が小さくなる．

15-6. 折り返しアーチファクトを生じさせない最大のサンプリング間隔 $\Delta Ts = 10\,\mu s$ で最大磁場勾配が $10\,mT/m$ の場合の最小 FOV はいくつか？
　　ヒント：$BW = 1/\Delta Ts$

　　a) 47 cm

　　b) 23.5 cm

　　c) 47 mm

　　d) 23.5 mm

15-7. 最小の FOV と比例関係にあるのは，次のどれか？

　　a) BW

　　b) 磁場勾配

　　c) TR

　　d) TE

16 k空間…それは最後のフロンティア！

はじめに

　この章は我々がすでに検討してきたいくつかの概念をまとめ，k空間(k-space)の細かい点を明らかにする．ここまでは，**データ空間**(data space)を"アナログ"k空間とし，データ空間のフーリエ変換が画像であるとしてきた(**図16-1**)．

　これは，実際正しい．しかし，この概念には問題がある．データ空間のマトリックスはかなり非対称的である．周波数エンコード方向において，2つのサンプルの間隔(すなわちサンプリング間隔ΔTs)はマイクロ秒(μs)の単位で，すべてのサンプルを得る合計時間(すなわちサンプリング時間Ts)はミリ秒(ms)の単位である．しかしながら，位相エンコード方向における時間間隔は，それぞれ1つのTR(すなわち秒の単位)である．位相エンコード方向のすべてのデータを得るための合計時間は1回の撮像のためのスキャン時間(分の単位)である．

　このようにして，データ空間はx軸がミリ秒の単位でy軸が分の単位であるマトリックスなのである．これは非常に非対称なマトリックスである．

k空間

　本当のk空間はデータ空間と同じマトリックスであるが，**尺度**が異なっている．次のことを思い出そう．

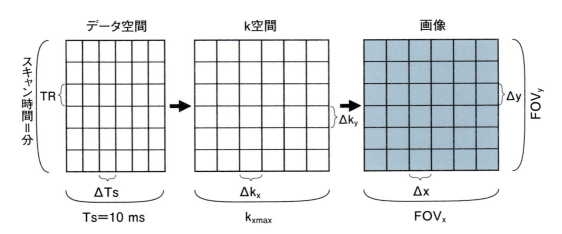

図16-1 データ空間(座標軸の単位はΔTsとTR)は時間領域にある．k空間(座標軸の単位はΔk_xとΔk_y)は空間周波数領域にあり，データ空間から導かれる．k空間のフーリエ変換が画像(座標軸はxとy)で，距離領域にある．

$$撮像野(FOV) = \frac{バンド幅(BW)}{回転磁気比(\gamma) \cdot 磁場勾配(G)}$$

（数式 16-1）

前の章で撮像野(FOV)について述べた．FOV，バンド幅(BW)および磁場勾配の関係を示す数式16-1を得た．この数式に従えば，FOVはγとGの積でBWを割ったものに等しい．さらに，12章にてバンド幅がサンプリング間隔(ΔTs)の逆数となることを学んだ．すなわち，

$$BW = \frac{1}{\Delta Ts}$$

以下の2つの数式

$$FOV = \frac{BW}{\gamma G} \qquad BW = \frac{1}{\Delta Ts}$$

から，FOVの新しい数式を得ることができる．

$$FOV = \frac{BW}{\gamma G} = \frac{1}{\gamma G \Delta Ts}$$

これを距離と時間に換算するには，両辺を逆数にすればよい．

$$\frac{1}{FOV} = \gamma \cdot G \cdot \Delta Ts$$

さて，xとy方向におけるFOVを考えてみよう．x方向のFOVを考える場合，この数式ではx方向での磁場勾配とサンプリング間隔を得ることが必要になることがわかる．

$$\frac{1}{FOV_x} = \gamma \cdot G_x \cdot \Delta t_x$$

($\gamma \cdot G_x \cdot \Delta t_x$)の項は$\Delta k_x$と表示される．この章の最初に示した図16-1を見直してみると，(Δk_x)はx方向におけるk空間の単位間隔であるということがわかる．したがって，

$$\Delta k_x = \gamma G_x \Delta t_x$$

それでは上記の値の単位について検討しよう．

$\gamma = $磁気回転比$ = MHz/T$
$G_x = $磁場勾配$ = mT/m$
$\Delta t_x = $サンプリング間隔$ = ms$

したがって，

$$\begin{aligned}\Delta k_x &= (MHz/T)(mT/m)(ms)\\&= (cycles/(s \cdot T)) \times (T/m) \times s\\&= cycles/m\end{aligned}$$

このようにして，Δk_xは cycles/m あるいは cycles/cm の単位をもつ．

覚えておきたいおもな事項はΔk_xがx方向における1/FOVであるということである．

$$\Delta k_x = \frac{1}{FOV_x}$$

上記の数式は，k空間の単位間隔はx方向における1/FOVに等しいということを示している（ここでFOVは，数式16-1によりバンド幅とx方向における磁場勾配に依存する）．この事実を図16-2に図解して示した．

このことから，k空間における単位間隔は画像のFOVと反比例するという点で，k空間と画像との直接の関係をみることができる．たとえば，画像のFOVが10 cmとすると，

$$\begin{aligned}\Delta k_x &= 1/FOV = 1/10\ cm = 1/0.1\ m\\&= 0.1\ cm^{-1}(cycles/cm)\\&= 10\ m^{-1}(cycles/m)\end{aligned}$$

このため10 cmのFOVの画像では，k空間のピクセル径（単位間隔）は$0.1\ cm^{-1}$すなわち$10\ m^{-1}$である〔k空間の軸の単位は1/距離，あるいはサイクル数(cycles)/距離ということを思い出して欲しい〕．この反対もまた真である．

$\Delta x = $画像のピクセル径
$k_x = $k空間のピクセルの合計

まとめると，

$$\Delta x = 1/k_x, \quad \Delta k_x = \frac{1}{FOV_x}$$
$$\Delta k_x = \gamma \cdot G_x \cdot \Delta t_x, \quad k_x = \gamma \cdot G_x \cdot t_x$$

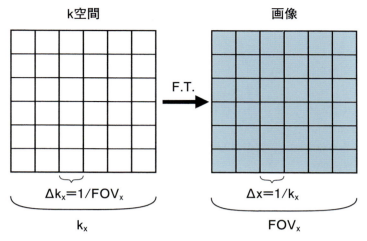

図16-2 k空間をフーリエ変換(FT)したものが画像である．ここではk空間の軸と画像の軸との関係を示している．$\Delta k_x=1/\text{FOV}_x$，$\Delta x=1/k_x$，ここで$\text{FOV}_x=N_x \cdot \Delta x$で$k_x=N_x \cdot \Delta k_x$．

ここでΔxはx方向におけるピクセル径である．本質的に，このようにして画像のピクセル径を計算するのである．

$$\Delta x = \text{ピクセル径(x方向)} = \frac{\text{FOV}_x}{N_x}$$

この数式はx方向におけるピクセル径が，FOVをx方向のピクセル数(N_x)によって割った値となることを示している．

例：

1. 次の場合のピクセル径を計算しなさい．

    $\text{FOV}_x=128$ mm
    $N_x=$x方向のサンプル数$=128$

    この場合は，

    x方向のピクセル径
    $=\Delta x=128$ mm$/128=1.0$ mm

2. 上記の例で，k空間の次元を計算しなさい．

    $\Delta k_x=$k空間のピクセル径$=1/\text{FOV}_x$
    $=1/128$ mm$=1/12.8$ cm
    $=0.08$ cm$^{-1}=8$ m^{-1}
    $k_x=1/\Delta x=1/1$ mm$=1$ mm^{-1}
    $=10$ cm$^{-1}=1000$ m$^{-1}=128\Delta k_x$

k空間の単位は，

Δk_x：サイクル数/距離
k_x：サイクル数/距離

> サイクル数/距離の値は空間周波数(spatial frequency)とよばれる．

したがって，

> k空間は空間周波数領域である．

これはここまで検討してきたもう一つの周波数とは異なる．前に，時間を変数とする信号のフーリエ変換，すなわち周波数領域のフーリエ変換を説明した．空間周波数はこれとは異なる種類の周波数である．

> 通常の周波数＝サイクル数/時間
> 空間周波数＝サイクル数/距離

したがって，k空間が"周波数領域"にあるといわれた場合は**"空間周波数領域"**という意味であり，これはいま見てきたようにデータ空間(これは時間領域にある)を数学的に操作したものである．

データ空間の軸の単位は時間(ミリ秒や分)であることを思い出してほしい．k空間においては，これらの軸の単位がサイクル数/距離，すなわち

cm^{-1}(cycles/cm)やm^{-1}(cycles/m)のような"空間周波数"に変換される．k空間をフーリエ変換すれば，希望する画像が得られる．

数学的には，データ空間からフーリエ変換を経て，直接画像に行き着くことができる．単に変数の名前をつけ変えればよい(すなわち，$\gamma G_x \Delta t_x = \Delta k_x$)．これは代数的操作(algebraic manipulation)として知られるが，k空間においてこの数学的ステップを踏むことによって空間は対称的になっていく．いまや，k空間のx方向の距離とk空間のy方向の距離はおおよそ同じである(データ空間におけるx方向とy方向には，ミリ秒と分との違いがあるのとは対照的である)．

この同じ概念をy方向において理解するのはいくらか難しいが，原理は同じである．すなわち，

$$\Delta k_y = \frac{1}{FOV_y}$$

k空間におけるk_y間隔はy方向のFOVの逆数である．

$$k_y = \frac{1}{\Delta y}$$

k空間におけるy方向の距離は，画像におけるy方向のピクセル径の逆数である．

もう一つの数学的な原理は位相と周波数との関係に関わっている．

$$\theta = \int \omega dt$$

言い換えると，位相θは周波数の時間積分であり，一方，ω(角周波数)はラーモア方程式[†]によって与えられる．

$$\omega = \gamma B = \gamma \cdot G \cdot x$$

言い換えると，周波数ωは磁場強度に比例し，

また磁場強度は磁場勾配と距離の積に比例する．したがって，

$$\theta_y = \omega_y t_y = \gamma \cdot B_y \cdot t_y = \gamma \cdot G_y \cdot y \cdot t_y$$

つまり，

$$\theta_y = (\gamma G_y t_y) \cdot y$$

次のことを思い出そう．

$$\Delta k_y = \gamma G_y \Delta t_y$$

そして，

$$(k_y = \Delta k_y \cdot N_y) および (t_y = \Delta t_y \cdot N_y)$$

だから，

$$k_y = \Delta k_y \cdot N_y = \gamma G_y \Delta t_y \cdot N_y$$

したがって，

$$k_y = \gamma \cdot G_y \cdot t_y$$

だから，

$$\theta_y = (k_y) \cdot (y)$$

このようにして，y方向における位相と位置との単純な関係が得られる．

$$\theta_y = (k_y) \cdot (y) = (\gamma G_y)(t_y)(y)$$

k_y方向において，k_yでの磁場勾配はk_yの位置に依存する．これに対して，k_x方向においてはk_x方向の位置が何であるかにかかわらず(すなわちG_xはk_xと無関係に)同じ磁場勾配を常に適用している．しかしながら，k_y方向においては，k_y軸方向の位置によって異なる磁場勾配を与える(G_yはk_yによって変化する：$k_y = 0$では磁場勾配はゼロで，k_yが増すにつれて徐々に磁場勾配G_yが大きくなる)．

[†]原注：実体の異なるωとfをどのように使いわけているのかと疑問をもつかもしれない．どちらを使っても磁気回転比の正しい単位を守っている限りはすべて正しい(すなわち，fと関係しているときはMHz/Tで，ωと関係しているときは2π・MHz/T)．

Key Points

　本当のk空間はデータ空間を数学的に操作したもので，その(座標)軸は"空間周波数"である．したがって，k空間は"空間"周波数領域にある．空間周波数k_xとk_yは距離に反比例する(単位はcycles/cm)．k空間のフーリエ変換が希望した画像である．

空間周波数k_xとk_yは次のように表される．

$$k_x = \gamma \cdot G_x \cdot t_x$$
$$k_y = \gamma \cdot G_y \cdot t_y$$

単位はcycles/cmである．

Questions

16-1. 次の記述は正しい(T)か，誤り(F)か？
空間周波数の単位は1/距離(cycles/cm)である．

16-2. 次の記述は正しい(T)か，誤り(F)か？
a) k空間の軸はk_xとk_yとよばれる．
b) k空間の軸は周波数領域にある(単位は1/時間すなわちcycles/s)．

16-3. 次の記述は正しい(T)か，誤り(F)か？
k空間をフーリエ変換すると画像になる．

16-4. Δk_xは次のどれに等しいか？
a) $1/FOV_x$
b) $\gamma G_x \Delta t_x$

c) k_x/N_x
d) 以上すべて
e) a)とb)のみ

16-5. 次の記述は正しい(T)か，誤り(F)か？
a) k空間の中心が最大の画像コントラストを与える．
b) k空間の辺縁は画像の細部に影響する．

16-6. 次の記述は正しい(T)か，誤り(F)か？
k空間はデータ空間(これは時間領域)のデジタル版(空間周波数領域)と考えることができる．

17 撮像パラメータと画像の最適化

はじめに

この章では，オペレータが操作や調節できるMRIのすべての重要なパラメータについて検討する．これらの条件を変えることが画質にどのように影響するかがわかるだろう．放射線科医は皆，決まった撮像法になじんでいる．したがって，パラメータを変えることによる損得を知らなければ，自分だけの"手作り"の撮像法を完成することはできない．

一次および二次パラメータ

直接設定するのが，一次パラメータである．

$$
\left.\begin{array}{l}
\text{TR} \\
\text{TE} \\
\text{TI} \\
\text{FA（フリップ角）}
\end{array}\right\} \text{画像コントラストに影響する}
$$

$$
\left.\begin{array}{l}
\Delta z \ \text{スライス厚} \\
\text{スライス間隔}
\end{array}\right\} \text{撮像範囲に影響する}
$$

$$
\left.\begin{array}{l}
\left.\begin{array}{l}
\text{FOV}_x \\
\text{FOV}_y \\
N_x：\text{周波数エンコードステップ数} \\
N_y：\text{位相エンコードステップ数}
\end{array}\right\} \begin{array}{l} \text{分解能に影響する} \\ \Delta x：x \text{方向の} \\ \quad \text{ピクセル径} \\ \Delta y：y \text{方向の} \\ \quad \text{ピクセル径} \end{array} \\
\left.\begin{array}{l}
\text{NEX} \\
\text{BW（バンド幅）}
\end{array}\right\}
\end{array}\right\} \begin{array}{l} \text{SNR} \\ \text{に影響} \\ \text{する} \end{array}
$$

上記の一次パラメータから二次パラメータを得ることができる（これらもまた画像を描出するために用いられるものである）．

1. 信号雑音比（SNR）
2. 撮像時間
3. 撮像範囲
4. 分解能
5. 画像コントラスト

不幸にも，これらのパラメータの至適条件にはいくつか相反する**長所と短所**がある．1つのパラメータで利点を得ようとすれば，別のパラメータが犠牲になる．では，信号雑音比の概念から始めてみよう．

信号雑音比（SNR）

我々が必要とするものは信号である．必要ないものは雑音である．雑音を完全に取り除くことはできないが，信号雑音比（signal to noise ratio：SNR）を最大にする方法がある．SNR は以下の式により定義される．

$$
\text{SNR} \propto （ボクセル体積）\sqrt{(N_y)(NEX)Ts}
$$

（数式 17-1）

$\sqrt{(N_y)(NEX)Ts}$ が，MR 装置がスピンエコーを「聞いている」合計時間であることがわかれば，この数式に納得するはずである．

$Ts = N_x \Delta Ts$ で $\Delta Ts = 1/BW$ なので，$Ts = N_x/BW$ となって

$$
\text{SNR} \propto （ボクセル体積）\sqrt{(N_y)(N_x)(NEX)/BW}
$$

（数式 17-2）

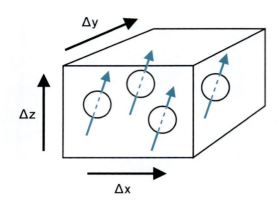

図 17-1 ボクセルは Δx，Δy，Δz からなる 3 次元の体積である．ボクセル内により多くのスピンがあるとより強い信号となる．したがって，ボクセルを大きくすると SNR が向上する．

したがって，SNR は以下に影響される．
1. ボクセル体積(voxel volume)＝Δx・Δy・Δz
2. 励起(加算)回数(NEX)
3. 位相エンコードステップ数(N_y)
4. 周波数エンコードステップ数(N_x)
5. バンド幅(BW)

これからそれぞれのパラメータについて検討し，SNR にどのように影響するか見ていこう．

ボクセル体積

もしボクセル体積を大きくすると，ボクセル内のプロトンスピン数が増加して，信号が増える(**図 17-1**)．ボクセル体積は，以下により定義される．

$$ボクセル体積 ＝ Δx・Δy・Δz$$

Δx＝x 方向のピクセル径，Δy＝y 方向のピクセル径，Δz＝スライス厚．

NEX(加算回数)

NEX はスキャンの反復回数を表す．我々が同一スライス(かつ同一 G_y)に対して 2 つの信号(S_1，S_2)をもっているとする．それぞれの信号に対応する雑音(N)がある($N_1＝N_2＝N$)．もし信号を加算すると(仮に $S_1＝S_2＝S$ とすれば)，

$$S_1＋S_2＝2S$$

となる．
しかし，もし雑音を加算すると，

$$N_1＋N_2＝(\sqrt{2})N \quad ただし \sqrt{2} ≒ 1.41$$

となる．
この公式は一見するとわかりにくい．なぜ 2N ではなく $\sqrt{2}$N になるのか？ この答えにはやや複雑な統計学的概念と雑音のスペクトル密度に関するいわゆるランダムな**ブラウン運動**(Brownian motion)理論について触れなければならない．
簡単なアプローチとしてガウス分布の**分散**($σ^2$)($σ＝$**標準偏差**)としての雑音を考えてみよう．2 つの雑音の分布を合計するために，分散を加算して以下の式が導かれる．

$$σ_1^2 ＋ σ_2^2 ＝ σ^2 ＋ σ^2 ＝ 2σ^2$$

これにより標準偏差は，

$$\sqrt{(2σ^2)} ＝ (\sqrt{2})σ$$

と計算される．$\sqrt{2}$ はこの式から来たものである．算出の基になっている数学は知らなくてよいが，概念を理解しておくべきである．

$$\frac{S_1＋S_2}{N_1＋N_2} ＝ \frac{2S}{\sqrt{2}N}$$

この結果，信号は元の 2 倍となる．しかし，雑音はそれより小さく，元の雑音に 2 の平方根をかけたもの($\sqrt{2}$N)となる．
言い換えると，撮像数を 2 倍に増やすと信号は 2 倍，雑音は $\sqrt{2}$ 倍に増加する．したがって，最終的に $2/\sqrt{2}＝\sqrt{2}$，すなわち SNR は $\sqrt{2}$ 倍になる．

$$∴ ↑NEX 2 倍 → ↑SNR \sqrt{2} 倍$$

NEX は平均化と考えるべきである．これにより，雑音の増加(たとえば $\sqrt{2}$ 倍)に比べてさらに信号が増加(たとえば 2 倍)して，"円滑化(smoothing)"と画質の向上がみられるからである．もう一つ例をあげよう．NEX を 4 倍にすれば信号は 4 倍になり，雑音は $\sqrt{4}＝2$ 倍なので，SNR は 4/2，つまり 2 倍になる．

N_y（位相エンコードステップ数）

N_yについてもこれと同様の概念がいえる．つまり NEX と同様に，N_yを2倍にすると SNR は41%増加（$\sqrt{2}$倍）になる．NEX の場合と同じく，位相エンコードステップを2倍にすると信号は2倍になり，雑音はランダムに増加し$\sqrt{2}$倍になる（最終的に SNR は$\sqrt{2}$倍）．

バンド幅（BW）

BW と SNR は逆の関係にある．もし，BW をより大きくすると，雑音が増えて SNR が低下する．もし BW を小さくすると，雑音をより小さく抑えることにより SNR が増加する．

$$\downarrow BW \rightarrow \uparrow SNR$$

正確に言うと，BW を 1/2 に小さくすると，SNR は$\sqrt{2}$倍になる．一般に，より小さな BW は以下の原因となる．

1. SNR の向上．
2. 化学シフトアーチファクトの増加（後述）．
3. 最短 TE の延長（これは T2 減衰が多くなり，信号が小さくなることを意味する）．

$$BW = 1/\Delta Ts = N_x/Ts$$

したがって，サンプリング時間（Ts）がより長くなること（これは BW を小さくするのに必要）は，最短 TE を延長させる．TE を長くすると，T2 減衰が進んで信号が小さくなる．しかし，より小さな BW により雑音を減らす効果は，TE の延長により T2 減衰が進んで信号が減少するという好ましくない効果を凌駕する．

4. スライス数の減少．これは TE が延長することによって起こる．

$$\text{スライス数} = \frac{TR}{TE + Ts/2 + To}$$

ここで，Ts はサンプリング（読み取り）時間，To は"先行時間（overhead time）"[1]である．ふつう狭い BW は T2 強調二重エコー像の2番目のエコーに用いられる．なぜなら2番目のエコーを使うと，TE とサンプリング時間をより長くする

ことができるからである．しかし，最初のエコーは BW をより小さくすることができない．というのも，TE を長くすることができないからである．しかし，我々は BW を無理に小さくする必要はないだろう．というのも，二重エコーの第1エコーによるプロトン密度強調像では，十分な SNR が得られているからである．1.5 T スキャナでの典型的 Ts は 8 ms であり，このとき（256 マトリックスの場合）BW は，

$$BW = N/Ts = 256/8\ ms = 32\ kHz$$
$$= \pm 16\ kHz = 125\ Hz/\text{ピクセル}$$

となる．

つまり BW は，"総 BW"（上記例では 32 kHz），±ナイキスト周波数（上記例では±16 kHz で FOV を決定する），および"ピクセルあたりの BW"（±を忘れても問題ない）のいずれかで表される．

典型的な"可変 BW"の選択は以下のとおりである．

1. 第1エコーでは広い BW（±16 kHz）．
2. 第2エコーでは狭い BW（±4 kHz）．したがって SNR が大きくなり，T2 減衰効果と反対に作用する．

質問：傾斜磁場勾配は BW にどのように影響しますか？

回答：15 章を参照して下さい．

$$FOV = BW/(\gamma G_x)\ \text{あるいは}$$
$$G_x = BW/(\gamma FOV)$$

FOV が同じなら，磁場勾配 G_x を増やすと BW が増加して，SNR は小さくなります．

3D 画像における SNR

3D 画像では，SNR に寄与する同様の因子，すなわち z 軸方向における位相エンコードステップ数（N_z）をさらに加算する．

---

[1] 訳注：To，すなわち前飽和パルスを印加する場合のように，RF 励起パルスに先行する時間．

194 **Part I** MRI の基本概念

3D SNR $\propto$

$$(\text{ボクセル体積}) \times \sqrt{\frac{(N_y)(N_x)(N_z)(\text{NEX})}{BW}}$$

（数式 17-3）

この数式から，2D 画像より 3D 画像のほうが SNR が高い理由がわかる．つまり，

$$SNR(3D) = \sqrt{N_z} \cdot SNR(2D)$$

SNR を知る別の方法は，SNR は次の 2 つだけにしか依存していないといえることである．

1. ボクセル体積
2. 総サンプリング時間

サンプリング時間(Ts)は我々が信号をサンプルする時間のことである．したがって，信号をサンプリングするのに時間を長くかけるほど SNR は高くなる．ここで，もう一度(2D 画像の)SNR の公式を見てみよう．

$$SNR \propto (\text{ボクセル体積}) \times \sqrt{\frac{(N_y)(N_x)(\text{NEX})}{BW}}$$

ここで，

$$Ts = N_x/BW$$

あるいは，

$$1/BW = Ts/N_x$$

したがって，

$$SNR \propto (\text{ボクセル体積}) \times \sqrt{(N_y)(\text{NEX})(Ts)}$$

ここで N_y は位相エンコードステップ数である．すなわち，G_y(位相エンコード磁場勾配)を変えてエコーをサンプリングする回数であり，NEX はすべての位相エンコードステップを繰り返す回数のことである．

本質的に，

$$T = Ts \cdot N_y \cdot NEX$$

ここで T は一枚のスライスから取得した，すべてのエコーをサンプリングする**総サンプリング時間**のことである．したがって，

$$SNR \propto (\text{ボクセル体積})$$
$$\times \sqrt{\text{すべての信号の総サンプリング時間}}$$

まとめると，SNR は以下により向上する．

1. TR の増加
2. TE の減少
3. より小さな BW の使用
4. 3D のような体積撮像法(volume imaging)の使用
5. NEX の増加
6. N_y の増加
7. N_x の増加
8. ボクセル体積の増加

空間分解能

空間分解能(spatial resolution，あるいはピクセル径)とは，我々が画像上で2点間を区別することができる最小距離のことである．それは以下の式により定義される．

$$\text{ピクセル径} = FOV/\text{ピクセル数}$$
$$\uparrow N_y \rightarrow \text{分解能向上}$$

もし位相エンコードステップ数を増やすと，SNR に何が起きるだろうか？　当然のごとく，ふつうは分解能の向上は SNR の低下を招く．しかし数式 17-2 を見ると，N_y の増加は SNR の向上につながるように思ってしまう．どんなトリックがあるのだろう．このトリックを解くカギは，N_y を増やしても FOV を変えずに保つことにある．たとえば，

$$y \text{軸方向のピクセル径} = \Delta y = FOV_y/N_y$$

N_y を増やすと，ピクセル径をより小さくすることになる．ここで，

$$\text{ボクセル体積} = \Delta x \cdot \Delta y \cdot \Delta z$$
$$= (FOV_x/N_x)(FOV_y/N_y)\Delta z$$

を思い出してみよう．これを数式 17-2 に代入すると，SNR を別の方法で表現することができる．

$$SNR \propto (FOV_x)(FOV_y)\Delta z \sqrt{\frac{NEX}{(N_y)(N_x)BW}}$$

(数式 17-4)

この数式により SNR に影響を及ぼす因子をさらに分けることができる. これから, 我々は以下の結論に達する.

1. もし FOV を変えずに N_y を増加させると, SNR は低下する.

$$\uparrow N_y, \quad FOV 不変 \quad \rightarrow \quad \downarrow SNR$$

2. もし N_y と FOV を増やすと, ピクセル径を変えずに SNR を向上させることができる. しかし分解能は変わらない. 代償となるのは何だろう. この答えは N_y に比例する撮像時間である.

$$\uparrow FOV, \quad ピクセル径不変 \quad \rightarrow \quad \uparrow SNR, \quad \uparrow 時間$$

3. もしスライス厚 Δz を増やすと, SNR は向上するが, 部分容積 (partial volume) アーチファクトもまた増加する.

4. もし NEX を増やすと, 撮像時間の延長という犠牲を払って SNR が向上する. 3D 画像のために, 先の数式 17-4 を変化させる:

$$SNR(3D) \propto$$
$$(FOV_x)(FOV_y)(FOV_z)\sqrt{\frac{NEX}{(N_x)(N_y)(N_z)(BW)}}$$

(数式 17-5)

基本的に, もし与えられた撮像時間内で空間分解能を向上させたいと思うと, SNR が犠牲にならざるをえない. いくつかの例を見てみよう.

1. もし FOV を変えずにピクセル数を増やすと何が起きるだろう?
   a) 分解能が向上する.
   b) SNR が低下する (数式 17-4). したがって, ピクセル径を減らすにつれて分解能が向上し, SNR が低下する.
   c) 撮像時間が増加する (位相エンコード方向でのピクセル数が増加する).

2. もしピクセル数を変えずに FOV を減らすと何が起きるだろう?

a) 分解能が向上する.
b) SNR が低下する.
c) エイリアシングアーチファクトが増える.

3. ピクセル径 (分解能) はどのように決定するのだろう?
   FOV をエンコード数で割ることによって決定される.

例:

FOV＝250 mm, 256×256 マトリックス
$N_x＝N_y＝256$ のとき,
  ピクセル径(x)＝FOV_x/N_x＝250/256≒
    1 mm(x 方向)
  ピクセル径(y)＝FOV_y/N_y＝250/256≒
    1 mm(y 方向)

x 方向において, (与えられた FOV で) 分解能を向上する 2 つの方法がある.

1. サンプリング時間 (Ts) を変えずに, サンプリング間隔 ΔTs を減らして (たとえば BW を増やす) N_x を増やす (Ts＝$N_x \cdot \Delta Ts$ を思い出そう). この利点は TE が増えない点である. これにより SNR が犠牲になり低下する (BW が増加することによる).

2. ΔTs を固定したまま (BW も同様), Ts を延長することにより N_x を増やす. ここで SNR は変わらない. しかし, TE が犠牲になって増加し (Ts が延長するから), T1 強調が弱くなる (これが問題になるのは TE が短い撮像法の場合だけである).

撮像時間

前に見たように, 撮像時間 (acquisition time) は以下の式で与えられる.

$$撮像時間＝TR \cdot N_y \cdot NEX$$

ここで, N_y は (y 方向の) 位相エンコードステップ数である.

高速スピンエコー (fast spin echo:FSE, 19 章参照) 画像では, この式は以下のように置換される.

FSE 撮像時間＝TR・N_y・NEX/ETL

ただし，ETL＝エコートレイン数(4，8，16，32)．

3D 画像では，撮像時間は以下の式で与えられる．

撮像時間(3D)＝TR・N_y・N_z・NEX

ただし，N_zは z 方向の位相エンコードステップ数である．言い換えると，

撮像時間(3D)＝N_z・撮像時間(2D)

(N_z＝32～64 あるいは 128 のように)大きな数を掛けるので，一見 3D 画像を得るのに特別長い撮像時間が必要にみえる．しかし，3D グラジエントエコー(GRE)法に用いられる TR は，通常の SE で用いられる TR と比較して約 1/100 ですむ(最短で 3～4 ms)．したがって，我々は納得できる時間内に 3D を撮像することができる．

最近，3D FSE 画像(19 章に詳述)も実現されるようになった．

例:

1. TR＝3000 ms，N_y＝256，NEX＝1 として SE 法の撮像時間を計算しなさい．
   答え)撮像時間＝3000×256 ms
   　　　＝768 s＝12.8 分
2. TR＝3000 ms，N_y＝256，NEX＝1，ETL＝8 として FSE 法の撮像時間を計算しなさい．
   答え)撮像時間＝12.8/8 分＝1.6 分
3. a) TR＝30 ms，N_y＝256，NEX＝1，N_z＝60 として 3D GRE 法の撮像時間を計算しなさい．
   答え)撮像時間＝30×256×1×60 ms
   　　　＝460.8 s＝7.68 分
   b) a)の計算を TR＝300 ms とすると，撮像時間＝76.8 分＝1 時間 16.8 分となる．これは明らかに臨床的ではない．したがって，3D 撮像では非常に短い TR の GRE 法を用いる．

TR(繰り返し時間)

TR を増加あるいは減少させると，何が起きるだろうか？

1. TR を増加させる:
   a) SNR の向上(T1 回復曲線に従う)
   b) 撮像範囲の増加(スライス数の増加)
   c) T1 強調の減少
   d) プロトン密度と T2 強調の増加
   e) 撮像時間の延長
2. TR を減少させる:
   a) SNR の低下
   b) 撮像範囲の減少
   c) T1 強調の増加
   d) プロトン密度と T2 強調の減少
   e) 撮像時間の短縮

MR 技師は時に，TR によっては必要とする撮像範囲(枚数)を撮ることができないということに気づく．つまり，撮像範囲を増やすためには TR を増やす必要がある．しかしそうすると，T1 強調が減少し，得たい効果が得られないことになる．

撮像範囲

撮像範囲(coverage)は，マルチスライス撮像によりカバーされる厚さ[†2]である．それはスライス数，スライス厚，スライス間のギャップ(間隙)によって決まる(**図 17-2**)．なぜなら，

$$スライス数＝\frac{TR}{TE+Ts/2+To}$$

したがって，

$$撮像範囲＝\frac{TR}{TE+Ts/2+To}×(スライス厚+スライス間隙)$$

となる．

ただし，前章で述べたように，Ts はサンプリング時間，To は先行時間である．まとめると，

1. 撮像範囲は，以下の条件で増加する:
   a) スライス厚を厚くする．

[†2] 訳注：撮像範囲；撮像に含まれ，撮像野(FOV)に垂直な方向の距離．3D ならばスラブ厚に相当する．

b) スライス間隙を長くする.
   c) TRを増加する,あるいは最後のTEを減少する(TR/TEを増やす).
   d) サンプリング時間Tsを減少する(これによりTEは短縮する),すなわちBWを増加する.
2. 撮像範囲は,以下の条件で減少する:
   a) TEを増加する.
   b) Tsを増加する.
   c) FSE画像ではエコートレイン数(ETL)を増加する.
3. スライス間隙の増加は以下の原因となる:
   a) 撮像範囲が増加する.
   b) クロストーク(cross talk)アーチファクトが減少する.
   c) SNRが増加する(クロストークを減らすことにより実効TRを増加させるため).
   d) 小さな病変の描出能を低下させる(スライス間隙にある病変).

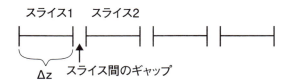

図17-2 撮像範囲はスライス数,スライス厚Δzとスライス間隙(ギャップ)によって決まる.撮像範囲＝スライス数×(Δz＋スライス間隙)

TE(エコー時間)

質問1: もし我々がTEを増加させる,あるいは減少させると何が起きますか?
回答: 1. TEを増加させると:
   a) T2強調が増加します.
   b) 減衰が増加し,SNRが低下します(T2減衰曲線に従って).
   c) 可能なスライス数が減少します(撮像範囲が減少します).なぜなら,

   スライス数≒TR/TE

   d) 撮像時間は変わりません(もちろん撮像範囲が不適当な場合やTRが長すぎる場合,あるいはそのほかのことが要求された場合を除きます).
2. TEを減少させると(上記と逆になります):
   a) T2強調が減少し,T1やプロトン密度強調が増加します.
   b) SNRが向上します(減衰が少ない).しかし,もしTsを減らすことによってTEが減少すると(BWが増加して)SNRは低下するでしょう.
   c) 可能なスライス数が増加します.
   d) 撮像時間は変わりません.

質問2: TE延長の原因は?
回答: 1. 180°パルスのサイドローブ(side lobe)がFIDあるいはエコーのサイドローブと干渉しないように,TEには十分な長さが必要です(図17-3).理想的な連続したスライスを得るためにはRFパルスのフーリエ変換が矩形になる必要があることを覚えておくべきです.このためには,RFパルスはできるだけ多くのサイドローブでシンク曲線を描かなくてはなりません(sinc t＝sin t/t).これにより90°と180°パルスが延びます.
2. もしTEがとても短くて180°パルスとFIDが干渉すると,FIDのアーチファクト(ジッパーアーチファクト)が0周波数にみられます.

質問3: TEはどのように短縮できますか?
回答: 1. 1つの方法はサンプリング時間Tsを減少することです.しかし,これはよりBWを広げ,SNRの低下を

もたらします（数式 17-2）．
2. TE を短くするにも限界があります．最短 TE を制限する因子は以下のとおりです．
   a) RF パルスの持続時間（特に 180°パルス）
   b) FID の持続時間
   c) Ts あるいは BW（SNR に影響する）
3. TE はグラジエントエコー法に変えることによって短縮させることもできます．なぜなら 180°再収束パルスはもう使われていないからです．

スピンエコー法でのコントラストのまとめは**表 17-1** のようになる．

TI（反転時間）

7 章で見たように，反転回復シーケンス（inversion recovery sequence）は 90°パルスの前に 180°パルスを付加する．

長所

1. 適当な TI（inversion time）を選択することにより，さまざまな組織の信号を抑制することができる．さらに 7 章で述べたように，もし

表 17-1 スピンエコー法におけるコントラスト

	TR	TE
T1 強調像	短	短
プロトン密度強調像	長	短
T2 強調像	長	長

TR：繰り返し時間，TE：エコー時間

$$TI = 0.693\ T1(組織\ x)$$

とすると，組織 x の信号は "0 になる"，すなわち "抑制される"．

2. **STIR**（short TI inversion recovery）シーケンスは，以下の TI を選択することにより脂肪を抑制する．

$$TI = 0.693\ T1(脂肪)$$

1.5 T では脂肪の T1 は約 200 ms なので，脂肪抑制のために我々は，

$$TI = 0.693 \times 200 \fallingdotseq 140\ ms$$

を選択する必要がある．

3. **FLAIR**（fluid-attenuated inversion recovery）シーケンスは，以下の TI を選択することにより液体を抑制する．

$$TI = 0.693\ T1(液体)$$

このシーケンスは，たとえば脳において脳脊髄液を抑制し，多発性硬化症プラーク

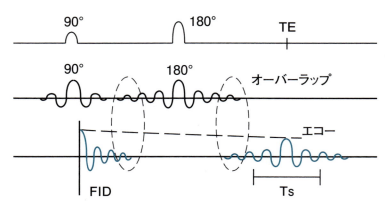

図 17-3 180°パルスのサイドローブが FID と干渉しないように TE を増やす必要がある．この増加が最短 TE を延ばす原因のひとつである．

のような脳室周囲の高信号病変をはっきりさせるために用いられる．1.5 T では脳脊髄液の T1 は約 3600 ms なので，我々は，

$$TI = 0.693 \times 3600 \fallingdotseq 2500 \text{ ms}$$

を選択する必要がある．

短所

1. SNR が低下する．
2. 撮像範囲が減少する(もう 1 つの 180° パルスの存在のために約 1/2 になる)．

Key Points

　この章では MR 画像に影響を及ぼす重要で実践的な因子について述べた．画質を改良するためには，画像に直接あるいは間接的に影響する因子を確実に把握することが重要である．MR 画像を決定するために用いられる一次と二次因子を紹介した(この章の"はじめに"で言及した)．まとめると，ゲームの名前は"取引(trade-off)"である．1 つの領域において利点がある場合，他が犠牲になることが多い．

Questions

17-1. TR＝1500 ms, 2 NEX, 128×128 マトリックスとして，以下の場合の撮像時間を計算せよ．
a) 1 スライス
b) 10 スライス(一度に 1 スライスを撮像する場合)
c) 10 スライス，マルチスライス(多層)撮像法を用いて撮像する場合

17-2. TR＝1000 ms, TE＝80 ms, Ts＝20 ms, "先行時間"To＝10 ms として，得られる最大スライス数を計算せよ．

17-3. 可変 BW の概念：SNR の改良のためにできる限り小さな BW が選択される．BW が半分になるとどうなるか考えよ．
a) SNR にどう影響するか？
b) 化学シフトアーチファクトには何が起こるか？
c) これは最大スライス数にどのように影響するか？

17-4. 1 枚撮りの GRE 法を用いて，TR＝30 ms, TE＝10 ms, NEX＝2, N_y＝256 で，15 スライスを撮像した場合の撮像時間は約：
a) 15.36 s 　　b) 153.6 s

c) 230.4 s 　　d) 15,360 s
e) 230,400 s

17-5. 3D 画像における SNR は，2D 画像における SNR に以下のどの因子を掛けたものに等しいか？
a) N_z 　　b) $\sqrt{N_z}$
c) N_y 　　d) $\sqrt{N_y}$

17-6. TE を増加しても減少しないものはどれか？
a) T2 値 　　　　b) 信号
c) 撮像範囲 　　d) SNR

17-7. SNR は以下のどれにより向上するか？
a) NEX の増加 　　b) BW の減少
c) N_y の増加 　　d) N_x の増加
e) ボクセル体積の増加 　　f) TR の増加
g) TE の減少 　　h) 上記のすべて
i) a)〜e)のみ

17-8. N_y を増加すると，以下のどれが起きるか？
a) 分解能の向上
b) SNR の増加(FOV を固定)
c) SNR の増加(ピクセルを固定)
d) 撮像時間の増加

200　Part I　MRI の基本概念

e) 上記のすべて

f) a），c），d)のみ

g) a），b），d)のみ

17-9. 128×128 マトリックス，25 cm FOV の場合のピクセルサイズは約：

a) 0.5 mm　　b) 1 mm

c) 1.5 mm　　d) 2 mm

17-10. SNR は以下のどの項の平方根に比例するか？

a) $BW/N_x \cdot NEX$　　b) $BW/N_y \cdot NEX$

c) $N_y \cdot NEX/BW$　　d) $N_y \cdot BW/NEX$

17-11. TR を増加しても，増加しないものはどれか？

a) 撮像時間　　b) SNR

c) T1 強調　　d) T2 強調

e) 撮像範囲

17-12. 最短の TE は，以下のどれによって小さくすることができるか？

a) RF パルスの持続時間を減少する．

b) サンプリング時間 Ts を減少する．

c) BW を増加する．

d) （GRE のような）180°パルスを使わないシーケンスを用いる．

e) 上記すべて

17-13. 3D 画像における撮像時間は，2D 画像における撮像時間に以下のどの因子を掛け

たものに等しいか？

a) N_z　　b) $\sqrt{N_z}$

c) N_y　　d) $\sqrt{N_y}$

17-14. 以下のうち，大きくしても撮像範囲が増加しないものはどれか？

a) スライス厚　　b) スライス間隙

c) TR　　d) BW　　e) TE

17-15. STIR では，TI は以下のどれにより決定されるか？

a) 1.44 T1（脂肪）

b) $(1/\sqrt{2})$ T1（脂肪）

c) $\sqrt{2}$ T1（脂肪）

d) 0.693 T1（脂肪）

e) $(1/0.693)$ T1（脂肪）

f) b）または d）

17-16. FLAIR では，TI は以下のどれにより決定されるか？

a) 0.693 T1（液体）

b) $(\ln 2)$ T1（液体）

c) $(-1)(\ln 0.5)$ T1（液体）

d) 上記のすべて

17-17. 以下の a)b)に対応するものは，ⅰ)ⅱ)のどれか？

ⅰ)STIR，ⅱ)FLAIR

a) 低信号の液体

b) 低信号の脂肪

18

MRI のアーチファクト

はじめに

　ほかのすべての画像診断法と同様に，MRI にもアーチファクト（偽像）がある．アーチファクトを認識し，これを除くあるいは最小限にくい止める方法を身につけることが大切である．アーチファクトの原因はさまざまであり，以下のようにまとめられる．

1. 画像処理アーチファクト
    a) エイリアシング（aliasing）
    b) 化学シフト（chemical shift）
    c) 打ち切り（truncation）
    d) 部分容積（partial volume）
2. 患者によるアーチファクト
    a) 体動（motion artifact）
    b) 魔法角（magic angle）
3. RF（ラジオ波）によるアーチファクト
    a) クロストーク（crosstalk）
    b) ジッパー（zipper artifact）
    c) RF フィードスルー（RF feedthrough）
    d) RF 雑音（RF noise）
4. 外磁場によるアーチファクト
    a) 磁場の不均一
5. 磁化率アーチファクト
    a) 反磁性，常磁性，強磁性
    b) 金属
6. 傾斜磁場によるアーチファクト
    a) 渦電流
    b) 非線形性
    c) 幾何学的歪み

7. データ誤差
8. 流れに関するアーチファクト
9. 誘電効果
このリストに従って詳しく説明しよう．

画像処理アーチファクト

エイリアシング（折り返し）

　12 章の過少サンプリングの項を参照のこと．

スピンエコー法

　腹部の検査をしているとしよう（**図18-1**）．撮像野（FOV）が体の一部に限られている場合には，**エイリアシング**（aliasing）（折り返し wraparound）が生じうることがわかっている．しかし，その原因は何だろう？

　x 軸方向に傾斜磁場（勾配：G_x）がかかるとしよう．FOV の一方の端に最大周波数（f_{max}）が，反対側の端に最小周波数（$-f_{max}$）が当てはまる．これが，**ナイキスト**（Nyquist）周波数である（12 章参照）．この最大周波数より高い周波数は正しくは検出されない．

　傾斜磁場は FOV の端で終わりというわけではない．FOV の外側にも磁場は存在するから，傾斜磁場は FOV の外にも続いて存在する．FOV の外にある体の部分（ここでは両腕）も，ある大きさの傾斜磁場にさらされる．一方の腕は，その FOV の f_{max} より大きな周波数に相当する磁場を受ける．たとえば，その周波数は f_{max} の2倍，つまり，ナイキスト周波数の2倍となる．f_{max} より高い，

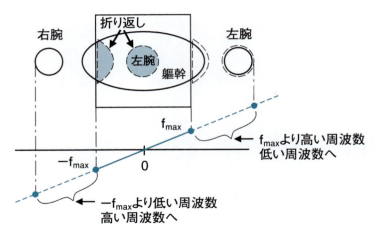

図 18-1　最大周波数 f_{max} は FOV の端に相当する．FOV の外にある部分はすべてさらに高い周波数となるが，FOV 内の低い周波数に"転籍"される．これが折り返しアーチファクトである．

あるいは $-f_{max}$ より低い（絶対値が大きい）周波数はコンピュータには正しく認識されない．これらは FOV 内（バンド幅内）の周波数として認識される．f_{max} より高い周波数はバンド幅（BW）内の低周波数側に認識される．

たとえば，f_{max} より 2 kHz 高い周波数は $-f_{max}$ より 2 kHz 高い周波数として認識される．したがって，そのデータは画像の反対側，すなわち FOV の低周波数側に"転籍（aliased）"される（図 18-1）．

FOV の外にある患者の軀幹の左側部と左腕は高い磁場を受け，そのスピンは f_{max} より高い周波数で振動する．そのため，これらは患者の右側，つまり画像の低周波数側の構造として認識されてしまう．

同様に，FOV の外にある患者の軀幹の右側部と右腕のスピンは，$-f_{max}$ より低い周波数で振動し，コンピュータに誤認されてしまう．たとえば，$-f_{max}$ より 2 kHz 低い周波数は f_{max} より 2 kHz 低い周波数として認識され，そのデータは画像の反対側，すなわち FOV の高周波数側に"転籍"される．この現象は**折り返し**（wraparound）とよばれる．患者の腕が反対側に"折り返される"というわけである．

コンピュータは BW（これが FOV を決める）外の周波数を正しく認識しない．この周波数帯（BW）外の周波数はすべて BW 内のどこかの周波数に誤認される．この誤認周波数（f_p）は実際の周波数（f_t）からナイキスト周波数（f_N）の 2 倍を差し引いたものとなる．

$$f_p = f_t - 2f_N$$

それなら折り返しアーチファクトが通常，位相エンコード方向にみられるのはなぜだろう？　位相エンコードステップ数が撮像時間に直結していることを思い出してほしい．周波数エンコード方向に対して位相エンコード方向の FOV を縮小することにより，位相エンコードステップ数を減らすことができ，これは長方形 FOV（23 章）として知られている．被写体の大きさよりも位相エンコード方向の FOV を小さくしてしまうと折り返しアーチファクトが生じることになる．図 18-2 に，折り返しアーチファクト（wraparound artifact）の例を示す．

3D 撮像法

3D 撮像法においては，折り返しアーチファクトが 3 軸方向に現れうる．

1. スピンエコー法と同様に x 軸および y 軸方向に現れる．
2. さらにスライス選択（位相エンコード）方向，すなわちスラブの上下端にも現れる（たとえば図 18-3 と図 18-4 に示すように最後のスライスが最初のスライスに重なる）．

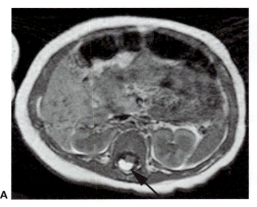
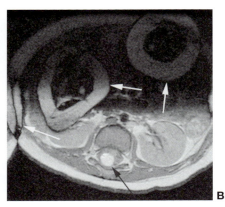

図18-2　腰椎のT1強調横断(軸位断)像(A)とプロトン密度強調像(B). Bに腕の折り返しがみられる(白矢印). BはちいさいFOVで撮像されたため折り返しアーチファクトが生じた. 終糸脂肪腫(黒矢印)の存在に注意.

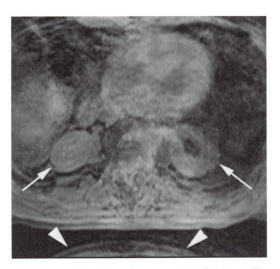

図18-3　3Dグラジエントエコー(GRE)T1強調像. スライス方向のエイリアシングのために肺の中に腎臓(→)がみえる. また, 位相エンコード方向(前後方向)のエイリアシングのために前腹壁の皮下組織が後方に折れ返っている(▶).

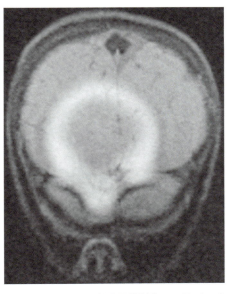

図18-4　3D-GRE T1強調冠状断像. スライス方向のエイリアシングのために脳と前頭骨が重なっている.

例：

周波数バンド幅を32 kHz(±16 kHz)とする. 中心周波数を0とすれば最大周波数(f_{max})が16 kHz, 最小周波数($-f_{max}$)が-16 kHzということになる(図18-1). 左腕の周波数を17 kHz(FOVの外)とすると, 誤認周波数(f_p)は,

$$(f_p) = +17\,\text{kHz} - 2(16\,\text{kHz}) = -15\,\text{kHz}$$

さて, この+17 kHzではなく, -15 kHzと誤認された左腕は, たいへんな低周波数, すなわちバンド幅の最小周波数よりわずかに1 kHzだけ高い周波数として認識されることになり, 画像の反対側(低周波数側)に位置づけられる.

対処法：

折り返しアーチファクトを解決するには？
1. 表面コイル：最も簡単な方法は, FOV外から信号を受信しないことである. 患者の体

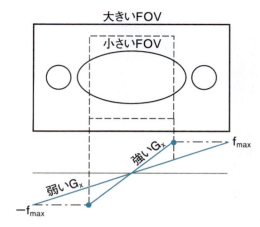

図 18-5　折り返しを避けるために FOV を広げる．

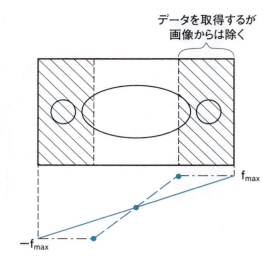

図 18-6　周波数過剰サンプリング法(NFW)では，折り返しを避けるために x 方向の FOV を 2 倍にし，最終的には不必要な部分を捨てる．

全体を覆う大きな送受信コイルの場合には体のあらゆる部分からの信号を受信するため，FOV 外からの信号が折り返しアーチファクトとなる．しかし，FOV 内の一部だけを覆う**コイル**を使えば，最大周波数範囲内の部分のみからの信号を受信することになり，折り返しアーチファクトは生じない．このようなコイルは**表面コイル**(surface coil)とよばれる．表面コイルはまた信号雑音比(SNR)を上げるためにも使われる．

2. FOV を広げる：FOV を 2 倍にして対象全体をこの中に含めば，折り返しアーチファクトは生じない．このためには，傾斜磁場勾配を弱くしなければならい．最大周波数と最小周波数の範囲に広い面積が含まれ，FOV 内の患者のすべての部分が周波数バンド幅内に含まれる．したがって，折り返しアーチファクトは生じない(**図 18-5**)．ここで，空間分解能を維持するためには，磁場勾配を弱くするとともにマトリックスを 2 倍にしなければならない．最大周波数と最小周波数は磁場勾配が強い場合と同じであるが，長い距離に分布していることになる．FOV を大きくするには磁場勾配を弱くしなければならないことをよく覚えておこう．

3. 過剰サンプリング法(oversampling)：次の 2 種類がある．a) 周波数過剰サンプリング法〔no frequency wrap(NFW)ともよばれる〕と，b) 位相過剰サンプリング法〔no phase wrap(NPW)ともよばれる〕．

a) 周波数過剰サンプリング法(no frequency wrap：NFW)：これによって，周波数エンコード方向における**サンプリング不足**(undersampling)に基づく折り返しアーチファクトが除去される(12 章のサンプリング理論参照)．折り返しを避けるために FOV を 2 倍にしておき，最終的な画像表示のときに不必要な部分を捨てることも可能である(**図 18-6**)．

b) 位相過剰サンプリング法(NPW)：**過剰サンプリング法**は，位相エンコードステップ数(N_y)を増やすことによって，位相エンコード方向にもなされる．この方法はメーカーによって，**no phase wrap (NPW)** とか**位相過剰サンプリング法**(phase oversampling)とよばれる．N_y が 2 倍になるので，撮像時間を変えないためには加算回数(NEX)を半分にする．したがって SNR は変わらない〔通常は 1/2 NEX よりわずかに多くスキャンする(**overscanning**)から撮像時間は少し長

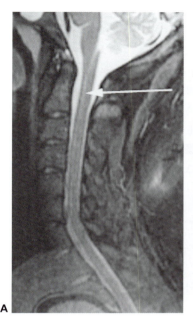
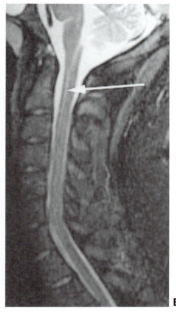

図18-7 頸椎のSTIR矢状断像．A：位相エンコード方向（頭尾方向）のエイリアシングにより，頭部が上位胸椎に重なっている．B：位相過剰サンプリング（NPW）による撮像でエイリアシングが消えている．→は打ち切りアーチファクト．

くなる〕．この例を図18-7に示す．
4. 飽和パルス（saturation pulse）：FOVの外からの信号を飽和することによって，折り返しアーチファクトを減らすことができる．
5. 3D撮像法：3D撮像法において，もしスライス選択方向にこのアーチファクトが現れたら，最初と最後の数スライスを捨てればよい．

化学シフトアーチファクト

化学シフトアーチファクト（chemical shift artifact）のもとになる原理は，異なる分子のプロトンはわずかに異なる周波数で歳差運動をするということである．水と脂肪を見てみよう．水のプロトンと脂肪のプロトンの間には歳差運動周波数にわずかの違いがある．実際には水のプロトンは脂肪のプロトンよりわずかに速く回転する．その差は3.5 ppmである．例をあげて説明しよう．

例1：

1.5 Tの磁石を考えよう．歳差運動周波数は次のとおりである．
1. 周波数＝ω_0＝γB_0
   ＝（42.6 MHz/T）（1.5 T）
   ≒64 MHz＝64×10^6 Hz
2. 3.5 ppm＝3.5×10^{-6}
3. $(3.5 \times 10^{-6})(64 \times 10^6 \text{ Hz}) \doteqdot 220$ Hz

つまり，1.5 Tでは，水のプロトンと脂肪のプロトンの間の歳差運動周波数の差は220 Hzである．

例2：

今度は0.5 Tの磁石である．0.5 Tの磁石におけるプロトンの歳差運動周波数は1.5 Tの磁石の場合の1/3である．したがって，周波数の差は，

$$1/3 (220 \text{ Hz}) = 73 \text{ Hz}$$

0.5 Tにおいては，脂肪と水のプロトンの歳差運動周波数の差は73 Hzしかないということになる．つまり，**磁場が低いほど化学シフトも小さいわけである．**

これは画像にどのような影響を与えるだろうか？ 化学シフトアーチファクトは眼窩内，椎体の終板，あるいは腹部（臓器と脂肪の境界面），そして脂肪組織が水の組織と接する部位ならどこでも認められる．1.5 Tの装置におけるサンプリング時間（Ts）は通常8 msである．周波数エンコード方向に256個サンプリングするとしよう．バンド幅（BW）は，

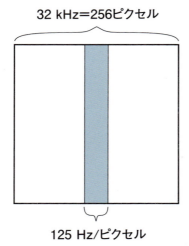

図 18-8 1.5 T，BW が 32 kHz で 256 ピクセルの場合，125 Hz/ピクセル（32 kHz/256＝125 Hz），つまり各ピクセルが 125 Hz の情報をもっていることになる．このような記述にすると±の混乱が生じないため，BW を表すのによいだろう．

$$BW = N/Ts$$
$$= 256/8 \text{ ms}$$
$$= 32 \text{ kHz}$$

この式は，全部で 32 kHz の周波数帯（バンド幅）があれば，x軸方向のすべての画像をカバーできることを示している．FOVのx軸方向の長さは 256 ピクセルに分割されるから，個々のピクセルあたりの BW は，

$$BW/\text{ピクセル数} = 32 \text{ kHz}/256$$
$$= 125 \text{ Hz}/\text{ピクセル}$$

となる（このピクセルあたりの BW という表現は Siemens や Philips が使う±16 kHz といった表現より明快である）．つまり，各ピクセルは 125 Hz の情報を含んでいることになる（図18-8）．ピクセルという**箱**に 125 Hz の周波数が詰まっているといってもよい．さて，水のプロトンと脂肪のプロトンの歳差運動周波数には 1.5 T で 220 Hz の差があるわけだが，これは何個のピクセルに相当するだろうか？

$$\text{ピクセルの差} = 220 \text{ Hz}/(125 \text{ Hz}/\text{ピクセル})$$
$$\fallingdotseq 2 \text{ ピクセル}$$

つまり（1.5 T の装置で BW を標準的な±16 kHz とした場合），脂肪と水のプロトンは約 2 ピクセル分ずれて認識されるということになる（信号の位置は水のプロトンを基準として決定されるので，実際に**ずれて認識される**のは脂肪である）．ピクセルの大きさ Δx＝1 mm とすると，脂肪は 2 mm だけ位置がずれて認識される．

■**数学**

数学に興味が深い読者のために，次の数式を示す．

$$\text{化学シフト} = \frac{3.5 \times 10^{-6} \gamma B}{BW/N_x} \text{ (ピクセル)}$$
$$= \frac{3.5 \times 10^{-6} \gamma B}{BW/N_x} \times \frac{FOV}{N_x}$$
$$= \frac{3.5 \times 10^{-6} \gamma B \times FOV}{BW} \text{ (mm)}$$

$\gamma = 42.6$ MHz/T，B：磁場強度（T），BW：バンド幅（Hz），FOV：撮像野（mm）．

化学シフトを視覚的に捉えよう（図18-9）．まず，水のプロトンが脂肪のプロトンより高い周波数で共鳴することを思い出そう．x軸の右側が高周波数になるように傾斜磁場を設定すると，水のプロトンは相対的に右（高周波数側）へ，脂肪のプロトンは左（低周波数側）へシフトする．このシフトのため，低周波数側では水と脂肪の信号が重なり，高周波数側では信号が欠損する．したがって，低周波数側には高信号（明）帯が，高周波数側には低信号（暗）帯が，従来型スピンエコー法（conventional spin echo：CSE）による T1 強調像やプロトン密度強調像でみられる〔CSE の T2 強調像では脂肪が低信号なので化学シフトアーチファクトは軽減されている．残念ながら高速スピンエコー法（fast spin echo：FSE，19章参照）では脂肪が高信号なため，化学シフトが目立つ〕．この位置誤認によるアーチファクトは脂肪/水の境界面ならどこでも認められる．また，この脂肪/水による化学シ

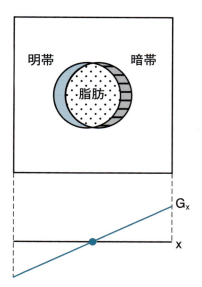

図 18-9　脂肪と水の化学シフト効果により，低磁場側に高信号帯(水と脂肪が低磁場側で重なるため)，高磁場側に低信号帯(脂肪と水の信号が欠損するため)が生まれる．

フトアーチファクトが〔CSE 法やグラジエントエコー(GRE)法でも〕周波数エンコード方向だけに現れることをよく憶えておく必要がある．

例：

椎体

　図 18-10 では周波数エンコード方向が上下方向で，上が高周波数になっている．椎体内の脂肪は下方へシフトし，水信号と重なって椎体下縁が高信号に，反対に水だけの椎体上縁が低信号となる(図 18-10)．

　図 18-11〜18-15 に化学シフトアーチファクトの現れている画像を示す．

質問：化学シフトを増加させる要因は何でしょうか？
回答：
　1. 強い磁場強度
　2. 狭いバンド幅(BW)

BW を狭めると，ピクセルあたりの BW が小さくなり，ピクセルあたりの周波数が少なくなります．たとえば，BW を 32 kHz の代わりの 16 kHz にしてみましょう．

$$BW/ピクセル数 = 16\ kHz/256$$
$$= 62.5\ Hz/ピクセル$$

　ところで，各ピクセルは 62.5 Hz をカバーしますが，化学シフトは 220 Hz のままです．したがって，220 Hz/(62.5 Hz/ピクセル)≒4 ピクセル(の誤認)．

　これは，狭い BW を用いる場合の副作用です．磁場強度と BW の化学シフトに対する影響は残念ながら独立しており，相乗的です．したがって，高磁場/狭い BW という組み合わせは最悪の化学シフトアーチファクトを生ずることになります(図 18-14)．

　3. 小さいピクセル

BW(32 kHz)と FOV を変えずに，周波数エンコードステップ数を 256 から 512 に増やすと，ピクセルという箱に含まれる周波数は半分になります．

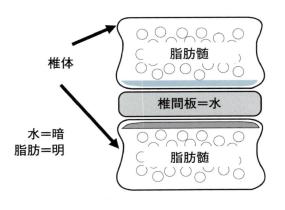

図 18-10　T1 強調像における椎体終板の化学シフトアーチファクト．椎体下縁には高信号帯，上縁には低信号帯が現れる(上に行くほど周波数エンコード傾斜磁場が強い場合)．

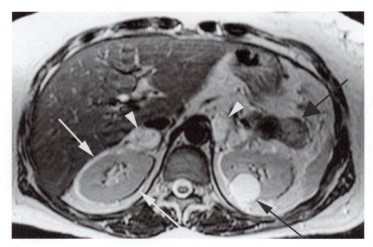

図18-11　高速スピンエコー(FSE)T2強調横断像．腎臓の左右(周波数エンコード方向)に白と黒の帯がみられる(白矢印)．von Hippel-Lindau 病で両側の褐色細胞腫(白矢頭)，膵尾部の非機能性島腫瘍(大黒矢印)，左腎の単純囊胞(小黒矢印)が認められる．

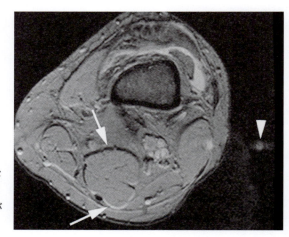

図18-12　膝の GRE T2*強調横断像．周波数エンコード方向(前後)に化学シフトアーチファクトを認める(→)．位相エンコード方向には"ゴースト"アーチファクトがみられる(▶)．関節液貯留もある．

ピクセルあたりの周波数
　　=32 kHz/512
　　=62.5 Hz/ピクセル

　先に述べたのと同様に，より大きな化学シフトを生むことになります(2ピクセル分から4ピクセル分に増加)．

BWを狭めると，化学シフトアーチファクトが増加する．

解決法：
どのように化学シフトに対処するか？
1. 脂肪抑制法により脂肪信号を取り除く．脂肪からの信号がなければ化学シフトは生じない．脂肪抑制法としてスペクトロスコピーで使う脂肪飽和パルス(fat sat pulse)や

18章　MRIのアーチファクト　**209**

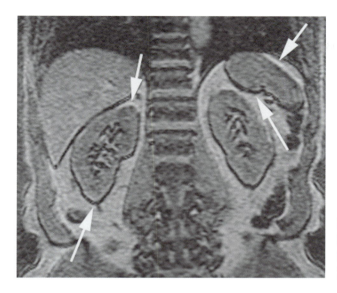

図18-13　腹部のスポイル型GRE T1強調冠状断像(TR 93/TE 1.8 ms). 脂肪/水境界の周波数エンコード(頭尾)方向に白黒帯の化学シフトアーチファクトを認める(→).

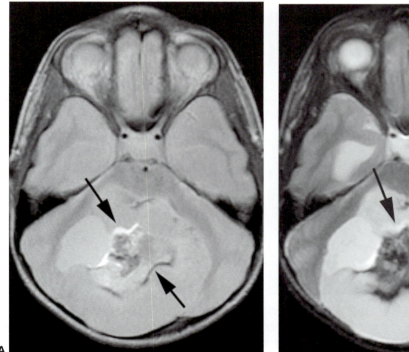
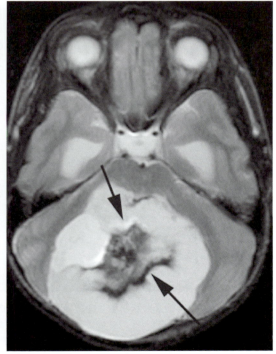

図18-14　後頭蓋窩のプロトン密度強調像(A)とT2強調像(B). 周波数エンコード方向(前後方向)に白と黒の帯がみられる(→). T2強調像で帯が太いのは，T2強調像のバンド幅が±4 kHzなのに対して，プロトン密度強調像では±16 kHzだからである. T2強調像では，黒い帯だけがよくみえることに注意. これは従来型スピンエコーT2強調像なので，脂肪の信号が低いためである. 成熟奇形腫の症例.

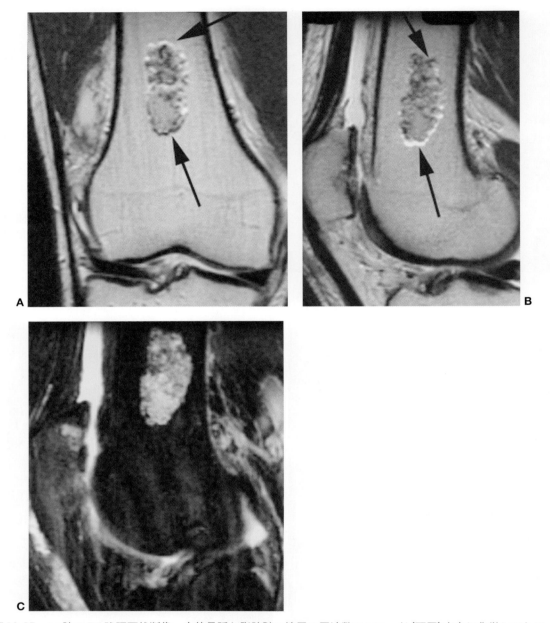

図 18-15　A：膝の T2 強調冠状断像．内軟骨腫と脂肪髄の境界の周波数エンコード（頭尾）方向に化学シフトアーチファクトがみられる（→）．B：T2 強調矢状断像．同様のアーチファクト（→）がみられるが，A とは白黒が逆である．これは周波数エンコードを逆にした（冠状断では頭側，矢状断では尾側が高周波数）ためである．C：化学的（周波数選択）脂肪飽和 T2 強調矢状断像．化学シフトアーチファクトはみられない．

STIR 法が利用される（**図 18-15**）．
2. FOV を変えずに N_x（x 軸方向のピクセル数）を減らすことにより，ピクセル径を大きくする（引き替えに空間分解能が低下する）．
3. 磁場強度を下げる（実際的な方法ではない）．
4. BW を広げる（引き替えに SNR の低下を招く）．
5. 位相エンコード方向と周波数エンコード方向を交換する．ただし，これは化学シフトの方向が変わるだけである．

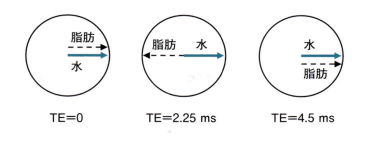

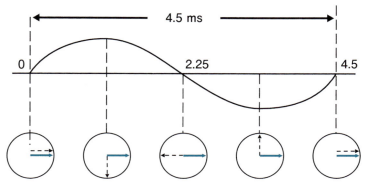

図18-16 第2の化学シフトアーチファクト．脂肪と水のプロトンはTEによって同位相になったり逆位相になったりする．TEが0，4.5，9 msの場合には同位相，2.25，6.75 msの場合には逆位相になる．この関係は正弦関数で図示される．

6. TEを長くする(より位相が分散することによって脂肪信号が低下する)．

"第2の"化学シフト

これはGRE法でみられる現象である(20章，21章参照)．脂肪と水のプロトンは，わずかに異なった周波数で，磁場方向に垂直な面において歳差運動をする(1.5 Tで220 Hz)．水のプロトンのほうが速く回転するから，まもなく脂肪より360°先行する．このようにして，時間(TE)によって，脂肪と水のプロトンが同位相になったり，180°ずれた反対の位相になったりする．1.5 Tの場合には，4.5 msごとに同位相となる．この数字は次のようにして算出される．

$$\text{脂肪と水の周波数差} = 220 \text{ Hz}$$
$$\text{同位相間隔} = 1/\text{周波数} = 1/220 \text{ Hz}$$
$$= 0.0045 \text{ s} = 4.5 \text{ ms}$$

図18-16において，最初のTE＝0 msの時点では脂肪と水は**同位相**にあり，TE＝2.25 msで**逆位相**，さらにTE＝4.5 msで再び同位相となる．一般的に言えば，水と脂肪とは2.25 msごとに同位相と逆位相を繰り返すことになる．これが**第2の化学シフト**(chemical shift of the second kind)とよばれるものである．

境界効果

TEを2.25，6.75，11.25，15.75 ms……というように設定すると脂肪と水は逆位相となって，脂肪に囲まれた臓器(たとえば腎臓や筋肉)の周辺が暗い境界として描出される．これは**境界効果**(boundary effect)，bounce point artifact, India ink etchingなどとよばれ，第2の化学シフトによって生じたものである．このような画像は**逆位相画像**といわれ，このようなTEでは，脂肪と水のスピンの位相が180°離れていることを示している．この現象は(第1の化学シフトアーチファクトのように)周波数エンコード方向に生じるのみならず，どの方向にもみられる．それはあらゆる方向において，脂肪と水のプロトンの位相が逆に

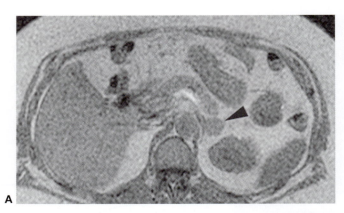
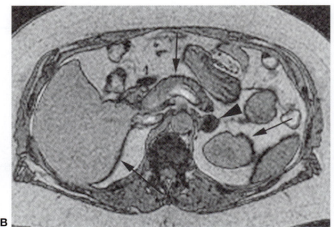

図18-17 スポイル型 GRE T1 強調の同位相（A）と逆位相（B）画像．逆位相画像（B）において，すべての水と脂肪の境界面に「境界効果」による縁取りがみられる（Bの→）．逆位相画像で左副腎腺腫（▶）の信号強度が低下していることに注目．

なるからである（図18-17）〔SE 法では，この境界効果はみられない．それは GRE 法にはない 180°再収束パルスが存在するためである〕．

対処法：
1. 適切な TE を設定して脂肪と水を同位相とする．
2. バンド幅を広げる（引き替えに SNR が低下する）．
3. 脂肪抑制法を使う．

打ち切りアーチファクト（Gibbs 現象）

このアーチファクトはコントラストの強い境界面（頭蓋骨/脳，脊髄/脳脊髄液，半月板/関節液）でみられる明暗が交互に現れる縞状の陰影で，病変と間違えられることがある（たとえば脊髄空洞症や半月板の亀裂に似た像）．原因は，サンプリング数あるいはサンプリング時間に制限があるため，階段状に急に変化した信号強度を正確に近似できないことにある．図18-18 に示したさざ波状の波形が，急な境界面にみられる平行縞の原因である．このアーチファクトのほとんどは位相エンコード方向にみられる（通常，位相エンコード方向のほうがピクセル数が少なく空間分解能が低いため）．

ところで，このアーチファクトは"打ち切りアーチファクト（truncation artifact）"とよぶのが正確である．"Gibbs 現象"とは，ピクセル数を無限に増やしても限りなく薄い不連続性が存在することを指す．図18-7，図18-19 と図18-20 に打ち切りアーチファクトの例を示す．

対処法：
1. サンプリング時間を長くして（↓BW），"さざ波"を少なくする（時間領域で長い信号は周波数領域では狭い波形となることを思い

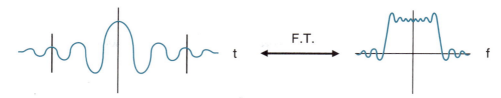

図 18-18 打ち切りアーチファクトは，打ち切られたシンク波のフーリエ変換がさざ波状のため，リングダウン効果を生じる．

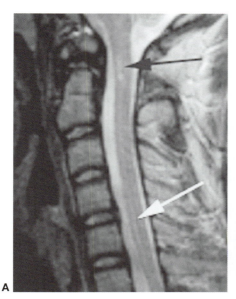
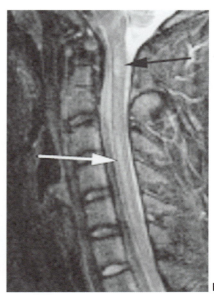

図 18-19 脂肪飽和 T2 強調矢状断像（A）ではわずかだが，STIR（B）には広い打ち切りアーチファクトがみられる（白矢印）．A の位相エンコードステップ数は 224，B では 192 である．小さな非出血性脊髄挫傷が C1/2 レベルに認められる（黒矢印）．

出そう）．
2. ピクセル径を小さくする．
   a) 位相エンコード数を増やす．あるいは，
   b) FOV を小さくする．

部分容積アーチファクト

部分容積アーチファクト（partial volume artifact）は CT の場合と同じ概念である．これを減らすためにはスライス厚（Δz）を薄くする．図 18-21 に部分容積アーチファクトの例を示す．

患者によるアーチファクト

このアーチファクトの原因は，随意あるいは不随意による患者の動き，あるいは患者の解剖学的特性である．血管内の拍動は体動によるアーチファクトの原因として興味深い（これについては後で詳述する）．

体動アーチファクト

体動アーチファクト（motion artifact）は随意あるいは不随意による患者の体動（**ランダム**），あるいは血管内の拍動流（**周期的**）による．体動アーチファクトは位相エンコード方向にだけ生じる．

214　Part I　MRI の基本概念

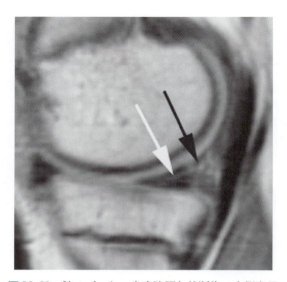

図 18-20　膝のプロトン密度強調矢状断像．内側半月板後角の断裂に似た打ち切りアーチファクトがみられる（白矢印）．高信号が半月板の外まで続いていることに注意（黒矢印）．

質問：なぜ体動アーチファクトは位相エンコード方向にしかみられないのですか？
回答：理由は2つあります．
1. まず第一に，どの傾斜磁場方向に動いても異常な位相が加算され，これによって位相エンコード傾斜磁場方向の位置が誤認されます．
2. 第二は，データ空間（13章参照）が非対称で，1つの位相エンコードステップにかかる時間（秒の単位）に対して，周波数エンコード方向の信号収集時間が極端に短い（ミリ秒の単位）ことです．したがって，周波数エンコード方向の速い信号収集に比べ，臨床的に経験する体動のほとんどははるかに遅くなります．このように周波数エンコードと位相エンコードの時間の差が，体動によるアーチファクトがおもに位相エンコード方向に広がる理由となっていま

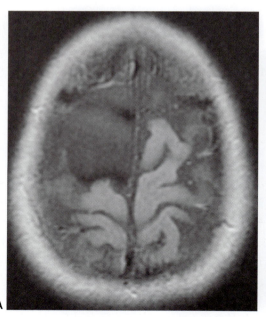
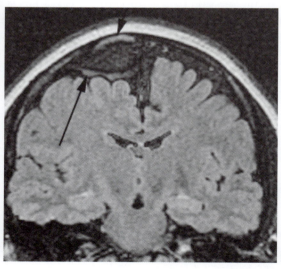

図 18-21　FLAIR 横断像（A）では右脳表の病変内に信号があり，単純な〈も〉膜嚢胞とは考えにくい．FLAIR 冠状断像（B）ではこの信号が病変内ではなく，その周囲にあることがわかる（→）．これは嚢胞周囲を流れる脳脊髄液の flow-related enhancement による高信号である．A における病変内の信号は部分容積現象によるものである．

18章 MRIのアーチファクト　215

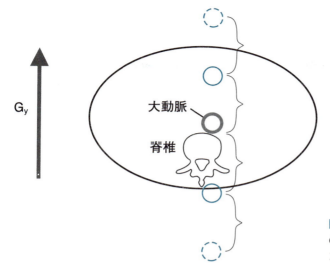

図 18-22　"ゴースト"アーチファクトは大動脈のような拍動する構造物が等間隔に位相エンコード方向に現れる．

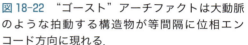

す．もちろん周波数エンコード方向にも体動アーチファクトは起こりうるのですが，無視できるほどのものでしかありません(最大でもわずかのぼけを生じる程度です)．

周期的体動

　周期的体動は拍動，すなわち血管，心臓あるいは脳脊髄液(CSF)の周期的運動によってもたらされる．図 18-22(ならびに図 18-23)を見てみよう．大動脈を横断する断面で，前後方向に位相エンコードされている場合，大動脈による等間隔の"ゴースト"アーチファクト("ghost" artifact)がみられる．このアーチファクトは原構造(ここでは大動脈)から遠くなるに従って淡くなっていく．このゴーストとゴーストの間隔(SEP)は次式で与えられる．

$$SEP = \frac{(TR)(N_y)(NEX)}{T(motion)}$$

すなわち，

$$SEP = 撮像時間/T(motion)$$

となる．ここで，T(motion)は対象(ここでは大動脈)の運動周期である．

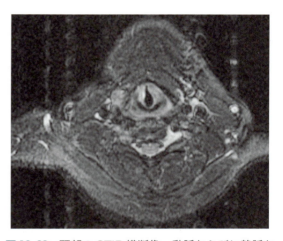

図 18-23　頸部の STIR 横断像．動脈ならびに静脈からの位相エンコード方向(前後)への"ゴースト"アーチファクトが目立つ．

例：

　大動脈は心拍に従って拍動する．もし心拍数を60/分，すなわち，1/秒とすれば，T(motion)は1秒となる．
　つまり毎秒1回大動脈が拍動する．そこで，たとえば TR=500 ms=0.5 s，NEX=1，N_y=256 とすると，

$$SEP=0.5×256/1=128 ピクセル$$

すなわち，画面上に2個のゴーストを見ることになる．心拍数が120/分であれば，

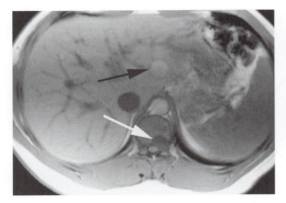

図 18-24　腹部のスポイル型 GRE T1 強調像．大動脈からの高信号（黒矢印）と低信号（白矢印）の"ゴースト"アーチファクトがみられる．この低信号"ゴースト"は椎体病変と間違えやすい．

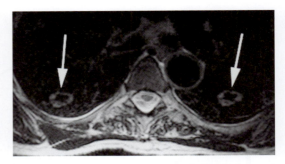

図 18-25　胸椎の T2 強調横断像．脳脊髄液からの高信号の"ゴースト"アーチファクト（→）が肺の結節に似た像を呈している．

$$SEP = 128/0.5 = 256 \text{ ピクセル}$$

すなわち，画面上のゴーストは 1 つだけとなる．

$$\frac{(TR)(N_y)(NEX)}{T(motion)} = \text{ゴースト間隔（ピクセル数）}$$

これにピクセル径を乗じれば，ゴースト間隔が距離で表される．それゆえ，繰り返し時間（TR），位相エンコードステップ数（N_y），ならびに加算回数（NEX）を増加させれば，ゴースト間隔が長くなって，画像上のゴースト数を減らすことができる．拍動が速い（周期の短い）場合もゴースト間隔が長くなる．FOV が小さすぎると，FOV 外のゴーストが FOV 内へ折り返されてくることもある．バックグラウンドの位相と拍動している構造との位相関係によって，ゴーストは暗くなったり明るくなったりする．つまり，両者が同位相であれば明るく，逆位相であれば暗くなる（図 18-24，18-25）．

対処法：
1. 流入するプロトンに空間飽和パルスをかけてアーチファクトを減らす．
2. TR，N_y，NEX を増加させて（撮像時間を長くするのと同じ），ゴースト間隔を長くする．
3. 位相と周波数エンコード方向を交換する．アーチファクトの方向を変えるにすぎないが，これによって本当の病変とアーチファ

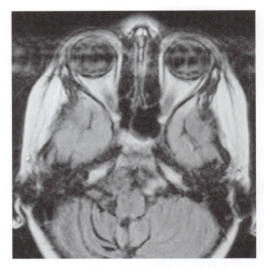

図 18-26　FLAIR 横断像．眼球運動による位相エンコード方向（左右）への体動アーチファクトが目立つ．

クトを区別できる．
4. 心拍同期法．
5. 流速補正法（flow compensation：FC）．

ランダムな体動

ランダムな体動は患者の随意あるいは不随意な動き（呼吸，体位変換，嚥下，振戦，咳嗽）によってもたらされ，画像の"ぼけ"の原因となる．また，位相エンコード方向の平行縞として現れることもある（図 18-26）．これは打ち切りアーチファクトに似ているが，打ち切りアーチファクトでは平行縞が次第に淡くなっていく点が異なる．

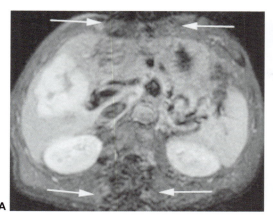
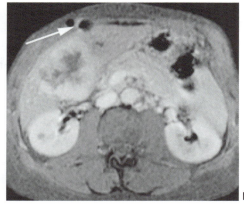

図 18-27　脂肪飽和ガドリニウム造影 SE T1 強調横断像(A)では，周期的ならびにランダムな体動アーチファクトが位相エンコード方向(前後)にみられる(→). 呼吸停止下の脂肪飽和ガドリニウム造影 GRE T1 強調像(B)では，体動アーチファクトが消失している. B の GRE 像では磁化率アーチファクトが増加している(→). 肝に血管腫がある.

対処法：

1. 患者に"動かないように"指示する(たぶんこれが最も効果的な対処法).
2. 呼吸補正法(respiratory compensation：RC)(胸壁の動きに応じたスキャンによって動きを最小にする).
3. 腸管の蠕動を少なくするため，グルカゴンを使用する.
4. 鎮静剤投与.
5. 鎮痛剤投与.
6. 高速撮像法(FSE，GRE，EPI など)：3D の代わりに 2D を連続的に撮像する(図 18-27).

脳脊髄液流によるアーチファクト

脳脊髄液(CSF)の動きによるプロトンの位相分散(dephasing)によって，ときどき病変に似た像が形成される. これは流速補正法(FC)により減少する. このような偽病変の例として次のようなものがある.

1. 脳底動脈周囲を放射状に拍動する CSF による脳底動脈偽動脈瘤(図 18-28).
2. 脳底部の脳槽を流れる CSF による脳幹の偽多発性硬化症斑.
3. CSF の流れによる偽椎間板ヘルニア.

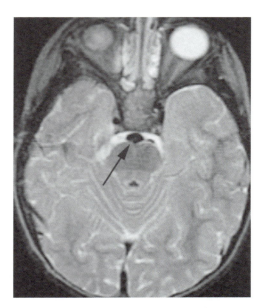

図 18-28　T2 強調横断像. 3 歳児で，脳底動脈周囲の脳脊髄液の流れによる無信号(flow void，→)のために動脈瘤と区別しがたい.

対処法：

1. 真の"病変"はすべてのパルスシーケンスでみられるが，アーチファクトは 1 つのパルスシーケンスに限られる傾向がある.
2. 心拍同期法を使用する.
3. 流速補正法を利用する.

魔法角アーチファクト

関節の撮像において，腱の長軸が主磁場方向に対してある角度（55°）を向いていると，T1 あるいはプロトン密度強調像において，この腱の信号強度が高くなり，T2 強調像では変化がない．このアーチファクトは病変と間違われる可能性がある．

腱の組成の大半を占める膠原線維は**異方性**（anisotropic）構造をもつ．この異方性構造とは方向によってその特性が変化するものを指し，ここでは T2 が腱の方向によって異なってくる（**等方性** isotropic 構造の特性は方向とは無関係である）．

魔法角（magic angle）にあると，腱の T2 が少し長くなる．TE が長い場合には，これは無視できる程度であるが，TE が短い場合（たとえば T1 あるいはプロトン密度強調像）には信号の上昇をもたらす．この T2 延長を数学的に証明するには，主磁場と腱の長軸のなす角度 $\theta = 55°$ のとき，ハミルトニアン（Hamiltonian）が 0 となることを示せばよい（図 18-29, 18-30）．

◼数学

この**魔法角**効果は，次の方程式の解である．

$$3(\cos\theta)^2 - 1 = 0 \rightarrow (\cos\theta)^2 = 1/3$$
$$\text{すなわち，} \cos\theta = \sqrt{1/3}$$
$$\theta = 55°$$

この方程式は**双極ハミルトニアン**（dipolar Hamiltonian）とよばれる複雑な数学理論から引き出されたものである．

RF によるアーチファクト

クロストーク

この問題についてはすでに前章で説明した．RF（ラジオ波，高周波）パルスのフーリエ変換が完全な矩形ではなく，サイドローブを伴っていることにこの問題は起因する（図 18-31）．図 18-32 に示すようなもう少し単純な RF 波形を使うことにしよう．隣接するスライスを考えると，それぞれの RF パルスのフーリエ変換が重なってしまう．このクロストーク（crosstalk：混線）のため

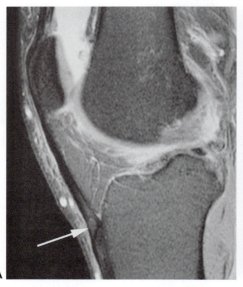
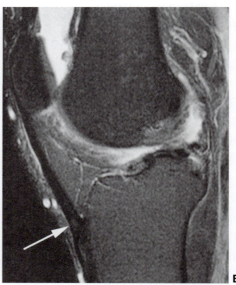

図 18-29 膝の脂肪飽和プロトン密度強調矢状断像（**A**）では，信号増加として魔法角アーチファクトが現れている（→）が，T2 強調像（**B**）では，腱の腫脹もなく低信号である．関節液貯留がある（テキサス州サンアントニオの D. Beall, MD の厚意による）．

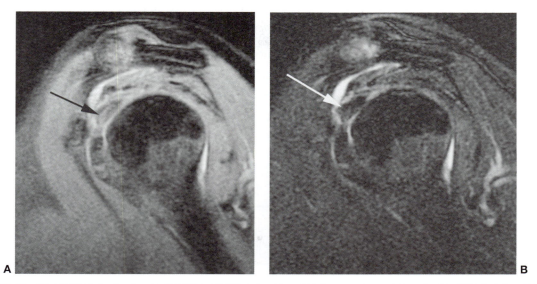

図 18-30　肩の脂肪飽和プロトン密度強調矢状断像(A)では，魔法角アーチファクトのために関節内上腕二頭筋腱の信号が上昇している(→)が，脂肪飽和 T2 強調像(B)では，腱は正常の低信号を示している．肩峰鎖骨関節の高信号は骨関節炎によるものである(テキサス州サンアントニオの D. Beall, MD の厚意による)．

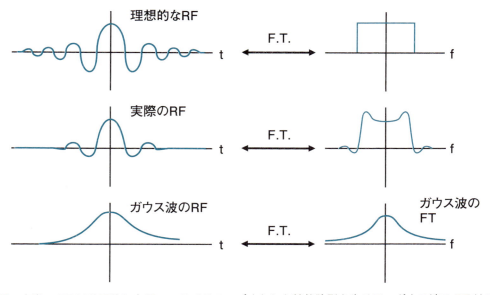

図 18-31　実際の RF は時間的に有限で，サイドローブすなわち輪状陰影を生じる．ガウス波の RF はフーリエ変換してもガウス波である．

に，実効 TR が短くなる(隣接する RF によってプロトンが飽和するため)．したがって，T1 がより強調された画像となる(これはプロトン密度あるいは T2 強調像において特に問題である)．また，TR が短縮するために SNR が低下する．

まとめると，クロストークは T1 強調を強め，SNR を低下させる．

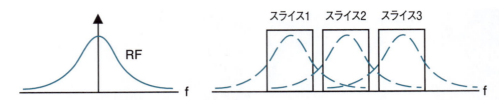

図 18-32　RF パルスのフーリエ変換にみられるサイドローブ（たとえば，ガウス曲線にみられるような）が重なり，クロストークの原因となる．

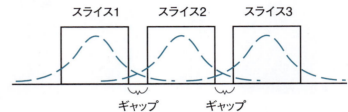

図 18-33　クロストークを減らすには，スライス間にギャップ（間隙）をおけばよい．

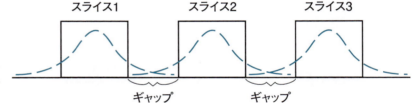

図 18-34　スライス間のギャップが大きいほどクロストークは少なくなる．

対処法：
1. スライス間にギャップ（間隙）を置く（**図 18-33**）．
2. インターリーブ（interleave）法により，100％ギャップを得る．
3. RF パルスを長くして矩形波に近づける．

もう少し詳しく説明しよう．

a. スライス間のギャップを広げればクロストークを減らすことができる（**図 18-34**）．これによるマイナス面は，撮像しない体積が増えて，その中に含まれる小さな病変を見逃す危険性が増すことである．

b. どのような順番でスライスから信号を取得するかは自由である（まずスライス 1，続いてスライス 3，そしてスライス 2 という順番でもかまわない．しかし，これでは隣接するスライスがある周波数領域を共有することになり，クロストークは免れない．クロストークを除去する唯一の方法は，2 回撮像することにより 100％のギャップを残しておくことである[†1]．たとえば，

　最初の撮像シーケンス：奇数番目のスライス 1，3，5，7……

　次の撮像シーケンス：偶数番目のスライス 2，4，6，8……

これが"真の"インターリーブ法である．1 回の撮像でインターリーブ法を施行しても，クロストークを減らすことはできても完全には除去できない．この場合におけるスライス間ギャップは通常スライス厚の 25～50％で，撮像は 1 回施行される．これ

[†1] 訳注：ここでは 1 回で多スライスを撮像することを前提としている．

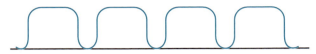

図 18-35　RFパルス（実際はそのフーリエ変換）が矩形に近いほど，クロストークのない連続スライスが得られる．

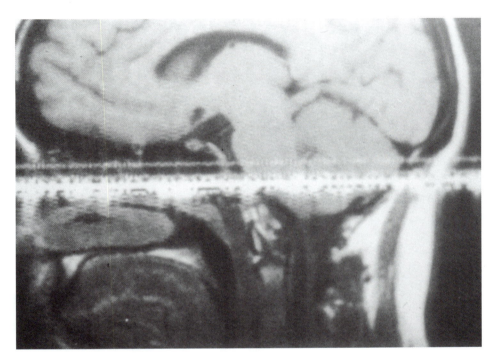

図 18-36　0位相に現れるジッパーアーチファクト．

に対し，"真の"インターリーブ法では，2回撮像するため撮像時間が2倍になる．

スライスの連続性

最新の装置においては，RFパルス（のフーリエ変換）が矩形にたいへん近くなっている（**図18-35**）．このため，スライス間ギャップをスライス厚の10〜20％にしてもクロストークが問題にはならない．しかし，スライス間ギャップを狭くするということは，撮像範囲が減少することであり，スライス枚数を増やす必要が生じる．ここでもtrade-off（取引）が必要なことを覚えておいてほしい．

RFジッパーアーチファクト

このアーチファクトは**中心アーチファクト**（central artifact）のひとつである（もう一つは後述するRFフィードスルー）．これらは**図18-36**に示すような，0位相のところに周波数エンコード方向に伸びる明点と暗点が交互する中心破線を描くため，**ジッパー**（zipper）とよばれている．ここではジッパーアーチファクト（zipper artifact）の2つの原因を説明する．

FIDアーチファクト

自由誘導減衰（FID）アーチファクトは，FIDが完全に減衰する前に180°パルスのサイドローブと重なることが原因である（**図18-37**）．この重なりによって周波数エンコード方向に"ジッパー"

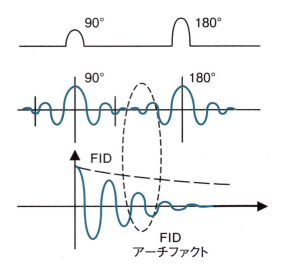

図 18-37　FID アーチファクト．180°パルスのサイドローブと FID が重なることにより，0 位相のところに周波数エンコード方向に向かうジッパーアーチファクトが生まれる．

アーチファクトが生まれる．

対処法：
1. TE を延長する（FID と 180°RF パルスを離す）．
2. スライスを厚くする．これは広い RF バンド幅を選択することによりなされる．広いバンド幅は時間領域において RF の持続時間を短縮するので重なる可能性が低下する．

誘発エコー

このアーチファクトも中心を通って周波数エンコード方向に向かう細いあるいは太い帯として現れる．その機序は FID アーチファクトと同様である．この場合には，隣接するスライスの RF パルスや二重エコーパルスシーケンスにおける 90°―180°―180°パルスが不完全なために誘発エコー（stimulated echo）が生まれる．この誘発エコーは

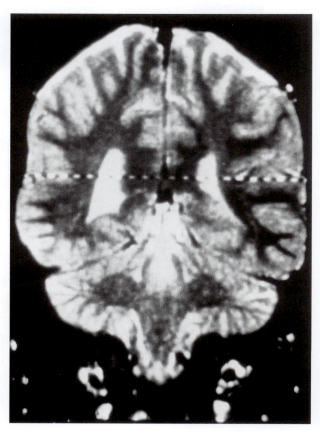

図 18-38　RF フィードスルーにより，0 周波数のところに位相エンコード方向に向かうジッパーアーチファクトが生まれる．

位相エンコードされておらず，位相0で周波数方向に向かう線として現れる．

対処法：
1. 傾斜磁場スポイラーを使用する．
2. RF送信装置を調整する．
3. サービス技師を呼ぶ．

RFフィードスルージッパーアーチファクト

このアーチファクトは，励起RFパルスがデータ収集時に完全に消失せずに，受信コイルに"入り込む(feed through)"ことによって起こる．このジッパー状の帯は0周波数で位相エンコード方向に向かう(図18-38)．

対処法：
180°位相の異なったRFパルスを信号収集ごとに交互に使う．RFパルスの位相が平均化されてRFフィードスルーが除去される．

RF雑音

RF雑音は不必要な外部からのRF(たとえば，テレビやラジオ放送，蛍光灯，電子患者監視装置)から生まれる．RFフィードスルーと基本的には同じであるが，RFフィードスルーアーチファクトが0周波数のところに生じるのに対し，RF雑音は進入してきたRFの特定の周波数のところに現れる(図18-39)．

対処法：
1. RF遮蔽を改善する．
2. 可能であれば患者監視装置を除去する．
3. MRI室の戸を閉める！

外磁場によるアーチファクト

B_0に関連したアーチファクトは通常磁場の不均一によるものである．このような磁場の不均一性は，ふつうシミング不良か環境要因あるいはボアの短い磁石を用いた装置の端で撮像した場合で画像の歪みにつながる(図18-40)．これは180°再

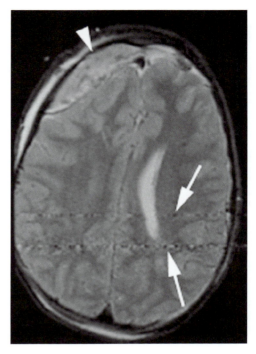

図18-39　T2強調横断像．モニター装置からのRF雑音(→)がみられる．術後患者で硬膜外血腫(▶)が認められる．

収束パルスを使うSEやFSE法によって軽減される．また，磁場の不均一性は，脂肪抑制法を使うときに，不均質な画像の原因となる．

GRE法では，本来の画像と折り返し画像の重なりによって，小さな空間的磁場不均一性が**波紋状飾り**(moiré fringes シマウマ模様)の原因となる(図18-41)．

対処法：
シムコイル(自動シミング) が適切であれば，問題は最小限となる．

磁化率アーチファクト

2章で説明したように，あらゆる物質は，磁場にさらされると程度の差はあるが磁化される．そして，その磁化の程度を示すのが，**磁化率**(magnetic susceptibility，ギリシア文字のχで表される)である．

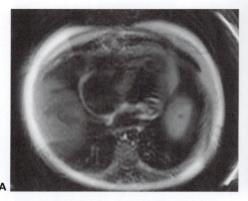
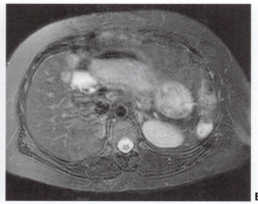
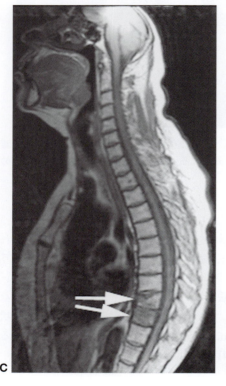

図18-40　短いボアの端の脂肪飽和T2強調横断像(**A**)では，静磁場が不均一なために上腹部の画像が歪み，脂肪飽和も不十分である．さらに下方のスライス(**B**)では，歪みはなく脂肪飽和も完全である．別の患者のT1強調矢状断像(**C**)では，ボアの端にあたる上下縁部の画像が歪んでいる．胸椎の圧迫骨折がある(→)．

　MRIでよく扱われる物質はその磁化率によって3種類に分かれる．すなわち，常磁性(paramagnetic)，反磁性(diamagnetic)，強磁性(ferromagnetic)である．これらの物質については2章で説明したが，もう一度簡単に振り返ってみよう．

1. **反磁性物質**とは，不対電子をもたない物質のことで，その磁化率 χ は負である(すなわち，$\chi<0$ で $\mu=1+\chi<1$)[†2]．実際的には磁性のない物質といえる．人体のほとんどの組織はこの性質をもつ．

2. **常磁性物質**とは，不対電子をもつ物質のことで，その磁化率 χ は小さく正で(すなわち，$\chi>0$ で $\mu>1$)，外部磁場によって弱く引き付けられる．希土類元素の**ガドリニウム(Gd)** は7個の不対電子をもつ強い常磁性物質である．Gd は周期表上は**ランタノイド族**の一員である．希土類元素の**ジスプロシウム(Dy)** も強い常磁性物質で，この族に属

---

†2 訳注：μ は透磁率．

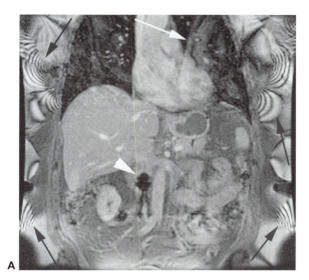

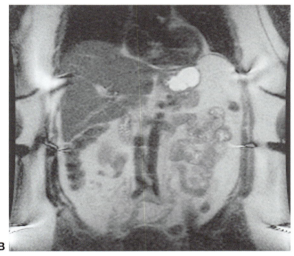

図18-41　化学的脂肪飽和ガドリニウム造影GRE T1強調冠状断像(A)には，波紋状飾りアーチファクトがみられる(黒矢印)．single-shot FSE T2強調像(B)ではアーチファクトが減少している．Aではまた，心臓と大動脈からのゴースト(白矢印)と下大静脈フィルターからの磁化率アーチファクト(白矢頭)がみられる．

する．ヘモグロビン変性物にも常磁性物質があり，デオキシヘモグロビンは4個の，メトヘモグロビンは5個の不対電子をもつ．これに対し，出血の最終産物であるヘモジデリンは10,000個以上の不対電子をもつ．このように，通常の常磁性物質の100〜1000倍の磁化率をもつ物質は**超常磁性**(superparamagnetic)とよばれる．

3. **強磁性物質**は磁場に強く引き付けられ，超常磁性物質よりもさらに大きい正の磁化率χをもつ．強磁性物質としては3つが知られている．すなわち，鉄(Fe)，コバルト(Co)，ニッケル(Ni)である．

磁化率アーチファクト(susceptibility artifact)は，組織/空気，あるいは組織/脂肪といった磁化率の異なる境界に生じる(たとえば，副鼻腔，頭蓋底，トルコ鞍)．磁化率の違いが局所磁場の歪みを生じ，スピンの位相分散(dephasing)による信号低下，信号位置の誤りや化学的脂肪飽和が効かないといった現象の原因となる(図18-42〜18-44)．金属クリップや異物といった強磁性物質は，磁化率が大きいため，大きな磁場の歪みとアーチファクトにつながる(図18-45〜18-47)．

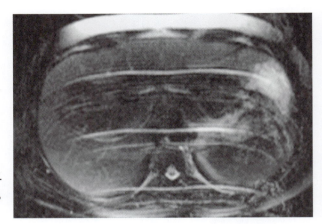

図 8-42　FSE T2 強調横断像．脂肪飽和が不均一なために飽和されなかった前腹壁の皮下脂肪からの"ゴースト"アーチファクトがみられる．

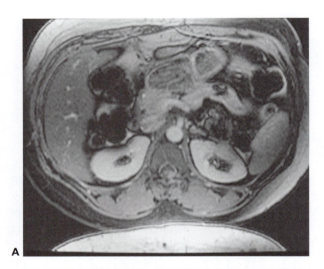

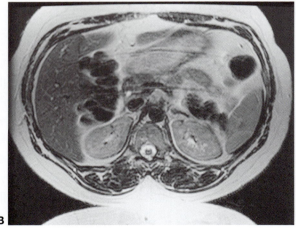

図 18-43　腹部の脂肪飽和ガドリニウム造影 GRE T1 強調横断像（A）では，反磁性ガスと軟部組織の境界に"開花状"のアーチファクトがみられる（特に結腸脾曲）．FSE T2 強調像（B）では目立たない．どちらの画像にも位相エンコード方向（前後）のエイリアシングがあり，A では脂肪飽和が不均一である．

18章　MRIのアーチファクト　**227**

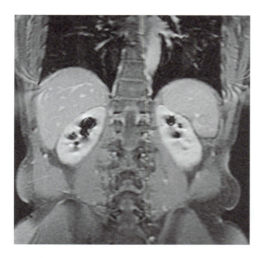

図 18-44　脂肪飽和ガドリニウム造影 GRE T1 強調冠状断像．濃縮されたガドリニウム（常磁性体）により腎盂腎杯が暗く，その周囲が高信号になっている．弱い波紋状飾りもみられる．

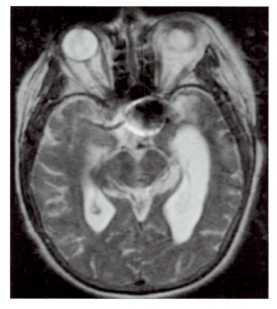

図 18-45　FSE T2 強調横断像．MRI 対応の左内頸動脈瘤クリップからの金属磁化率アーチファクトがみられる．

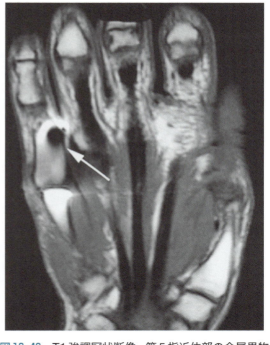

図 18-46　T1 強調冠状断像．第 5 指近位部の金属異物から磁化率アーチファクトがみられる（→）．

質問：磁化率効果によって，最も影響されにくい撮像法はどれですか？
回答：エコープラナー法（EPI），グラジエントエコー（GRE），従来型スピンエコー（CSE），高速スピンエコー（FSE）の順に影響されにくくなっていきます．FSE は多数の再収束 180°パルスを有するため，磁化率効果による影響が最も少なくなります．

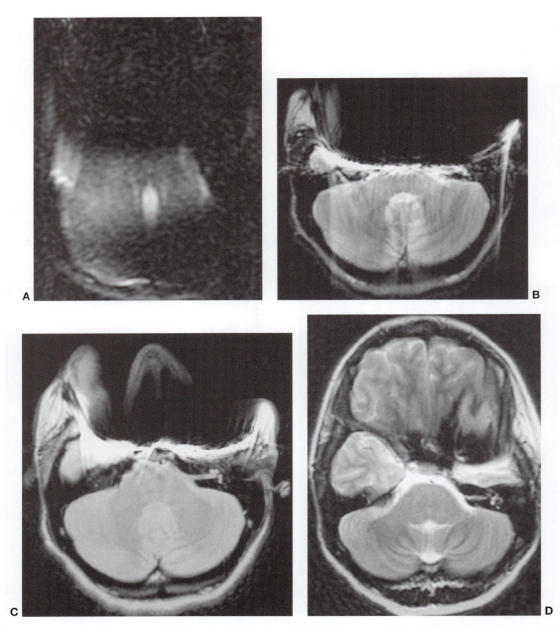

図 18-47　A：EPI，B：SE T2 強調像，C：SE プロトン密度強調像，D：FSE T2 強調像．歯科金属ブレースからパルスシーケンスによってさまざまな強さの磁化率アーチファクトがみられる．EPI が最悪．同じスピンエコー（SE）でも T2 強調像のアーチファクトが強いのはバンド幅が狭いためである（T2 強調像；±4 kHz，プロトン密度強調像；±16 kHz）．FSE T2 強調像（バンド幅±16 kHz）で磁化率アーチファクトが最も少ないのは，多数の 180°再収束パルスを繰り返し印加するためである．

傾斜磁場によるアーチファクト

渦電流

　渦電流（eddy current）とは，傾斜磁場が高速に点滅されることによって生じる小電流である（つまり，急激な磁場の立ち上がりと消退により誘導される電流）．このような電流は傾斜磁場を歪め（**図 18-48**），その結果，画像にアーチファクトを

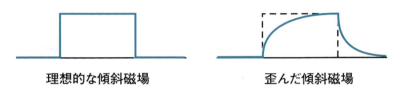

図 18-48 渦電流は傾斜磁場を高速に断続することによって生じ，傾斜磁場波形，そして画像を歪める．

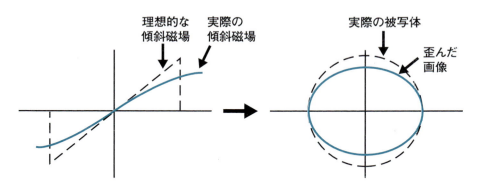

図 18-49 傾斜磁場の非線形性によって画像が歪む．たとえば，円が楕円になってしまう．

生じる．

非線形性

理想的な傾斜磁場は線形である．しかし，人生の多くの面がそうであるように，理想的な傾斜磁場など存在しない．この傾斜磁場の非線形性が局所磁場の歪みと画像のアーチファクトを生む．これによる効果は静磁場(B_0)の不均一によるアーチファクトと同様のものである．

幾何学的歪み

幾何学的歪み(geometric distortion)は，傾斜磁場の非線形性あるいは傾斜磁場の出力低下に起因する．図 18-49 にこの概念を示す．実際の傾斜磁場は，そのピークが鈍化しているために，画像の歪みの原因となる(たとえば，円が楕円に描出される)．図 18-50 に示すのは EPI における傾斜磁場の非線形性の一例で，このようなときには，サービス技師を呼ぶ必要がある．

データ誤差

データ誤差は，1つのスライスのk空間に関するデータ処理過程における1回の計算間違いによって生まれる．その結果は十字模様のアーチファクトとなるが，これは1枚のスライスだけにみられ，他のスライスには認められない(図 18-51)．

対処法：
1. 間違ったデータを削除し，近くのデータから補完する．
2. 単にパルスシーケンスを繰り返せば，問題は解決する．

流れに関するアーチファクト

周期的な流れによるアーチファクト(flow related artifact)も含めて，体動(動き)によるアーチファクトについては，すでに説明した．これ以外の流れに関するアーチファクトは26，27章で扱う．

誘電効果

RFの波長が患者の撮像部位の直径に近くなる

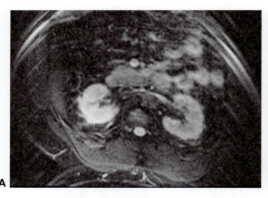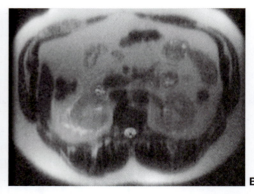

図 18-50　腹部の EPI T2 強調横断像(A)では，正常の楕円形の腹部が歪んでいる．single-shot FSE T2 強調像(B)が真の形状を表している．

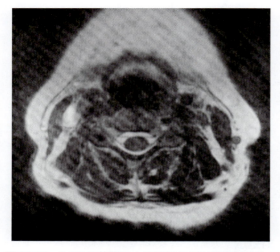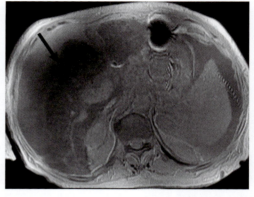

図 18-51　0.23 T 装置による頸椎の T2 強調横断像．画像全体に対角線が走っている．これは k 空間の 1 つのデータの誤りによるものである．

図 18-52　3 T の腹部プロトン密度強調像．肝硬変と腹水があり，誘電効果すなわち"定常波"による低信号部(→)を認める．

と，定常波により高信号部と低信号部が現れる．これは 3 T 以上で顕著になる．生体は誘電体でもあるので，このアーチファクトは"誘電効果(dielectric effect)"とよばれる(図 18-52)．大きい部位，すなわち腹部でより目立ち，腹水があるとよくみられるアーチファクトである．誘電効果の解決策はパラレル送信，すなわち"送信センス(transmit SENSE)"である．

Key Points

この章では，MRI におけるアーチファクトのよくみられる，そして重要な原因について説明した．これらは，MR に携わる放射線科医の 1 人 1 人が知っておくべき事項である．この章の"はじめに"にアーチファクトの一覧を示した．これ以外にアーチファクトの原因はいくつかあるが，重要性は低いので割愛した．

Questions

18-1. 化学シフトアーチファクトに関して正しい記述はどれか？
- a) 脂肪のプロトンは水のプロトンより3.5 ppm高い周波数に共鳴する．
- b) $1.5\,T$では約$220\,Hz$である．
- c) $1.5\,T$，バンド幅$32\,kHz$，マトリックス256×256の場合，約2ピクセルに相当する．
- d) 上記のすべて．
- e) b)とc)のみ．

18-2.
- a) 次に示す条件（周波数エンコード数を256とする）における化学シフトを求めよ（単位はピクセル数）．

B₀ / BW	0.2 T	0.5 T	1.0 T	1.5 T
50 kHz				
10 kHz				
4 kHz				

- b) FOVを$240\,mm$として，上の表の答えをmm単位で示せ．
- c) 結論はどうなるだろう？

18-3. 周期的な動きは，位相エンコード方向の"ゴースト"アーチファクトの原因となる．隣同士のゴースト間ピクセル数（SEP）は，Tを動きの周期とすれば，次の式で表される．

$$SEP = TR \cdot NEX \cdot N_y / T$$
$$= 撮像時間 / T$$

- a) 次の条件下における大動脈からのゴーストのSEPを計算せよ．
  心拍数：$60/分（1/秒）$，TR：$200\,ms$$= 0.2$秒，NEX：$1$，$N_y$：$256$．
- b) a)の条件において，位相エンコード方向に現れる可能性のあるゴーストの数はいくつか？
- c) NEXを増やす効果は何か？

18-4. "折り返し"を減らすことができないものを1つ選べ．
- a) 表面コイルを使う．
- b) FOVを小さくする．
- c) 空間飽和パルスを使う．
- d) NPW（no phase wrap）を使う．
- e) NFW（no frequency wrap）を使う．

18-5. 打ち切りアーチファクトを減らすことができないものを1つ選べ．
- a) ピクセルを小さくする．
- b) サンプリング時間を長くする．
- c) N_yを増やす．
- d) FOVを大きくする．

18-6. 次の記述は正しい（T）か，誤り（F）か？
化学シフトアーチファクトは水と脂肪の境界において，高周波側に高信号帯，低周波数側に低信号帯を形成する．

18-7. 化学シフトを減らすことができないものを1つ選べ．
- a) バンド幅を狭める．
- b) 脂肪抑制法を使う．
- c) 静磁場の低い装置を使う．
- d) TEを長くする．

18-8. 次の記述は正しい（T）か，誤り（F）か？
$1.5\,T$では脂肪と水のプロトンは，TEが$2.25\,ms$の奇数倍のときに逆位相となる．

18-9. 化学シフトアーチファクトは一般に次のうちのどれで表されるか？
- a) $3.5 \times 10^{-6} \gamma B \cdot N_x / BW$
- b) $3.5 \times 10^{-6} \gamma B \cdot FOV / BW$
- c) $3.5 \times 10^{-6} \gamma B / (BW \cdot N_x)$
- d) a)とb)

18-10.
- a) 次の条件下における大動脈からのゴーストのSEP（ピクセル数およびmm単位）を計算せよ．
  心拍数：$80/分$，TR：$500\,ms$，NEX：1，N_y：128，FOV：$20\,cm$．
- b) FOV内に現れる可能性のある最多のゴースト数は？

18-11. 常磁性体でないのはどれか？
- a) ガドリニウム

232 **Part I** MRI の基本概念

b) ジスプロシウム　　c) コバルト

d) メトヘモグロビン　　e) c)と d)

18-12. 体動アーチファクトを減らすことができ
ないものを 1 つ選べ.

a) 高速撮像法

b) 鎮静剤

c) 3D 撮像法

d) flow compensation（流速補正法）

18-13. CSF の流れと関係ないものはどれか？

a) 脳幹の偽多発性硬化症斑

b) 偽椎間板ヘルニア

c) 偽脳底動脈瘤

d) 偽脊髄空洞症

18-14. 次の記述は正しい（T）か，誤り（F）か？
魔法角アーチファクトによって，静磁場
方向に垂直な腱がプロトン密度強調像に
おいて高信号となる.

18-15. クロストークアーチファクトを減らすこ
とができないものを 1 つ選べ.

a) 傾斜磁場勾配を上げる.

b) スライス間隙（ギャップ）を大きくす
る.

c) 100％のギャップでインターリーブ法
を用いて二重にデータを取得する.

d) RF 波形を改善する.

18-16. ゴーストアーチファクトの数を減らすこ
とができないものを 1 つ選べ.

a) flow compensation（流速補正法）

b) 空間飽和パルス

c) N_y を減らす.

d) TR を長くする.

18-17. 打ち切りアーチファクトに含まれるのは
どれか？

a) 偽半月板断裂

b) 偽脊髄空洞症

c) 偽多発性硬化症斑

d) 上記のすべて

e) a)と b)のみ

f) a)と c)のみ

18-18. 次の記述は正しい（T）か，誤り（F）か？
体動によるアーチファクトは位相エン
コード方向にだけ生じる.

Part

高速撮像法

19章　高速スピンエコー法　**235**

19

高速スピンエコー法

はじめに

　この章では高速スピンエコー（FSE）の優美で巧妙な技術について論じることにしよう．この技術は，Hennig ら[1]によって導入された当初は **RARE**（rapid acquisition with relaxation enhancement 緩和増強による急速撮像）とよばれていた．しかし，**ファーストスピンエコー**（fast spin echo：**FSE**）とか**ターボスピンエコー**（turbo spin echo：**TSE**）とよばれるのが一般的になってきている．製造会社によって異なる名称でよばれている（**表19-1**）．

　パルスシーケンス図（PSD）を**図19-1** に示した．このパルスシーケンスは従来型スピンエコー（conventional spin echo：CSE または SE）と FSE のどちらにも使うことができる．

従来型スピンエコー法

　最初に CSE について考えることとし，k 空間（k-space）がいかにして満たされていくかについて，もう一度見てみよう．CSE においては 90°RF パルスが印加された後は直ちに**自由誘導減衰**（free induction decay：**FID**）が形成される．最初の 90° パルスが印加されて TE 時間後に（最初の 180° 再収束パルスから TE/2 時間後—たとえば，

---

†1 原注：詳細は Hennig J, et al：RARE imaging：a fast imaging method for clinical MR. Magn Reson Med 3：823-833, 1986 を参照.

表 19-1 RARE の製造会社による名称

製造会社名	名称
GE，日立，東芝	ファーストスピンエコー（fast spin echo：FSE）
Siemens，Philips	ターボスピンエコー（turbo spin echo：TSE）

図 19-1 では 17 ms 後に），最初のスピンエコーを得ることができる．そして，すべての 180° 再収束パルス後にはそれぞれのスピンエコーが得られる．それぞれのエコーは 17 ms ごとである．これらのエコーは，T2 緩和によって次第に信号強度が低下していることに注意しなければならない．

　CSE においては一般的には 2 つのエコーを採取している．すなわち，2 つの 180°RF パルスを印加して，2 つの異なった TE でそれぞれのエコーを得ている．しかしながら，CSE でも，ほしい数だけ複数のエコーを得ることが可能ではある．たとえば，**図 19-1** では 8 エコーを 1 回の TR（繰り返し時間）で得ている．

　CSE では 1 回の TR で 1 つの位相エンコード処理が行われる．すなわち，180° パルス後に得られるそれぞれのエコーは，ただ一度の位相エンコード傾斜磁場の印加後に得られるということである．それぞれのエコーは固有の k 空間をもち，1 回のエコーで k 空間の 1 行を満たしていくことになる（**図 19-1**）．

　CSE ではそれぞれの k 空間はそれぞれ異なった

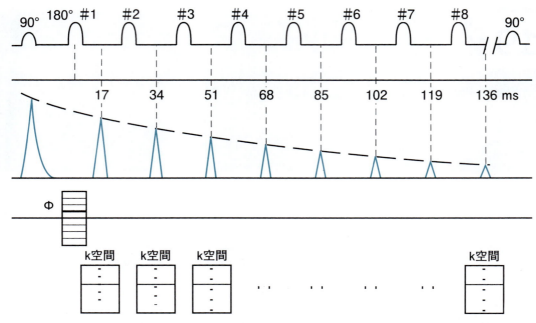

図 19-1　8 エコーを有する従来型スピンエコー（CSE）の系列．エコー間隔（ESP）は 17 ms である．

画像となる．8回の180°パルスで得られる8つのエコーからは8つの画像が得られる．最初のエコー画像，2番目，3番目というように．それゆえ8つの異なったk空間から8つの画像が得られることになる．もし，256回の位相エンコード処理を行おうとしたら，256回時間を変えて行わなければならないので，撮像時間は以下のようになる．

撮像時間＝繰り返し時間（TR）×
位相エンコードステップ数（N_y）×加算回数（NEX）

1回の撮像で8つの異なるTEの画像が得られる．もし最後のTEにおける画像にしか関心がないとしたら，初めの7つのk空間を埋める必要はない．しかし，この7つのエコーは"無料"で提供される．というのも，この7つの過程を省いて時間節約しようと思ってもそれは不可能であり，とにかく最後のエコーになるまで待たなくてはならないのだから．2つのエコーを採取する二重エコーCSEでは最初のエコーは"無料"で，そのために時間を費すということはない（しかし，この後見ることになるFSEにおいては当てはまらない）．

このように，CSEでは256回のTR（それぞれ異なった位相エンコード処理）を繰り返して，k空間にある異なった256行を埋めていくことになる．8つのエコートレインなら，8個のk空間を埋めて8つの画像が得られることになる．

高速スピンエコー法

同じ例をとって高速スピンエコー（FSE）の原理を見てみることにしよう．FSEは従来のスピンエコーを踏襲しながらもきわめて洗練された技術によって時間節約を成し遂げている．今回もエコートレイン数（echo train length：ETL）を8として考えることにしよう．しかし，今回はk空間はただ1つである．そして一度に1つのk空間の8つの行（ライン）を埋めてしまうのである（図19-2）．8つの別々のk空間を使う代わりに，8つのエコーから得られた情報をただ1つのk空間に用いる．

1回のTR（ワン"ショット"one shot）で8つのエコーを1つのk空間の8つの行に埋めてしまう．次のTRでは，また8つのエコーを同じk空間の別の8つの行に埋めてしまう（図19-3）．

このようにしてそれぞれのTRごとに，1つのk空間の8つの行に埋めることになるので，合計

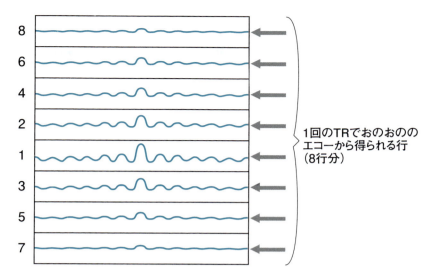

図 19-2　FSE では1回のショット（1回の TR）で，k空間の8行（ライン）が満たされる.

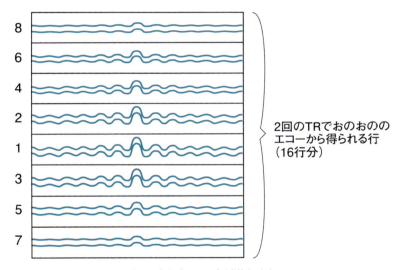

図 19-3　2回のショットで，k空間の 16（8×2）行（ライン）が満たされる.

で 256 の行を満たすためには 32 回だけ繰り返せばよいことになる（256/8＝32）.

CSE では，1回の TR で k 空間の1つの行しか満たせなかったので，256 回の作業が必要である.このようにして FSE では，撮像時間を 1/8 に短縮したことになる.

例：

CSE において，繰り返し時間（TR）＝3000 ms, 位相エンコードステップ数（N_y）＝256, 加算回数（NEX）＝1 とした場合，撮像時間（CSE time）は次のようになる.

$$\text{CSE time} = (\text{TR})(N_y)(\text{NEX})$$
$$= (3000 \text{ ms})(256)(1)$$
$$= 12.8 \text{ 分}$$

FSE において上記と同じ条件でエコートレイン（ETL）を8とした場合，撮像時間（FSE time）は次のようになる.

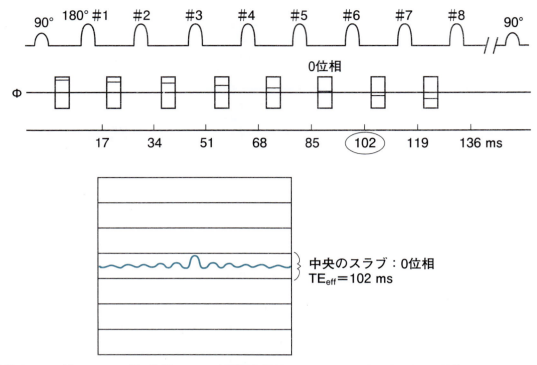

図 19-4 TE_{eff} が 102 ms の例．位相エンコード磁場勾配はこのエコーのとき最小となり，対応するエコーは k 空間の中央のスラブを占める．

$$FSE\ time = (TR)(N_y/ETL)(NEX)$$
$$= (3000\ ms)(256/8)(1)$$
$$= 1.6\ 分$$

このように，撮像時間を 12.8 分から 1.6 分に短縮できる．つまり，FSE は CSE より 8 倍速く撮像できるということである．

エコートレイン数

エコートレイン数（echo train length：ETL）はFSE の際に用いるエコー数のことであり，通常 3 から 32 である．隣のエコーとエコーとの間の時間（あるいは 180°パルスの間隔）は，**エコー間隔**（echo spacing：**ESP**）とよばれる．32 kHz（±16 kHz）の高いバンド幅（bandwidth：BW）においては，通常は 16～20 ms くらいである．

図 19-4 は一例であるが，画像としてほしい TE がおよそ 100 ms としよう．FSE では選択可能な TE は，ESP（この例では 17 ms）の倍数である．こ

れを**実効 TE**（effective TE：TE_{eff}）とよぶ．これが真の TE でないことはすぐに気づくと思うが，とりあえず例として TE_{eff} = 102 ms（= 6×17 ms）としよう．

k 空間の中央部は最も信号が強く，辺縁部になるほど信号が弱まることを思い出してみよう．仮に k 空間を 8 つのスラブに分割し，それぞれのスラブ（それぞれのスラブは番手ごとのエコーに相当する）には，32 の行（ライン）があるとしよう．TE_{eff} を 102 ms とした場合，中央のスラブは 6 番目のエコーに割り当てられる（図 19-4）．

FSE では，すべての 180°パルスの前に位相エンコード傾斜磁場を印加するが，その勾配の強さは任意である．TE_{eff}（この例では 102 ms）として選択したエコー（6 番目のエコー）の前の位相エンコード磁場勾配をできるだけ小さくするのである．これ以外の位相エンコード磁場勾配を次第に増大していく．これによって 102 ms において信号は最大となる（なぜなら位相エンコード磁場勾配が小さいほど得られるエコーは大きくなるから

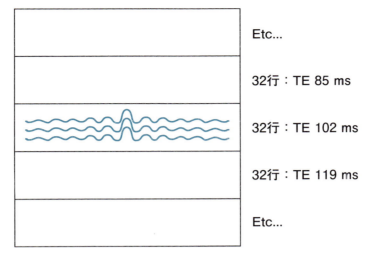

図 19-5　最小位相エンコード傾斜磁場に対応するエコーの 32 行（ライン）が，中央のスラブを占める．

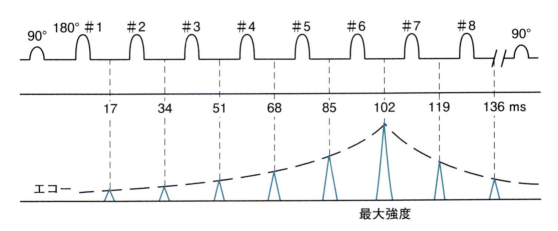

図 19-6　TE_{eff} が 102 ms のとき，得られるエコーは最大となる．

である）．位相エンコード磁場勾配が強いために，それ以外のエコー信号は小さくなる（図 19-6）．

　次の TR でも同様に，位相エンコード傾斜磁場を印加する際には，6 番目のエコーの前の磁場勾配を最もゼロに近いように弱め，他のエコーの前の磁場勾配を前回の TR 時とほぼ同じ値となるように設定する．そうすると，6 番目のエコーからの信号（TE 102 ms）がまた最大となり，他のエコーからの信号は段階的に弱い値となる．

　6 番目のエコーからの信号は，（最初の TR から最後の 32 回目の TR まで）k 空間の中央のスラブを占めることになる（図 19-5）．他のエコーからの信号は，別のスラブを占めることになる．位相エンコード磁場勾配が強いほど（得られる信号は弱まり）中央から離れたスラブを占め，位相エンコード磁場勾配が弱いほど（得られる信号は強くなり）中央に近いスラブを占めることとなる．k 空間はこのようにして，中央部からは信号量が多く，辺縁部からの信号量は乏しいことになる．

　ETL を 8 とした場合，k 空間は 8 スラブで構成され，32 ショットの場合それぞれのスラブは 32 行のエコーを含むことになる．各スラブはそれぞれ別の番手のエコーに相当する．エコーがどのようであるか，もう一度，図 19-6 を見てみよう．

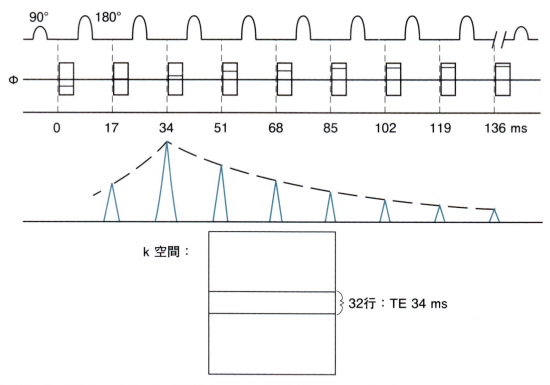

図 19-7　TE$_{eff}$ が 34 ms の例．この例の最大のエコーは TE が 34 ms のときとなる．

　中央のスラブは，位相エンコード磁場勾配が最も弱いため，位相分散が少ない．TE＝102 ms で得られる信号は最も強く，そこから離れるに従い，位相エンコード磁場勾配が強くなることによって，得られる信号は弱まる．

　TE$_{eff}$ で最大の信号が得られるのは事実だが，他の TE の信号も得られてしまうのも事実であり，これは望む画像コントラストにあまり寄与しない．これら他の TE の信号もすべて同じ k 空間にある．他の TE からの信号強度のおのおのは，TE$_{eff}$ から離れるに従い段階的に弱まるとはいえ，TE$_{eff}$ のコントラストに影響しないわけではない．このことが真の TE ではなく，**実効 TE** とよばれるゆえんである．

　ある意味では，エコーを平均化(加重的ではあるが)していることになる．適当なスラブを選択することによって，102 ms(TE$_{eff}$)のエコーに強く加重し，それ以外のエコーの影響は弱まるようにするのである．k 空間の中央部から離れるに従って，加重を弱める，実効エコーに対しての影響を減ずるようにするのである．

　今までの例は長い TR/TE であり，T2 強調像に相当する．今度は長い TR と短い TE の組み合わせで，プロトン密度強調像を例とすることとし，TE$_{eff}$ を 30 ms 前後としよう(図 19-7)．この例では，k 空間の中央部を占めることになる TE$_{eff}$ は 2 番目のエコー(TE＝34 ms)としよう．最大となるエコーは，TE が 34 ms のときであり，続いて起こるエコーは徐々に弱まることになる．このことも前回と同様，位相エンコード磁場勾配は 2 番目が最も弱く，それ以外は徐々に増大させていくことに起因している．

　TE$_{eff}$ は 34 ms だとしても，エコートレイン数である 8 すべてのエコーが累積することになる．TE 136 ms(8×17＝136)の信号でさえも，TE$_{eff}$ である 34 ms の信号に影響を与えることになり，これは望ましいことではない．そのため T1 強調像では，4 などのなるべく小さい ETL を用いるようにする．ETL が 4 であれば 1 度の TR での位相エンコードステップは 4 回となり，k 空間も 4 スラブ

だけとなる．最短のTE_{eff}(この場合 17 ms)に影響を与える最後のエコーでも 68 ms($4 \times 17 = 68$)にすぎない．このようにして T1 強調像では，長い TE による T2 効果がなるべく出ないようにするのである．

> **質問 1**：FSE で ETL を 8 から 4 に少なくすると，撮像時間はどのように変化するでしょうか？
> **回答**：2 倍になります．
>
> **質問 2**：ETL が 8 の場合，1 度の TR で k 空間の何行を満たすことになるでしょうか？
> **回答**：1 度の TR で 8 行を満たします．各行は k 空間の異なるスラブに属します．
>
> **質問 3**：k 空間の 256 行を満たそうとした場合，TR を何回繰り返すことになるでしょうか？
> **回答**：一般的に次式で示されます．
>
> $$\frac{N_y}{ETL} = \frac{位相エンコードステップ数}{エコートレイン数}$$

撮像時間は，以下のように計算される．

$$撮像時間(FSE) = \frac{(TR)(N_y)(NEX)}{ETL}$$

CSE での撮像時間は，

$$撮像時間(CSE) = (TR)(N_y)(NEX)$$

であったので，両者の違いは ETL で割ってあるかどうかである．したがって，ETL＝8 の FSE において，k 空間の 256 行を満たそうとした場合，TR 回数(ショット回数)は以下のようになる．

$$256/8 = 32 回$$

ETL＝4 とした場合は，1 回の TR で k 空間の 4 行を満たすことができるので，k 空間の 256 行を満たすための TR 回数は以下のようになる．

$$256/4 = 64 回$$

例 1：

1. T2 強調像を撮る条件として，TR＝3000 ms，N_y＝256，NEX＝1 とした場合，CSE と FSE の撮像時間を比べてみよう(TE_{eff}＝102 ms，ETL＝8 とする)．

$$撮像時間(FSE) = \frac{(TR)(N_y)(NEX)}{ETL}$$
$$= (3 秒)(256)(1)/8 = 1.6 分$$
$$撮像時間(CSE) = (TR)(N_y)(NEX)$$
$$= (3 秒)(256)(1) = 12.8 分$$

2. T1 強調像を撮る条件として TR＝500 ms，N_y＝256，NEX＝1 とした場合，ETL＝4 として CSE と FSE の撮像時間を比べてみよう．

$$撮像時間(FSE) = \frac{(TR)(N_y)(NEX)}{ETL}$$
$$= (0.5 秒)(256)(1)/4 = 32 秒$$
$$撮像時間(CSE) = (TR)(N_y)(NEX)$$
$$= (0.5 秒)(256)(1) = 128 秒$$
$$= 2 分 8 秒$$

代償

FSE においては，何が代償となるだろうか？

撮像範囲(枚数)

撮像速度を増すために，ETL の数値を上げるが，それに従い撮像可能枚数は減少してしまう(**図 19-8**)．ETL が 8 のとき，ある TR に多数のスライスを組み込むことが可能としよう．同じ TR を用いても，ETL を 16 とした場合は，16 エコー(17 ms ごとのエコー)を蓄積しなければならないので，エコーを受け取るまでの時間が倍増してしまう(16×17 ms＝272 ms)．k 空間の 16 行分の信号を収集するには，8 行分のときの倍の時間が必要であり，その結果 1 回の TR で組み込むことができるスライス数は半分になってしまう．

つまり ETL を増加させる代償として，撮像枚数が減少してしまう．

ETL↑ → 撮像速度↑
　　　←→ 撮像範囲(撮像枚数)↓

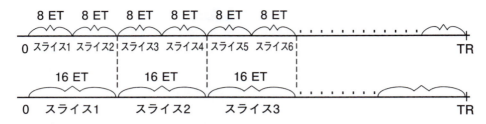

図 19-8 ETL を増大することによって撮像範囲（スライス枚数）は減る．

これを避けるためには TR を長くとればよい．そうすれば，撮像時間が増してしまうのだが，ETL を大きくすることにより，CSE に比べ時間節約効果が高いので，長めの TR に設定するのである．上限の TR を 3000 ms に抑える必要はない．4000〜6000 ms にすることでより多くの撮像枚数を得て，しかも時間節約を果たすのである．

たとえば関心領域（たとえば脳）をすべて含むようにすると，撮像枚数が 15 で，スライス厚は 5 mm，スライス間ギャップを 2 mm と設定することになる．

例 2：

TR=3000 ms，ETL=8，NEX=1，N_y=256 としよう．

どんな TR でも，そこで撮像可能なスライス数は最長 TE に依存する（ここでは，サンプリング時間を無視する）．

$$撮像スライス数 \leq TR/TE$$

である．ETL が 8 のとき最長 TE は 136 ms（17×8＝136）なので，

$$撮像スライス数 \leq TR/TE$$
$$=3000\ ms/136\ ms \fallingdotseq 22\ スライス$$

この計算式は必要とする TE_{eff} とは無関係である．撮像時間は以下のようである．

$$撮像時間 = \frac{(TR)(N_y)(NEX)}{ETL}$$
$$=(3000\ ms)(256)(1/8)=1.6\ 分$$

このように，ETL が 8 のとき，22 スライスを 1.6 分で撮像できるのである．

例 3：

今度は違う ETL にしてみよう．ETL=16，NEX=1，N_y=256，TR=3000 ms：

ETL が 16（ESP は 17 ms）のとき最も長い TE は 272 ms（16×17=272）となるので，

$$撮像スライス数 \leq TR/TE$$
$$=3000\ ms/272\ ms \fallingdotseq 11\ スライス$$

$$撮像時間 = \frac{(TR)(N_y)(NEX)}{ETL}$$
$$=(3000\ ms)(256)(1)/16 \fallingdotseq 0.8\ 分$$

ETL が 16 のときは撮像枚数が 11 に限られるが，たった 0.8 分での撮像が可能となる．非常に速いのだが撮像枚数制限のため，必要としている 15 スライスに達しない．そこで，

例 4：

ETL を 16 のまま撮像枚数を増すために，TR を延ばしてみよう．ETL=16，NEX=1，N_y=256，TR=4500 ms：

$$撮像スライス数 \leq TR/TE$$
$$=4500\ ms/272\ ms \fallingdotseq 16\ スライス$$

$$撮像時間 = \frac{(TR)(N_y)(NEX)}{ETL}$$
$$=(4500\ ms)(256)(1)/16 \fallingdotseq 1.2\ 分$$

ETL が 16 においては，撮像可能スライス数の制限が厳しくなるが，TR を 4500 ms に上げることによって 16 スライスの撮像が可能となる（必要とする 15 スライスを十分補える）．しかも ETL が 8 の場合よりも撮像時間を短く抑えることが可能である．

ときどき撮像時間が自分が想定していた時間の

倍を要することに出くわす．技師がスライス数を補えるだけの十分な TR を選ばないことに一因がある．TR の訂正がなければ，機械はそのまま撮像スライス数を撮りきるために 2 回に分けて撮像することになり，それが撮像時間を倍加させてしまうのである．TR を少しだけ延長し，かつスライス厚を少しだけ増すようなちょっとした計算をすることによって，より効果的に撮像時間を調整することが可能である．

マルチエコー FSE

　もう一度 8 エコーの例を思い出してみよう．従来のスピンエコーでは 8 個の k 空間が存在した．そして，8 つのうち 7 つのエコーは"無料"となっていた．高速スピンエコーでは，各エコーは 1 つの k 空間の 1 行を埋めるのに用いられる．もし，二重エコー撮像[†2]が必要な場合はどうなるだろう．2 つの k 空間を満たすには 2 倍の行（エコー）が必要になるので，以下のどれかを選択しなければならない．

ⅰ) 一度の ETL あたりの半分のエコーをあきらめてしまう．この場合，撮像時間は 2 倍になる．

ⅱ) スキャンを 2 度行う．この場合も撮像時間は延長する．いずれにしろ，余計な時間を費すことになる．

> FSE では，最初のエコーはもはや"無料"ではない．

　FSE において二重エコー撮像が必要な場合，以下の 3 つの方法がある．

1. 全エコートレイン（full echo train）
2. 分離エコートレイン（split echo train）
3. 共有エコー（shared echo）

全エコートレイン

　全エコートレインでは，各トレイン中のすべてのエコーが同じ画像に寄与する．したがって，実

[†2] 訳注：二重エコー撮像（double echo imaging）とは，TE の異なる 2 種類の画像を同時に撮像する方法である．

効 TE_1（TE_{1eff}）のためのすべての ETL は，TE_{2eff} に先だって完了する．言い換えれば，2 つの独立したシーケンスを結びつけて撮像するものである．たとえば，ETL が 8 でマトリックスが 256×256（図 19-9）であったとしよう．k 空間を埋めるためには，32 のエコートレインが必要である（8×32＝256）．

分離エコートレイン

　分離エコートレインでは，各エコートレインの前半分が TE_{1eff} 画像のために割り当てられて，後半は TE_{2eff} 画像のために割り当てられる（このようにすれば 2 つの k 空間をつくることができる）．たとえば，ETL が 8 の場合（図 19-10），それぞれの TE_{eff} で 4 エコーずつ採取するのである．k 空間を埋めるためには，64 のエコートレインが必要である（4×64＝256）．

共有エコー

　共有エコーでは，最初のエコーは TE_{1eff} のために割り当てられ，最後のエコーは TE_{2eff} のために割り当てられる．そして，残りのエコーは両者で共有するのである．この方法は全エコートレインや分離エコートレインに比べ，ETL を短くできるという利点があるので，TR あたりの撮像スライス数を稼げる〔なぜなら，撮像スライス数は，大まかにいって TR を ESP と ETL の積で割った数値となるからである．つまり，スライス枚数≒ $TR/(ETL×ESP)$〕．

　図 19-11 は ETL が 5 の場合，1 回の TR ごとに，おのおのの k 空間の 4 つの行を満たす様子を示したものである．3 つのエコーは TE_{1eff} 画像と TE_{2eff} 画像で共通である（4 つの独立したエコー採取と比べ，2 つの実効 TE 画像で情報の重複がある）．1 回ごとに 4 行を埋めることができれば，k 空間を満たすのには 64 回のエコートレイン（4×64＝256）が必要なので，分離エコートレインと同じ能力ということになる．しかし，ETL を小さくできるので，同じ時間内なら撮像スライス数を 60％も多くすることができる．このことを数学的に解説しよう．

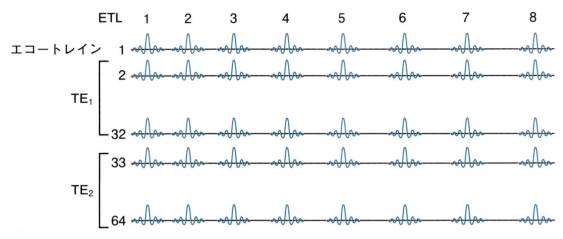

図 19-9　全エコートレインでは，エコートレインのすべてが TE$_{1\text{eff}}$ と TE$_{2\text{eff}}$ のために割り当てられる．

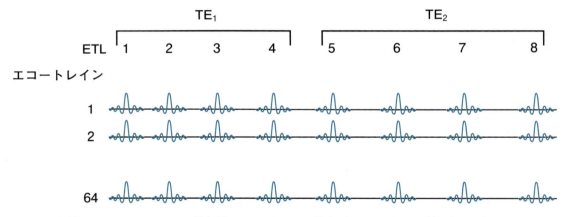

図 19-10　分離エコートレインでは，前半が TE$_{1\text{eff}}$ のために，後半が TE$_{2\text{eff}}$ のために割り当てられる．

スライス数(ETL=5) ÷ スライス数(ETL=8)
　　＝[TR/(5×ESP)] ÷ [TR/(8×ESP)]
　　＝8/5＝1.6＝100％＋60％

　共有エコーの手法のひとつに**鍵穴画像**(keyhole imaging)とよばれているものがある．この手法では，最初の画像のためには k 空間のすべてが割り当てられるのに，次からの画像のためには十分なコントラストを伴う中央のほんの少しの部分(たとえば20％)だけが新しく割り当てられる(信号の大半は k 空間の中央部に含まれていることを思い出してみよう)．この手法では，高空間周波数成分を有する k 空間の辺縁部(たとえば80％)を共有するという短所があるものの，2番目以降の画像の撮像時間を 1/5(100％÷20％＝5)に短縮できるという長所がある．したがって鍵穴画像は，画像を同じ部位で繰り返し速く撮らなければならないような場合，たとえば灌流画像(perfusion imaging)などで有利である．

　前述した撮像方法は，それぞれが長所と短所を合わせもっている．**全エコートレイン**の長所としては，TE$_{\text{eff}}$ や ETL を 1 番目と 2 番目の実効 TE 画像でまったく自由に選べる点である．短所はコントラストが平均化されることである．

　分離エコートレインの短所は，TE$_{2\text{eff}}$ が後半のエコートレインによって制限されることである．

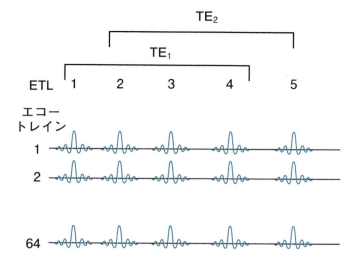

図 19-11　共有エコーでは，最初と最後のエコーはそれぞれ TE_{1eff} と TE_{2eff} のためだけに割り当てられるが，残りのエコーは両者で共有される．この例では ETL は 5 であり，中央の 3 つのエコーが共有される．

たとえば，ETL が 16，ESP が 17 ms のとき，TE_{2eff} の最小値は $9 \times 17 = 153$ ms（TE_2 は 9 番目のエコーから始まる）になってしまうので，必ずしも望む値とならない場合がある．長所は，コントラストが平坦化せず，めりはりの効いた画像となる点である．一般的に分離エコートレインでは使用するETL は 8 以下が多く，全エコートレインでは使用するETL は 8 より大きな値である．

共有エコーの長所としては，撮像可能数（スライス数）が多い点である．短所は 2 つの画像で情報の一部が重なっている点である（**図 19-12**）．

FSE の長所

1. 撮像時間が減る（より速い撮像ができる）．
2. SNR は維持される．位相エンコードは同じく 256 回行うからである．
3. 撮像速度が増すことによって，限られた時間内に高分解能画像を撮ることができる．たとえば，512×512 マトリックスで非常に長い TR を用いた内耳道の撮像が可能となる．
4. 動きによるアーチファクトが少ない．理由は 180°パルスがそのつど用いられるからであり，ちょうど **even echo rephasing**（偶数番エコー再収束）効果が自然にかけられたようなものである．例として，脳脊髄液（CSF）の動きによるアーチファクトは，CSE よりずっと少なくなる．
5. FSE では多数の 180°パルスによる再収束を行うので，金属による磁場の歪みの影響が少なくなる（18 章を参照．また，磁化率についての下記の解説を参照）．
6. 同様に，FSE では調整不良の磁場装置でも，CSE よりは良好な画像が得られる．

FSE の短所

1. 撮像可能スライス数の減少．
2. コントラストの平均化（k 空間の平均化）．その結果として，
   a) **FSE におけるプロトン密度強調像では，脳脊髄液（CSF）がやや高信号になってしまう**．この理由はすべてのエコーを 1 つの k 空間に平均化してしまうことによる．たとえ短い TE に比重をかけたとしても，非常に長い TE からの情報も，プロトン密度強調像に流用しているからである．したがって TE_{eff} が短い場合でも，T2 効果が現れて（CSF が高信号）しまうことになる．この問題を避けるためには，ETL を短め（長い TE_{eff} を避けるよう）にし，広いバンド幅（ESP が短くなり，TE_{eff} を最小にする）にすればよい．
   b) **病理：頭部において，CSF に面した多発性硬化症斑やその他の病変を，FSE**

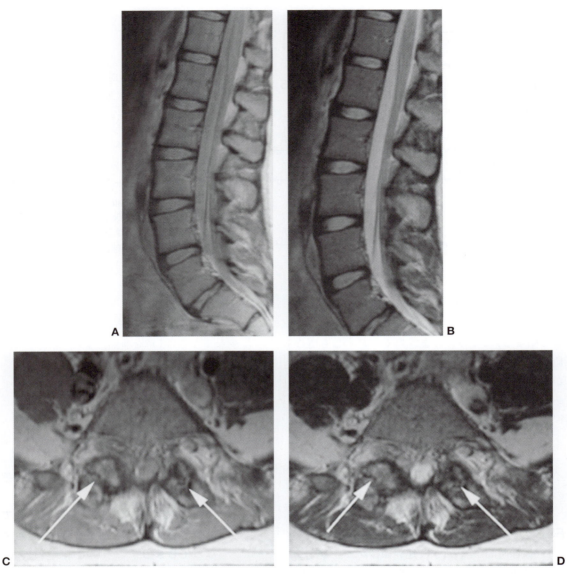

図 19-12 腰仙椎の共有エコーによる撮像．プロトン密度強調(A)と T2 強調矢状断像(B)，およびプロトン密度強調(C)と T2 強調横断(軸位断)像(D)．共有エコーではない CSE に比べて，プロトン密度強調像での脳脊髄液(CSF)の信号が強い．T2 強調像では脂肪の信号が高く，これは FSE の特徴である．両側関節面の変性(C, D の→)による軽度の L5/S1 脊椎すべり症がある．

では見逃す危険性がある．(前述したように)FSE におけるプロトン密度強調像では，CSF がやや高信号になってしまう．その結果，CSF と傍脳室にある高信号の脱髄斑との区別が難しくなってしまう．この問題を解決するには，a)と同様に，ETL を短めにして長い TE の影響を避けるようにすればよい．また，FLAIR を使えばこの問題は解決する．

3. **FSE における磁化移動コントラスト**(magnetization transfer contrast：**MTC**)**効果**：MTC は FSE における不利益な現象のひとつである．これは，数多く高速に印加される 180°パルスに，共鳴周波数域外成分(off-

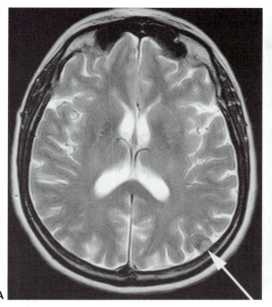
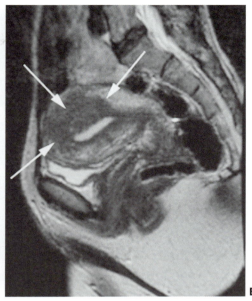

図19-13　A：頭部のFSE T2強調横断像．左頭頂葉脳表に灰白質と等信号の髄膜腫を認める(→)．B：骨盤のFSE T2強調矢状断像．低信号のjunctional zone(→)が子宮体に広がっており，腺筋症と診断できる．AでもBでも脂肪の信号が高いことに注意．

resonant frequency)が含まれていることに起因する．MTC(詳細は25章に述べられている)を意図的につくる場合には，自由水の共鳴周波数から500～3000 Hzくらい離れたRFパルスを照射し，その結果として，自由水の左右に広がる蛋白と結びついた水を飽和する．180°パルスは(時間領域において)短時間に印加されるため，広いバンド幅(周波数領域において)をもつことになり，その結果として自由水の共鳴周波数から離れた成分が含まれることになる．蛋白と結びついた水を抑制するのは，ちょうど脂肪飽和パルスが脂肪を抑制するのと似ている．

4. **FSEのT2強調像においては，正常の椎間板の信号がSEのときほど高くならない**．これは前述したMTC効果によるものである．病的椎間板(通常は暗い)と正常椎間板(通常は明るい)とのコントラストが低くなる．

5. **磁化率効果がCSEよりも弱まる**．これは位相分散が減るからである．つまり(再収束)180°パルスが短い時間間隔で印加されるので，磁場の不均一部をスピンが拡散する際に受ける位相分散が生じる時間が少なくなるのである．FSEでは，多数の180°パルスによる再収束によって，信号損失は最小限となる．それゆえにFSEのT2強調像では，出血(デオキシヘモグロビンやヘモジデリン)によって引き起こされる磁化率効果は，CSEのT2強調像ほど鋭敏ではなくなってしまう(p.228，図18-47)．

6. **FSEのT2強調像では脂肪が高信号となってしまう**．接近している180°パルス[†3]が，拡散によって引き起こされる磁化率の乱れを抑制することによる(図19-13)．脂肪信号を低下させるために脂肪飽和FSEを行うことができる．

例5：

脂肪飽和FSE T2強調で膝を撮った場合，骨髄の脂肪が抑制されるので，浮腫があれば暗い骨髄の背景の中でひときわ目立つようになる．この手法は骨

---

†3 原注：詳細はHenkelman RM, Hardy PA, Bishop JE, et al：Why fat is bright in RARE and fast spin-echo imaging. J Magn Reson Imaging 2：533-540, 1992を参照．

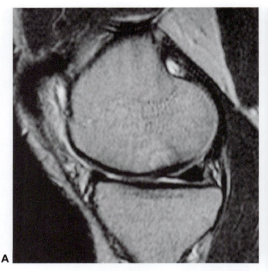 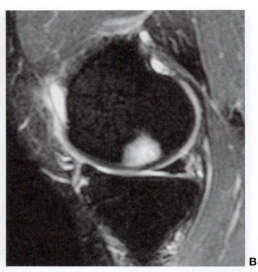

図19-14　膝のFSE T2強調(A)と脂肪飽和FSE T2強調矢状断像(B)．Bで大腿骨遠位端の軟骨下骨髄浮腫が明瞭に描出されている．

損傷(挫傷)の鋭敏度を約30%[†4]も上昇させる(図19-14)．

FSEのその他の特色

高性能傾斜磁場を有する装置での最も新しいFSEの機能としては，広いバンド幅，流速補正(flow compensation)と3次元(3D)FSEがある．

広いバンド幅は，サンプリング時間(T_s)を短縮させ，ESPも短縮できる結果，TE_{eff}を非常に短くできる．前述したプロトン密度強調像におけるCSFの高信号を白質と同じくらいの信号強度にできるだろう．(全エコートレインと比べて)分離エコートレインでも，8つのエコーのうち最初の4つのエコーを平均化するだけなので，不必要なT2効果を最小に抑えられる(これは広いバンド幅で短いETLを採用した場合のT1強調FSEにもあてはまる)．

流速補正は高性能傾斜磁場を有する装置に付加できる機能のひとつで，その傾斜磁場の最大勾配が大きいため印加時間は短くて済む．したがって，高性能傾斜磁場を有する装置での流速補正は，時間的な負担が少ないことになる．

3次元(3D)FSE

高性能傾斜磁場を有する装置の出現(30章参照)によって3D FSEがほどよい時間で撮れるようになってきた．この手法は特に脳や頸椎，そして腰椎で有用である．そのような部位では，CSFの高信号(T2強調像における)を多方向から見る必要性があるからである．

3Dの基本概念は(20章にグラジエントエコーによる3次元撮像法について述べてある)，位相エンコードをy軸方向のみならず，z軸方向にまで用いたものである(図19-15)．2D FSEが何層も重ねて撮られることとなる．**crusher gradient**(14章参照)がすべての180°パルス(スライス選択用)の前後でかけられる．それぞれのエコーは最初に位相エンコードされ，次にサンプリングされ，最後に再び位相が戻される(たとえば**rewinder gradient**が用いられる—21章を参照)．その結果として撮像時間は，

---

†4 原注：詳細はKapelov SR, Teresi LM, Bradley WG, et al：Bone contusions of the knee：increased lesion detection with fast spin-echo MR imaging with spectroscopic fat saturation. Radiology 189：901-904, 1993を参照．

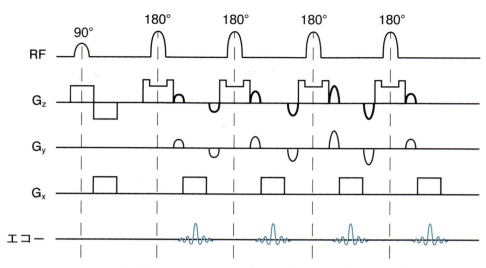

図 19-15　3D FSE のパルス系列．位相エンコード傾斜磁場は y 軸方向と z 軸方向の両者にかけられる．

撮像時間(3D FSE) = $\frac{(TR)(NEX)(N_y)(N_z)}{ETL}$

N_y と N_z はそれぞれ y 軸方向，z 軸方向の位相エンコード数を表す．

　高性能傾斜磁場は強い最大勾配を生み出し，その結果，傾斜磁場をかける時間を短縮させることができる．そして，大きな ETL (撮像時間の短縮)と最短 TE_{eff} の短縮(撮像範囲の拡大)が可能となる．N_z 因子が既存の式に加わるので，撮像時間が(2D FSE に比べれば)増すのは明確だが，それでも十分手ごろな時間での撮像が可能である．

例 6：

TR＝3000 ms，ETL＝64，NEX＝1，N_y＝256，N_z＝32 とした場合，3D FSE T2 強調の撮像時間はどれだけになるか？
答え：

　　撮像時間＝(3 秒×1×256×32)/64＝384 秒
　　　　　　＝6 分 24 秒

十分手ごろな時間である．

3D FSE の長所

1. 高い SNR (2D FSE に比べて)が得られる．
2. 高分解能(1 mm)，等方性分解能(isotropic resolution)である(図 19-16)．
3. (薄いスライス厚撮像のため)部分容積効果の影響が出にくい．
4. 任意の断面で高画質の再構成が可能である(立方体のボクセルをつくれるからである)．
5. 干渉作用(クロストーク crosstalk)が少ない〔スラブインターリーブ法(slab-interleaved approach)のため〕．
6. 磁化率の変化や磁場の不均一性に対するアーチファクトが減る(3D グラジエントエコー法と比較して)．

高速 IR

　また，FSE の直前に 180°反転パルス(inversion pulse)を先行させれば，高速 IR (fast IR) が可能となる．より詳しい解説は 25 章における**高速 FLAIR** (fast fluid attenuated inversion recovery) で述べられている．高速 STIR は高速 FLAIR に類似しているが，(水の代わりに)脂肪の信号をなくすように TI(反転時間)が選択される．

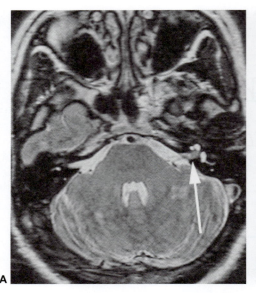
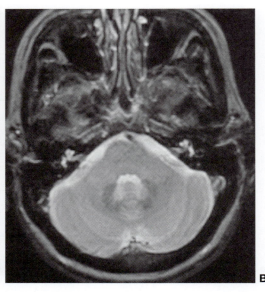

図 19-16　A：1.5 mm 厚の 3D FSE T2 強調横断像．内耳道内に聴神経鞘腫を認める(→)．B：5 mm 厚の CSE T2 強調像．FSE(A)では脂肪が高信号，CSE(B)では比較的低信号なことに注意．

Key Points

　高速スピンエコー(FSE)は，従来型スピンエコー(CSE)の利点を高速で保持している．FSE の基本概念は多数の 180°再収束パルスを用いて 1 回のショットで(1 つの TR 間に)k 空間の多数の行を満たすことである．1 つの TR 間に用いる 180°パルスの回数をエコートレイン数(echo train length：ETL)という．結果として，CSE に対して撮像時間を 1/ETL に短くできる．

撮像時間(FSE)＝撮像時間(CSE)/ETL

　撮像時間の短縮は，CSE ではできなかった特色を加えることとなった．たとえば非常に長い TR で，あるいは最近では FSE による 3 次元画像(3D FSE)を用いて，内耳道の高分解能画像が得られる．

Questions

19-1. FSE の長所として，以下のうちあてはまらないものはどれか？
　a) 撮像速度の上昇
　b) 強磁性による磁化率アーチファクトの減少
　c) 体動アーチファクトの減少
　d) 撮像スライス数の増加

19-2. TR＝4000 ms，TE＝100 ms，NEX＝2，N_y＝256 とした場合，
　a) CSE における撮像時間を計算せよ．
　b) FSE における撮像時間を計算せよ．ETL＝8 とする．

19-3. 次の記述は正しい(T)か，誤り(F)か？
　ETL を上げると，撮像速度も撮像可能スライス数のどちらも上昇する．

19-4. FSE の撮像時間はどれか？
　a) TR・NEX・N_y
　b) TR・N_y・ETL/NEX

c) $ETL/(TR \cdot NEX \cdot N_y)$

d) $TR \cdot NEX \cdot N_y/ETL$

19-5. FSE において, 二重エコー画像は以下のどの手法で得られるか?

a) 分離エコートレイン

b) 全エコートレイン

c) 共有エコー

d) 上記のすべて

e) a)と b)のみ

19-6. FSE の CSE に対する欠点として, 以下のうちあてはまらないものはどれか?

a) プロトン密度強調像における CSF の高信号化

b) 脂肪の高信号化

c) 磁化率効果の増大

d) 正常椎間板の信号強度低下

19-7. 3D FSE において $TR=4000$ ms, $TE=100$ ms, $N_x=128$, $N_y=128$, $N_z=32$, $NEX=1$, $ETL=64$ とした場合の撮像時間を計算せよ.

19-8. 次の記述は正しい(T)か, 誤り(F)か? 他のパラメータが同じなら, FSE の撮像時間は CSE の撮像時間を ETL で割った値に等しい.

20

グラジエントエコー法
Part 1　基礎原理

はじめに

　この章では，**グラジエントエコー**(gradient echo：**GRE**)パルスシーケンスについて紹介する．本法は，**グラジエントリコールドエコー**(gradient-recalled echo：**GRE**)法ともよばれているが，その由来について説明する．GRE法の特徴は撮像にかかる時間の短縮にあり，非常に短い繰り返し時間(repetition time：TR)が撮像時間の短縮に関係している．結局，このテクニックは**部分フリップ角**(partial flip angle)を使うことによって可能になる．また，非常に短いTRによる高速化により，GRE法の最も重要な適用のひとつが3次元撮像法となっている．この章ではGRE法とスピンエコー(spin echo：SE)法の差違について学んでいただきたい．

GRE法

　GRE法は撮像の高速化を目的として登場した．通常，撮像時間は次式で表される．

$$撮像時間＝TR×N_y×NEX　(数式20-1)$$

ここで，TRは繰り返し時間，N_yは位相エンコードステップ数，NEXは加算回数である．N_yはどの程度の空間分解能を必要とするかによって選択される(N_yが少なければ分解能は低くなる)．また，NEXはどの程度の信号雑音比(SNR)を必要とするかにより選択される．したがって，数式20-1のパラメータのなかで撮像時間を短縮させ

るために変えられるのはTRだけということになる．

　言い換えれば，TRを可能な限り小さくさせて，しかも画像化に十分なエコーを受信できることが望ましい．**図20-1**に示すように，90°パルスを使用する場合，TRが非常に短いと縦磁化が十分に回復する時間がない．これは，結果的に縦磁化が小さく，それが水平面に倒された横磁化も小さくなることを意味している(**図20-2**)．すなわち，横磁化が小さくなると得られる信号は小さくなり，よってSNRは低くなる．

　この問題を解決するために，90°パルスの代わりに小さなフリップ角αのRFパルスを使う．小さなフリップ角αだけ縦磁化を倒すと，x-y平面には$\mathbf{M}_{xy}$というベクトルの横磁化ができる(**図20-3**)．そして，z軸方向の磁化は少し減少するだけで，$\mathbf{M}_z$というベクトルが残る．結局，縦磁化の大きさは少し減少する程度で済む．

◨数学

　数学的には

$$M_{xy}＝M_0 \sin \alpha，\ M_z＝M_0 \cos \alpha　(数式20-2)$$

($\mathbf{M}_0$は最初の縦磁化ベクトル)
と表される．

　それから，SE法のときと同じように縦磁化の回復，横磁化の減衰が起こる．GRE法とSE法の大きな違いは，SE法では外磁場の不均一のために生じる位相分散(位相ずれdephasing)の影響を

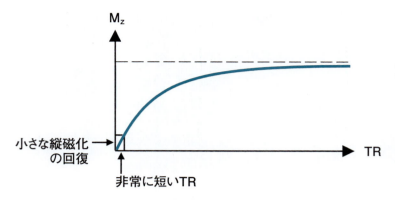

図 20-1　90°パルスをかけたとき，TR が短いと縦磁化の回復は非常に小さい．

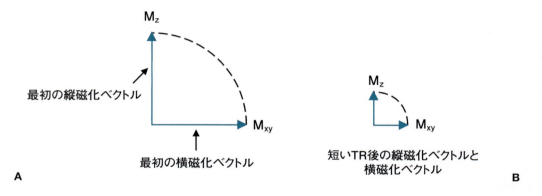

図 20-2　A：最初の縦磁化ベクトルと横磁化ベクトル．B：短い TR で 90°パルスを使うと，縦磁化ベクトルと横磁化ベクトルは小さくなる．

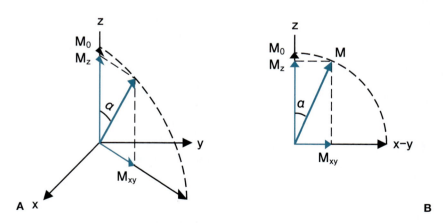

図 20-3　小さなフリップ角 α を使うと縦磁化ベクトル M_0 の一部が x-y 平面上に倒れるのみで，そのほとんどが M_z として縦方向に残る．

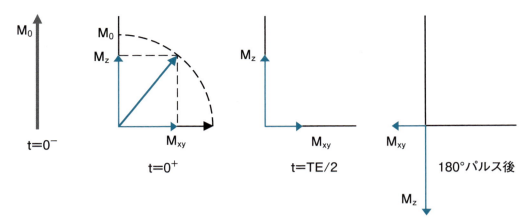

図 20-4 小さなフリップ角は TR が短くても縦磁化を激減させない（最初の縦磁化の一部が維持されているため）．しかし，180°パルスによって縦磁化が反転してしまう．

なくすために 90°パルスに続き 180°パルスがかけられたが，GRE 法ではこの 180°パルスを使用しないことである．

質問 1：なぜ，GRE 法では 180°パルスが使われないのでしょうか？

回答：GRE 法において小さなフリップ角を使うと，エコー時間の半分（TE/2）で縦磁化は十分な大きさに回復します．（SE 法では，TE/2 は組織の T1 値よりもずっと小さいので，この時間では縦磁化は十分な大きさに回復しません．）もし，GRE 法において 180°パルスをかけたらどうなるでしょうか？ 組織に小さなフリップ角のパルスをかけた後 180°パルスをかけると，x-y 平面におけるスピンの再収束が起きますが，z 軸方向の M_z にも影響を及ぼし，負の方向に M_z が出現してしまいます（**図 20-4**）．このベクトルを正の方向へ戻すには，長い TR が必要となります．これでは GRE 法の意味がなくなってしまいます．（この問題は，SE 法ではほとんど問題になりません．なぜなら，TE/2 での縦磁化は非常に小さいので，それを z 軸の負の方向へ逆転させても信号の減弱にはつながらないからです．）

質問 2：180°パルスを使わないとしたら，どうやってエコーをつくるのでしょうか？

回答：ひとつの方法として自由誘導減衰（FID）を測定する方法があります．しかし，自由誘導減衰は励起 RF パルスをかけた後すぐに終了してしまうほど短いので，その信号を空間エンコードはできません．位相エンコード用傾斜磁場の印加と，周波数エンコードするのに時間がかかり，RF パルスや傾斜磁場が減衰するのにも時間がかかります．結局のところ，FID を意図的に位相分散させ，より適切な時間（すなわち TE）に再収束させればよいのです．これは，x 軸方向に再収束傾斜磁場をかけることによって達成できます（**図 20-5**）．この傾斜磁場の最初の成分は x 軸方向に負で，これが x-y 平面上のスピンの位相を分散させ FID を消失させます．続いて x 軸方向に正の成分によって，x-y 平面上のスピンの位相は再収束され，読み取り可能なエコーの形で FID を取り戻すことになります．傾斜磁場の負方向成分下の面積は正方向成分下の面積の半分で，正方向成分の中間点でエコーが最大値に達します．**図 20-6** にはエコー時間（TE）に FID が再形成される様子が示されています．つまり，まず自由誘導減衰（FID）曲線を消失させ，時間 TE にエコーとして呼び戻します（recall）．それゆえ，グラジ

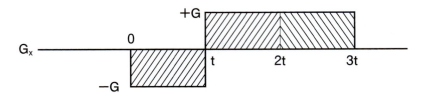

図 20-5　GRE 法では 180°パルスを使う代わりに，正と負(正の 1/2 時間)の 2 方向の反転傾斜磁場をかける．

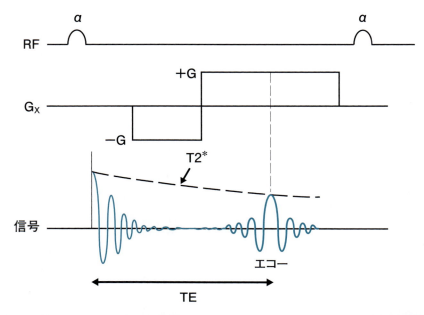

図 20-6　GRE 法では 180°パルスではなく反転傾斜磁場による再収束なので，T2 ではなく T2* の減衰曲線に沿って緩和が起こる．そして，エコー時間(TE：+G の中心点)に再収束が起こる．

エントリコールドエコー(gradient-recalled echo)とよばれるのです．

スライス選択

　GRE 法と SE 法にはまた別の違いがある．それは，GRE 法では繰り返し時間(TR)が非常に短いので，他のスライスを撮ることが難しいということである．このため TR の短い GRE 法では 1 スライスずつ撮像していく．これは，連続撮像法(sequential scanning)とよばれる〔次の章で，長い TR による多層撮像(multiplanar imaging)ができる種々の GRE 法について紹介する〕．言い換え

れば，連続撮像法(単一スライス)による GRE 法では，撮像にかかるすべての時間は次式で表される．

$$撮像時間(GRE) = TR \times N_y \times NEX \times (スライス数)$$
(数式 20-3a)

　すなわち，連続撮像法による GRE 法では，スライス数が多くなるとそれだけ撮像時間が長くなる．一方，3 次元 GRE 法(3D GRE)では，撮像時間は次式で表される．

$$撮像時間(3D\ GRE) = TR \times NEX \times N_y \times N_z$$
(数式 20-3b)

N_y と N_z はそれぞれ y，z 軸方向の位相エンコード

ステップ数である.

例:

TR=50 ms, TE=15 ms, α=15°, NEX=1, N_y=128 とすると,

$$TR \times NEX \times N_y = 50 \times 1 \times 128$$
$$= 6400 \text{ ms} = 6.4 \text{秒}$$

このように，1スライス撮像するのにかかる時間は6.4秒にすぎない．もし，10スライス撮像するのであれば,

$$撮像時間(10 スライス) = 6.4 \times 10$$
$$= 64 秒 = 1 分 4 秒$$

となり，20スライスであれば,

$$撮像時間(20 スライス) = 6.4 \times 20$$
$$= 128 秒 = 2 分 8 秒$$

となり，10スライスのときの2倍となる.

磁化率

GRE法は180°パルスを使用しないためにSE法と比べてより大きな位相分散が生じる．このような状態では，結果として**磁化率効果**(magnetic susceptibility effect)により敏感となる．これは，画像上有害にも（空気と組織が接する面でのアーチファクトを生じる），有益にもなりうる（非常に小さな出血が描出される）（**図20-7, 20-8**）.

定常状態の横磁化

GRE法とSE法にはもう一つ大きな違いがある．SE法の各サイクルの最初には，x-y平面上には無視してよいほどのM_{xy}しか存在しない．しかし，GRE法では各サイクルの終わりに次のRFパルスによって影響されうる無視できない大きさの**横磁化ベクトル**が残存している．これはGRE法では繰り返し時間（TR）が非常に短いために，x-y平面でのスピンの位相分散（つまりT2*減衰）が完全に終わっていないためである（SE法では，TRが長いのでスピンが完全に位相分散するだけ

の時間がある）．**図20-9**のように，M_{ss}という完全に消失できない横磁化ベクトルが残存し，数サイクルの後，**定常状態**(steady state)となる．これについては，また次の章で詳しく述べる.

組織コントラスト

図20-10は，一般的なGRE法のパルスシーケンス図(PSD)である．この図の中に組織コントラストに影響する因子でオペレータが操作して数値を変えられるものが3つある．すなわちα, TR, TEである．これらがどのような意味合いをもつのかを述べる.

まず，組織に小さなフリップ角であるα(5°～30°)をかけたときを想定してみる．**図20-11**のように小さなフリップ角のRFパルスをかけた後は，縦磁化の大きさは少しだけ減少するのみである．縦磁化の回復にかかる時間はSEパルスシーケンスの90°パルスの後の縦方向への回復よりも短くてすむ．結局，異なった縦緩和時間をもつ組織間であっても，T1回復曲線に大きな差が生じない．このことは図で見るとわかりやすい．**図20-12**にはAという組織とBという組織に異なった2つのフリップ角，10°と90°パルスをそれぞれかけたときのT1回復曲線が示されている．これを見てわかるとおり，10°のときのほうがT1回復曲線に大きな差がなく，T1コントラストは弱くなる.

> **小さなフリップ角ではT1強調が弱くなる.**

小さなフリップ角ではまた横磁化の大きさも小さく，定常状態成分も小さくなり，T2*の影響も小さくなる．数式20-2で示したように，M_{xy}の大きさはM_0に比例する．したがって，組織コントラストはプロトン密度に強く影響される．**図20-13**を見てほしい．組織A（水とする）は組織B（脂肪とする）よりもプロトン密度が高い〔N(A)＞N(B)〕．エコー時間（TE）後の信号は，おもにN(A)とN(B)というプロトン密度の差を反映している.

258　PartⅡ　高速撮像法

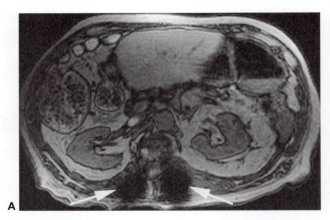

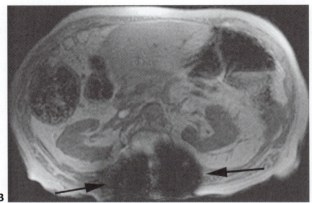

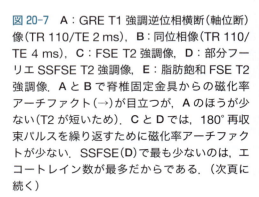

図 20-7　A：GRE T1 強調逆位相横断（軸位断）像（TR 110/TE 2 ms），B：同位相像（TR 110/TE 4 ms），C：FSE T2 強調像，D：部分フーリエ SSFSE T2 強調像，E：脂肪飽和 FSE T2 強調像．AとBで脊椎固定金具からの磁化率アーチファクト（→）が目立つが，Aのほうが少ない（T2 が短いため）．CとDでは，180°再収束パルスを繰り返すために磁化率アーチファクトが少ない．SSFSE（D）で最も少ないのは，エコートレイン数が最多だからである．（次頁に続く）

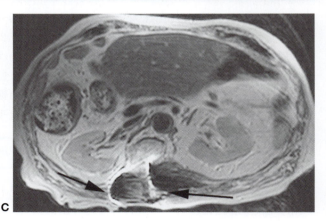

小さなフリップ角ではプロトン密度が強調される．

　逆に，α が75°〜90°のように大きければ，2つの組織間の T1 コントラストは強くなる．たとえば，α を 90°として繰り返し時間（TR）をある程度長くしてやると，SE 法のときと似たようになり，T1 コントラストが強調される．TR が非常に短いと縦磁化が回復する十分な時間がないので，T1 コントラストは弱くなる（この場合，大きなフリップ角 α により蓄積されてできた定常状態成分のため，T2* コントラストは上昇する─このことはまた後で述べる）．

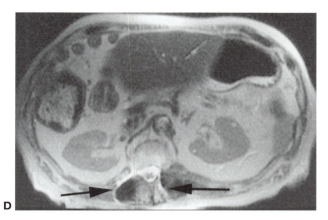

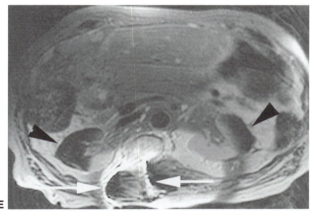

図 20-7(続き) Eでは,強磁性体からのアーチファクト(→)がみられ,磁場の歪みにより,脂肪飽和が不十分で反対に水が飽和されている(▶).

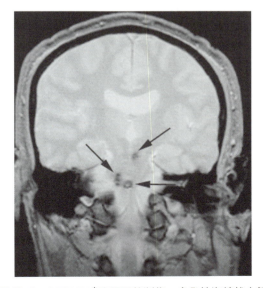

図 20-8 GRE T2*強調冠状断像.多発性海綿状血管腫により脳幹に多数の低信号がみられる(→).このシーケンスは血液変性物に対する感度が高い.

> 大きなフリップ角では,繰り返し時間(TR)を長くするとT1強調を得ることができる.

今度はαが30°～60°の中間の角度のときを考えてみる.結果は,大きいフリップ角によるT1強調と,大きくなる定常状態成分によるT2*強調の混合となるが,前者の比重が大きくなる傾向にある.

次に,繰り返し時間(TR)についてであるが,もしTRが非常に短ければ(たとえば数ms),横磁化が完全に減衰しないうちに次のαパルスが来てしまう.減衰しないで残っている横方向の磁化($e^{-TR/T2^*}$)は,本質的にすべて信号に変換される(小さなフリップ角の場合)ので,短いTRはT2*強調を増強する.簡単にいうと,TR<3T2*(約100 ms未満)ならコントラストはT2*に依存する.

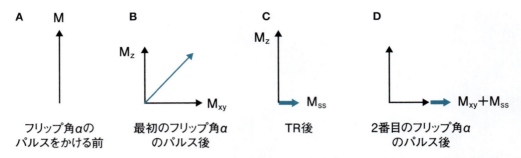

図20-9　A〜D：TRが小さいので横磁化M_{xy}の一部がサイクルの最後に残り，最終的には定常状態成分M_{ss}になる．そして，次のRFパルスをかけると横磁化方向のベクトルはM_{ss}だけ余分になる．

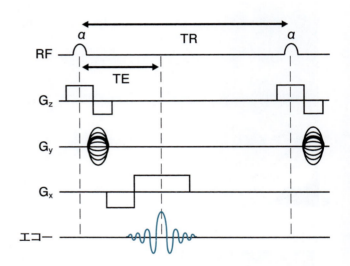

図20-10　GRE法のPSD．

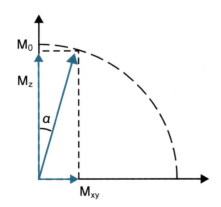

図20-11　小さなフリップ角αを使うと，縦方向の成分はほとんど残る．

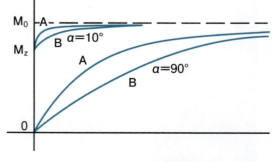

図20-12　αが小さいと2つの組織間のT1コントラストは弱くなる．すなわち，T1強調を減少させる．

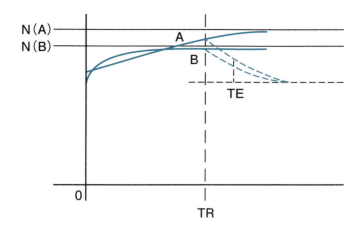

図 20-13 小さなフリップ角を使うと横磁化も小さくなり，T2*強調を減少させ，プロトン密度の差によるコントラストができる．

> 小さなフリップ角で繰り返し時間(TR)が短いと，T2*強調を得ることができる．

次に，長い TR について考えてみる．GRE 法では"長い"というのは数百 ms のことをいうが，これは SE 法では"短い"TR に値するということを思い出してほしい．TR を長くすると縦磁化の回復する時間ができるので，T1 値の差を区別しやすくなる．これは同時に定常状態成分を小さくし，T2*コントラストを弱くする．

> TR を長くすると，T1 強調が得られる．

最後にエコー時間(TE)についてであるが，このパラメータは GRE 法でも SE 法と同じような役割をする．すなわち，TE が短いと T2*コントラストは低くなり，T1 またはプロトン密度が強調される．

> エコー時間(TE)が短いと T2*コントラストは低くなり，T1 またはプロトン密度(PD)が強調される．TE が長いと T2*強調が得られる．

これらのパラメータを重複させて考えたとき，どのようなことが起こるだろうか？ たとえば，TR が長く，小さなフリップ角だったときはどのようなコントラストになるのだろう？ その答えは，究極的には 1 つのパラメータが優性になるということである．この例では，前にも述べたように小さなフリップ角が優性となり，プロトン密度強調像となる．短い TR と大きなフリップ角 α の組み合わせではどうだろうか．この場合は，T2 と T1 の比(T2/T1)に比例する混合したコントラストになる〔これは，定常状態自由歳差運動(steady state free precession：SSFP)とよばれるもので，21 章で述べる〕．図 20-14～20-16 に GRE 法の画像を示す．

◧数学

前述したように，数学的には信号強度(signal intensity：SI)を TR，TE，T1，T2，プロトン密度 N(H)で表すと，

$$信号強度(SI) = N(H)e^{-TE/T2}(1-e^{-TR/T1})$$
(数式 20-4)

となり，これにフリップ角 α を加えた式にすると，

$$信号強度(SI) = N(H)e^{-TE/T2^*}(1-e^{-TR/T1})$$
$$[\sin \alpha /(1-\cos \alpha \cdot e^{-TR/T1})]$$
(数式 20-5)

数式 20-4 と数式 20-5 はいろいろな点で異なっている．最も大きな違いは，α という変数があるかないかである．数式 20-4 の T2 は数式 20-5 では T2* に置き換わっている(GRE 法では 180°パルスを使わないため)．

数式 20-5 で α＝90°(すなわち SE 法である)とすると，$\sin \alpha = 1$，$\cos \alpha = 0$ となり，

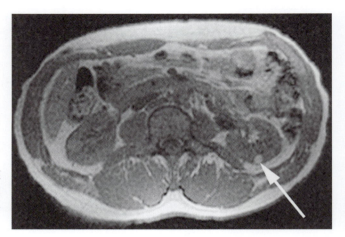

図20-14 腹部のGRE T1強調横断像．CSE T1強調像と同様の信号強度である．左腎の高信号(→)は出血性囊胞で，von Hippel-Lindau病の患者である．

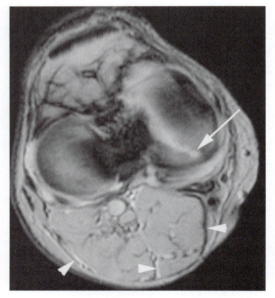

図20-15 膝のGRE T2*強調横断像(TR 684/TE 20 ms)．内側半月板後角に高信号があり，半月板断裂と診断できる(→)．左右(周波数エンコード)方向に化学シフトアーチファクトがみられる(▶)．

$$信号強度(SI) = N(H)e^{-TE/T2^*}(1-e^{-TR/T1})$$
（数式20-6）

となる．これは，数式20-4のT2をT2*に置き換えたものと同じである．

また，αが0に近い非常に小さな値とすると，$\cos\alpha \fallingdotseq 1$，$\sin\alpha \fallingdotseq \alpha$となり，数式20-5は，

$$信号強度(SI) \fallingdotseq N(H)e^{-TE/T2^*}(1-e^{-TR/T1})$$
$$[\alpha/(1-e^{-TR/T1})]$$
$$= N(H)\alpha e^{-TE/T2^*}$$
（数式20-7）

と書き換えられ，信号強度はT2*とプロトン密度に依存することがわかる．

信号雑音比(SNR)

GRE法ではSE法と比べてTRが短いため，各エコーにおける信号雑音比(SNR)は低くなる．そのかわり，一定の時間内により多くの信号を得ることができるという長所がある．

第2の化学シフトアーチファクト(Dixon効果)

この現象については18章(MRIのアーチファクト)ですでに紹介したが，これはGRE法においてのみみられるものである．水に含まれるプロトンと脂肪のプロトンの歳差運動の周波数はやや異なる(1.5Tの磁場において220 Hzの差)．水と脂肪のプロトンは，RFパルスがかけられるとただちにx-y平面上に倒され，同位相の歳差運動を始める．そして，さまざまなTE時間後には，同位相だったり位相が異なったりする．1.5Tの磁場ではRFパルスの後，これらの運動は4.5 msごとに同

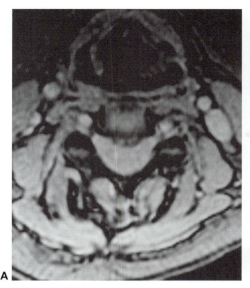
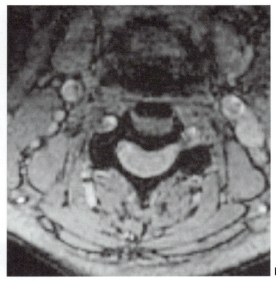

図 20-16　頸椎の 3D GRE T2*強調横断像．A：TR 27/TE 6.9 ms，B：TR 35/TE 16 ms．同じ患者であるが，1 年後に撮像された B のほうが T2*強調が強い．フリップ角は両方とも 5°で，長い TR より，長い TE の効果が大きいことを示している．両画像で正中後方への椎間板突出を認める．

位相になる．この数値は以下の式により求められる．

　水と脂肪のプロトンの周波数の差＝220 Hz なので，

$$周期＝1/周波数＝1/220\ \mathrm{Hz}$$
$$＝0.0045\ \mathrm{s}＝4.5\ \mathrm{ms}$$

　このように，最初 TE＝0 のとき同位相で，TE＝2.25 ms のとき逆位相，TE＝4.5 ms で再び同位相となり，RF パルスの後 2.25 ms ごとにこれらが繰り返される（**図 18-16**，p. 211 参照）．これが，**第 2 の化学シフト**（chemical shift of the second kind）である．

　もし TE を 2.25，6.75，11.25，15.75 ms とすると，周囲が脂肪で覆われているような器官（腎や筋など）が黒い境界線で囲まれる．これは**境界効果**（boundary effect）といわれるもので，180°パルスを使う SE 法ではみられない．これは**逆位相**（opposed phase）**画像**とよばれる．水と脂肪のプロトンの歳差運動の位相が 180°違い，互いに打ち消し合うからである．また GRE 法では，特にバンド幅が狭い場合に通常（第 1）の化学シフトアーチファクトが生じることを思い出してほしい．2 つの化学シフトアーチファクトを**図 20-17** に示す．

　この問題を解決するためには，以下のようにすればよい．

1. 水と脂肪のプロトンの歳差運動が同位相になる TE を選択する．
2. 脂肪抑制をする．
3. ピクセルを小さくする．

Dixon 法（Dixon method）[†]はこの現象を利用し，水強調や脂肪強調の画像をつくる．この方法を理解するために，脂肪と水からの信号強度をそれぞれ F，W としてみる．水と脂肪のプロトンの歳差運動が同位相のときの信号強度を I_{ip}，逆位相のときの信号強度を I_{op} とすると，以下のような関係が成り立つ．

$$I_{ip}＝W＋F$$
$$I_{op}＝W－F$$

よって，

$$W＝(I_{ip}＋I_{op})/2$$
$$F＝(I_{ip}－I_{op})/2$$

[†] 原注：Dixon WT：Simple proton spectroscopic imaging. Radiology 153：189-194, 1984 を参照．

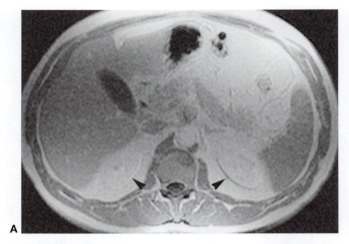
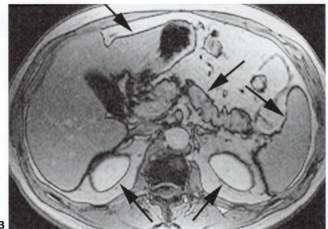

図20-17 A：ガドリニウム造影GRE T1強調同位相横断像（TR 93/TE 4.5 ms），B：逆位相像（TR 93/TE 2.2 ms）．Bには脂肪と水プロトンの境界に「境界効果」がみられる（→）．Aにはわずかだが左右（周波数エンコード）方向に化学シフトアーチファクト（▶）がみられる．

となり，水画像あるいは脂肪画像が得られる．これがDixon法で，低磁場における化学的脂肪抑制法として利用価値が高い．

3次元 GRE volume imaging

3次元画像用の連続した薄いスライスを撮像するには，GRE法が適している．このタイプの画像は，スライス選択（z軸）方向に位相エンコードステップ（N_z）を付加すれば完成する．結局すべての撮像時間は次式で表される．

$$撮像時間 = TR \times N_y \times NEX \times N_z$$

（数式20-8）

ここで，N_zはz軸方向の位相エンコードステップ数である．N_zは通常2の階乗の数（すなわち，32, 64, 128など）だが，z軸方向に位相エンコードステップを加えると，この方向に折り返しアーチファクトを形成することがある．そこで，撮像した両端のいくつかのスライスを捨てるので，実際に画像化されるスライス数は少し減る（たとえば28, 60, 120というように）．以上のようにして**スラブ**（slab）厚が決められる．

大きな数値であるN_zを乗じるので3次元撮像の撮像時間が長くなってしまうのではと思われるかもしれないが，これは非常に短いTRによって解決される．

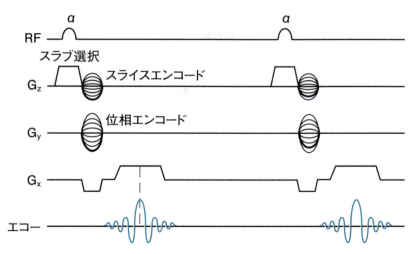

図 20-18　3 次元 GRE 法の PSD．位相エンコード用傾斜磁場が y と z 方向にそれぞれかけられる．スライス選択傾斜磁場に代わってスラブ選択傾斜磁場がかけられる．

例：

頸椎の 3 次元 GRE 法の撮像時間を下記のパラメータを使って計算すると，
TR＝30，TE＝13，α＝5°，NEX＝2，256×192 ピクセル，N_z＝64

　　撮像時間＝（TR）（NEX）（N_y）（N_z）
　　　　　　＝（30）（2）（192）（64）＝737280 ms
　　　　　　＝737.28 秒＝12 分 17 秒

となる．

典型的な 3 次元 GRE 法の PSD を**図 20-18** に示す．他のシーケンスとの大きな違いは，**スラブ選択傾斜磁場**を RF パルスに合わせて印加するとともに，z 軸方向に位相エンコードステップ（すなわち**スライスエンコード**）を加えることである．これは**図 20-19** を見るとわかりやすい．

3 次元（立体）撮像は**等方性**ボクセル（立方体，Δx＝Δy＝Δz），あるいは**異方性**ボクセル（直方体）を使って施行される．等方性ボクセルの利点はどの裁断面であっても高品質の画像を再構成できることである．3 次元撮像は高性能傾斜磁場を使った新しい FSE 法によっても可能になった．このことについては後の章で述べる．

3 次元 GRE 法の長所

1. クロストークなしの薄い連続したスライス

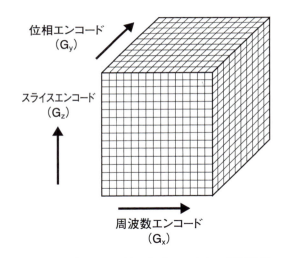

図 20-19　3 次元 GRE 法における 3 方向の傾斜磁場．

による 3 次元（立体）撮像がすばやく行える（**図 20-20, 20-21**）．
2. 画像再構成能力が高い（特に等方性ボクセルにおいて）．
3. 信号雑音比（SNR）が上昇する．

$$\because \mathrm{SNR} \propto \sqrt{N_z}$$

GRE 法の長所

1. 撮像時間が短い．

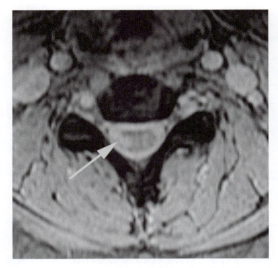

図 20-20　頸椎の 3D GRE T2*強調横断像．矢印の高信号は脊髄右側面の多発性硬化症プラークを示す．

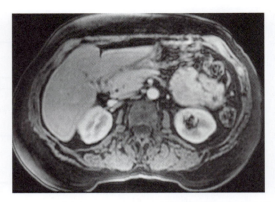

図 20-21　腹部の 3D GRE T1 強調横断像．正常な造影効果を示す．化学的(スペクトラル)脂肪飽和(詳細は 23 章参照)を併用した．

2. 磁化率効果により，SE 法に比べ出血の検出に優れている．
3. 比較的短い時間で 3 次元撮像(たとえば頸椎)が可能である．
4. 血流を画像として捉えることができる(MR 血管撮影)．

GRE 法の短所

1. a) 小さなフリップ角 α のために横磁化が小さく，また，b) TR が非常に短いため縦磁化の回復が十分に行われないので SNR が低下する．
2. 180°パルスを使わないために生じる磁化率アーチファクトが，鼻腔や腹部のように空気と組織が接するような所で目立つ(図 18-43，p.226)．
3. 180°パルスを使わないため，信号は T2*減衰に従う．磁場の不均一性により敏感となり，ボクセル中の位相分散が進み，磁化率アーチファクトも現れやすくなる(図 18-41，p.225)．
4. GRE 法(文字通り FID を呼び戻す方法)は FID 画像よりも長い TE を使うので，T2*減衰が大きくなり SNR が低下する．
5. 水と脂肪が接する腎，肝，脾などの器官の周囲に黒い境界線ができる(第 2 の化学シフトアーチファクト)．

Key Points

1. GRE 法の目標は撮像時間短縮にある．
2. 撮像時間は TR に比例し，GRE 法では TR を非常に小さくすることが可能である．
3. TR が非常に小さいため縦磁化の回復が十分に行われず，信号雑音比(SNR)が低下する．よって，90°より小さなフリップ角 α が使われる．
4. GRE 法では TR が非常に短いために，x-y 平面でのスピンの位相分散が完全に終わらないので，サイクルの終わりに横磁化が残存している．
5. 反転再収束傾斜磁場(読み取り方向)が本来の自由誘導減衰(FID)を消し，エコー時間(TE)後に呼び戻す(recall)．このためグラジエントリコールドエコー(gradient-recalled echo：GRE)とよばれる．

6. GRE 法では TR が非常に短いために，1 つの TR 時間内に他のスライスを撮像するのは困難である．したがって通常 1 スライスずつ撮像する（次章で多断面 GRE 法について述べる．）

7. したがって，撮像時間はスライス数にも比例する．

撮像時間＝TR×N_y×NEX×（スライス数）

8. 組織コントラストは，フリップ角 α，繰り返し時間(TR)，エコー時間(TE)の関数になり，簡略化すれば**表 20-1** のようになる．

表 20-1 GRE 法におけるコントラスト

	小	大
α	↑プロトン密度強調	↑T1 強調
TR	↑T2*強調	↑T1 強調
TE	↑プロトン密度強調	↑T2*強調

α：フリップ角，TR：繰り返し時間，TE：エコー時間．

Questions

以下の記述は正しい(T)か，誤り(F)か？
(20-7，20-10 以外)

20-1. 第 2 の化学シフトによると，1.5 T の磁場において TE＝2.2 ms，6.7 ms であれば，水と脂肪のプロトンは逆位相になる．

20-2. フリップ角を小さくすれば，それに伴いプロトン密度が強調され，T1 強調は減少する．

20-3. 一般に GRE 法では，一度に 1 スライスを撮像する．

20-4. 一般に GRE 法では，撮像時間を短縮させるために TR を短くするので，部分フリップ角を用いる．

20-5. GRE 法では 180° パルスを使わないで，正と負の 2 方向の反転傾斜磁場をかける．

20-6. TR が長くなれば T2*強調となる．

20-7. GRE 法の撮像時間を計算せよ．ただし，TR＝30 ms，NEX＝2，N_y＝256，a）スライス数 1，b）スライス数 15 とする．

20-8. 磁化率効果は SE 法より GRE 法において低い．

20-9. GRE 法で 180° パルスを使わないのは，撮像時間を短くするためである．

20-10. 3 次元 GRE 法の信号雑音比(SNR)は，2 次元 GRE 法の SNR に次のどれを掛けたものか？
a）N_z　　b）$\sqrt{N_z}$
c）N_y　　d）$\sqrt{N_y}$

20-11. GRE 法が部分フリップ角を使うのは，90° だと TR が短いために縦磁化の回復が不十分で SNR が低下してしまうためである．

21
グラジエントエコー法
Part 2　高速撮像法

はじめに

　この前の章でグラジエントエコー(GRE)法を紹介した．この章では**GRASS**(gradient recalled acquisition in the steady state)/**FISP**(fast imaging with steady state precession)，**SPGR**(spoiled GRASS)/**FLASH**(fast low-angle shot)，および**SSFP**(steady-state free precession：定常状態自由歳差運動)/**PSIF**(time-reversed fast imaging with steady state precession：FISP の逆)など，いくつかの GRE 法について検討する．MRI 機器製造会社はそれぞれ異なる頭文字語(略称：**表 21-1**)を用いているが，根底にある概念は同じである．さらに，多断面(多層)の(multiplanar：MP)撮像が可能な GRE 法の亜型(たとえば MPGR/MP FISP，MPSPGR/MP FLASH)についても検討する．最後に，さらに高速な亜型〔たとえば，Fast GRASS(FGR)/Turbo FISP，Fast SPGR(FSPGR)/Turbo FLASH〕，それらの MP 撮像が可能な亜型(たとえば，FMPGR/Turbo MP FISP，および FMPSPGR/Turbo MP FLASH)についても検討する．

用語について

　表 21-1 に主要なメーカー 3 社〔General Electric(GE)，Siemens および Philips〕が使用している重要な頭文字語の要約を示した．巻末に掲げた MRI 略語集も参考にしてほしい．GRE 法やスピンエコー(SE)法に応用される同じような高速撮

表 21-1　製造会社別 GRE の略称		
GE 社	**Siemens 社**	**Philips 社**
GRASS	FISP	TFE
SPGR	FLASH	T1 FFE
SSFP	PSIF	T2 FFE
FSPGR	Turbo FLASH	T1 TFE

GE：General Electric, FFE：fast field gradient echo, FSPGR：fast SPGR, TFE：turbo field echo.

像法を示す用語として，たとえば，GE 社は"Fast"という接頭辞を，Siemens 社は"Turbo"という接頭辞を用いている．(各頭文字語のスペルは巻末の MRI 略語集に示してあるので参照してほしい．)

GRASS/FISP

　この前の章で述べたように，SE 法とは対照的に GRE 法では各サイクルの終わりに横磁化が消失せず残留し，次のサイクルへ持ち越されることがある．**残留横磁化**の大きさはサイクルが 2, 3 回繰り返されると定常状態に達し，一定の大きさ(これを M_{ss} とする)を示す．

　この残留する定常状態の横磁化は次の $\alpha°$ RF パルスを受けると，この RF パルスによってつくり出される横磁化が加わることによって，その x-y 平面におけるベクトルの大きさが増大する(**図 21-1**)．これは同時に，さらに T2* を強調する．換言すれば，T2 の長い組織は，T2 の短い組織に

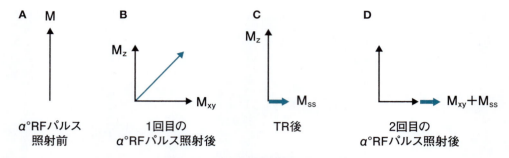

図 21-1　A〜D：短い TR 後，定常状態に達した残留横磁化 M_{ss} が残っている．

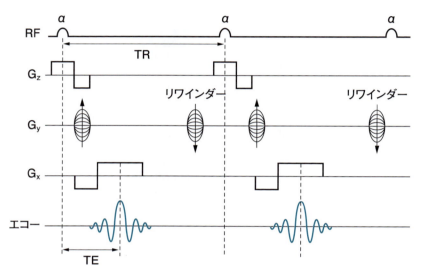

図 21-2　GRASS/FISP の PSD．位相エンコード傾斜磁場の作用を反転するように補償傾斜磁場（リワインダー）がサイクルの最後に y 軸方向に加えられる．

比べて長い M_{ss} をもつ．

　実際にはこの定常状態を保つために，パルスシーケンスに付加的な処理を施す必要がある．サイクルのはじめに加えられた位相エンコード傾斜磁場の作用を逆転させ補償する（つまり，位相エンコード傾斜磁場の影響を除いて元に戻す）ため，いわゆる補償傾斜磁場（**リワインダー**）をサイクルの終わりに位相エンコード方向に加えなければならない．リワインダーは簡単に言えば位相エンコード傾斜磁場の極性を反転した傾斜磁場にほかならない（**図 21-2**）．たとえば位相エンコードのために +3 の傾斜磁場が加えられたとすると，リワインダーは -3 の傾斜磁場となる．

SPGR/FLASH

"**スポイリング**（spoiling）"という言葉は定常状態の横磁化を消去あるいは排除することを意味している．この作業を行うにはいくつかのやり方がある．

1. RF スポイリング
2. 種々の傾斜磁場スポイラー
3. TR の延長

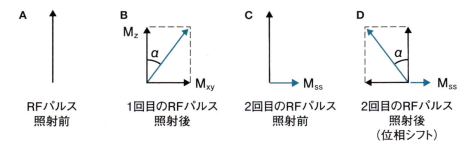

図 21-3　A〜D：（SPGRでは）定常状態の横磁化はランダムな位相シフトを加えた一連のRFパルスによって消去される．

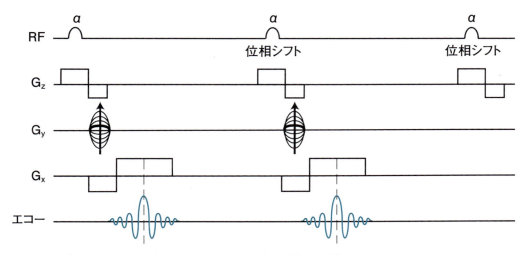

図 21-4　RFスポイラーを用いる（SPGRのように）スポイル型GRE法のPSD．

RFスポイリング

　RFによる定常状態の横磁化のスポイリング（RF spoiling）はSPGRに用いられており，その方法を図 21-3に示した．このシェーマで示すように，次々に照射される各RFパルスにランダムな位相シフトが加えられる．これにより残留する横磁化成分の位相はばらばらになって相殺されるため，定常成分 M_{ss} ベクトルの発生が妨げられる．この方法は送信機能と受信機能の間に正確な位相関係が〔**位相固定回路**（phase-locked circuit）によって〕維持されて実現可能となる．図 21-4にSPGRのパルスシーケンス図（PSD）を示した．このシェーマで示すように，補償傾斜磁場（リワインダー）は当然用いられない．リワインダーは磁化の定常状態を保つように働き，横磁化をスポイリングするというSPGRの目的にそぐわないためである．SPGRの例を図 21-5に示す．

傾斜磁場スポイラー

　定常状態の横磁化は傾斜磁場を応用することでもスポイリングすることができる．各サイクルごとに異なった勾配の傾斜磁場を付加することで実現できる（図 21-6）．

TRの延長

　最後に，TRを延長することによっても定常状態の横磁化 M_{ss} を消去することができる．TRが十分に大きい場合（一般には200 ms以上），x-y面におけるスピンの位相は（$TR \gg T2^*$なので）完全に分散する．これはSE法の場合と同様である．

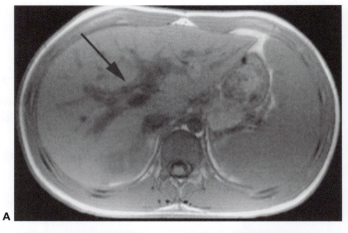
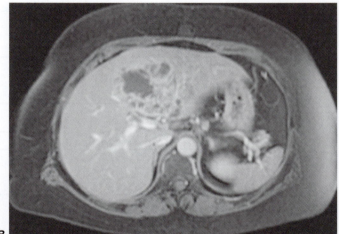

図 21-5 腹部のスポイル型 GRE T1 強調横断(軸位断)像．A：非造影像で肝炎による門脈周囲浮腫を認める(→)．B：別患者の化学的脂肪飽和併用の造影像で肝左葉内側区に多房性病変(膿瘍)がみられる．

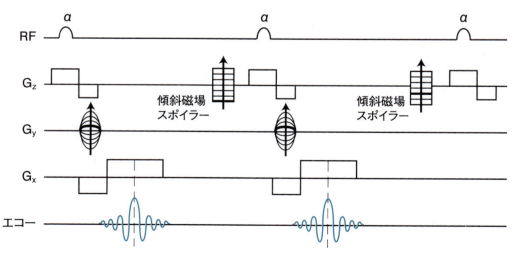

図 21-6 傾斜磁場スポイラーを用いるスポイル型 GRE 法の PSD．

質問：TRを長くした場合(たとえば500 ms)，GRASS(あるいはFISP)とSPGR(あるいはFLASH)にどのような違いがあるのでしょうか？

回答：違いはありません．GRASSでTRを500 msにすると，横磁化は各サイクルで十分に減衰してしまいます．すなわち，横磁化の定常状態成分(M_{ss})は消失します．したがってTRが長い場合には，GRASS/FISPとSPGR/FLASHは，TEとフリップ角が同じなら同じような性質の画像を示すでしょう．

SPGR/FLASH─組織コントラスト

SPGR/FLASHでは定常状態の横磁化成分が消去されるので，縦磁化成分のみが信号に影響を与える．それゆえ，これらの方法ではT2*強調が弱く，T1強調が強くなる．ただしこの場合，フリップ角αは大きくなければならない．もしフリップ角αが小さい場合にはT1回復曲線の影響が小さくなるため，プロトン密度(PD)強調が強くなる．

> SPGRではTRが長くフリップ角αが大きい場合にはT1強調像となり，TRが長くフリップ角αが小さい場合にはTEに応じてプロトン密度(PD)強調やT2*強調像となる．

SPGR(FLASH)の短所

1. 外磁場B_0の不均一性によって横磁化の位相分散が増加する．
2. 磁化率アーチファクトが増加する．
3. 化学シフトアーチファクト(帯状の黒い信号域)が増加する．

SSFP/PSIF

この技術を理解するのは難しい．この方法では強いT2(T2*ではない)強調像が得られる．そのパルスシーケンス図(PSD)を**図21-7**に示した．おのおののα°RFパルスは実際には90°パルスの成分と180°パルスの成分を含んでいる．**図21-7**で

は，α_1が90°励起パルスとして働き，α_2が180°再収束パルスとして働く様子を示している．これら2つのパルスはSE法に類似したパルスシーケンスを形成し，α_3のときにエコーが形成される．実際には信号の検出とα_3の照射を同時に行うのは困難であるので，適当な傾斜磁場を用いてα_3の照射の9 ms前にエコーが形成されるようにする．α_1に対応するエコーはα_2とα_3の間で形成されることに注意してほしい．この図では直感的にはわかりにくいが，興味深いことにTEがTRより長い(かつTRの2倍より9 msだけ短い)ことに注意してほしい．図にはリワインダーも示してある．先に示した事項により，リワインダーは位相エンコード傾斜磁場の1サイクルあとに置かれる〔この方法では，どの連続する2つのRFパルスによってもスピンエコー(SE)が形成される〕．

SSFP/PSIF─組織コントラスト

SSFPシーケンスでは特別な励起や再収束のRFパルスを用いることなく，少ない撮像時間で強いT2(T2*ではない)強調像が得られる．

SSFP/PSIFの長所

1. GRASSやSPGRに比べて外磁場B_0の不均一性による位相分散が減少する．
2. GRASSやSPGRに比べて磁化率アーチファクトが減少する．
3. GRASSやSPGRに比べて化学シフトアーチファクト(帯状の黒い信号域)が減少する．

SSFP/PSIFの短所

1. 長いTE(TE>TR)の使用に伴い，信号雑音比(SNR)が低下する．
2. 静止していない組織に対する感受性が増す．

多断面撮像技術

GRASSやSPGRシーケンスでは，TRを長くする(数百ms)と，多断面(multiplanar：MP)撮像技術を用いることができる．これらはMPGR(multiplanar GRASS，またはmultiplanar gradient recalled)/MP FISPやMPSPGR(multiplanar SPGR)/

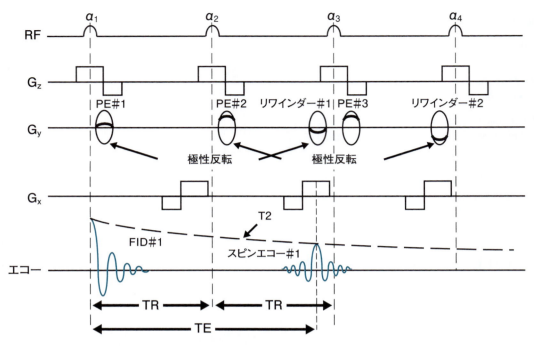

図 21-7 SSFP/PSIF の PSD．おのおのの α°RF パルスは 180°パルスの成分を含んでおり，これらが再収束パルスとして働く．これにより次の α°RF パルスのときに SE が形成される．それゆえ，コントラストは T2 によって（T2*ではなく）決定される．PE：位相エンコード．

MP FLASH とよばれる．さきに述べたように，TR を長くすることで x-y 面上の定常状態成分は消失するので，GRASS と SPGR は同じような特徴を示す．

それでも先述したように，フリップ角 α を変化させることで画像を T1 やプロトン密度/T2*強調にすることができる．繰り返すと，フリップ角 α が小さい場合にはプロトン密度（PD）強調に，大きい場合には T1 強調になる．もっと明確にいうと，フリップ角が小さい場合には MPGR と GRASS はほとんど同じようにふるまうが，フリップ角が大きい場合には MPGR は長い TR を用いるので定常状態成分は消失し，GRASS より T1 強調となる．

TR を長くした場合の長所

1. 縦磁化の回復が進むので SNR が改善する．
2. TR を長くすることにより，1 つの TR のサイクル内で使っていない時間に他の断面のデータを得られるため（SE 法と同様）多断面（MP）撮像ができる．
3. また，SE 法におけるマルチエコーと同じようなマルチエコー撮像法（たとえば短い TE と長い TE）が可能となる．ただし，GRE 法における第 2 エコーは，急速な T2*減衰により，画質低下をもたらしやすい．
4. 7 章で説明したように，TR を長くすると**飽和効果**が減少するため，大きなフリップ角を用いることが可能である．フリップ角を大きくすると飽和効果がさらに増大するが，長い TR によってその増大は相殺される．フリップ角を大きくすると明らかに横磁化の大きさが増大するので，SNR も改善する．

高速 GRE 法

最初にこの題を見て困惑した読者もいるだろう．そのような方はすべての GRE 法が"速い"と考えていたと言いたいに違いない．FSE（fast spin echo）や TSE（turbo spin echo）法は GRE 法と同

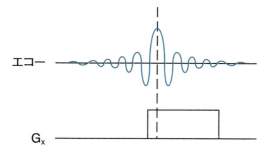

図 21-8　部分エコー法.

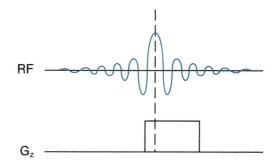

図 21-9　部分 RF 法.

じように速い撮像法ではあるが，一般に GRE 法は SE 法に比べて速いと言っていいだろう．しかし，撮像速度をさらに速めた方法が存在する．これらの方法は，Fast GRASS/Turbo FISP あるいは Fast SPGR/Turbo FLASH などとよばれる．

これらの撮像法には MP 撮像を応用でき，Fast MP GRASS/Turbo MP FISP あるいは Fast MP SPGR/Turbo MP FLASH などとよばれる．これらは短い撮像時間内に，SNR の高い多断面の画像を提供できる．

どのようにしてすでに高速な GRE 法をさらに速くするのか？　答えは非常に短い TR と TE を用いて**シーケンス時間**(sequence time)を短くすることにある．シーケンス時間とは励起，位相エンコード，周波数エンコードにかかる時間である．シーケンス時間の短縮は，以下の技術の利用で達成される．

1. 部分エコー法(fractional echo)
2. 部分 RF 法(fractional RF)
3. 部分フーリエ法(fractional NEX)
4. データ収集(サンプリング)時間 Ts の短縮（別の言い方をすればバンド幅の増加）

はじめの 3 つは 23 章の撮像法の特徴に関する記載のなかで述べる（図 21-8〜21-10）．基本的に，エコーの一部分や RF の一部分を用いると，実際にエコー時間を短縮することができる．バンド幅(bandwidth：BW)を ±16 kHz(すなわち，BW＝32 kHz)から ±32 kHz(すなわち，BW＝64 kHz)に増やすと，周波数エンコードステップ数(N_x)が 256 の場合にはデータ収集時間 Ts は 8 ms から 4 ms に減少する（図 21-11）．そのかわり，SNR は

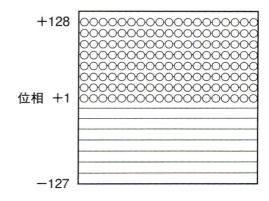

図 21-10　部分フーリエ法.

バンド幅の平方根分の 1 に比例するので減少してしまう．図 21-11 に示したように，バンド幅を広くすると雑音が増加する．活動時間(active time)は次のように与えられる．

$$活動時間 = TE + Ts/2 + To$$

ここで Ts は総データ収集(読み取り)時間，To は先行時間である．TE と Ts を最短にすることで活動時間を最短にすることができ，最短 TR をさらに短くすることができる．撮像時間は NEX に比例するので，部分フーリエ法によって全体の撮像時間を短縮することができる．

高速 MP 撮像法では長い TR が用いられるが，多数の別のスライスがその TR の間に撮像される．

例：

1. TR＝10 ms，TE＝最短，N_y＝256，NEX＝1 のとき（1 スライスごとに撮像するとする），Fast

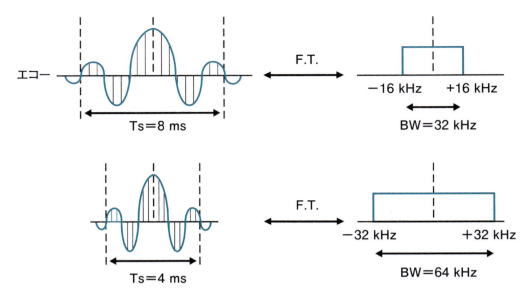

図 21-11 バンド幅(BW)の増加により，データ収集(サンプリング)時間 Ts が短縮され，TE を短くすることができる．かわりに SNR が減少する．

SPGR/Turbo FLASH を用いて 15 断面の画像を得た場合の撮像時間を求めよ．

時間 = (10)(256)(1)(15)
= 38,400 ms = 38.4 秒

2. TR=100 ms，TE=最短，N_y=256，NEX=1 のとき（多断面を撮像するとする），Fast MP SPGR/Turbo MP FLASH を用いて 15 断面の画像を得た場合の撮像時間を求めよ．

時間 = (100)(256)(1)
= 25,600 ms = 25.6 秒

応用

高速 GRE 法は，非常に高速な撮像が要求される以下のような応用に役立つ．

1. 腹部における 1 回の息止めによる撮像
2. 運動中の関節の撮像（たとえば顎関節）
3. 心臓のシネ画像
4. 造影剤注入後の同一断面の経時的な撮像
5. 造影剤のボーラス注入後の灌流(perfusion)画像

短所

1. TR が非常に短いために SNR とコントラスト雑音比(CNR)が減少する（多断面撮像法の場合，その程度は軽くなる）．
2. 非常に短い TE〔つまり TE=2.2 ms や 6.6 ms など(1.5 T の場合)〕で第 2 の化学シフトアーチファクトが強くなる．

組織プリパレーション高速 GRE 法

高速 GRE 法では非常に短い TR が用いられるために，最適な組織コントラストが得られないことがある．組織コントラストを改善するために，磁化プリパレーション(magnetization preparation)あるいは**組織プリパレーション**(tissue preparation)とよばれる技術（たとえば **MP-RAGE**）が利用される．α°RF パルスを照射する前の先行時間(prep time)に，他の RF パルス(180°あるいは 90°パルス)が組織に加えられる．この待ち時間に応じて組織にコントラスト（応用方法に従って T1 あるいは T2 強調となる）が生じる．

2 種類の組織プリパレーション法について検討しよう．

1. IR プリパレーション（反転回復予備 inversion-recovery prepared）
2. DE プリパレーション（driven-equilibrium prepared）

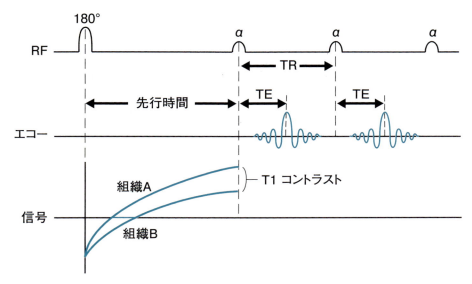

図21-12 IR（反転回復）プリパレーション Fast GRASS 法では，2つの異なる組織について，T1 による区別が容易になるように GRE シーケンスの前に 180°パルスが加えられる．このため画像は T1 をさらに強調したものになる．

表21-2 先行時間の例

組織	先行時間(ms)
肝	200〜400
脾	400〜500
脳脊髄液	700〜800

IR プリパレーション

はじめに **IR プリパレーション法**について考えよう．このシェーマ（図21-12）では，α°RF パルスの前に 180°パルスが加えられる．この方法は反転回復（inversion recovery：IR）法に似ており，より T1 強調を強めながら，先行時間（prep time）に応じて種々の組織の信号を抑制することができる（表21-2）．この表の先行時間は通常の IR シーケンスに比べて短いことに注意してほしい．ここでは部分飽和になっているために縦磁化が短いから，反転時間も短縮されているのである（高磁場に比べて低磁場では短い反転時間を使うのと同じ考え方である）．図21-13 にこの例を示す．

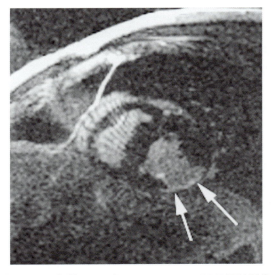

図21-13 心臓の IR プリパレーション GRE 短軸断像（TR 7/TE 3/TI 150 ms）．ガドリニウム投与後 10 分の遅延像で下外側壁の高信号（→）から心筋梗塞と診断できる．

DE プリパレーション

2番目の方法は **DE プリパレーション法**である．この方法では T2 強調のコントラストを得る目的で α°RF パルスの前に，SE 法に類似した 90°—

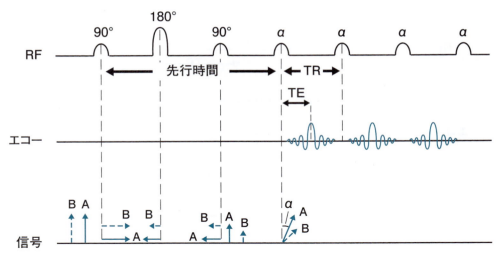

図 21-14　DE プリパレーション法では，組織の T2 による区別が容易になるように，(SE に類似した) 90°—180°—90° パルスが GRE エコーシーケンスの前に加えられる．詳細については本文を参照．

180°—90° パルス (図 21-14) が加えられる．先行時間が長くなればなるほど T2 減衰が進むので，組織コントラストは T2 を強調したものになる．別の言い方をすれば，T2 の長い組織は T2 の短い組織に比べて減衰が弱いので，T2 コントラストを強めることになる．

　もっと明確にするために，図 21-14 を参照しながら異なる T2 値をもつ 2 つの組織 A と B (組織 A の T2 は組織 B の T2 よりも長いと仮定する) について考えてみよう．最初の 90° パルスのあと組織 A と B は同じ横磁化ベクトルを有する．180° パルスの直前，(T2 の短い) 組織 B は A に比べて強く減衰しているので，x-y 面では横磁化のベクトルは小さくなっている．180° パルスのあと横磁化は x-y 面上で 180° 反転する．次の 90° パルスはこれらのベクトルを縦軸上へ追いやる〔平衡状態 (equilibrium) 時のように磁化が縦軸上に追いやられるので driven-equilibrium と名付けられた〕が，(T2 の長い) 組織 A のベクトルは組織 B のベクトルに比べて大きくなっている．したがって，T2 の長い組織にバイアスがかけられた状態で GRE シーケンスが開始される．

血流イメージング

　一般に GRE 法では (MP 撮像法の場合を除いて)，1 回に 1 スライスが撮像される．したがって，各スライスが血流の入るスライス (entry slice) になる．その結果，流速関連増強 (flow related enhancement：FRE) がすべてのスライスに働き，血管は GRE 法では高信号となる．スライスに流入する血流のプロトンは飽和していないので，これらのプロトンが倒されると強い信号を生じるというのがこの現象の基本的な概念である．これは 2D や 3D **タイムオブフライト** (time of flight：**TOF**) MR 血管撮影の背景にある基本的な概念でもある．これについては 26 章および 27 章で詳しく検討したい．

Key Points

1. GRE 法では GRASS/FISP, SPGR/FLASH, および SSFP/PSIF などいくつかの方法が利用できる（**表 21-1** を参照）.

2. GRASS では，残留横磁化が補償傾斜磁場（リワインダー）によって保たれるので T2* 強調が増加する.

3. SPGR/FLASH では，一連の RF パルスにランダムな位相シフトを加えることによって残留横磁化が消去される．このためコントラストは T2* 強調が減少し，T1 強調が増加する.

4. 残留横磁化の消去は傾斜磁場スポイラーや TR の延長によっても可能である.

5. SSFP/PSIF では，強い T2（T2* ではない）強調像が得られる．GRASS/FISP と SPGR/FLASH は傾斜磁場によって自由誘導減衰信号（FID）を呼び戻す方法であるが，一方の SSFP/PSIF は傾斜磁場によって SE 信号を呼び戻す方法である．興味深いことに，この方法では TE は TR より長く，TR の 2 倍より 9 ms だけ短くなる.

6. 上記の撮像法では，TR を（100 ms 以上に）長くすることにより MP 撮像できる亜型（たとえば，MPGR/MP FISP や MPSPGR/MP FLASH）を用いることができる.

7. 高速 GRE 法（たとえば，FGR/Turbo FISP, FSPGR/Turbo FLASH など）では，さらに高速な撮像が可能である．この方法は部分 RF 法，部分エコー法，部分フーリエ法に加えてバンド幅を広くする（データ収集時間 Ts の短縮）ことで達成される.

8. 高速化技術と多断面撮像技術とを組み合わせた GRE 法（たとえば，FMPGR, FMP-SPGR/Turbo MP FLASH など）では，高速に SNR の高い多数のスライスを撮像できる.

9. GRASS/FISP, SPGR/FLASH と SSFP/PSIF の特徴を **表 21-3** に要約した.

表 21-3 GRE 法の特徴

GRE 法	SNR	強調	解説
GRASS/FISP	高い	T2*強調	定常状態の横磁化を保つ
SPGR/FLASH	中間	T1 強調	定常状態の横磁化を消失させる
SSFP/PSIF	低い	T2 強調	GRE 法の形をしているが，実質は SE. TR<TE<2TR

Questions

21-1. 残留横磁化をスポイリングするのは？
   a) 傾斜磁場スポイラー
   b) RF スポイラー
   c) 長い TR
   d) 上記のすべて
   e) a）と b）のみ

21-2. 高速 GRE 法で使用される方法はどれか？
   a) 部分エコー法
   b) 部分 RF 法
   c) 部分フーリエ法
   d) 狭いバンド幅
   e) 上記のすべて
   f) a）から c）のみ

21-3. 次の記述は正しい（T）か，誤り（F）か？
   （GRASS/FISP/TFE では）残留横磁化成分 M_{ss} が保たれるように，補償傾斜磁場が位相エンコード方向に加えられる.

21-4. 次の記述は正しい（T）か，誤り（F）か？
   スポイル型 GRE 法は T1 強調を増加する.

22

エコープラナーイメージング(EPI)

はじめに

　この前の3つの章で，高速撮像法すなわち高速スピンエコー法〔fast spin echo(FSE) technique〕とグラジエントエコー法〔gradient-recalled echo(GRE) technique〕，ならびにその高速亜型について検討してきた．この章では，最も高速なMRI技術であるエコープラナーイメージング(echo planar imaging：EPI)について解説する．

EPI の基本的な概念

　ソフトウェアの改良で達成可能なほかの高速撮像技術と異なり，シングルショット EPI にはハードウェアの変更が必要である．もっと明確にいえば，傾斜磁場の急速なスイッチオン・オフが可能な**高性能傾斜磁場**(30章で論じる)が必要である．EPI の基本的な概念は，1つの $T2^*$ 減衰中に読み取り傾斜磁場を印加して1つのショット(シングルショット EPI)で，あるいは複数回の励起による複数のショット(マルチショット EPI)でk空間を埋めることである．

　このあとすぐに述べるが，シングルショット EPI では1つの RF 波の照射後，振動する周波数エンコード(読み取り)傾斜磁場によってk空間がすべて埋められる．一般に傾斜磁場勾配は20 mT/m 以上で，傾斜磁場の立上り時間は 300 μs 以下とする必要がある．さらに，高速なデジタル操作と信号処理を可能にする超高速コンピュータが必要である．

EPI の種類

　シングルショット EPI と**マルチショット EPI** の2種類の主要な方法がある．初期のシングルショット EPI は一定の位相エンコード磁場勾配を用いていた．新しい方法では，ブリップ(blipped)位相エンコード傾斜磁場を使用しており，"blipped EPI" とよばれる[†1]．

シングルショット EPI

　シングルショット EPI(single-shot EPI)は，1回の RF のあとの1回の信号収集時に(言い換えれば1回の計測すなわち**"ショット"**で)，傾斜磁場の反転を何度も繰り返して多数のグラジエントエコーをつくりk空間のすべてのラインを埋める方法である．

　これを達成するためには，1回の $T2^*$ 減衰(たとえば 100 ms)中に $N_y/2$ 回(たとえば 256/2＝128回)読み取り磁場勾配(G_x)を正の最大値から負の最大値へ反転しなければならない．G_x のベースラインの上や下に出た各ローブ(lobe)はk空間上の個々の k_y のライン(行)に相当する．したがって，位相エンコードステップ数 N_y は G_x の正負のローブ数の合計に等しい．G_x ローブの面積が撮像野(field of view：FOV)を決定する．この面積が大きいほど FOV は小さくなる．

---

†1 原注：より詳細には Edelman RR, Wielopolski P, Schmitt F. Echoplanar MR imaging. Radiology 192：600-612, 1994 を参照されたい．

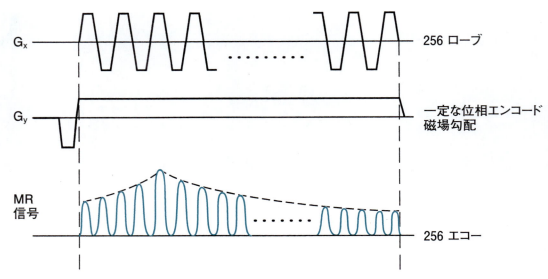

図 22-1 読み取り中，位相エンコード磁場勾配が一定に保たれるオリジナルのシングルショット EPI 法の PSD. G_x は高速なオン-オフのスイッチングにより正弦波状を呈する.

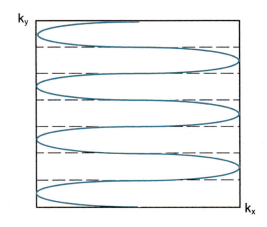

図 22-2 位相エンコード磁場勾配を一定にしたシングルショット EPI では，1 回の RF パルスの照射後ジグザグに k 空間が充填される.

明らかにシングルショット EPI では最大傾斜磁場勾配 G_{max} と最小立上り時間 t_{Rmin}〔つまり最大**スルーレート**（**振幅動作の速さ**：slew rate＝G_{max}/t_{Rmin}）〕のみならずアナログデジタル変換器（ADC）についてもすさまじい性能が要求される．一般に，最大バンド幅の ADC は普通のスピンエコーで用いられる kHz 台の最大バンド幅どころではなくて，MHz 台の最大バンド幅のアナログデジタル変換器が必要である．

初期の EPI では，位相エンコード磁場勾配を一定（図 22-1）に保って収集が行われたため，k 空間にデータがジグザグに充填された（図 22-2）．これは従来法による k 空間の充填に比べてフーリエ変換時にアーチファクトを生じる．この問題を修正するために，位相エンコード傾斜磁場は読み取り傾斜磁場がゼロ，つまり k 空間の位置が k_x 軸のどちらかの端にある間に短時間で加えられる（図 22-3）．この方法はその間が瞬時（＜200 μs）であることから，**ブリップ**位相エンコードとよばれる．それゆえ，同じ位相エンコード磁場勾配が N_y 回（たとえば 256 回）短時間で与えられる．この方法は **blipped EPI** とよばれ，フーリエ変換の容易な k 空間の充填法となっている（図 22-4）．

以前にも論じたように，シングルショット EPI のひとつの問題点は，どんな位相情報の誤りも k 空間全体に影響を与える傾向があることである〔これは従来型スピンエコー（CSE）法では，各サイクルの最後に位相を元に戻す補償傾斜磁場があるので問題にならない〕．ここで述べている位相情報の誤りとは，動きによるものではなく（動きによるアーチファクトは超高速な EPI では問題にならない），プロトン（たとえば脂肪と水のプロト

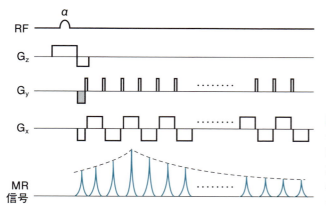

図 22-3 blipped EPI のパルスシーケンス図 (PSD). 位相エンコード磁場勾配 (G_y) は G_x がゼロのときに短時間に加えられる (ブリップ位相エンコード). 最初の位相オフセット (G_y) (塗りつぶし部位) により, 信号は低く始まり, 目的とするところで頂点に達する.

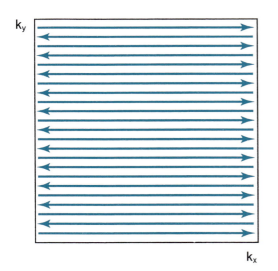

図 22-4 blipped EPI におけるフーリエ変換が容易な奇数-偶数で方向が異なる k 空間の軌跡.

ン) の共鳴周波数の相違により位相エンコード方向に誤ってデータが充填されることに起因するものを指している. したがって, シングルショット EPI の技術的問題のひとつは, 特に副鼻腔周囲の空気-組織境界面で生じる磁化率アーチファクトである. また, 化学シフトアーチファクトは CSE 法では周波数エンコード方向に現れるが, EPI では位相の誤りが位相エンコード方向に蓄積するために, 位相エンコード方向に現れる.

マルチショット EPI

マルチショット EPI (multishot EPI) では, 読み取りは複数のショットすなわちセグメント (segment：N_s) に分割される. つまり,

$$N_y = N_s \times ETL$$

ここで, エコートレイン数 (echo train length：ETL) は各セグメントのライン (行) の数である. k 空間は分割され複数回に分けてデータが収集されるため, この方法は**セグメンタル EPI** (segmental EPI) ともよばれる.

マルチショット EPI の長所 (シングルショット EPI と比較して)

1. この技術はシングルショット EPI と比べて傾斜磁場への負荷が少ない.
2. シングルショット EPI と比べて, 位相誤差が蓄積する時間が少ないため, 反磁性磁化率アーチファクトが減少する.

マルチショット EPI の短所 (シングルショット EPI と比較して)

1. マルチショット EPI はシングルショット EPI と比べて撮像に時間がかかる.
2. このため, マルチショット EPI は体動アーチファクトを生じやすい.

EPI のパルスシーケンス図

図 22-1 はオリジナルの EPI のパルスシーケンス図 (PSD) の一例を示している. このシーケンス

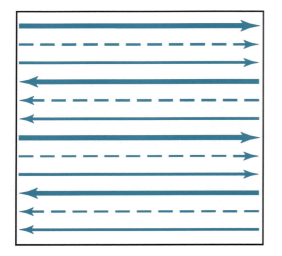

図 22-5　マルチショット EPI の k 空間軌跡．k 空間は複数のセグメントに分けてインターリーブに充填される．

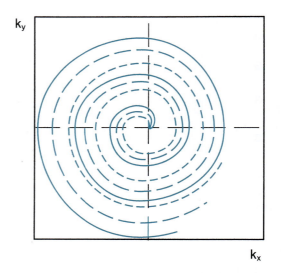

図 22-6　2 つの振動する傾斜磁場を使用するマルチショット EPI における k 空間のらせん状の軌跡．

と従来のシーケンスのおもな違いは，読み取り軸方向に一連の正弦曲線状の読み取り磁場勾配（G_x）を用いることである．このシーケンスでは，一連の正および負の傾斜磁場パルスを形成するのに傾斜磁場を高速にオン-オフする必要がある．これは高性能傾斜磁場を備える先進の装置でのみ達成可能である．もう一つの違いは，一定の位相エンコード磁場勾配（G_y）の利用である（k 空間が 1 つの TR の間に充填されることを思い出そう）．（1 回の RF パルスで 1 スライスが得られるので，ここで TR という言葉を使うことは不適切かもしれない．しかし TR は次々に印加されるスライス選択励起 RF パルスの間隔とも定義できよう．）上述した能力によって，1 回の RF パルスのあと 1 つのスライスのすべてのデータが得られることになる（1 つの位相エンコードステップに 1 つの RF パルスが必要となる CSE 法とは異なる）．

図 22-3 は，G_x を加えていないときに G_y を短時間で N_y 回加える blipped EPI のパルスシーケンス図の例を示している．

EPI における k 空間軌跡

一定の G_x を加えてデータ収集を行う CSE 法とは異なり，初期のシングルショット EPI では G_x を正と負に交互に反転させている間にデータ収集を行い，k 空間がジグザグあるいは正弦曲線状に埋められていく（図 22-2）．blipped EPI では偶数番エコーの k 空間への充填は奇数番エコーとは逆向きに行われる（図 22-4）．マルチショット（セグメンタル）EPI では，データ収集は複数回に分けてインターリーブで行われる（図 22-5）．マルチショット EPI のらせん型撮像法（spiral imaging）は 2 つの振動する傾斜磁場を使用することで達成される（図 22-6）．

これらの k 空間軌跡は，1 つの TR の間に k 空間の 1 行が埋められる（そしてそれが N_y 回繰り返される）CSE 法とは対照的である．

EPI における撮像時間

各スライスのデータ全体が 1 回の RF パルスのあと収集されるので，シングルショット EPI における各スライスの撮像時間は T2* あるいは T2 減衰によって規定される（100 ms 台）．

一般に，もし **エコー間隔**（echo spacing：**ESP**）を 2 つの連続するエコーの間隔，N_y を k 空間のライン（行）の数，NEX を加算回数（データ収集回数）とすると，撮像時間は次のように与えられる．

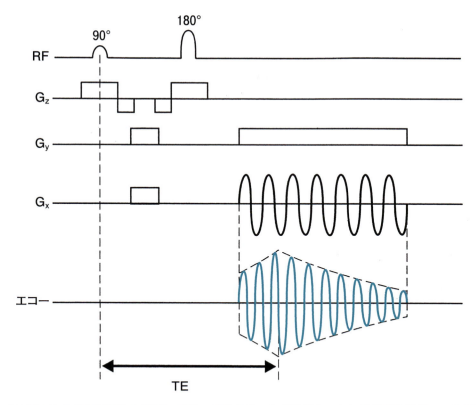

図 22-7 オリジナルの SE 型 EPI の PSD．90°―180°のルートパルスシーケンスが EPI モジュールの前に加えられる．

T(シングルショット EPI)＝ESP×N_y×NEX

マルチショット EPI では，撮像時間は次のように与えられる．

T(マルチショット EPI)＝TR×N_s×NEX
　　　　　　　　　　＝TR×N_y×NEX/ETL

これは高速 SE 法の撮像時間の算出法に似ている(N_y＝N_s×ETL であることを思い出してほしい)．

EPI におけるコントラスト

EPI におけるコントラストは，**ルートパルスシーケンス**("root" pulsing sequence：GRE 法におけるプリパレーションパルスに相当する)に依存している．たとえば，SE 法のコントラストを得るには，90°―180°の SE ルートシーケンスを EPI モジュールの前に加える．同様に，EPI モジュールの前に部分フリップ角(＜90°)RF パルスを加えた場合，GRE 法のコントラストが得られる．180°―90°―180°の反転回復(IR)法のルートパルスシーケンスを EPI モジュールの前に用いると，IR 法のコントラストが得られる．加えて，EPI による拡散強調画像には拡散強調のための傾斜磁場が加えられる．

これまでの事項を要約すると以下のようになる．

1. SE 型 EPI(SE-EPI：90°―180°-EPI)では，180°パルスが外磁場の不均一性を克服するために用いられる(**図 22-7**)．この方法によって T1 および T2 強調が得られる．EPI ではすべてのエコーが同じ勾配の位相エンコード傾斜磁場で得られているので，SE 型 EPI におけるコントラストは 180°RF パルスにより一過性に位相が揃う時間(TE)で決定される．T2 強調 EPI のコントラストは CSE

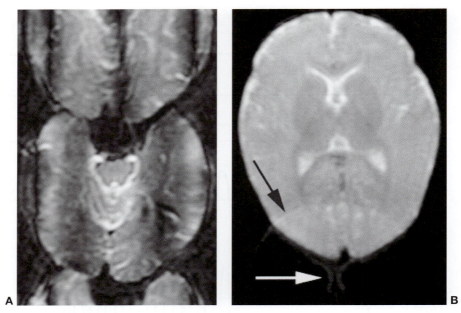

図 22-8　A, B は別患者の頭部 EPI 画像である．A には "N over 2"[†2] の強いアーチファクト，B には弱いアーチファクト（→）がみられる．

法に類似しており，信号は T2 減衰によって決定され，血流は低信号となる．
2. GRE 型 EPI（GRE-EPI：$\alpha°$-EPI）では，180° パルスは用いられないので T2* 強調となる．この方法は高速で，特に心臓のシネ撮像に最適である．コントラストは，負の位相エンコードオフセット傾斜磁場と EPI 読み取りモジュールとの間の時間によって決定される．
3. IR 型 EPI（IR-EPI：180°—90°—180°-EPI）では，180° 反転パルスを加えることによってT1 強調コントラストを得ている．

EPI におけるアーチファクト

エヌハーフゴーストアーチファクト（N/2 ghost artifact）

k 空間内の正と負領域を何度も行き来する（すなわち読み取り傾斜磁場の極性が変化する）ために，blipped EPI であっても位相の誤りが生じる．CSE 法のように動きによってではなく，渦電流（eddy current）や不完全な傾斜磁場，磁場の不均一性，奇数番と偶数番のエコーのタイミングの不釣合いによって，主画像の "ゴースト" アーチファクトが位相軸方向に生じる．ゴーストはデータの半分（奇数あるいは偶数番）から生じるので，これらは**エヌハーフゴースト（N/2 ghost）**[†2] とよばれる（図 22-8）．

対処法：
渦電流の最小化．適切な傾斜磁場の調整．

EPI における磁化率アーチファクト

EPI では磁化率効果により周波数および位相の誤差は変動する．マルチショット EPI では，位相誤差の蓄積する時間が少ないためこの効果は減少する．マルチショット EPI のコントラストは，高速 SE 法に比べて CSE 法に近く，出血などを抽出する磁化率効果に敏感である．これは高速 SE 法に対するマルチショット EPI の有利な点である．

[†2] 訳注：N/2 どころではない強いアーチファクトだという意味で洒落て "N over 2" と表現している．N/2 は N over 2 とも読む．

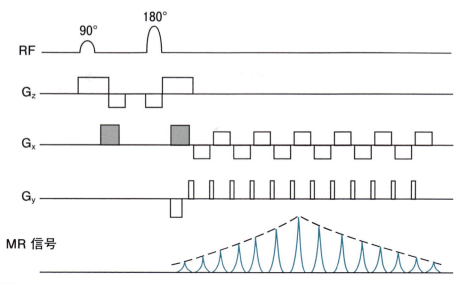

図 22-9　拡散強調 SE 型 EPI の PSD．拡散するプロトンの位相を分散させて信号が出ないようにするために，180°パルスの前後に 1 対の拡散強調用傾斜磁場（塗りつぶし部位）が付加される．

対処法：

適切なシミング，TE の短縮，あるいはマルチショット EPI による最小化．

EPI における化学シフトアーチファクト

化学シフトアーチファクトは CSE 法では周波数エンコード方向に生ずるのに対して，EPI では位相エンコード方向に生じる．これは位相誤差が位相エンコード方向に伝播するためである．これらのアーチファクトは CSE 法でみられるものよりも顕著なので，効果的な脂肪抑制が必要である．

対処法：

脂肪抑制法の使用．

EPI による機能画像

拡散画像（diffusion imaging）

拡散は分子のランダムな熱運動の過程（ブラウン運動ともよばれる）と定義され，たとえば脳血管障害では重要な役割を演じている．拡散強調 SE 型 EPI には，拡散するプロトンの位相を分散させて信号を生じさせないようにするために，180°パルスの前後に一対の拡散強調用傾斜磁場が付加されている（図 22-9）．

拡散テンソル画像

拡散テンソル画像（diffusion tensor imaging：DTI）は，拡散画像の進歩したもので白質の異方性（anisotropy）を定量化する方法である〔異方性とは画像の 3 軸方向で性質（たとえば拡散係数）が異なることである〕．1 回ではなく，b 値[†3]が 1000 に相当する傾斜磁場を印加して少なくとも 6 回（時には 55 回），b＝0 で 1 回の合計 7 回撮像する．3 回は x, y, z 方向に傾斜磁場を印加して撮像され，D_{xx}, D_{yy}, D_{zz} が得られる．傾斜磁場を組み合わせてさらに 3 回撮像し，3×3 のテンソル行列の非対角成分[†4]を得る（図 22-10）．

DTI の理論的利点は測定された **ADC**（apparent diffusion coefficient：**見かけの拡散係数**）が x, y, z 傾斜磁場の方向に左右されないことである（これは 2×2×5 mm のボクセルではなく，点に対して正しい記述である）．DTI の利点は，磁石内での

[†3] 訳注：b 値：拡散 MRI における拡散強調の程度を示すパラメータ．拡散強調用磁場勾配（G），各ローブの印加時間（δ）と間隔（Δ）に依存し，$b=\gamma^2 G^2 \delta^2(\Delta-\delta/3)$ である．b の単位は s/mm²，γ は磁気回転比．

$$D = \begin{pmatrix} D_{xx} & D_{xy} & D_{xz} \\ D_{yx} & D_{yy} & D_{yz} \\ D_{zx} & D_{zy} & D_{zz} \end{pmatrix}$$

図22-10 3×3行列で表される拡散テンソル．相似変換とよばれる数学的手法により非対角成分を消去すると，各ボクセルの新しいz軸が白質神経路方向を指す．

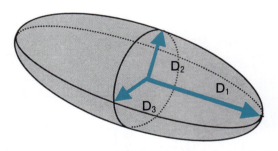

図22-12 テンソルは脳内の拡散を単一のADC(見かけの拡散係数)ではなく，3つの固有ベクトル方向の拡散を表す3つの固有値(D_1, D_2, D_3)で特徴づける．基本固有ベクトルがボクセル内の主たる白質神経路に平行になり，その方向の拡散係数がD_1で表される．

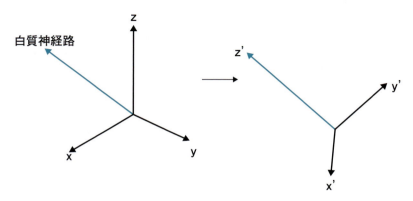

図22-11 拡散テンソルでは，新しいz軸(z')がボクセル内の主たる白質神経路になるように座標軸が変換される．

頭部の位置に左右されないで"定量的な拡散"の測定が可能なことである．DTIモデルではz方向を拡散の主方向(通常はボクセル内の白質神経路方向に一致する)として，x, y, z軸が変換される．この新しいz方向は基本固有ベクトル(principal eigenvector)として知られており，この方向の拡散係数は基本固有値(principal eigenvalue)とよばれる．さらに，この基本固有ベクトル(新しいz軸)に垂直な新しい固有ベクトル(新しいxおよびy軸)が設定される(図22-11)．このように設定された3つの固有ベクトル方向の拡散係数は固有値

---

†4 訳注：図22-10においてD_{xx}, D_{yy}, D_{zz}を対角成分，それ以外を非対角成分という．拡散は対称行列で表されるので$D_{xy}=D_{yx}$, $D_{xz}=D_{zx}$, $D_{yz}=D_{zy}$となって，3×3行列でも未知数は6個である．

D_1, D_2, D_3で表される(図22-12)．

DTIは，D_1, D_2, D_3を組み合わせて，異方率(fractional anisotropy)，相対異方性(relative anisotropy)，異方性指数(anisotropy index)などとよばれる異方性の指標をスカラー画像で表すこともできる(図22-13)．正常な白質の拡散異方性は高い，すなわち白質神経路に平行な拡散がこれに垂直な方向の拡散に比べて大きい．異常な白質(多発性硬化症，びまん性軸索損傷やグリオーシスのため)の異方性は低下する．DTIはまた，基本固有ベクトル図，すなわち白質神経路の方向と連続性を示す画像として表すこともできる(図22-14, 22-15)．

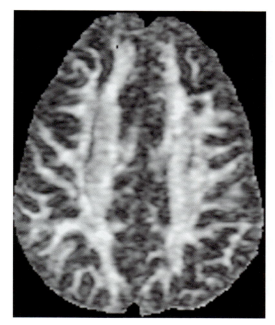

図 22-13　正常脳の FA(fractional anisotropy)マップ．正常白質の高信号は異方性が高いことを示している．

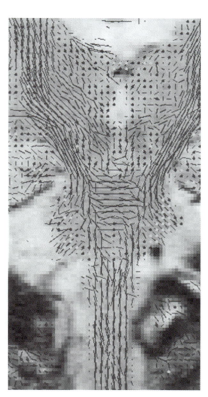

図 22-14　拡散固有ベクトル表示に基づく皮質脊髄路の神経路画像(tractography)．線は断面内の投射，点は断面に垂直方向の投射を示している(Massachusetts 州 Boston の Frenc Jolesz, MD の厚意による)．

灌流画像(perfusion imaging)

GRE 型 EPI はそのコントラストが T2*強調なので，組織におけるガドリニウムのファーストパス(first pass)による灌流を見るシーケンスとして最適である．通常の GRE 法と同様，血流は高信号を示すので EPI による MR 血管撮影も可能である．

EPI の長所

1. 撮像時間はおよそ 100 ms かそれ以下．
2. 心拍動および呼吸運動はもはや問題にならない．
3. プロトン密度，T1，T2 強調像が動きのアーチファクトなく撮像できる．
4. 単に臓器の解剖を描出するのみでなく，臓器の機能を研究することが可能である．
5. 時間が重要因子ではないので分解能は改善されうる．

EPI の短所

1. TE がこのように短くなると，脂肪と水によ

る第 2 の化学シフトアーチファクト(Dixon 効果)が問題になる．したがって，前飽和による脂肪抑制が EPI にはかならず必要である．
2. 傾斜磁場の高速なオン-オフの切り換えによって患者の体内に電流や電圧が発生し，これによって"電気ショック"のような感覚を患者に与える可能性がある．このショックは，磁場の高速な変化(数学指向の読者には dB/dt といったほうがわかりやすいか)が導体(この場合は患者)内に電位(E)を誘導するという電磁理論ではよく知られた事実によって引き起こされる．
3. 位相誤差(共鳴周波数のわずかな変異によって引き起こされる)が伝播する可能性がある．マルチショット EPI では位相誤差の蓄積する時間が少ないため，この効果は減少

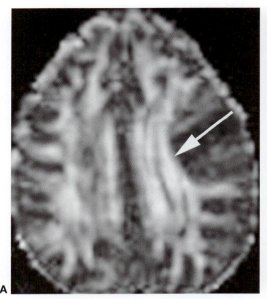 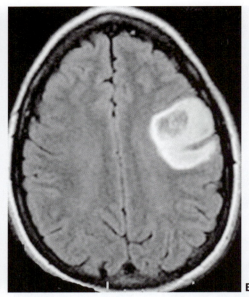

図 22-15　異方性マップ(A)は，FLAIR 画像(B)で認められる浸潤性神経膠腫内側の白質神経路(→)が正常であることを示している(Texas 州 Houston の Shawn Ma 博士の厚意による).

する．
4. 外部静磁場 B_0 に内在する不均一性と反磁性磁化率効果もまた共鳴周波数の変動および位相誤差を引き起こす．この効果もマルチショット EPI では減少する．

EPI の臨床応用

1. 脳の拡散強調画像(DWI：水分子の拡散を見ることによる)．この撮像法は特にルーチンの画像では所見が得られないような早期の急性脳血管障害の診断あるいは他の疾患(たとえば腫瘍)と脳血管障害との鑑別に有用である(図 22-16).
2. 脳のダイナミック灌流検査．
3. 究極の高速モードを用いた動きのアーチファクトのない心臓や腹部の撮像(図 22-17).
4. 心拍動によるアーチファクトのない冠動脈の撮像．
5. 1 回の心拍周期内での心臓のシネ撮影．
6. 虚血部位の評価のためのガドリニウム造影剤の経静脈性注入による心筋のダイナミック灌流検査(図 22-18).
7. 息止め 1 回による T1，T2，およびプロトン密度強調像の撮像．

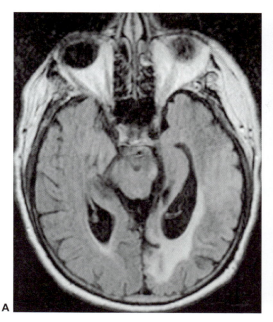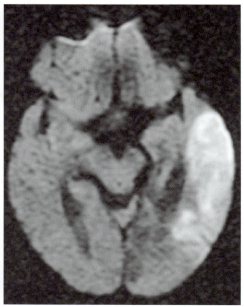

図22-16　FLAIR横断（軸位断）像（A）では左後頭葉に高信号があり，左側頭葉もわずかに高信号である．DWI（B）により左後頭葉病変は陳旧性梗塞で，より明瞭な側頭葉病変が問題となる新しい梗塞であることが確かめられる．

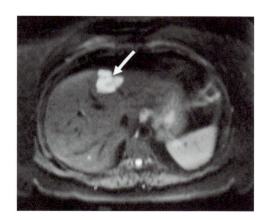

図22-17　低b値（b＝50 s/mm^2）で撮像した肝のEPI拡散強調像．T2の長い血管腫（→）が高信号に描出されている．また低b値で肝内の血管からの信号が抑制されていることに注目．

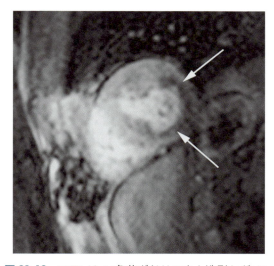

図22-18　アデノシン負荷ガドリニウム造影セグメントGRE-EPI短軸像．下側壁の低信号（→）は虚血を示している（安静時の画像では正常であった）．

292 **PartⅡ** 高速撮像法

Key Points

EPI は現在，利用可能な最速の MRI 技術であり，急性脳血管障害に特に重要となっている．EPI は振動する周波数エンコード傾斜磁場を利用し，1 回の RF パルスのあと正弦波状に横断しながら k 空間を充填していく．EPI では各スライスを（動きのアーチファクトなしに）ミリ秒（ms）のオーダーで撮像でき，全検査を秒のオーダーで完了することができる．

Questions

22-1. 次の記述は正しい（T）か，誤り（F）か？
EPI のコントラストはルートパルスシーケンスに依存している．

22-2. 次の記述は正しい（T）か，誤り（F）か？
blipped EPI では位相誤差は生じない．

22-3. シングルショット EPI と比較したマルチショット EPI の特徴について誤っているものはどれか？
a) 傾斜磁場に対する負荷が少ない．
b) 位相誤差が増大しにくい．
c) 撮像に時間がかかる．
d) 動きのアーチファクトに対する感受性が低い．

22-4. 次の記述は正しい（T）か，誤り（F）か？

blipped EPI では，位相エンコード磁場勾配は撮像中一定である．

22-5. 次の記述は正しい（T）か，誤り（F）か？
マルチショット EPI では 1 回の RF パルスで k 空間がすべて充填される．

22-6. 次の記述は正しい（T）か，誤り（F）か？
シングルショット EPI では，k 空間がジグザグに充填される．

22-7. エヌハーフゴーストが一般にみられるのはどれか？
a) 位相エンコード磁場勾配が一定な EPI
b) blipped EPI
c) マルチショット EPI
d) どれでもない

23 撮像技術

はじめに

この章では，より進んだソフトウェアを搭載した最近のMR装置で使用可能ないくつかの撮像技術について述べる．これらの特徴とその機能についてまとめておく．

1. 高速化
   a) 部分フーリエ法(fractional NEX)
   b) 高速スピンエコー法(FSE)
   c) 高速グラジエントエコー法(FGRE)
   d) パラレルイメージング(次章)
2. TE短縮
   a) 部分エコー法(fractional echo)
   b) 部分RF法(fractional RF)
3. 高分解能化(時間延長なしで)
   a) 非対称性撮像野(asymmetric FOV)
4. 折り返し減少
   a) 位相方向の折り返し防止法(no phase wrap：NPW)
   b) 周波数方向の折り返し防止法(no frequency wrap：NFW)
5. 撮像範囲拡大
   a) 位相オフセットRFパルス法(phase offset RF pulse)
6. スライス間隙(slice gap)のない連続スライス撮像
   a) 連続スライス撮像法
   b) 3次元撮像法
7. 飽和
   a) 空間飽和法
   b) 化学的(スペクトラル)前飽和法
8. 信号雑音比(SNR)改善
   a) 低(狭い)バンド幅

FSEとFGREは独立したパルスシーケンスであるが，他の項目はどのパルスシーケンスとも併用することができる．

部分フーリエ法(fractional NEX)

図23-1を見よ．13章も参照のこと．

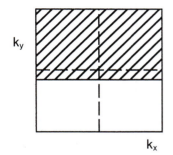 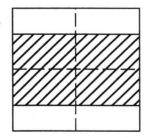

図23-1 部分フーリエ法．

原理

1. k空間の一部分のみのデータを収集する〔例：1/2加算(1/2 NEX)，3/4加算(3/4 NEX)〕〔実際は加算回数(NEX)ではなく，データを収集する位相エンコード数(N_y)を減らす〕．画像再構成は，位相軸方向に対称性であるというk空間の特性に基づいて行われる．
2. 位相補正のため，k空間の半分より少し多い位相エンコードステップ(行)のデータを収集する(これを **overscanning** とよぶ)．
3. 通常，MR信号が最も強いk空間の中央行は，このデータ収集に含まれる．

長所

1. 撮像時間短縮(N_yが減少するので)．

短所

1. 信号雑音比(SNR)の低下．
2. アーチファクトの増加．

適応

1. 撮像の位置決め画像(ローカライザー，スカウトビュー)の撮像．
2. SNRより撮像速度が重要視される場合．
3. 軀幹撮像とMR胆管膵管撮影(MRCP)．

高速スピンエコー法(FSE)

より詳しい説明は19章を参照のこと．

原理

1. 複数の180°パルスの印加．
2. 1回の繰り返し時間(TRつまり"ショット")ごとに複数の位相エンコード行のデータを収集することによりk空間を充填．
3. エコートレイン数(echo train length：ETL)は1回のTRの中で印加される180°パルスの数を表す(例：2，4，8，16など)．

長所

1. エコートレイン数(2，4，8，16など)で除し

た時間に撮像時間を短縮．
2. SNR低下を伴わないで，スピンエコーコントラストを得る(本法では非常に長いTRを設定することで，SNRを改善することができる)．
3. 磁化率効果が低い——金属近傍の撮像に有用(特にバンド幅が広いとき)．

短所

1. 撮像範囲(スライス数)が小さくなる(長いTEが含まれるので)．
2. 脳脊髄液がプロトン密度強調像で白くなる．これは，エコートレインの後半部で収集されるエコーの加重平均効果による．この望ましくない現象はより短いエコートレイン(例：ETL＝4)を使用したり，データ収集時間を短くして(広いバンド幅を使用して)TEを短縮することにより防ぐことができる．
3. T2強調像で脂肪が非常に白い．核スピンは異なった磁場強度をもつ組織(たとえば脂肪と水)間で拡散(減衰)するが，FSE法では180°パルスが狭い間隔で照射されることにより，この拡散に基づく位相分散が障害されることに起因する[†]．
4. 磁化率効果(出血などでみられる)が減少する．これは，狭い間隔で照射される180°パルスのため，磁場が不均一な組織を核スピンが拡散する時間が短くなり，結果として，位相分散効果が小さくなるためである．
5. 高速に繰り返すRFパルスにより，加熱作用が増加する．

適応

1. 高速撮像．
2. 高分解能化(例：内耳道撮像)．
3. ほどよい撮像時間内でSNRを増加させたい場合．

[†] 訳注：高速スピンエコーのT2強調像で脂肪が白くなるのは，狭い間隔で繰り返される180°パルスにより，1) 脂肪のスピンスピン結合(Jカップリング)が生じにくくなって信号が低下しないことと，2) MTC(磁化移動コントラスト)が作用して組織の水からの信号が低下することによる．

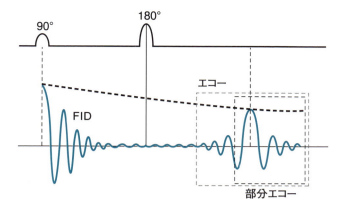

図 23-2　部分エコー法．外側の破線四角が全エコーで，内側の破線四角が部分エコーである．

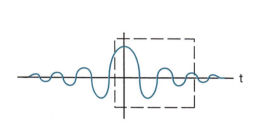

図 23-3　部分 RF 法（90°，180°，部分フリップ角）．

4. 呼吸停止下撮像．
5. 等方性ボクセルの T2 強調像（例：3D FSE）．

部分エコー法（fractional echo）（図 23-2）

原理
1. 発生するエコー信号の一部分のみデータを収集〔この方法はエコー時間（TE）に対するエコー波形の対称性および周波数軸方向における k 空間の対称性という特性に基づいて可能となる〕．

長所
1. TE の短縮．
2. 早い時間にエコーを収集（T2 減衰がより少ない）することによる SNR の改善．
3. T1 強調効果の改善（T2 強調効果の減少による）．

4. 流れによるアーチファクト（flow artifact）と磁化率効果の減少．

適応
1. T1 強調像．
2. 流れによるアーチファクトと磁化率効果を抑制したい場合．

部分 RF 法（fractional RF）（90°，180°，部分フリップ角）（図 23-3）

原理
1. 部分エコー法と同様の原理（この方法も RF パルスの対称性という特性に基づいて，RF の周期の一部分のみを使用することにより可能となる）．
2. したがって，TE が短縮可能．

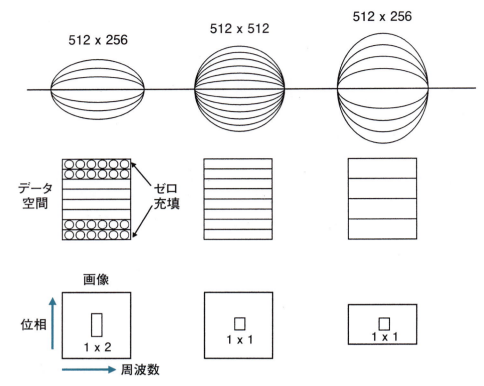

図 23-4 非対称性 FOV．長方形の FOV を用いるときは，通常，位相エンコード方向を短くする．位相エンコード数を増やすことにより，画像の高分解能化が可能となる．この例では，256 個の位相エンコードデータを収集することにより，512 位相エンコードと同じ分解能を得ることができる．

特徴
部分エコー法と同様．

非対称性撮像野(assymmetric FOV)（図 23-4）

原理
1. 長方形の FOV が使用される（通常は N_y を少なくして位相方向を短くする：N_y は撮像時間に影響するが，N_x は影響しないから）．
2. 正方形または長方形のピクセルとなる．

長所
1. 長方形 FOV を使用すると，たとえば 512×256 の分解能の画像を得るのと同じ時間で 512×512 の分解能をもつ画像が得られる．
2. 空間分解能を維持したまま撮像スピードを上げることができる．
3. 撮像の対象となる臓器が非対称（位相方向が周波数方向より小さい）の場合に便利．

短所
1. 正規の正方形 FOV と比べて，SNR が減少する．
2. 位相方向の折り返し現象の原因となりやすい．

適応
1. 脊椎
2. 四肢
3. 腹部

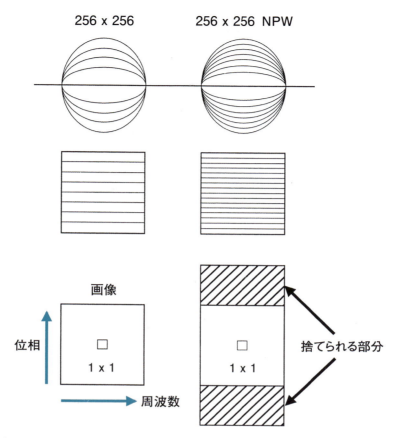

図 23-5 位相方向折り返し防止法(NPW). この方法は FOV を 2 倍にし, 自動的に不必要な画像の両端を除去するので, 位相方向への折り返しを避けたいときに用いる. この図では位相エンコードを 512 回施行し, 256 回分だけを採用する.

位相方向折り返し防止法(位相方向過剰サンプリング, NPW)(図23-5, 18-7)

原理
1. 位相エンコード方向の FOV を 2 倍とし, 位相エンコード数も 2 倍とする.
2. 本来の FOV を保持するために, データを収集した FOV の両端から 1/2 の画像を捨てる(全体の 1/4 ずつを捨てる).
3. 撮像時間を同じにするために, 加算回数を 1/2 に減少する.

長所
1. 折り返しが消失または減少する.

2. SNR と撮像時間は変わらない.

短所
1. 加算回数が1回の場合は撮像時間は2倍となる.

適応
1. 小さい FOV(折り返しが出やすい)
2. 四肢

周波数方向折り返し防止法(周波数方向過剰サンプリング, NFW)

原理
1. エコーを**過剰収集**することによりナイキス

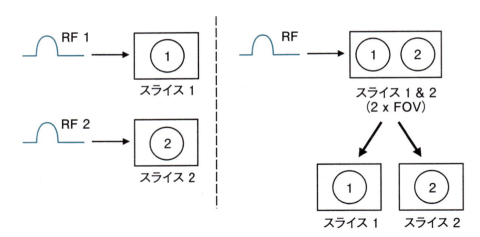

図 23-6　位相オフセット RF パルス法．2 つの異なる位相をもつ RF パルスが，同時に 2 つのスライス面を励起する．

ト(Nyquist)周波数条件が満たされる〔例：N_x の読み取り数が 256 であってもアナログ−デジタル変換器(ADC)により 512 のデータが収集される〕．ここで，サンプリング周波数(f_s)はエコー信号に含まれる最大周波数(f_{max})の少なくとも 2 倍の大きさが必要であるというナイキストの法則を思い出してみよう．言い換えれば，最大周波数波形に対応する周期ごとに，少なくとも 2 つのデータ収集(サンプリング)が必要であるということになる．
2. いろいろな低周波数帯域フィルター(low-pass filter：LPF)や帯域フィルター(band-pass filter：BPF)が，エコー信号に含まれる不必要な高周波数成分を取り除くために用いられる．

長所
1. 周波数エンコード方向での折り返しを避ける．
2. 撮像時間は増加しない．

短所
1. データ収集が増える，すなわちデータ収集間隔は短くなり，バンド幅は広くなるため，SNR は低下しやすい〔バンド幅(BW)＝1/データ収集間隔，$SNR \propto 1/\sqrt{BW}$〕．

2. これは装置内部で行われる．すなわち，操作上でコントロールすることはできない．

適応
1. 通常撮像では，たいていの場合自動的に行われている．

位相オフセット RF パルス法(phase offset RF pulse)(図 23-6)

原理
1. 位相がオフセットされた(ずれた)2 つの RF パルスで，同時に異なる 2 スライスを励起する．

長所
1. 繰り返し時間(TR)ごとの励起スライス数が 2 倍になる(余計な時間はかからない)．
2. TR 短縮により，T1 強調をより強くできる．

短所
1. 折り返し現象が出やすい．

適応
1. 短い TR が望ましい場合，また撮像範囲が広い場合．
2. TR が短いほど造影剤による増強効果が良好

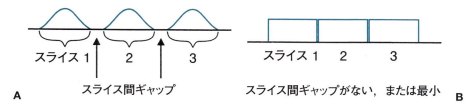

図 23-7 RF の形状をより長方形に近い形にすることにより，スライス間ギャップのない連続スライス撮像が可能となる．

となるガドリニウム造影検査．

連続スライス選択法（図 23-7）

原理
1. 長い RF パルス（フーリエ変換がより長方形に近い周波数波形をもつ）を使用して，隣のスライスにおける励起 RF パルスとの重なり部分（クロストーク）を少なくする．
2. これにより，スライス間隙（ギャップ）をなくす，または最小限にすることが可能．

長所
1. 連続スライス（スライス間隙のない）撮像が可能．
2. インターリーブ撮像（2 回の撮像に分けると，ちょうど撮像時間は 2 倍となる）の必要性がなくなる．

短所
1. TE の延長（RF パルスが長いため）．
2. TR ごとの励起スライス数の減少．

適応
1. スライス間隙をあけることが望ましくない場合．

3 次元（3D）撮像法

原理
1. 3 次元的な体積として撮像する GRE 法．
2. 最近では，FSE 法での 3D 撮像も可能．
3. スライス選択の z 軸方向に位相エンコードが必要．
4. 連続スライスとなる（スライス間隙がゼロ）．

長所
1. SNR が増加（撮像体積が 2D より大きいため）．
2. 薄い高分解能な連続およびオーバーラップしたスライスが可能．
3. 任意の断面での高画質の再構成画像が可能．

短所
1. z 軸方向にも位相エンコードを行うため，体積（スラブ）の両端での折り返しが出現しやすい（図 18-3, 18-4, p.203）．
2. z 軸方向の位相エンコード数（例：28, 60）も撮像時間を決定する式に組み込まれる．すなわち，

撮像時間（3D GRE）
　＝ T（3D GRE）
　＝ TR（繰り返し時間）・NEX（加算回数）・N_y（y 軸方向の位相エンコード数）・N_z（z 軸方向の位相エンコード数）
　＝ N_z・T（2D GRE）

と書き表すことができる．しかし，通常，TR は非常に短いので，これは臨床応用可能な方法である．3D FSE 法の場合，撮像時間は次のような式として表される．

撮像時間（3D FSE）
　＝ T（3D FSE）
　＝ TR・NEX・N_y・N_z/ETL（エコートレイン数）
　＝ N_z・T（2D FSE）

ここでは非常に長い ETL を選択することが可能である.

適応
1. 頸椎
2. MR 血管撮影(たとえば Willis 輪)
3. 腹部のダイナミック造影検査

空間飽和法(図 23-8)

原理(25 章を参照)
1. 90°飽和パルスを選択撮像領域のいずれかの端(どの方向でも可能:前後,頭尾側,左右)に照射する.
2. 通常,帯状の飽和パルスが,血流に関連する現象(flow-related phenomenon)を抑制するために用いられる.

長所
1. 位相方向のアーチファクトを最小にする.
2. 血流によるアーチファクトを最小にする.

短所
1. 飽和パルス外の FOV の信号低下をきたしやすい.
2. TR が延長する,すなわち撮像時間が延長する.

適応
1. 脊椎撮像:心大血管および咀嚼運動から生じるアーチファクトを抑制するために,椎体前方に帯状の飽和パルス照射域を設定する.
2. MR 血管撮影:静脈血流(MR 動脈撮影時)または動脈血流(MR 静脈撮影時)からの信号を抑制するために,いずれかの血管の上流にこの飽和パルスが用いられる.
3. 腹部領域の撮像(大動脈,下大静脈からのアーチファクトを最小にするため)
4. 頭部撮像(頸動脈,硬膜静脈洞からのアーチファクトを最小にするため)

化学的(スペクトラル)前飽和法
(図 23-9)

原理(25 章を参照)
1. 周波数選択性の前飽和パルスを励起 RF パルスの前に照射することにより,ある特定の組織の縦磁化をなくす.
2. 前飽和パルスは SE 法の 90°パルスの直前に用いられる.この前飽和パルスのラーモア周波数と同じ周波数をもつ組織は,まずその磁化を x-y 平面に倒すこの前飽和パルスを経験するため,実際のところその直後では,縦磁化成分 M_z は回復する時間がない.したがって,前飽和パルスに続いて照射される 90°パルスを与えても,この最小となった M_z からの信号はほとんど生み出されない.

適応
1. 適切に周波数選択を行うことにより,脂肪または水の信号が抑制される.

長所
1. 同様の T1 値をもった組織(脂肪とガドリニウムにより造影された腫瘍のように)の鑑別が可能となる.
2. この方法は,信号が抑制される組織以外の組織からの信号には何ら影響を及ぼさない〔これとは対照的に,反転回復(IR)法はすべての組織の画像コントラストに影響を与える〕.

短所
1. この方法は周波数選択法を用いるため,その効果は磁場の不均一性に強く左右される(図 18-42, 18-43, 20-7, p. 226, 258).
2. 余分な時間がかかる(すなわち前飽和パルス印加により TR が延長し,撮像時間の延長をきたす).
3. RF パルスの増加をきたし,それによる加熱効果が増大する.

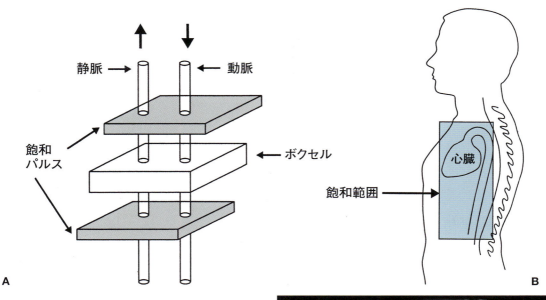
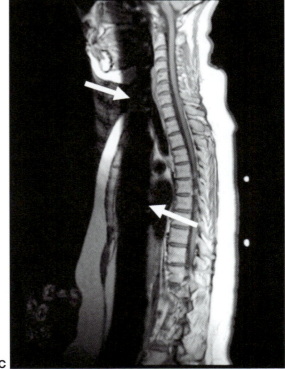

図 23-8　A：動脈または静脈の血管像を得る場合，それぞれのスライスのすぐ前または後ろ（FOV 外）に空間飽和パルスが設置される．B：傍脊椎血管からのアーチファクトを防止する場合，脊椎の前（FOV 内）に空間飽和パルスが設置される．C：脊椎の T1 強調矢状断像．心臓と咽頭に重なる空間飽和パルスによって黒い帯（→）ができ，これらの動きによるアーチファクトが抑制されている．

狭いバンド幅（可変バンド幅）

原理
1. 二重エコー SE 法で，第 2 エコーを狭いバンド幅（BW）にする．

長所
1. SNR が増加する（SNR$\propto 1/\sqrt{BW}$ であることを思い出してほしい）．

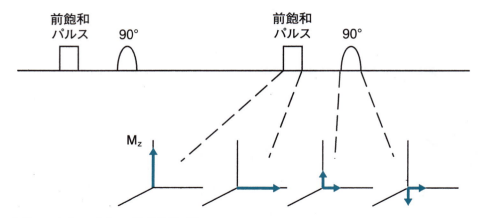

図 23-9 化学シフト(スペクトラル)前飽和パルス.

短所

1. 化学シフトアーチファクトが大きくなる(この影響を小さくするためには脂肪抑制を使う)(**図 18-14**, p.209).
2. 撮像可能なスライス数が減少する(TE が延長するため).

適応

1. より良好な SNR を要求されるすべての撮像.
2. 例:頭部における二重エコー SE 法による撮像―より狭いバンド幅が第 2 エコーで用いられる(第 1 エコーより T2 減衰が進むために SNR が低い第 2 エコーの SNR を改善するため).

Key Points

　この章では多くの MRI 技術について吟味してきたが，これらの技術は長所とともに短所を伴う ため，その兼ね合いのなかで使われる．以下に，短所とともに新しい技術をまとめておく．

長所	技術	短所
高速化	部分フーリエ法	SNR↓，アーチファクト↑
	FSE	撮像範囲↓，コントラスト平均化↑
	高速 GRE（FGRE）法	SNR↓
	パラレルイメージング（次章）	SNR↓
TE 短縮	部分エコー法	アーチファクト↑の可能性
	部分 RF 法	アーチファクト↑の可能性
空間分解能上昇 （撮像時間延長なし）	非対称 FOV	SNR↓，折り返し↑の可能性
折り返し軽減	NPW	撮像時間↑（軽度）
	NFW	SNR↓の可能性
撮像範囲拡大	位相オフセット RF パルス	折り返し↑の可能性
連続スライス	連続スライス撮像法	TE↑の可能性
	3 次元撮像	撮像時間↑
飽和	空間飽和法	撮像時間↑（軽度）
	化学的前飽和法	撮像時間↑（軽度）
		不均一な磁場に敏感
SNR 上昇	狭いバンド幅（可変バンド幅）	化学シフトアーチファクト↑
		スライス数↓（軽度）

FOV：撮像野，FSE：高速スピンエコー，RF：ラジオ波，SNR：信号雑音比，TE：エコー時間，NPW：位相方向折り返し防止法，NFW：周波数方向折り返し防止法

Questions

23-1. 以下のどの方法を使用すると，撮像スピードが向上するか？
　a) FSE 法または FGRE 法
　b) 部分フーリエ法
　c) バンド幅を狭くする
　d) 上記のすべて
　e) a) と b) のみ

23-2. 非対称性 FOV を使用する場合に認められないのはどれか？
　a) SNR の低下
　b) 折り返し出現の可能性の増大
　c) 分解能の向上

　d) 撮像時間の延長

23-3. より狭いバンド幅を使用する場合に認められないのはどれか？
　a) 最短エコー時間の短縮
　b) 化学シフトアーチファクトの増加
　c) 撮像範囲の減少
　d) SNR の向上

23-4. 次の記述は正しい（T）か，誤り（F）か？
　空間飽和パルスは位相方向の偽像（ゴースト）と血流によるアーチファクトを抑制するために用いられる．

23-5. 次の記述は正しい（T）か，誤り（F）か？

304　**Part II**　高速撮像法

SNR は 3 次元撮像法により向上する.

23-6. 次の記述は正しい(T)か, 誤り(F)か?
最短エコー時間は部分フーリエ法を使用

することにより短縮することができる.

24 パラレルイメージング

はじめに

パラレルイメージング(parallel imaging：PI)は撮像時間を短縮する技術で，SENSE(sensitivity encoding)や GRAPPA(generalized autocalibrating partially parallel acquisition)などが含まれる．製造会社によって ASSET(array spatial and sensitivity encoding technique)，ARC(autocalibrating reconstruction of Cartesian sampling)，iPAT(integrated parallel acquisition technique)，RAPID(rapid acquisition through parallel imaging design)などとよばれている．

名称(製造会社)	技術	感度キャリブレーション
SENSE(Philips)	SENSE	プレスキャン
ASSET(GE)	SENSE	プレスキャン
ARC(GE)	GRAPPA	自動
GRAPPA(Siemens)	GRAPPA	自動
mSENSE(Siemens)	SENSE	自動
RAPID(Hitachi)	SENSE	自動

PI には位相(同調)アレイコイル(phased array coil)が必要である．使用するコイル数によって異なるが撮像時間は2〜3分の1に短縮される，すなわち加速因子(acceleration factor)は2〜3である．ただし，位相エンコードステップ数や加算回数を減少させるほかの"高速撮像法"と同様に信号雑音比(SNR)の低下は避けられない．したがって，PI は造影 MRA や3T といった SNR の高い条件下で最も有用性の高い技術である．

概要

パラレルイメージング(PI)の"パラレル"は各位相アレイコイルが同時に〔つまりパラレル(平行)に〕データを受信するという意味である．位相アレイコイルが複数(最近のシステムでは32個以上)の小型コイルから成り立っていることを思い出してほしい(2章)．

PI は各位相アレイコイルの局所感度差を利用している．意図的に位相エンコード方向の撮像野(FOV)を縮小し，その結果生じた折り返しを，この感度差を使って元に戻す．この基本的な概念は1990年代初期に報告され，臨床的に最初に成功したのは SMASH(simultaneous acquisition of spatial harmonics)であった．SMASH はより洗練された技術にとって代わられ，現在主として臨床的に利用されているのは SENSE と GRAPPA である．

加速因子2の PI では k 空間のデータを1行おきに取得する．この結果として生じる画像は FOV が1/2で折り返しアーチファクトが生じる．SENSE と GRAPPA は，画像上の折り返しを元に戻すか，結果としては同じことだが，k 空間の抜けている(信号のない)行を充填する(図24-1)．

両方とも各位相アレイコイルの空間感度差を利用している．置かれている空間的位置が異なるために，各コイルによって被写体の見方が異なっている(図24-2)．各コイルの空間的位置と感度プロ

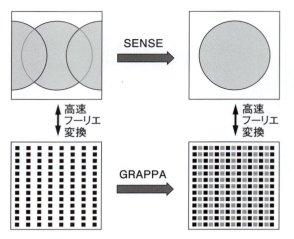

図24-1 画像領域（上段）とk空間（下段）．画像領域における折り返しとk空間におけるサンプリング不足の対応を示している．SENSEは画像領域で折り返しを戻すのに対し，GRAPPAはk空間を充塡して同じ結果を得る．

ファイルがわかれば，後処理操作によって折り返しを戻すことができる．

プレスキャンと自動キャリブレーション

各位相アレイコイルの空間感度を決定するには主として2つの方法がある．SENSEとGRAPPAは空間感度マップを決定する方法と後処理方法が異なる．

プレスキャン（prescan）

位置決めの直後に大きな領域を3次元で数秒間スキャンする．これによってスキャナー内の全領域の低分解能画像が得られ，続いて撮像されるすべての画像を補正する空間感度マップとなる．

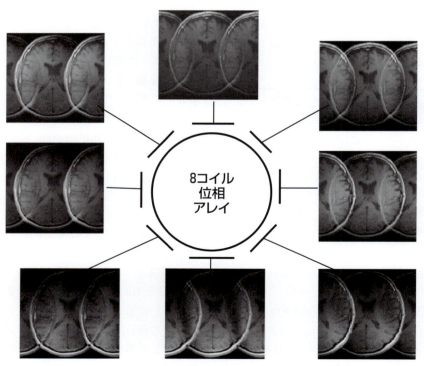

図24-2 8コイルの位相アレイから得られた画像．各コイルは特徴的な空間感度を示し，コイルに近い部分の信号は強く，遠い部分の信号は弱い．この基本的な情報を使って，正しい位置の信号とFOVが1/2になったことにより折り返された信号を区別する．

24章 パラレルイメージング **307**

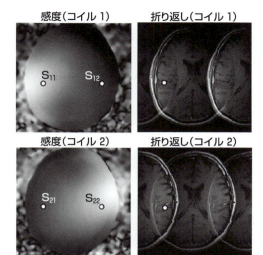

SENSE 方程式
$A_1 = S_{11}O_1 + S_{12}O_2$
$A_2 = S_{21}O_1 + S_{22}O_2$

方程式が2つで未知数が2つなので，O_1 と O_2 が算出される．

Key
A_1：コイル1で折り返されたピクセル
A_2：コイル2で折り返されたピクセル

S_{11}：コイル1の位置1における感度
S_{12}：コイル1の位置2における感度
S_{21}：コイル2の位置1における感度
S_{22}：コイル2の位置2における感度

O_1：位置1の被写体ピクセル
O_2：位置2の被写体ピクセル

図 24-3 SENSE．2個のコイルの感度マップ（左）と折り返しのある画像（右）．方程式は，折り返されたピクセルが2つの異なった位置の信号の和になっていることを示している．ただし各信号はコイル感度で重みづけされている．

自動キャリブレーション（autocalibration）

各 PI スキャン時に数行分だけ位相エンコードデータを余計に（抜けた行がないように）取得しておく．これによって，各行間で抜けている行のデータを算出する方法をアルゴリズムに習得させる．

長所と短所

1. プレスキャンが必要なのは1回だけなので，感度測定に費やす時間は無視できる．
2. 自動キャリブレーション（較正）は各スキャンごとに施行されるので，各スキャン間に患者が動いても問題ない．
3. 自動キャリブレーションは位相エンコード数行分の時間がかかるので，加速因子は少しだけ低下する（たとえば2→1.9）．ただしそれに比例して SNR 低下が緩和される（たとえば $1/\sqrt{2} \to 1/\sqrt{1.9}$）．

SENSE

通常は各コイルの感度測定のためにプレスキャンを施行する．各コイルによる画像をボディコイルによる画像で除することによって，"汚染された"構造物を除去し，コイルの空間感度（すなわち感度マップ）だけを残す．この過程を図24-3に示すが，単純化するためにコイルは2個にしてある．

ここでは加速因子2なので，折り返された位置のピクセルは，距離が正確に FOV の 1/2 離れた2つの位置のピクセルが重なっていることがわかっている．また各ピクセルの信号はコイルの感度で重みづけされている．たとえばコイルに近いピクセルのほうが強く重みづけされている．この折り返しパターンと空間感度がわかれば，1次方程式を解くことによって各ピクセルの信号強度が算出される（**図 24-3**）．この過程がすべてのピクセルで繰り返される．

コイル感度マップと折り返し画像が実空間領域で表されるので，SENSE は**画像領域の PI 技術**とよばれる．

GRAPPA

コイルの感度に関する情報を自動キャリブレーションで得る．加速因子2の場合には，k 空間の1行おきに（2行に1行）信号を取得するが，k 空間の中央部では数行間隔を置かずに取得する．全体の加速因子は若干減少するが，キャリブレーションのために取得した行のデータも SNR に寄与す

308　PartⅡ　高速撮像法

GRAPPA 方程式
$$K_{12}=C_{11}K_{11}+C_{13}K_{13}+C_{21}K_{21}+C_{23}K_{23}$$
$$K_{22}=D_{11}K_{11}+D_{13}K_{13}+D_{21}K_{21}+D_{23}K_{23}$$
キャリブレーションのための未知数は 8 個（C_{11}〜D_{23}），データ数は最多で 256x2 個（K_{12}，K_{22}）.

Key
K_{11}＝コイル 1 の k 空間，第 1 行
K_{12}＝コイル 1 の k 空間，第 2 行
K_{13}＝コイル 1 の k 空間，第 3 行
K_{21}＝コイル 2 の k 空間，第 1 行
K_{22}＝コイル 2 の k 空間，第 2 行
K_{23}＝コイル 2 の k 空間，第 3 行

C_{11}，C_{13}，C_{21}，C_{23}：GRAPPA 係数（コイル 1）
D_{11}，D_{13}，D_{21}，D_{23}：GRAPPA 係数（コイル 2）

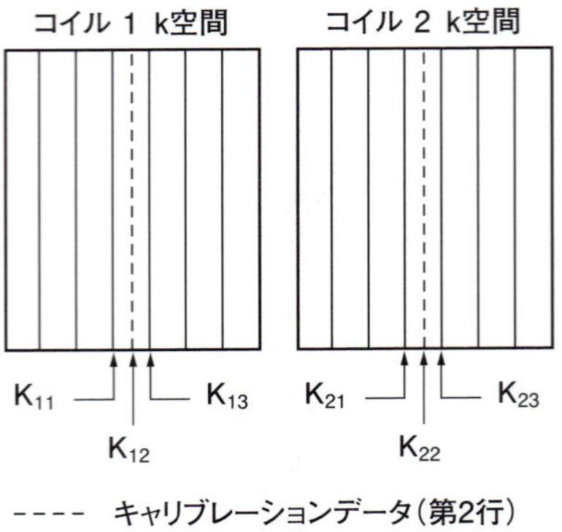

図24-4　GRAPPA．2 つのコイルから得られた k 空間の 1 行おきに測定されたデータ（実線）とキャリブレーションデータ（破線）を示す．方程式から算出した近似キャリブレーションデータと実測キャリブレーションデータの誤差を最小にする係数（C と D）をコンピュータが求める．

るので，SNR は上昇する．GRAPPA の k 空間における過程を**図 24-4** に示す．

　GRAPPA では，取得していない行のデータを k 空間にある近くの行（多くは隣接する 2 行）から算出する．これに対して前述した SMASH は隣の 1 行だけから算出する．

　いかに実際に取得していない行を作り出すかがポイントであり，キャリブレーションデータを必要とするのもここである．たとえばキャリブレーションデータを k 空間の第 2 行から得たとしよう．ここで，第 1 行と第 3 行のデータの線形関数として第 2 行をいかに近似できるかを知る必要がある．同時にコイルを特定しなければならないので，すべて（図では 2 つ）のコイルから取得された第 1 行と第 3 行のデータをどのように組み合わせて，コイル 1 から取得した第 2 行のデータを最少誤差で近似するかを決定するという過程になる．同様にして，コイル 2 から取得した第 2 行のデータを最少誤差で近似する組み合わせ（係数）を決定する．

　一度係数を決定してしまえば，すべての実際に取得していない行のデータが両隣りの行のデータから算出されることになる．最終的には各コイルの k 空間のすべての行が充填されることになり，フーリエ変換されて標準的な方法（たとえば二乗和平方根法）によって 1 枚の画像に合成される．

コイルキャリブレーションとデータが k 空間で表されるので，GRAPPA は**周波数領域の PI 技術**とよばれる．

SNR と g 因子

　半分の位相エンコード数から作成される画像の SNR は $1/\sqrt{2}$ である．しかし，加速因子を増加させると SNR は極端に低下する．これはコイルの空間配置に問題があるからで，これを"**g 因子**"という．PI における SNR は，加速因子の平方根と g 因子の積の逆数に比例する．したがって，理想的には g＝1 となるべきである．

　SENSE（あるいは GRAPPA）方程式を解くのがいかに難しいかを表す数値的な尺度が g 因子である．良好な g 因子（1 に近い）は各コイルが被写体を大きく異なる方向から見ている場合に得られ，逆に各コイルが同じような感度プロフィールを示す場合にはとんでもない g 因子になる．SENSE 方程式でいえば，$S_{11}=S_{21}$ で $S_{12}=S_{22}$ なら実質的には方程式が 1 つしかないことになり，解は得られないので g は無限大になる．実際には各コイルは常に似た部分と異なる部分をもっている．これらはピクセルごとに異なるので，空間的に SNR が異なるという PI の特徴をもたらすことになる．

　図 24-5 に SENSE と GRAPPA による再構成画像を示す．注意すべきポイントは以下のとおり

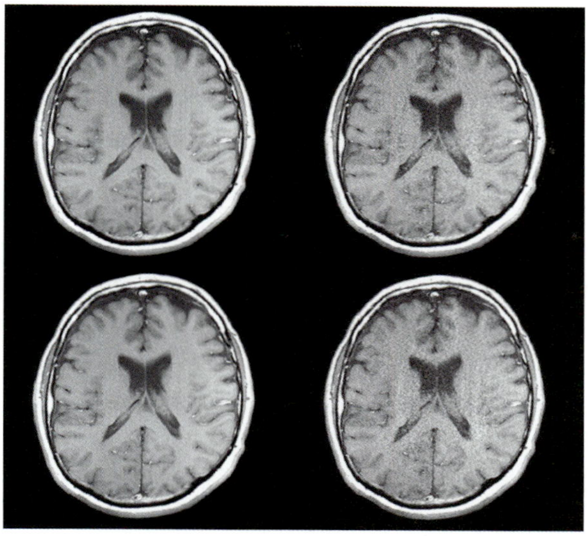

24章　パラレルイメージング　**309**

SENSE 加速因子 2　　SENSE 加速因子 4

GRAPPA 加速因子 1.9　　GRAPPA 加速因子 3.6

図 24-5　実質的に同じデータから同じ加速因子の SENSE と GRAPPA で作成した 3 T 画像．ほとんどの場合に加速因子 2 は十分達成され，SENSE と GRAPPA のどちらを使っても差はない．加速因子が高くなると，構造的雑音とアーチファクトの双方が問題になる．

である．

- SNR は加速因子の平方根に反比例する．
- GRAPPA の加速因子は自動キャリブレーションのために若干低くなる．
- SNR は空間的に異なる(特に加速因子が大きくなると)．
- 総じて SENSE と GRAPPA 画像には差がない．

PI の SNR を後処理で変化させる多くの方法が

ある．SENSE および GRAPPA 画像を強制的に円滑に見せるとか，このように見せたいという意見を取り入れることは数学的には容易である．このようにすれば SNR は上昇するかもしれないが，常に失うものがある！　空間分解能が低下したり，原因のわからないアーチファクトが生じることが多い．

Key Points

　撮像時間短縮のために位相アレイコイルを使用するパラレルイメージング(PI)の概要を説明し，2 つの代表的な PI である SENSE と GRAPPA を詳細にみてきた．位相アレイの各コイルが特徴的な空間感度を有する画像を構成し，位相エンコード方向の FOV を縮小した結果生じた折り返しを

後処理で戻すことができ，それだけ撮像時間が短縮されることを説明した．現行システムで加速因子 2 が容易に得られる．また，高速撮像用の特別なコイルが開発されればさらに大きな加速因子が得られるであろう．

Questions

24-1. パラレルイメージング(PI)で "parallel" は何を意味しているのか?
　a) 後処理に高速コンピュータが必要.
　b) 複数のコイルで同時にデータを取得.
　c) 位相エンコードと位相アレイコイルの融合
　d) PI を作動させるために必要なコイル配置

24-2. コイル 8 個で加速因子 2 の場合, PI なしのスキャンと比べて SNR の変化は?
　a) 1/2
　b) $1/\sqrt{2}$
　c) 1/4

　d) 変化なし

24-3. PI を利用できないのは次のどれか?
　a) 拡散強調 EPI
　b) 3 T
　c) FOV の大きいボディコイル
　d) 128 チャンネル位相アレイシステム
　e) a)~d)のすべて

24-4. 次の記述は正しい(T)か, 誤り(F)か?
磁場勾配を強くすれば大きな加速因子が得られる.

24-5. 次の記述は正しい(T)か, 誤り(F)か?
PI は本来 SNR の高い応用技術と最も相性がよい.

25

組織抑制技術

はじめに

MRI の素晴らしさのひとつは，ある特定の組織からの信号を"抑制"しつつ，体のある部分を画像化できることにある．この抑制技術を用いると，特に関心のある組織からの信号を強調することにより，混在している組織間にコントラストを与えることができる(病理の染色法のように)．実際の臨床の場では，2 種類の組織からの信号を抑制することが多い．すなわち，水と脂肪である．

抑制法

使用可能な抑制法のうちのいくつかを以下に記す．

1. 反転回復法(inversion recovery：IR)
2. 化学的(スペクトラル)飽和すなわち周波数選択性前飽和法
3. 撮像野(field of view：FOV)における空間飽和法

反転回復(IR)法

この方法は 7 章ですでに論じた．IR 法のパルスシーケンスの仕組みを**図 25-1**に示す．適切な反転時間(TI)を設定することにより，ある特定の組織の信号を消去，あるいは抑制することができる．実際，7 章においてその現象は示されている．仮に，

$$反転時間(TI) = (\ln 2)[T1(組織 x)]$$
$$= 0.693 \, T1(組織 x)$$

とした場合，組織 x の信号が消去される．これからわかるように，反転時間は適応により，水，脂肪あるいは他の組織を消去するように設定される(**図 25-2**)．

STIR 法(short TI IR 法)

これは脂肪を抑制するための IR 法である．

> **例 1：**
> STIR 法で使われる反転時間はどれくらいか？
> 1.5 T では脂肪の T1 値は約 200 ms で，そのとき，
>
> $$反転時間(TI) = 0.693 \times 200 ≒ 140 \, ms$$

となる．

FLAIR 法(fluid-attenuated IR 法)

これは，液体からの信号を消去するための IR 法である．たとえば，この方法は脳において，脳脊髄液の信号を消し去り，多発性硬化症にみられるプラーク(斑)のような傍脳室高信号病変を明瞭にするために使用される(**図 25-3**)．

> **例 2：**
> FLAIR 法で使われる反転時間はどれくらいか？
> 1.5 T では脳脊髄液の T1 値は約 3600 ms で，
>
> $$反転時間(TI) = 0.693 \times 3600 ≒ 2500 \, ms$$

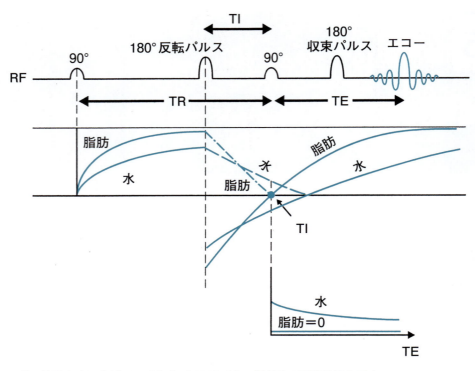

図 25-1　IR 法．脂肪と水における 90° および 180° パルス照射後の回復曲線を示す．

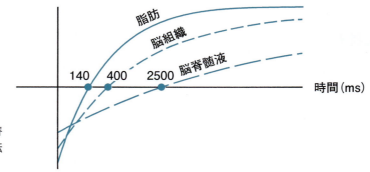

図 25-2　脂肪，脳組織および脳脊髄液の信号を 0 にするための反転時間(TI)．

となる．

高速 FLAIR 法

　FLAIR は高速スピンエコー(FSE)と組み合わせて使われることが多い．しかし，撮像時間の長い FLAIR を FSE と組み合わせ，高速に脳脊髄液(CSF)を抑制するためには最新技術が必要である[†1]．図 25-4 に代表的な高速 FLAIR 法のシェーマを示す．このシェーマで使われている各パラメータは，以下のとおりである．

　　繰り返し時間(TR) ＝ 10,000 ms,
　　反転時間(TI) ＝ 2500 ms,
　　FSE 法のエコートレイン数 ＝ 8,
　　実効エコー時間(TE_{eff}) ＝ 112 ms

[†1]原注：Hashemi RH, Bradley WG, Chen DY, et al. Suspected multiple sclerosis：MR imaging with a thin-selection fast FLAIR pulse sequence. Radiology 1995；196：505-510.

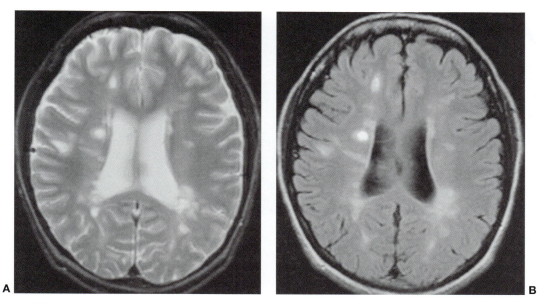

図 25-3　脳の T2 強調（A）と FLAIR 横断（軸位断）像（B）．多発性硬化症斑は B でより明瞭である．

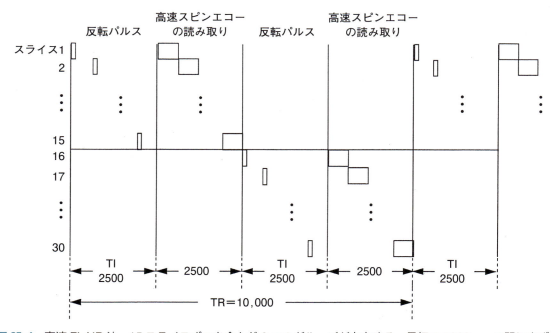

図 25-4　高速 FLAIR 法．15 スライスずつを含んだ 2 つのグループが存在する．最初の 5000 ms の間にまず，15 スライスを選択する 180°反転パルスが照射され，後半の 2500 ms で 15 スライスを選択する FSE 法の読み取りが行われる．次の 5000 ms では，最初の 15 スライスで信号の回復が起こり（合計の繰り返し時間は 10,000 ms），1 枚おきに組まれた（インターリーブ）別の 15 スライスで，以上と同じ過程が繰り返される．最終的に 8 分で 30 スライスが得られることになる．

図 25-4 では 15 スライスずつの 2 つのグループが存在している．最初の 5000 ms では，まず 15 ス ライスを選択する 180°反転パルスのあと 2500 ms（反転時間）が待たれ，その後，15 スライスを選択

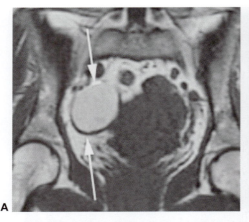
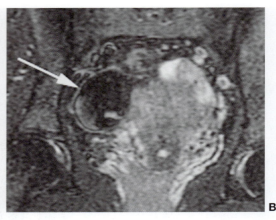
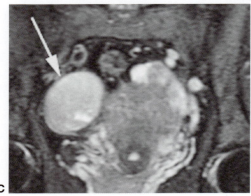

図 25-5 骨盤の T1 強調冠状断像(A)には，高信号の右付属器病変(→)がある．STIR(B)では，病変の信号は完全に消失して脂肪の存在を示唆するが非特異的である．化学的(周波数選択)脂肪飽和 T2 強調像(C)では病変の信号は残っており，脂肪を含んではいないことがわかる．A で化学シフトアーチファクトがみられる(→)ことからも病変が脂肪を含むものではないといえる．診断：内膜症性嚢胞．

する高速スピンエコー法の読み取り時間(2500 ms)が続く．次の 5000 ms の間に，最初の 15 スライスでは信号の回復が起き(TR は合計で 10,000 ms となる)，最初の 15 スライスと 1 枚おきに組まれた別の 15 スライス(インターリーブ)で最初の 5000 ms でみられたのと同じ過程が繰り返される．その結果，合計 30 スライスが撮像されることになる．

10,000 ms の TR 設定により，脳脊髄液の縦磁化は完全に回復する．さらに，この 10,000 ms という比較的長い TR により，反転と読み取りの間にマルチスライスのインターリーブ撮像も可能となる．反転"期間(period)"とは，15 のスライス選択性 180°反転パルスが照射されている時間であり，最初の 180°反転パルスから読み取り期間のはじめに照射される 90°パルスまでの時間が反転時間(TI)(この例の場合，2500 ms)である．FSE 法の読み取り時間は各スライスごとに 136 ms(8×

17 ms)かかる．読み取り"期間"とは，15 のスライス選択性の読み取りが行われている時間(この例の場合 2500 ms)のことである．回復期間は，FSE 法の読み取りのはじめに照射される 90°パルスから，次の(同じスライスに印加する)スライス選択性 180°反転パルスまでの時間，すなわちTR−TI(この例の場合，10,000−2500＝7500 ms)となる．

1 回の TR での最大撮像スライス枚数は，TI，または TR−TI のうちどちらか短いほうにより決まる．TR が長ければ長いほど，次の励起までに磁化はより完全に回復する．長い TR は結果として，信号雑音比(SNR)の向上と病変間，灰白質・白質間のコントラスト雑音比(CNR)の増加にも寄与する．

残念ながら，TR が延長しても，脳脊髄液の信号消去に必要な TI は TR と同程度には延長しない．この延長の度合いの違いは，結果として時間

25 章　組織抑制技術　**315**

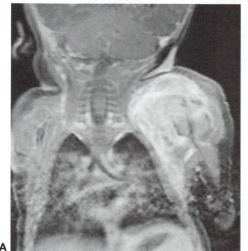
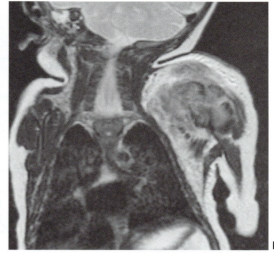
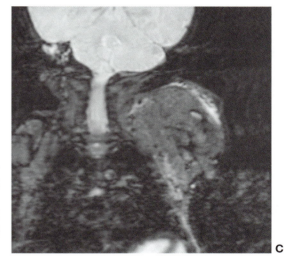

図 25-6　A：脂肪飽和造影 T1 強調冠状断像．Kasabach-Merrit 症候群の小児の左肩に造影効果を示す大きな血管腫がみられる．B：造影前の FSE T2 強調像．高信号部もある．C：造影後 STIR．ガドリニウムの T1 短縮効果により病変の T1 が脂肪と同程度になり，信号低下をきたした．

の無駄使いとなる．なぜなら，TR－TI はますます延長するにも関わらず，撮像可能スライス枚数は相変わらず TI により規定されるからである．ここに示した例では，TR は 10,000 ms で TI は 2500 ms であるが，これでは次のパルス周期の前の 5000 ms（すなわち，10,000－2×2500）が "無駄使い" となる．もっと有効性を高めるには，この空き時間を 2 番目のマルチスライス反転読み取りスラブを撮像するために使えればよい．

このように改良することにより，TR と TI の比が 4 の場合，空き時間がなくなり，同じ撮像時間で撮像可能なスライス数は倍になる．TR と TI の比を 6 にすると，さらにもう 1 つスラブを増やす

ことができる．このように考えれば，時間有効性に配慮して自由に TR と TI を選択することができる．

IR 法の長所

1. RF による余計な加熱効果は実質的に無視できる〔化学的前飽和法と異なり—化学的前飽和パルスと撮像 RF パルスの間隔はきわめて短いが，IR 法の反転時間(TI)は長いから〕．
2. 磁場の不均一性に左右されない（化学的前飽和法と異なり—次項参照）．

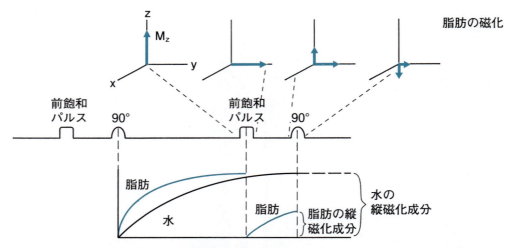

図 25-7 化学的(スペクトラル)前飽和法．周波数選択性前飽和パルスが，脂肪や水(この図では脂肪)といったある特定の組織の縦磁化を最小にするように，励起パルスの前に照射される．

IR 法の短所
1. 同様の T1 値をもつ組織はすべて抑制されてしまうため，これらの識別が不可能(例：脂肪とガドリニウムで造影された腫瘍―図 25-5, 25-6，p. 314，315)．
2. 長い TR による撮像時間の延長．
3. SNR の低下．

化学的(スペクトラル)前飽和法
　この方法では，RF 励起パルスの前に，ある組織，たとえば脂肪の縦磁化をなくす目的で周波数選択性の前飽和パルスが印加される．このように前飽和パルスは，適切な周波数選択をすることにより，脂肪または水の信号を抑制することができる〔この周波数は，1.5 T では水プロトンは脂肪プロトンより 220 Hz 速く回転するという法則に則ったラーモア(Larmor)の式により決定される〕．図 25-7 はこの過程を図示したものである．ここで，前飽和パルスはスピンエコー(SE)法での 90°パルスの直前に照射される．したがって，この前飽和パルスのラーモア周波数と同じ共鳴周波数をもつ組織は，まず最初にこの化学的前飽和パルスを経験することになり，このパルスにより x–y 平面に磁化が倒される．そのあと，SE 法での 90°パルスが照射されるまでの短期間では，その縦磁化成分 M_z はまだほとんど回復しないので，この SE 法での 90°パルスは最小となった M_z を x–y 平面に倒すことになり，結果として，この組織からの信号はほとんど生じない(図 25-7, 25-8)．

化学的前飽和パルス法の長所
1. 同様の T1 値をもった組織の鑑別(たとえば，脂肪とガドリニウムで造影された腫瘍あるいは脂肪と血液代謝物との鑑別―図 25-5)．
2. この前飽和パルスにより抑制される組織以外の組織から生じる信号には何の影響も及ぼさない(これに対し，IR 法はすべての組織のコントラストに影響を及ぼす)．

化学的前飽和パルス法の短所
1. 周波数選択法を用いているため，磁場の不均一性に敏感である(図 25-9)．
2. 前飽和パルス照射のための時間が必要(すなわち，TR と撮像時間の延長をきたす)．
3. RF パルスの照射時間が長くなり，余計な RF 加熱の原因となる．

空間飽和法
　この方法は，通常，FOV 内で関心領域に接する構造物の動きや血流に関係したアーチファクトを抑制するために用いられる．以下に例をあげる．
1. 脊椎撮像：心大血管からのアーチファクトを

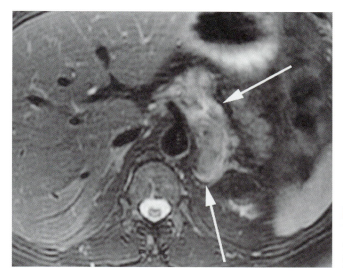

図 25-8　化学的(スペクトラル)脂肪飽和 FSE T2 強調像．脂肪信号が抑制されている．中間信号強度の左副腎神経節細胞腫(→)が正中へ進展している．

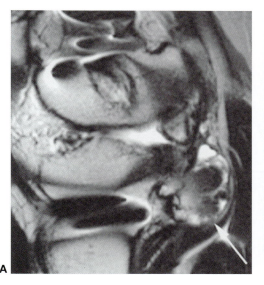
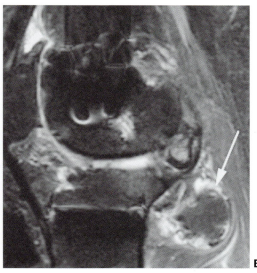

図 25-9　膝の脂肪飽和 FSE T2 強調矢状断像(A)では，金属からの磁化率効果により磁場が歪み，脂肪抑制効果も不均一である．高速 STIR(B)では脂肪抑制が均一で歪みも少なく，大腿骨の高信号病変も描出されている．膝蓋大腿骨関節炎があり，脛骨の後方には大きな遊離体(→)も認められる．

抑制するために，FOV 内で椎体の前方に飽和パルス照射域を帯状に設定する(**図 23-8**, p. 301)．
2. MR 血管撮影：静脈血流(MR 動脈撮影時)または動脈血流(MR 静脈撮影時)からの信号を抑制するために，FOV 外でいずれかの血管の上流にこの飽和パルスが用いられる．

空間飽和法では，SE 法での 90°パルスの前にもう 1 つの 90°パルスが照射される．この追加される飽和パルスは，撮像スライス内の組織，たとえば動きのある構造などを飽和することにより，その信号を抑制する．さらに詳しい説明は，23 章の飽和法の記載を参照していただきたい．

磁化移動(MT)

磁化移動コントラスト(magnetization transfer

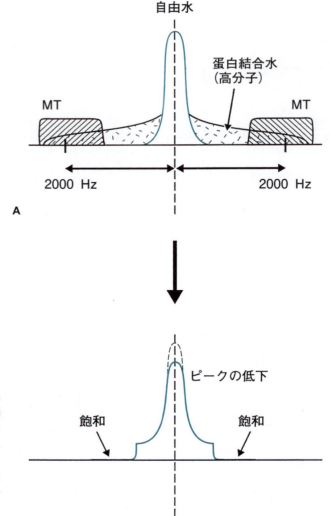

図 25-10 磁化移動(MT)．A：蛋白結合水は自由水の共鳴周波数から約 500〜2500 Hz 離れた共鳴周波数をもつ．B：この自由水の共鳴周波数から離れた(off-resonant)共鳴周波数に対する選択飽和パルスは，結果として蛋白結合水からの信号を抑制することになる．この方法は，たとえば MR 血管撮影においてバックグランドの信号を抑制するために利用される．

contrast：MTC)は，蛋白結合水を抑制する新しい技術である．MT の考え方は，蛋白結合水のプロトンの共鳴周波数が自由水のそれから 500〜2500 Hz 離れたところにも存在することに基づいている(図 25-10)．図 25-10 A に示したように，MT 飽和パルスは，(自由水の)プロトンのラーモア周波数から 1000〜2000 Hz 離れ，数百〜数千 Hz のバンド幅をもった単純なオフレゾナント(off-resonant)パルスであり，蛋白結合水のプロトンを抑制する．この MT 飽和パルスを照射した結果を図 25-10 B に示す．この図において，プロトンのラーモア周波数から離れた(off-resonant)周波数帯域に存在する蛋白結合水の信号が抑制されているのがわかると思う．蛋白結合水と自由水は急速に相互変換しているので，このプロトン抑制効果は自由水に移動することになる．したがって自由水の信号のピーク(高さ)は減少する．MT は化学的脂肪抑制法と幾分類似しているが，MT のオフレゾナント周波数帯域が 2000 Hz(2 kHz)まで自由水の共鳴周波数から離れているのに対して，脂肪抑制法では 220 Hz 離れているに過ぎない．

この方法は，たとえば頭の TOF(time-of-flight)MR 血管撮影画像(27 章参照)において，より細い末梢の血管を描出するために，バックグラ

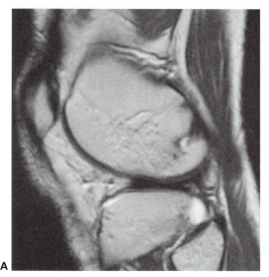 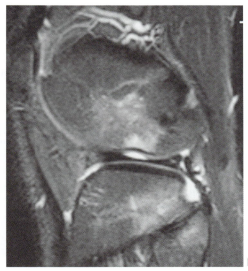

図 25-11　膝の FSE T2 強調矢状断像(A)に比べ，高速 STIR による脂肪抑制(B)では骨髄浮腫が明瞭である(化学的飽和でもよい)．

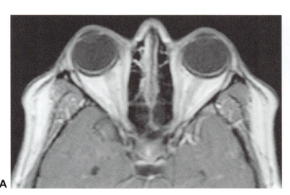 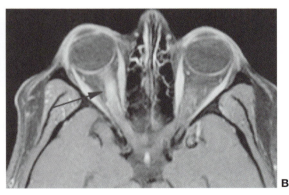

図 25-12　右視神経炎の造影 T1 強調横断像．脂肪飽和なし(A)と併用(B)．右視神経の造影効果が際立つ(B，→)．

ンドの脳実質の信号を抑制するのに使われる．

FSE 法における MT 効果の影響

19 章で述べたようにこの MT 効果は，はからずも，短時間に多数の 180°パルスを使用する FSE 法でみられる．これらの短時間に照射される 180°パルスは自由水の共鳴周波数から離れた周波数を含む広いバンド幅をもっているので，蛋白結合水のプロトンを抑制する傾向がある．

脂肪抑制法の臨床応用例

1. 脂肪とメトヘモグロビンの鑑別(化学的飽和)．
2. 骨軟部領域：骨髄脂肪の信号を抑制し，骨髄浮腫による信号変化をわかりやすくする〔例：骨挫傷，腫瘍，炎症など；化学的(前)飽和[†2]あるいは STIR―図 25-11〕．
3. 眼窩：造影画像において，造影効果のある眼窩後方部の病変を同定するために，この部位の脂肪組織の信号を抑制する(化学的飽和―図 25-12)．
4. 頸部：腫瘍の同定とその進展範囲をよりはっきりと評価するために使用される(化学的飽

---

†2 訳注：前飽和(presaturation)には，励起 RF パルス前に飽和パルスを印加するという意味があるが，単に飽和ともよばれる．

320　PartⅡ　高速撮像法

和あるいは IR).
5. 体幹部：血管筋脂肪腫，成熟奇形腫や骨髄脂肪腫などの巨視的な脂肪を含む病変を確認する（化学的飽和）．

水抑制法の臨床応用例

　脳：多発性硬化症斑など，傍脳室に存在する高信号域の検出率を改善するために，脳脊髄液の信号を抑制する（FLAIR）．

Key Points

　組織抑制法は MRI において重要な技術である―これにより組織間画像コントラストと造影される病変の検出能が改善する．通常は抑制の対象となる組織は脂肪と水の2つである．脂肪抑制法は，IR 法と化学的（スペクトラル）飽和法の2つに大別される．この2つの方法は，それぞれに利点と欠点を持ち合わせている．臨床的にどちらの方法を選択するかは，適応による．脂肪と自由水以外の他の組織を抑制する場合もある（例：蛋白結合水，血流）．

　おもな脂肪抑制法として，以下のものがある．

1. STIR 法
2. 化学的（スペクトラル）脂肪飽和法

　おもな水抑制法として，以下のものがある．

1. FLAIR 法
2. 化学的（スペクトラル）水抑制法
蛋白結合水抑制法として，以下のものがある．
1. バックグランド信号抑制のための MT 法
2. FSE における MT 効果
FOV 内の空間飽和法として，以下のものがある．
1. 血流アーチファクト防止のための帯状飽和域の設定（例：脊椎撮像）
2. 静脈または動脈血流の信号除去のための飽和パルス（例：MR 動脈または静脈撮影）

Questions

25-1. IR 法において，ある組織の信号を0にする TI はどれか？
　a) 0.693 T2　　　　b) 0.693 T1
　c) (1/0.693)T1　　d) (1/0.693)T2

25-2. 1.5T における脳脊髄液の T1 は約 3600 ms である．脳脊髄液の信号を0にする TI はおよそどれくらいか？
　a) 2500 ms　　b) 5000 ms
　c) 140 ms　　d) 249.48 ms

25-3. 次の記述は正しい（T）か，誤り（F）か？
蛋白と結合している水分子のプロトンは，自由水の共鳴周波数と約 220 Hz 離れた共鳴周波数をもつ．

25-4. 次の記述は正しい（T）か，誤り（F）か？
磁化移動（MT）法は，自由水の共鳴周波数から離れた周波数帯域に存在する蛋白結合水のプロトンを飽和する．

25-5. 次の記述は正しい（T）か，誤り（F）か？

脳室周囲の白質病変検出に最も感度が高い現行のシーケンスは高速スピンエコー（FSE）法である．

25-6. おもな水抑制法はどれか？
　a) STIR 法
　b) 化学的（スペクトラル）水抑制法
　c) FLAIR 法
　d) 上記のすべて
　e) b)，c)のみ

25-7. おもな脂肪抑制法はどれか？
　a) STIR 法
　b) 化学的（スペクトラル）脂肪抑制法
　c) FLAIR 法
　d) 上記のすべて
　e) a)，b)のみ

25-8. 次の記述は正しい（T）か，誤り（F）か？
高速スピンエコー（FSE）法では，はからずも MT 効果がみられる．

26

血流現象

はじめに

　血流の描出のされ方が予期できる単純または造影 CT に対して，MRI における血流の描出は非常に複雑である．血液や脳脊髄液の流れは，多数の因子によって低信号に描出されたり，高信号に描出されたりする．以下にその因子を列挙するが，下記にあげたものに限らない．

1. 血流速度
2. パルスシーケンス(例：SE，GRE など)
3. 撮像範囲における当該血管を含むスライスの位置関係
4. 画像コントラスト(TR，TE の値に左右される)
5. エコー番号(偶数番または奇数番)
6. スライス厚
7. フリップ角
8. 傾斜磁場勾配と立ち上がり時間
9. GMN(gradient moment nulling)使用の有無
10. 選択性飽和パルスの有無
11. 心拍同期の有無
12. 偶然の心拍同期の有無(pseudogating)

血流の型

　18章で規則的な動きとランダムな動きの2つの型についてはすでに述べた．血液と脳脊髄液の流れは規則的な動きの型である．さらに，血流は以下のような型に分類される．

1. 層流(laminar flow)
2. 栓流(plug flow)
3. 乱流(turbulent flow)/渦流(vortex flow)
4. 流れの剝離〔flow(stream) separation〕

　これらの血流を図26-1に図示し，以下にそれぞれの血流の型について述べる．

層流

　この型の血流はほとんどの正常血管で認められ，放物線状の流速プロファイルをもつ．その血管の内腔の半径を R，流速を v としたとき，血管の中心から距離 r 離れた位置における流速 v(r)は次の式で表される．

$$v(r) = V_{max}\left(1 - \frac{r^2}{R^2}\right)$$

ここでの V_{max} とは，血管内腔の中央における最大の流速を指す．したがって，血管内腔の平均流速(V_{ave})は次の式で表される．

$$V_{ave} = V_{max}/2$$

栓流

　栓流は高速で流れる大血管(大動脈)だけにみられる．血管内腔の流速は一定で，流速プロファイルは平坦である．

$$v(r) = V_{max} = V_{ave} = 一定$$

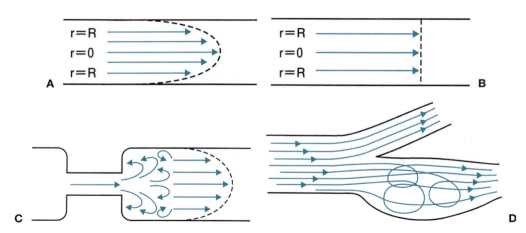

図 26-1 血流の型．A：層流，B：栓流，C：乱流（狭窄部の遠位），D：流れの剥離．

乱流

乱流は狭窄部の遠位や血管の分岐部などで認められる．血流の成分の無秩序な動きが観察される．無秩序な動きを表す言葉としては他に渦流（vortex flow）や渦巻き（eddy）がある．

流れの剥離

流れの剥離は内頸動脈の近位部など，中央の流れから分離した流れが存在する部位の血管壁近くに認められる．

> **質問1**：層流と乱流は，どのように区別されますか？
> **回答**：レイノルズ値（Reynolds number：Re）とよばれる次元のない計算値をもとに，その血流が層流なのか乱流なのかを予測します．レイノルズ値は次の式で表されます．
>
> $$Re = (密度 \times 流速 \times 直径)/粘性率$$
>
> ここで密度の単位は g/cm^3，流速は cm/s，直径は cm，粘性率はセンチポワズ（centipoise）すなわち $g/(cm \cdot s)$ で表され，レイノルズ値（Re）は単位をもちません．Re が 2100 未満ならその血流は層流，Re が 2100 より大きければ乱流です．
>
> **質問2**：典型的な血流速度はどのくらいですか？
> **回答**：血管の部位によって異なります．いくつかの例を**表26-1**にあげておきます．血流速度は動静脈瘻（AVF）などの病的な状態ではもっと速いこともあります．
>
> **表26-1 血管の部位による血流速度**
>
> | 血管 | 血流速度(cm/s) |
> |---|---|
> | 大動脈 | 140±40 |
> | 浅大腿動脈 | 90±13 |
> | 椎骨動脈 | 36±9 |
> | 静脈 | <20 |
>
> **質問3**：流量と流速はどう違うのでしょうか？
> **回答**：血管内腔の体（容）積流量と流速の間には，以下の数学的関係が成り立っています．
>
> $$V = Q/A$$
>
> ここで V は平均流速（単位 cm/s），Q は体（容）積流量（cm^3/s），A は血管の断面積（cm^2）です．

血流の正常像

流れによる効果の大部分は，以下のどちらかによるものである．
1. 飛行時間（time of flight：TOF）効果
2. 動きによる位相変化（motion-induced phase

change)

TOF 効果には，以下のようなものがある．

1. 信号強度の低下（high-velocity signal loss高速度信号損失すなわち TOF loss）
2. 信号強度の上昇（flow-related enhancement流速関連増強すなわち FRE）

流れている血流は高信号にも低信号にもなる．それらの原因となる独立した主要な因子を，以下に3つずつあげる．

1. 血流の信号強度を低下させる因子
   a）速い血流
   b）乱流
   c）位相分散
2. 血流の信号強度を上昇させる因子
   a）偶数番エコー位相再収束
      （even echo rephasing）
   b）拡張期偽同期
      （pseudogating）
   c）FRE

以下，これらの因子について説明しよう．

高速度信号損失（high-velocity signal loss, TOF loss）

スピンエコー（SE）法では，プロトンは信号を出すために 90°と 180°のラジオ波（RF）パルスの両方を受けねばならない．速い血流の信号強度の低下すなわち **TOF loss** は，流れているプロトンが両方の RF パルスを受けるのに十分な時間，その選択されたスライス面内にとどまっていないために起きる．

図 26-2 に，流速が信号強度をどのくらい低下させるかを図示する．この作用を考えるにあたって，まず時間と距離と速度の間に成り立つ単純な関係式を復習すると，3者の関係は以下の式で表される．

$$速度(v)＝距離(d)/時間(t)$$

血流中のおのおののプロトンが1スライスを通過する距離はスライス厚 Δz と等しい．90°パルスと 180°パルスの間の時間は，エコー時間（TE）の1/2である．この場合の血流速度を

$$v＝\frac{\Delta z}{(TE/2)}$$

とすると，スライス面内に流入するプロトンは90°パルスのみを受け，180°パルスは受けない．そのため，これらのプロトンから信号すなわちスピンエコーは生じない．このときの流速を v_m とする．

$$v_m＝\frac{\Delta z}{(TE/2)}$$

仮に，停滞した血流などで流速が0であるなら，スピンエコーは生じる．血流速度が v_m と0の間にあるなら，一部のプロトンだけがスピンエコーを生じることになる．180°パルスを受けずに通り過ぎてしまったプロトンの割合は次の式で表される．

$$\frac{v}{v_m}＝\frac{v(TE/2)}{\Delta z}$$

そして，90°と 180°の両方の RF パルスを受けた残りのプロトンの割合は次の式で表される．

$$1-\frac{v}{v_m}＝1-\frac{v(TE/2)}{\Delta z}$$

したがって，血流の信号強度には以下の比例関係が成り立つ．

$$I \propto \left(1-v \cdot \frac{TE}{2\Delta z}\right)$$

図 26-3 に信号強度と血流速度の間の直線的な関係を図示する．血流速度が少なくとも v_m 以上なら，血流による無信号（flow void）となることがこのグラフからも明らかである．

例：

仮にスライス厚 $\Delta z＝1$ cm，エコー時間 TE＝50 ms であるとする．flow void が認められ始める血流速度はどのくらいだろうか？　上記の公式に当てはめると，

$$v_m＝\Delta z/(TE/2)＝1 \text{ cm}/(25 \text{ ms})$$
$$＝1000 \text{ cm}/25 \text{ s}＝40 \text{ cm/s}$$

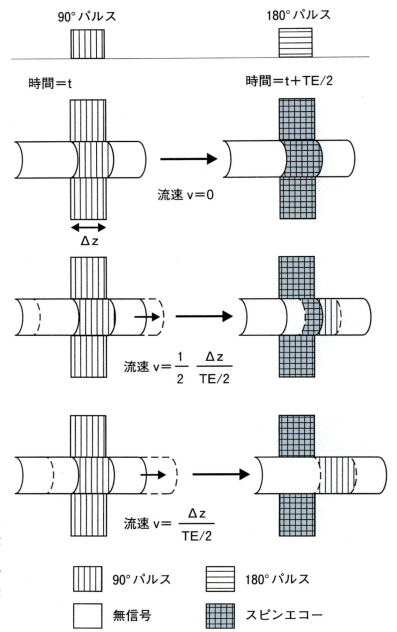

図 26-2 エコーを形成するためにはプロトンは 90°パルスと 180°パルスの両方を受けねばならない．血流速度が速くなるにつれて，90°パルスを受けたが 180°パルスを受けないプロトンが増えて，血流の信号低下という結果を招く．

となり，少なくとも 40 cm/s 以上の流速をもつ血管，おもに動脈で認められる．

したがって v_m は，スライス厚が厚いほど，また TE が小さいほど大きな値となり，その逆もまた成り立つ（図 26-4）．

この TOF loss は SE 法には当てはまるが，GRE 法には当てはまらない．GRE 法では，1 回の $\alpha°$ RF パルスと再収束傾斜磁場によってエコーが形成され，180°パルスを受けることがないからである．

乱流

2100 より大きいレイノルズ値（Re）をもつ乱流

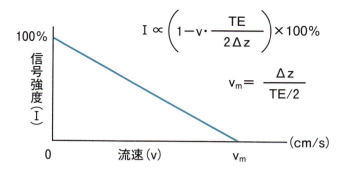

図 26-3 血流速度と信号強度の関係．流速が速いほど信号は低下する．

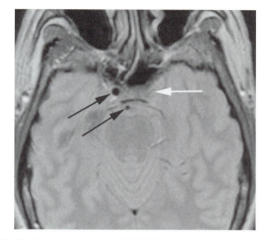

図 26-4 プロトン密度強調横断（軸位断）像．右内頸動脈と脳底動脈（黒矢印）にはTOF lossがみられるが，左内頸動脈（白矢印）にはみられない．左内頸動脈は閉塞していた．

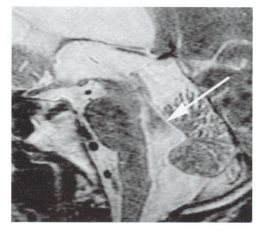

図 26-5 脳のT2強調矢状断像（スライス厚1.5 mm）．中脳水道より尾側に信号低下がある（→）．これはCSFの流れが速く乱流になってボクセル内位相分散を招いたためである．正常圧水頭症（NPH）の患者．

(turbulent flow) には，異なった流速成分（すなわち異なった血流の速さと方向）を含む無秩序な流れが混在する．したがって，おのおのの成分は異なった位相をもつために互いに打ち消し合う傾向にあり，結果的に信号がなくなってしまう（flow void）．この状態は血流速度が速くても，遅くても起こりうる（図26-5）．

位相分散

位相分散の原因はたくさんあるが，重要なものに**奇数番エコー位相分散**（odd-echo dephasing）とよばれるものがある．これは第1番目と他の奇数番号のエコーに信号の低下が起きる現象である．層流の血流において，あるボクセル中のプロトンはスライス面内の血管内腔を同じ速度では横切って移動しない．結果的におのおのが異なった周波数で歳差運動を行い，異なった位相が積算されるため，信号の低下が起きる．（この後の"偶数番エコー位相再収束"の項も読むとよい．）

位相を分散させるもう一つの原因に**ボクセル内位相分散**（intravoxel dephasing）がある．層流によってボクセル内には異なった流速が存在するため，位相の分散（インコヒーレンス incoherence）を招き，信号が失われる．ボクセル内位相分散を減少させ，信号雑音比（SNR）を上昇させるにはどのようにすればよいだろうか．

1．ボクセルのサイズを小さくする．すなわちマ

326　PartⅡ　高速撮像法

トリックスを増やす，または FOV を絞ることによって空間分解能を上げる方法である．引き替えに，マトリックスを増やすことによって SNR は低下し，FOV を絞ることによって折り返しアーチファクトの原因となる．
2. エコー時間(TE)を短縮する(たとえば部分エコーによって)．
3. 流速補正(flow compensation：FC)法を加える(以下の項を参照)．

偶数番エコー位相再収束(even-echo rephasing)

これは奇数番エコー位相分散とやや対照的な現象で，対称性のあるエコーが使用される SE 法において認められる(TE$_2$＝2 TE$_1$，たとえば 30/60/90/120 とか 40/80/120/160 というように，2 番目のエコー時間が 1 番目のエコー時間の 2 倍となる)．結果的には，偶数番のエコーは奇数番のエコーに比較して信号が高くなる．(後に述べる GRE 法，SE 法における流速補正法が基本的に信号の消失を最小限にするため第 1 番目のエコーに"偶数番エコー位相再収束"を生じさせる方法ということがわかるだろう．)

この原理を理解するためには，まず位相と流速の関係を知る必要がある．読み取り傾斜磁場を思い出そう．周波数は磁場強度に比例するというラーモアの関係式が成り立っている．

$$\omega = \gamma B_x = \gamma Gx$$

一定の流速 v で移動する場合，時間 t における位置 x は以下の式で表される．

$$x = vt$$

これらの 2 つの式を組み合わせると以下の式が得られる．

$$\omega = \gamma Gvt$$

また，位相の変化 $\Delta\phi$ と角周波数 ω の関係は以下の式で表される．

$$\Delta\phi = \omega\Delta t$$

したがって，位相は以下の式で与えられる．

$$\phi = \int \omega dt = \int (\gamma Gvt) dt = \gamma Gv \int t\, dt$$
$$= \gamma Gv(t^2/2)$$

これより次のことがわかる．
1. 位相 ϕ は流速 v に比例する．
2. 位相 ϕ と時間 t の間には，$\phi = kt^2$ という 2 次関数式が成り立つ．ここで k は定数であり，$k = \gamma Gv/2$ という式で与えられる．

これに対して，静止した組織(v＝0)においては x が定数なので上記の関係式は以下のようになる．

$$\phi = \omega t = \gamma Gxt = k't$$

すなわち静止した組織においては，位相と時間には線形関係が成り立っているのである．

対称的なエコーをもつ SE 法で考えてみよう．**図26-6**に，静止した組織と流れる血流の位相の変化が 1 サイクル以上プロットされている．このグラフでは，静止した組織は第 1 エコー(TE)と第 2 エコー(2 TE)で位相が 0 になる．しかし，流れる血流では違いがあり，第 1 エコーではプラスの位相になっていても，第 2 エコーで 0 に戻ってしまうということが起こる．

◼ 数学

上記のことを数学的に証明しよう．$\tau = TE/2$ と仮定する．時間 TE/2 における位相は $k\tau^2$ で，k は定数である($k = \gamma Gv/2$)．180°パルスの直後，その位相は $-k\tau^2$ である．時間 TE 後，すなわち τ から 2τ までの位相増分は $k[(2\tau)^2 - (\tau)^2] = 3k\tau^2$ となる．これは数学的には τ から 2τ までの積分 $\int 2ktdt$ である．したがって，2τ における正味の位相は $3k\tau^2 + (-k\tau^2) = 2k\tau^2$ である．同様に時間 3TE/2(または 3τ)後の 2 回目の 180°パルスの時点で，位相増分は $k[(3\tau)^2 - (2\tau)^2] = 5k\tau^2$ であり，正味の位相は $5k\tau^2 + 2k\tau^2 = 7k\tau^2$ となる．この 180°パルスの直後反転した位相は $-7k\tau^2$ であり，同様の過程で第 2 エコー，すなわち 4τ における位相増分は，$k[(4\tau)^2 - (3\tau)^2] = 7k\tau^2$．最終的な正味の位相は $7k\tau^2 + (-7k\tau^2) = 0$ となる．すなわち，第 2 エコーにおける血流の位相の変化は 0 となる．これらのことも**図26-6**に図示されている．

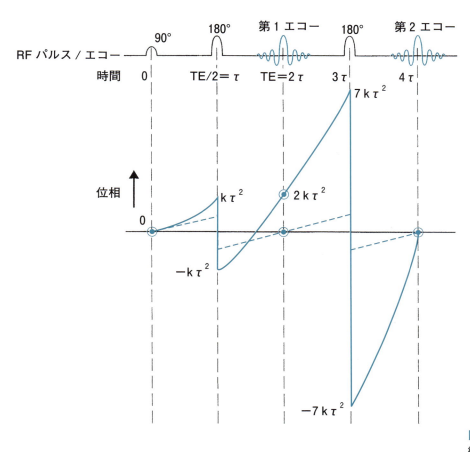

図26-6 静止した組織と血流における位相の累積.

このように，血流中のプロトンは第1エコーで"奇数番エコー位相分散"によってコヒーレンス(coherence：x-y平面で位相がそろった状態)が失われ，その後の第2エコーでは"偶数番エコー位相再収束"によってコヒーレンスを回復する．この過程で血流の信号強度は第2エコーでより高くなる．これはあくまで対称的なエコーにおいてのみ生じる現象で，非対称的なエコーではみられない．(興味のある人は，上記の数学を用いてこのことを各自証明してみよう.)

拡張期偽同期(diastolic pseudo-gating)

心周期において，血流は収縮期に速く，拡張期にゆっくりと流れている．したがって，拡張期において血管内腔はより高信号に観察される(より速い血流はより大きなTOF lossにより信号強度が低下することを思い出そう)．**心拍同期**(cardiac gating)を使用すると，各スライスは理論上，心周期のある決まった時点での信号を収集することになるが，マルチスライス撮像では，異なったスライスは心周期の別々の時点の信号を収集する．結果的にいくつものスライスを通過する血管は，ほぼ同じ流速をもっていてもスライスによって信号強度が変化してくる．心拍同期のシーケンスでは繰り返し時間(TR)は心周期の倍数でなければならない[†1]．たとえば，心拍数HR＝60 bpm(60 bpm＝1 Hz，心周期＝1 s)であれば，TRは1000，2000，3000 msといった値になる．一般的には単位を適切に合わせれば，次式が成り立つ.

$$TR = 1/HR$$

流速関連増強（FRE）

　この現象—**流速関連増強**(flow-related enhancement：FRE)—は，血流が流入するはじめのスライスに通常起こるため，**流入現象**(entry phenomenon)ともよばれている．この FRE は第1番目のスライスに流入する新鮮な血流にみられるTOF 効果の一種である．つまり，隣接する静止した組織中のプロトンはそれまでの励起パルスによって不完全に**飽和されている**のに対して，流入するプロトンは励起パルスによってまったく**飽和されていない**ため最大の縦磁化をもっており，流入する血流は高信号になる．

　図26-7 に FRE と血流速度の関係が示されている．この図では，流速 v＝0，すなわち停止した血液において，プロトンは不完全に飽和されていることが示されている．そして流速 v＝Δz/TR のとき，流入する飽和されていないプロトンがそれまでの励起パルスによって不完全に飽和されているプロトンと完全に入れ替わる．このときの流速を仮に v_M としよう．流入するプロトンの割合は次の式で表される．

$$\frac{v}{v_M} = v\left(\frac{TR}{\Delta z}\right)$$

　したがって，血管内の信号強度と血流速度には以下の式が成り立つ．

$$I = I_0\left\{I + \left(\frac{TR}{\Delta z}\right)v\right\}$$

ここで，I_0 は流れのない停止した血液(v＝0)の信号強度を指し，この関係は**図26-8** に示される．

例：

　Δz＝1 cm，TR＝1000 ms＝1 秒であるとき，流速がどのくらいで FRE は最大値をとるのだろうか．上記の公式より，

---

†1 訳注：偶然 TR が心周期の倍数になって，信号収集が拡張期に一致することを拡張期偽同期という．

$$v_M = \Delta z/TR = 1 \text{ cm}/1 \text{ 秒} = 1 \text{ cm}/秒$$

　これにより，流れの緩やかな静脈などで FRE が最も強く表れることがわかるだろう(**図26-9，26-10**)．

血流はなぜ GRE 法で高信号を呈するか？

　ほとんどの GRE 法では，すべてのスライスで血管が高信号に描出されることに読者はすでに気づいているだろう．そのおもな理由を以下に3つあげる．

1. GRE 法ではたいていシーケンシャルに，すなわち各スライスごとにデータの収集が行われる．したがって，撮像範囲のすべてのスライスが流入スライス(最も上流のスライス)となり，FRE が生じる．

2. GRE 法では180°再収束パルスが使われず，再収束傾斜磁場にスライス選択性がないので TOF loss が顕著にならない．

3. GRE 法では TE が非常に短いので，位相分散による信号低下が最小限である．

　図26-11 に GRE 法で血管が高信号になる例を示す．

質問：FRE は第1番目の(流入)スライスだけに生じるのでしょうか？
回答：答えはノーです．血流速度が Δz/TR より速い(しかし TOF loss が現れる程度に速すぎない)ならば，飽和されていないプロトンが隣のスライスから流入し FRE を生じます．それらの流入したプロトンは，撮像範囲内を移動していくにつれて RF パルスをいくつも受け，次第に飽和されていきます．したがって，FRE はいつも流入スライスにおいて最大で，離れたスライスになるほど次第に軽度になります(この変化は血管内の血栓を鑑別できるよいポイントです)．撮像する体積のどのくらい深くまで FRE が生じてくるかは，血流方向とスライス励起方向に関係してきます．

相対する方向の流れ

　スライス選択のための90°励起パルスを次々と

26章 血流現象 **329**

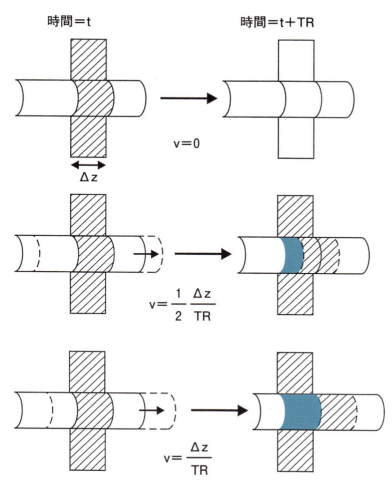

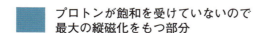

図 26-7 遅い血流における FRE の作用．飽和されていないプロトンほど強い信号を生じる．流速が増すと，より多くの飽和されていないプロトンが流入して不完全に飽和されているプロトンと入れ替わるので，信号は増強する．

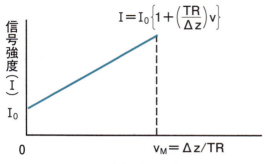

図 26-8 FRE における流速と信号強度の関係．

330　Part Ⅱ　高速撮像法

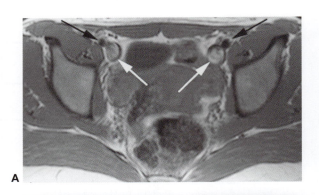

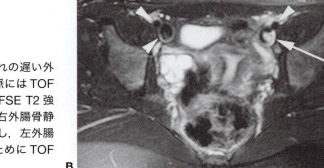

図 26-9　A：骨盤の T1 強調横断像．流れの遅い外腸骨静脈には FRE（白矢印）が，速い動脈には TOF loss（黒矢印）がみられる．B：脂肪飽和 FSE T2 強調像．TE が長いために動脈はもちろん右外腸骨静脈にも TOF loss（▶）がみられる．しかし，左外腸骨静脈（→）ではさらに遅い血流成分のために TOF loss は不完全である．

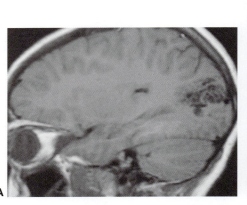

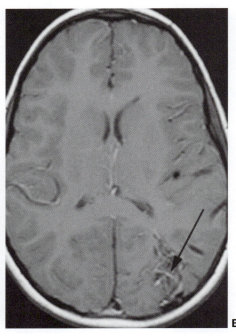

図 26-10　脳の T1 強調矢状断像（A）では，動静脈奇形（AVM）による「もつれた糸」状の flow void がみられるが，T1 強調横断像（B）では FRE を示す血管もある（→）．これは矢状断では面内のプロトンの飽和が信号低下を，横断面では面外から流入する不飽和プロトンが FRE を生じているためである．

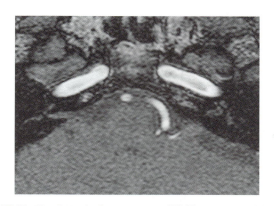

図 26-11　GRE による 2D TOF 横断像．FRE により内頸および脳底動脈は高信号を示す．左椎骨動脈は拡張蛇行して左片側顔面攣縮の原因となっていた．

連続するスライスに印加していく．これが**スライス励起波**(slice excitation wave：SEW)である．スライスに垂直な血流は SEW と同方向かまたはその反対方向である．直感的に考えても，SEW と逆方向に流れているプロトンは，同じ方向に流れるものに比べてより少ない 90°パルスしか受けないであろう(**図 26-12**)．すなわち，血流が SEW と反対の方向に流れている場合，FRE はより深いスライスまで現れる(**図 26-13〜26-15**)．

血流現象の相互作用

　もし非常に速い血流がエントリースライスに流入するとどんなことになるだろうか？　FRE は流入スライスの血管内腔の信号強度を上昇させる

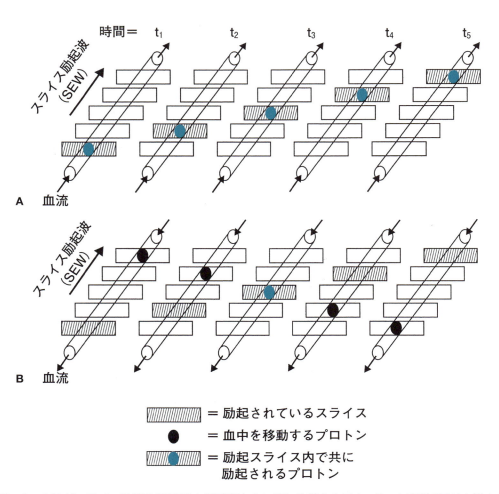

図 26-12　A：血流がスライス励起波(SEW)と同じ順方向に流れる場合を示す．B：血流が SEW と逆方向に流れる場合を示す．

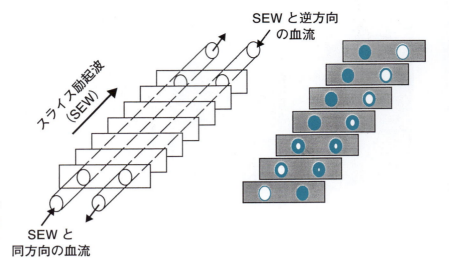

図26-13 FREは血流がSEWと逆方向の場合，同方向のときよりも深いスライスにまで現れる．

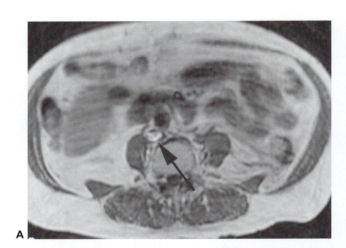

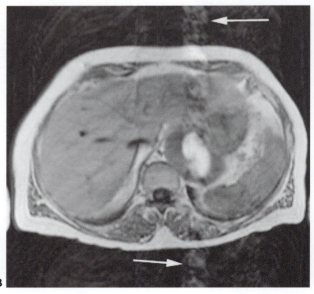

図26-14 A：腹部のT1強調横断像．尾側の3スライスだけが下大静脈（→）のFREを示す．B：頭側のスライス．下大静脈のFREはみられないが，大動脈瘤内に流速の低下を反映してFREを認める．また，大動脈瘤から位相エンコード方向（前後）に動きのアーチファクトが出ている（→）．

26 章 血流現象 **333**

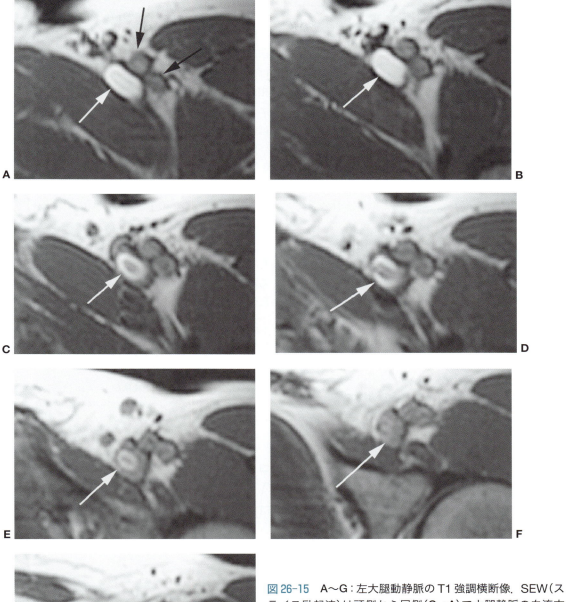

図 26-15　A～G：左大腿動静脈の T1 強調横断像．SEW（スライス励起波）は頭側から尾側（G→A）で大腿静脈の血流方向と逆である．尾側端からの数スライス（A～E）では大腿静脈（白矢印）が強い FRE を示すが，動脈（A 黒矢印）は低信号である．スライスが撮像体積内で深くなる（A→G）に従って静脈内の信号が低下し，最深部（F，G）では暗くなっている．図 26-13 のシェーマと異なり，静脈内中心部と比較して周辺部の信号が高いことに注意．中心部の血流が速いため TOF loss が大きいことが原因である．流速が小さければ図 26-13 のように中心部が高信号になる．

表 26-2 各機器製造会社ごとの血流補正法

メーカー	略語	正式名称
GE	FC	flow compensation
Philips	FC	flow compensation
Siemens	GMR	gradient-motion rephasing

が，同時に起こる TOF loss によって，いくらか相殺される．言い換えれば，血流の描出には複数の血流現象が働き，血管の信号強度はつまるところどの血流現象が優位に働くかに左右される．

流速補正法（GMN, FC）

流速補正法〔GMN(gradient moment nulling), FC(flow compensation)〕は流れによるアーチファクトを抑制するひとつの方法で，偶数番エコー位相再収束の原理に基づいている．GMN では，第 1 エコーに起きる位相分散を排除するために，第 1 エコーに偶数番エコー位相再収束効果が生じるような付加的な傾斜磁場を印加する．したがって，二重エコーシーケンスなしに再収束させることが可能である．表 26-2 にあげるように，GMN の同義語がいくつか存在する．

図 26-16 と図 26-17 に，それぞれ GRE 法と SE 法における FC 法を図示する．この 2 つの方法では，血流中のプロトンはエコーの中心で正味の位相が 0 になる．数学的には前の項で述べた偶数番エコー位相再収束と同様なので，興味のある読者は練習してみるとよいだろう．FC のために付加される傾斜磁場を**傾斜磁場ローブ**（gradient lobe）とよんでいる．たとえば GRE 法においては，それらの傾斜磁場ローブの面積の比率は 1：2：1 である．このタイプの FC は 1 次（first-order）[†2]の流れ（つまり一定速度の流れ）を補正することしかできない．加速したり，急に変化する高次の動きを補正するには，さらに傾斜磁場ローブを追加する必要がある（図 26-18）[†3]．周知のように，さらに傾斜磁場ローブを加えることにより信号収集ま

[†2] 原注：ここで，0 次の動きとは静止した状態（v=0），1 次の動きとは一定速度の動き（v=dx/dt=定数），2 次の動きとは加速する動き（$a=d^2x/dt^2$），3 次の動きとは急に変化したり拍動したりする動き（$j=d^3x/dt^3$）を指す．

[†3] 原注：さらに詳しい理論を知りたい読者は，以下の論文を参照せよ．Stark DD, Bradley WG, eds. Magnetic resonance imaging. Vol. 1, 3rd ed, St. Louis：Mosby, 1999.

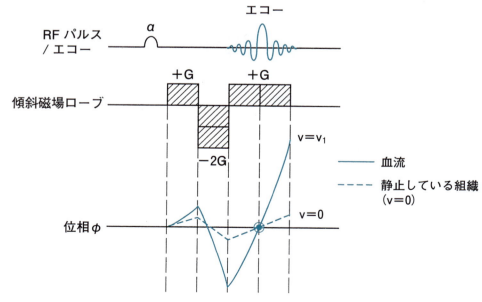

図 26-16 GRE 法における流速補正法．この傾斜磁場ローブの組み合わせによって，一定の速度で流れるプロトンの位相がエコーの中心で揃う．

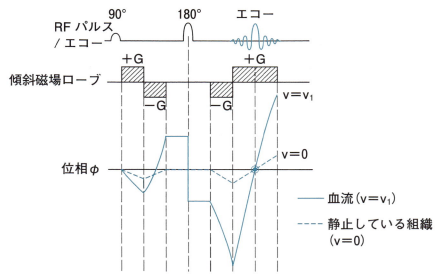

図26-17 SE法における流速補正法．この傾斜磁場ローブの組み合わせにより，流れているプロトンの位相がエコーの中心で揃う．

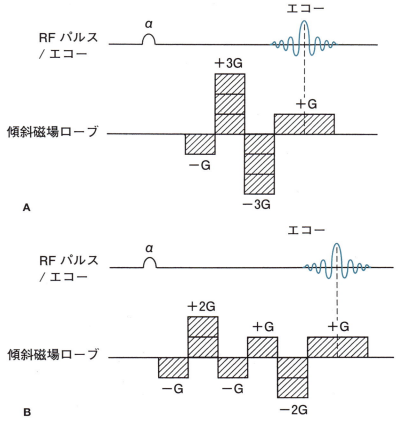

図26-18 A：2次の(加速する)動きに対する流速補正法．この傾斜磁場ローブの組み合わせにより，2次の(加速する)動きをするプロトンの位相がエコーの中心で揃う．B：3次の(急に変化する)動きに対する流速補正法．この傾斜磁場ローブの組み合わせにより，3次の(急に変化する)動きをするプロトンの位相がエコーの中心で揃う．

336　Part II　高速撮像法

でのサイクルが延長するので，それだけ TR と TE が延長し，また撮像スライス数は減少する．

FC は，x, y, z 軸方向のそれぞれ，または全部に対してかけられる．

Key Points

1. 流れにはいくつかの型がある：層流，栓流，乱流，流れの剝離，渦流．

2. 血流はたいてい層流であり，放物線状の流速プロファイルをもつ．

3. 乱流は狭窄部の遠位や血管の屈曲部などで認められる．

4. レイノルズ値(Re)によって，その血流が層流なのか乱流なのかを予測できる．

5. 流れによる影響の大部分は飛行時間(TOF)効果か，動きによる位相変化のどちらかによるものである．

6. TOF 効果は，低信号化(TOF loss)と高信号化(FRE)の両方の原因となる．

7. 血管内の信号を低下させる因子には，速い血流，乱流，位相分散がある．

8. 血管の信号を上昇させる因子には FRE，偶数番エコー位相再収束，拡張期偽同期がある．

9. 位相分散の原因には"ボクセル内位相分散"と"奇数番エコー位相分散"がある．

10. FRE は流入現象によって起こり，TOF MR 血管撮影の原理である．

11. 血流がスライス励起波(SEW)と逆方向に流れているとき，同方向に流れる場合に比べて，FRE は流入スライスから離れた奥のスライスにまで現れる．

12. 偶数番エコー位相再収束は，偶数番のエコーが奇数番のエコーに比較して信号が高くなる現象で，エコーが対称性のときに認められる．

13. 偶数番エコー位相再収束が流速補正法(FC, GMN)の原理である．GMN は，第 1 エコーに位相再収束効果を生じさせる付加的な傾斜磁場を印加することで，信号を上昇させる．

Questions

26-1. 通常の血管内の流れはどれか？
  a）乱流
  b）栓流
  c）層流
  d）上記のすべて
  e）上記のいずれでもない

26-2. 次の記述は正しい(T)か，誤り(F)か？
  乱流は狭窄部の手前で認められる．

26-3. 次の記述は正しい(T)か，誤り(F)か？
  FRE は流入現象と同義語である．

26-4. 次の記述は正しい(T)か，誤り(F)か？
  TOF 効果は，低信号化だけを起こす．

26-5. 血管内の低信号化の原因として，正しいのは下記のどれか？
  a）速い血流

  b）乱流
  c）位相分散
  d）上記のすべてが正しい
  e）a)と b)のみ正しい

26-6. 血管内の高信号化の原因として，正しいのは下記のどれか？
  a）FRE
  b）偶数番エコー位相再収束
  c）拡張期偽同期
  d）上記のすべてが正しい
  e）a)と c)のみ正しい

26-7. 次の記述は正しい(T)か，誤り(F)か？
  レイノルズ値(Re)によって，その血流が層流なのか乱流なのかを予測できる．

26-8. 次の記述は正しい(T)か，誤り(F)か？

血流がスライス励起波(SEW)と同方向のとき，逆方向の場合よりFREはエントリースライスから離れたスライスにまで現れる．

26-9. 次の記述は正しい(T)か，誤り(F)か？
FREは最も上流のスライスのみに認められる．

26-10. 次の記述は正しい(T)か，誤り(F)か？
偶数番エコー位相再収束は流速補正(FC)の基礎になっている．

26-11. 層流の流速を表した正しい公式は，下記のいずれか？
a) $v(r) = V_{max}(1 - r^2/R^2)$
b) $v(r) = V_{max}(1 - R^2/r^2)$
c) $v(r) = (1 - r^2/R^2)/V_{max}$
d) 層流にあてはまる公式は存在しない．

26-12. 栓流の流速を表した正しい公式は下記のどれか？
a) $v(r) = V_{max}(1 - r^2/R^2)$
b) $v(r) = V_{max}(1 - R^2/r^2)$
c) $v(r) = $ 一定 $= V_{ave}$

d) 上記のいずれでもない

26-13. TOF効果によって起きる現象は下記のどれか？
a) 低信号化
b) 高信号化
c) a)と b)の両方含まれる
d) a)と b)のどちらも含まれない

26-14. 次の文章は正しい(T)か，誤り(F)か？
TRが2000 ms，TE_1が20 ms，TE_2が80 msの場合に偶数番エコー位相再収束が生じる．

26-15. 次の記述は正しい(T)か，誤り(F)か？
層流は放物線状の流速プロファイルをもつ．

26-16. 流れの効果に含まれるのは，下記のどれか？
a) TOF効果
b) 動きによる位相変化
c) a)と b)の両方含まれる
d) a)と b)のどちらも含まれない

27 MR 血管撮影

はじめに

　この章では，**MR を用いた血管撮影**(MR angiography：**MRA**)について述べる．前章と同様，MRA ははじめ非常に複雑にみえるが，ここではおもな概念についてできるだけ簡単に示す．MRA の手法には大きく分けて以下の3つがある．

1. TOF(time-of-flight) MRA
2. PC(phase contrast) MRA
3. CE(造影) MRA

　TOF と PC 法は2次元(2DFT)または3次元フーリエ変換(3DFT)で行える．CE MRA は 3D で施行される．つまり，全部で5つの異なる方法があることになる．

1. 2D TOF MRA
2. 2D PC MRA
3. 3D TOF MRA
4. 3D PC MRA
5. 3D CE MRA

どの方法も臨床的に異なる有用性をもっている．

TOF MRA

　TOF MRA は2次元(2D)または3次元(3D)のグラジエントエコー法(GRE)における流速関連増強(flow related enhancement：FRE，前章で述べた)に基づいている(GRE 法では TOF loss は軽微であることを思い出してほしい)．通常は流速補正(flow compensation：FC)を血流方向に用いる．

2D TOF MRA

　図 27-1 は典型的な 2D TOF 法のパルスシーケンスを示している．空間飽和パルスを撮像面の上または下に用いて，反対方向に流れる血管からの信号を消すようにする．通常，短い TR(約 50 ms)，中程度のフリップ角(45°〜60°)，短い TE(数 ms)を用いる．**図 27-2** に 2D TOF MRA の 1 例を示す．

3D TOF MRA

　図 27-3 は 3D TOF MRA のパルスシーケンス図(PSD)である．この例では，最多 60 スライスで構成される，厚さ数 cm(通常 5 cm ほど)の 1 つのスラブが得られる．

2D TOF 法の長所

1. 撮像時間が短い．
2. FRE が最大限得られる(個々のスライスが流入スライスになることによる)．

2D TOF 法の短所

1. スライス内飽和効果(後述)

3D TOF 法の長所

1. 信号雑音比(SNR)が高い(信号が大きな体積から得られることによる)．
2. 空間分解能が高い．

3D TOF 法の短所

1. 3D 法は飽和効果を受けやすい(「飽和効果」

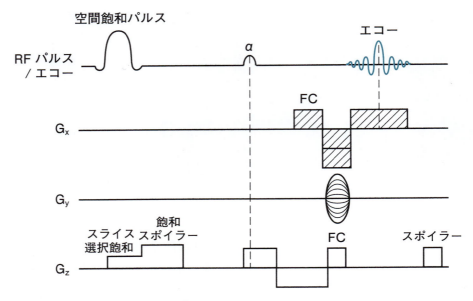

図27-1 2D TOF MRA の PSD. FC：流速補正.

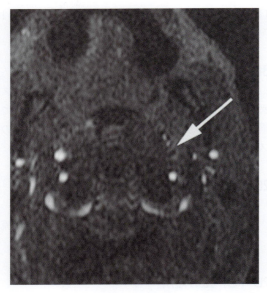

図27-2 2D TOF の横断（軸位断）元画像. 左内頸動脈（→）は FRE を欠く. 若い患者で動脈解離による閉塞であった. 他の血管には正常な FRE がみられる.

の項参照）.
2. 遅い流れの描出がよくない.

PC MRA

位相コントラスト（PC）MRA は，傾斜磁場を通る流れの位相の増加は（流速を一定とした場合）流速に比例するという事実に基づく．前章で位相（φ）と流速（v）は以下の式の関係にあることを述べた．

$$\phi = \int \omega dt = \int (\gamma Gvt) dt = \gamma Gvt^2/2$$

ゆえに，ある時点のある部位の位相を知れば速度が計算できる．

最もよく使われる PC MRA の手法は**双極傾斜磁場**（bipolar gradient）（**図27-4 A**）を用いるものである．この過程は**速度エンコード**（flow encoding）とよばれる．この双極傾斜磁場の上下2つのローブが同じ面積であれば，全体として，静止した組織には位相の変化は生じない（**図27-4 B 上段**）．しかし，流れている血液は流れの速さに比例した位相シフト（phase shift）を生じる（流速が一定であると仮定して）（**図27-4 B 下段**）．この方法により，PC MRA は流れと静止した組織とを区別している．**図27-5, 27-6** はそれぞれ 2D PC および 3D PC MRA 法の PSD である．

以下に示すような PC MRA 特有の事項がある．

27章 MR血管撮影 **341**

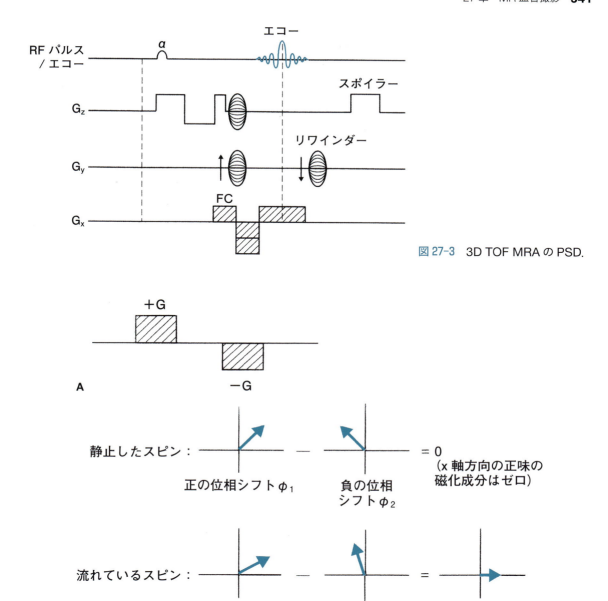

図 27-3 3D TOF MRA の PSD．

図 27-4 A：速度エンコード双極傾斜磁場．B：双極傾斜磁場の上下のローブは同じ面積なので，静止したスピンに位相シフトは生じない．しかし，流れているスピンには全体として速度に比例した位相シフトが生じる．これが PC MRA の原理である．

質問 1："強度（magnitude）"画像，および"位相（phase）"画像とは何ですか？
回答：PC MRA では，血管の画像（これが**強度画像**）だけでなく，血流方向を示す画像（**位相マップ** phase map ともいいます）が得られます．これが位相画像で，流れが左右，上下，前後のどれなのかを教えてくれます．たとえば，肝硬変において門脈が向肝性かどうかを

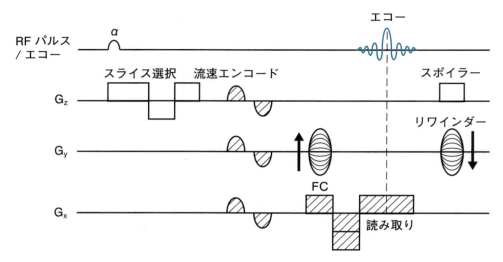

図 27-5　2D PC MRA の PSD．

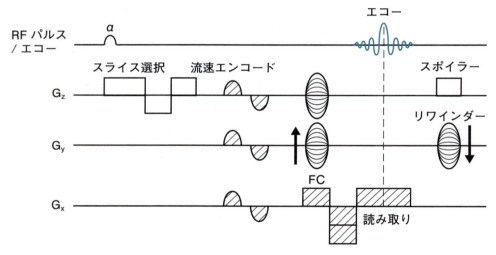

図 27-6　3D PC MRA の PSD．

確かめるのに用いられます．

質問 2：VENC とは何ですか？
回答：VENC は velocity encoding の略で，PC MRA の撮像時に，技師が選択するパラメータのひとつです．VENC は描出しうる撮像範囲内での最大の速度を表します．VENC より大きな速度はすべて以下の式に従って，違う値として折り返して示されます．

偽りの速度＝VENC－実際の速度

たとえば，VENC が 30 cm/秒で実際の流速が 40 cm/秒であった場合には，示される流速 v は

v＝30－40＝－10 cm/秒

つまり，反対方向に向かう 10 cm/秒の流れとして表されます（**図 27-7**）．小さな VENC

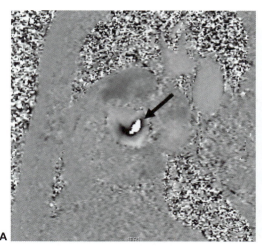 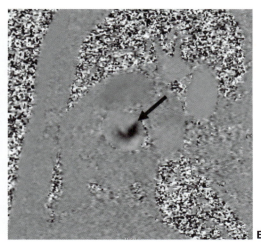

図 27-7　大動脈狭窄患者の大動脈根部を横断する 2 枚の位相画像（位相マップ）．A：VENC＝150 cm/s，B：VENC＝300 cm/s．A では中心部の高信号（→）が逆流を示しているようにみえるが，周囲の無信号部に急に移行しており，折り返しアーチファクトと診断できる．VENC を大きくした B では折り返しが除去され，逆流を示す高信号は存在せず（→），最大流速を正確に測定できる．

は遅い流れ（静脈など）や小さな血管に敏感である反面，速い流れが折り返されてしまいます．大きな VENC は動脈の流れに適しています．遅い流れから速い流れまでを適切に描出したい場合（AVM や動脈瘤など）には，時に 2 つの異なる VENC で同じ部位を撮像する場合もあります．

PC MRA の長所
1. 強度画像と位相画像が得られる．
2. バックグラウンドの抑制がよい．
3. ボクセル内の位相分散や飽和効果の影響が少ない．

PC MRA の短所
1. 撮像時間が長い．
2. 乱流や血管の蛇行による位相分散を原因とする信号減弱の影響を受けやすい（例：頸動脈サイフォン部）．
3. 適切な VENC を設定するために最大の流速値を知っている必要がある．

2D と 3D PC MRA の違い
1. 2D 法は撮像時間が短い．
2. 3D 法は SNR が高い．

PC MRA の症例を図 27-8〜27-10 に示す．

CE MRA

CE（造影）MRA は血液がどのように流れているかということではなく，血管内のガドリニウムによる T1 短縮効果に依存しているという点で TOF や PC 法と異なっている．CE MRA の実用化は，ガドリニウム（Gd）を使用した CE MRA で施行される高速 GRE 撮像を可能にした高性能傾斜磁場コイル（詳細は 30 章参照）のおかげである．血管内を造影剤が通過中に，つまり血管内の T1 が最も短縮したときに撮像可能となった．したがって，CE MRA では目的とする血管に造影剤が高濃度に流入する正確なタイミングを把握することが最も重要となる．撮像面は血管と平行な面（通常は冠状断）のことが多い．これは関心血管と垂直な面を撮像する TOF 法と異なる点である．血管に平行な面を撮像することにより撮像範囲を広く，分解能を最大にすることができる．CE MRA が最も依存するのは血管内の T1 であるか

Part Ⅱ 高速撮像法

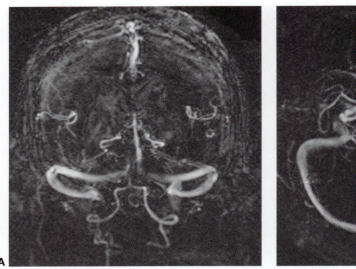

図 27-8 正常脳の厚い(5 cm)スライスによる 2D PC MRV(静脈撮影). A：冠状断像, B：横断像.

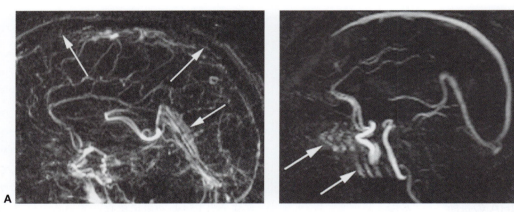

図 27-9 2D PC MRV(静脈撮影)矢状断像. A：矢状静脈洞血栓症で上矢状洞と直洞(→)の血流が著しく低下している. B：正常像. 位相エンコード方向のゴースト(→)に注意.

ら，他の方法のように位相分散に左右されることは少ない．

CE MRA には基本的な2つの技術がある．elliptical-centric 法と多時相(multiphase)法である．elliptical-centric 法は関心動脈に造影剤が流入した時点で撮像を開始し，最初のデータをk空間の中央(最も SNR が高い)に充填する方法である．静脈が造影されている時点でのデータはk空間の周辺部(SNR が低い)に回される．この方法には自動造影剤濃度監視装置(GE の SmartPrep, Siemens の Carebolus, Philips の BolusTrack)を使うか，ガドリニウムが目的とする動脈に到達する時間を予めチェックしておく必要がある．前者では目的とする動脈の上流に関心領域を設定する．後者では2 mL の造影剤を注入してから撮像を繰り返し，目的とする動脈が最も強く造影される時間を記録しておく．多時相法では，ガドリニウムを注入してから複数回撮像を繰り返す．そうすればどれかが動脈相になっているはずというわけである．多時相法に付随する利点として，病的に血流が遅い血管の造影も可能になることがある．本法の重要な弱点は，時間分解能のために空

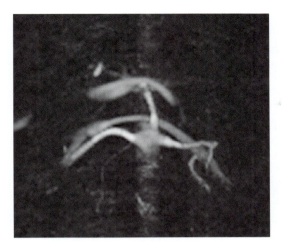

図 27-10　3D PC の横断像(MIP)．左右の腎静脈の流れは正常で狭窄はない．これは強度画像で，腎動脈の強い信号が血流速度の高いことを示している．

間分解能を犠牲にしなければならないことである．

この多時相法に伴う空間分解能低下を緩和する方法のひとつは，MR 画像を作成するための大半の情報は k 空間の中心部に存在するという事実に基づいている．k 空間の周辺部に比べて，中心部の位相エンコードデータを頻繁に取得する多時相法を施行すれば，高時間分解能の 3D 画像が得ら

れる．TRICKS(time-resolved imaging of contrast kinetics)とよばれるこの技術は，3 次元直交 k 空間を中心からの距離によって複数の小さな単位に分割し，中心部だけ頻繁にサンプリングする．これによって TRICKS は，静脈が重なることのない動脈相を必ず得ることができる．

k 空間中心部のサンプリングを繰り返す TRICKS では，同じ時間に 1 枚の画像を撮像するのに比べれば，空間分解能は低下する．投影再構成法(projection reconstruction)ではサンプリング数を減らしても，ほんの少しストリークアーチファクトがみられるだけで空間分解能が維持され，撮像時間を短縮できる．そこで，k_x-k_yにおけるサンプル数を減らした投影再構成法とスライス選択(k_z)方向の TRICKS を組み合わせることによって，空間分解能を低下させることなく，著しく時間分解能を向上させることができる．

図 27-11〜27-14 に CE MRA の症例を示す．

ここまでに説明した 5 つの MRA 法のおもな臨床応用を表 27-1 にまとめた．

CE MRA の長所

1. 撮像時間が短い．
2. 位相分散(乱流など)に左右されにくい．

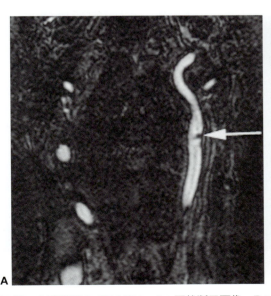
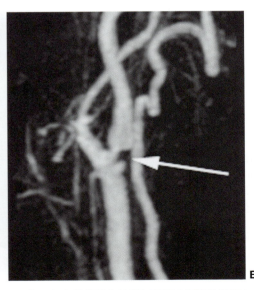

図 27-11　左頸動脈の CE MRA．A：冠状断元画像，B：MIP 像．左内頸動脈分岐部に高度の局所的狭窄(→)がある．断層厚が薄いため，元画像では動脈の全体的な走行はわからない．

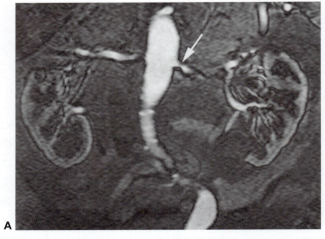

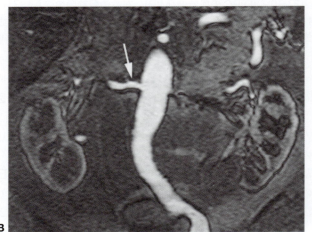

図 27-12　CE MRA の冠状断元画像（A, B）に左腎動脈の高度の局所的狭窄が描出されている（A，→）．右腎動脈は正常である（B，→）．断層厚が薄いため，これらの元画像では動脈の全体的な走行はわからないが，MIP像（C）には左腎動脈狭窄（→）と副右腎動脈（▶）が描出されている．

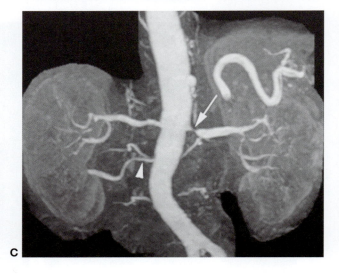

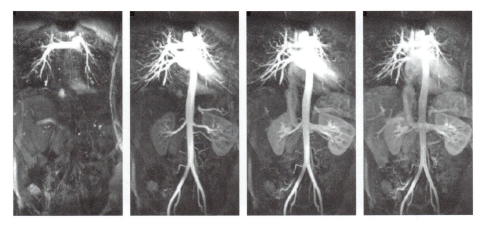

図 27-13　腎動脈の TRICKS 画像.

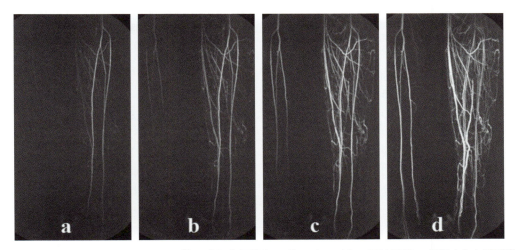

図 27-14　高分解能（1.1×1.1×1.5 mm³）と時間分解能（3.8 秒/フレーム）の TRICKS で撮像された造影剤到達時間に左右差のある（左足が先に造影される）下肢 MRA.

3. FOV が大きく分解能も高い.
4. SNR が高い.

CE MRA の短所

1. 撮像のタイミングに依存する（アーチファクトや静脈の重なりが生じることがある）.
2. ガドリニウム製剤を静注する必要がある.
3. 血流方向の情報を欠く.

最大強度投影法（MIP）

　ここまできてやっと，どうやって静止組織を表示せずに，血管だけを（3 次元にみえるように）画像化するかを説明できる．これは**最大強度投影法**（maximum intensity projection：**MIP**）とよばれる方法によってなされる．MIP は名詞としても，動詞としても（たとえば「生データを MIP した」"the row data are mipped"のように），形容詞としても（たとえば，「MIP された画像」"mipped image"のように）用いられる．MIP は以下のように行われる．MRA の撮像法では流れる血管は高

表 27-1 MRA の臨床応用

方法	臨床応用
2D TOF MRA	頸動脈，椎骨動脈（頸部）
	静脈（遅い流れによる）
3D TOF MRA	頭蓋内動脈（Willis 動脈輪）
	頭蓋内血管奇形，動脈瘤
2D PC MRA	門脈
	脳脊髄液の流れ
	VENC の決定
3D PC MRA	頭蓋内血管
	頭蓋内血管奇形，動脈瘤
3D CE MRA	頸動脈，椎骨動脈（頸部）
	大動脈弓，腎動脈，上下肢血管

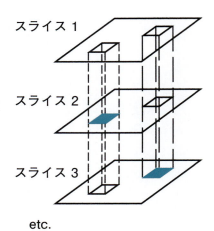

図 27-15 最大強度投影法（MIP）．各スライスにおいて同じ位置にある画素からなる管（channel）が選ばれ，その中で最大強度（ある閾値以上）の画素が画像上に投影される．この過程が MR 画像に必要なすべての画素において行われる．

信号となっているので，ある断面のある画素（ピクセル）の信号強度を対応する他のすべての断面の信号強度と（あたかも通り道を調べるように）比較し，最大の信号強度をもつものを選ぶ．たとえば，スライスの画素（1, 1）の位置の値を他のすべてのスライスの画素（1, 1）のものと比べる．この過程が断面内のすべての画素について行われる．言い換えれば，空間内の高信号の点が MRA 画像をつくり出すために結びつけられる．こうして，

MIP 画像は撮像した体積内の最大の信号強度（そのすべてが血液の流れによるものであることを期待しているわけだが）を示すようにしてある．これは図 27-15 に図示してある．これから明らかなように，ある一定の閾値を用いて，それ以下の値が "落ちて" こないようにしてある．CE MRA の

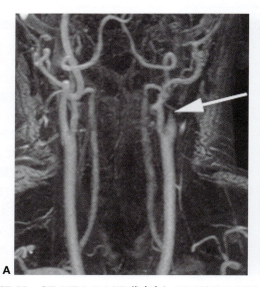
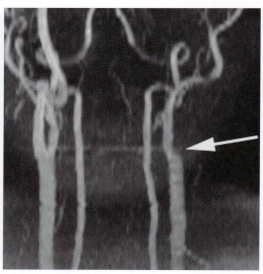

図 27-16 CE MRA の MIP 像（A）と 2D TOF の MIP 像（B）．左内頸動脈閉塞（→）を認める（図 27-2 と同じ患者）．

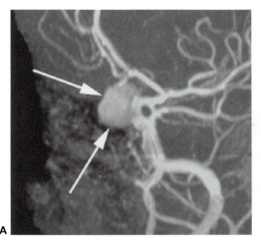 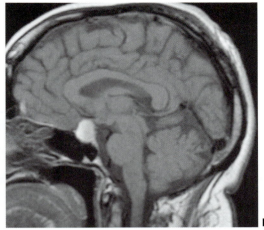

図 27-17　MIP 矢状断像（A）では前交通動脈付近に動脈瘤が疑われる（→）．T1 強調矢状断像（B）により，高信号が下垂体出血によるもので，FRE によるものではないことが確かめられる．

MIP 像と 2D TOF の MIP 像を図 27-16 に示す．

MIP 法の短所

MIP の大きな欠点は，血液の流れ以外の高信号の構造が MIP 画像に描出されてしまうことである．この例として，脂肪，亜急性期の出血，下垂体後葉があげられる（図 27-17）．この問題はおもに TOF MRA で起こり，PC MRA では起こらない（後者は組織の T1，T2 値によらず，位相シフトに基づくサブトラクション法だからである）．

飽和効果

飽和効果（saturation effect）は繰り返される励起 RF パルスにより，縦磁化が次第に減少することである．これは，結果として信号の低下（そして SNR の低下）につながる．通常，この問題は 2D 法では（面を通過するときではなく）スライス面内で血液が流れるときに生じ，3D 法では厚い撮像体積（スラブ）を通過するときに起こる．そういう状況では，飽和効果により遠位の血管がみえなくなる．

飽和効果のおもな原因は次の 2 つである．
1. TR の減少．
2. フリップ角の増加．

TR の減少

図 27-18 のように，短い TR においては次から次と励起されることから縦磁化が十分に回復できず，z 方向の磁化が次第に失われていく．TR が長いとこの現象は観察しにくくなる．

フリップ角の増加

次に大きなフリップ角について考えてみよう．大きなフリップ角では縦磁化の損失が増える．したがって，一定の TR では z 方向の磁化の減少は大きなフリップ角で大きく，小さなフリップ角で少なくなる（図 27-19）．

GRE 法では短い TR を用いるために，飽和効果が重要な問題となる．小さなフリップ角を用いることにより，飽和効果を軽減することができる．これらの飽和効果は 2D，3D の面内の流れや 3D で特に問題となる．3D ではスラブの一方の端から反対の端まで流れる間に信号の減弱が著明になりうる．マルチスライスの GRE 法では長い TR を用いるので，飽和効果が少なくなり，大きなフリップ角が使える（そのため SNR が向上する）．

この飽和効果を少なくするもう一つの機構については，すでに説明した．すなわち，ガドリニウム（Gd）のような常磁性体の造影剤を用いることによっても飽和効果を減少することができる（CE MRA）．この造影剤は血液の T1 値を短縮し，そ

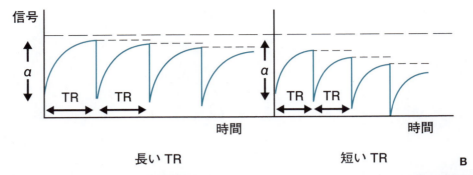

図 27-18　飽和効果（フリップ角を固定し，TR を変えた場合）．短い TR（B）と比べて長い TR（A）では縦磁化の回復がよく，飽和効果が少ない．

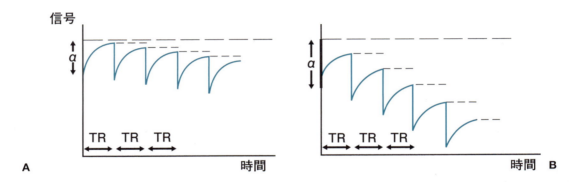

図 27-19　飽和効果（TR を固定し，フリップ角を変えた場合）．大きなフリップ角（B）に比べて小さなフリップ角（A）では縦磁化の回復がよく，飽和効果が少ない．

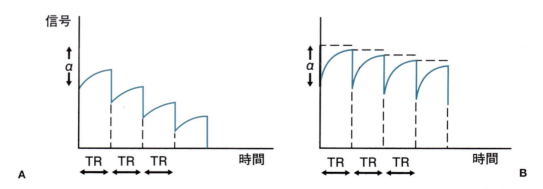

図 27-20　飽和効果（Gd 使用時）．Gd の使用（B）により使用前（A）と比べて T1 短縮が起こり，飽和効果が減少する．

の結果，縦磁化の回復が速くなり，飽和効果も減少する（図 27-20）．

飽和効果を少なくする方法として，さらに 2 つの技術がある．MOTSA と TONE である．

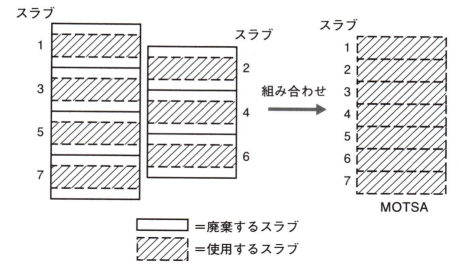

図 27-21 MOTSA(multiple overlapping thin-slab acquisition). スラブ深部での飽和効果を減少させるために多数の薄いスラブを用いる(この例では 7 個). 次に, 各スラブの末梢側のスライスを捨て, 残ったスライスを抽出して組み合わせ, MRA 画像を作成する.

MOTSA

重なりをもつ薄いスラブによる撮像法(multiple overlapping thin-slab acquisition：**MOTSA**)は厚いスラブによる飽和効果を減少させるために 2D TOF と 3D TOF 法を組み合わせた方法である. この方法では, 複数の薄いスラブが用いられ, それらは 25～50％ずつ重なり合っている(**図 27-21**). 最終的な画像としては, 重なり合っているスライスの中の, 末梢のスライス(末梢側に飽和効果の影響が多い)を捨てたものを用いる. この方法の欠点は**板すだれ**(Venetian blind)状アーチファクトが, 重なり合った部分にみられることがあることである. **図 27-22, 27-23** に MOTSA の例を示す.

TONE

可変フリップ角励起法(tilted optimized non-saturating excitation：TONE)では, 流れているスピンが撮像スラブを奥に進むに従って, RF パルスを増加させてフリップ角 α を大きくする. 大きな α は高い SNR をもつことを思い出してほしい. こうして, α を増すことは遠位のスライスでの遅い流れの飽和効果を打ち消す働きをする. それによって, 遠位の血管や遅い流れの描出がよく

なる. これは**図 27-24** に示してある. ここでは**漸増フリップ角**(ramped flip angle)による励起パルスが用いられる. この例では, 中央のフリップ角が 30°で両端のフリップ角を 30％ずつ変えてある(つまり, 流入部のスライスで 20°, 流出部で 40°)[†].

飽和効果を減少させる 5 つの方法：
1. フリップ角を減少させる
2. TR を増加させる
3. CE MRA
4. MOTSA
5. TONE

質問 1：磁化移動コントラスト(MTC)は, どのように MRA に影響を与えますか？
回答：磁化移動による飽和については 25 章で

[†] 訳注：上記の表現だとフリップ角を増加させると飽和効果が減少すると誤解する読者もいるかもしれない. 遠位でフリップ角を増加させるということは, 近位では小さくしているということで, 近位での飽和効果が減少し, 遠位まで磁化が残るので大きなフリップ角の効果(SNR を上げる)が生じると考えるとわかりやすい.

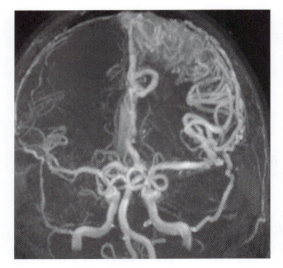

図 27-22　MOTSA MRA．左頭頂葉に AVM がある．

説明しました．MTC は共鳴周波数から少しはずれた，蛋白に結合した水の水素原子（たとえば脳実質）などの抑制法です．この方法を TOF 法と併用すると，バックグラウンドの信号を抑制し（たとえば，脳実質の信号を 30％ほど減少させる），小血管や末梢の血管，遅い流れの血管，動脈瘤などの描出がよくなります．また，MTC は TONE と組み合わせ

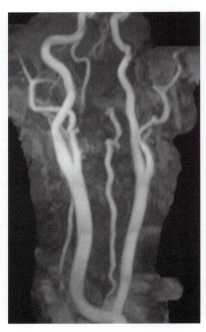

図 27-23　MOTSA は頭蓋外の頸動脈の診断にも利用される．心拍同期で撮像された正常例．

ることも可能で，さらに小血管の描出をよくできます．

質問 2：なぜ，MRA は狭窄の程度を過大評価

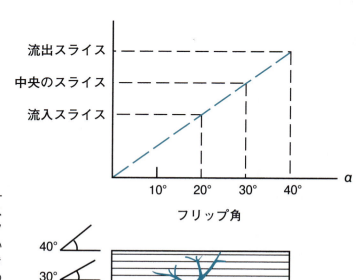

図 27-24　TONE（tilted optimized non-saturating excitation）．この図では，スラブ深部に行くほど大きくなる漸増フリップ角（ramped flip angle）を用いている．大きなフリップ角 α が x-y 平面に大きな磁化成分をつくり，スラブ深部での SNR が向上し，遅い血流の飽和効果を軽減する．

するのですか？
回答：狭窄部で加速された血流がTEの時間内での位相分散を引き起こすからです．短いTEを用いれば，この現象は少なくなります．また，狭窄の遠位部や屈曲部（たとえば内頸動脈サイフォン部）での乱流，渦流や流れの剥離が位相分散とflow voidを引き起こし，狭窄部の長さを過大評価（狭窄後の場合）したり，狭窄があると誤診（屈曲部の場合）することになります．CE MRAを用いると，このような問題は解消されます．

FBI

3次元(3D)FBI(fresh blood imaging)は新しい技術で，T2強調像において血管内信号が血流（あるいは心位相）に依存することを利用している．収縮早期（R波から0～200 ms）には動脈が低信号（速度が高いためのTOF loss），静脈が高信号（速度が低いためTOF lossがない）なのに対して，拡張期（R波から400～600 ms）には動脈も静脈も高信号（TOF lossがない）を示す．そこで拡張期画像から収縮期画像を差し引くとFBIになる．3D FBIは心電図同期3D部分フーリエ高速スピンエ

black-blood MRA

血液が黒いMRA(black-blood MRA)はTOF現象のひとつを使った技術で，TOF loss（高速度信号損失）を強調して，血流が高信号でなく低信号に描出される．流れの速い血管（動脈）は，前章で述べたようにTOFによる信号損失を示し，流れの遅い血管（静脈）は高信号を示す．流れの信号を抑制する空間飽和パルスや傾斜磁場による位相分散など，いくつかの方法が血流を黒くするのに用いられる．再構成には，最大強度投影法でなく**最小強度投影法**（minimum intensity projection：MinIP）を用いる．

black-blood MRAの長所
1. 血液が高信号になるMRA(bright-blood MRA)ほどは血管狭窄を過大評価しない．
2. bright-blood MRAのように血管屈曲部が狭窄にみえることがない．

black-blood MRAの短所
1. 石灰化したプラークは低信号で描出不能である．そのため，狭窄の程度を過小評価する可能性がある．
2. 他の低信号構造（たとえば空気，骨皮質，石灰化）を血流と区別できないことがある．

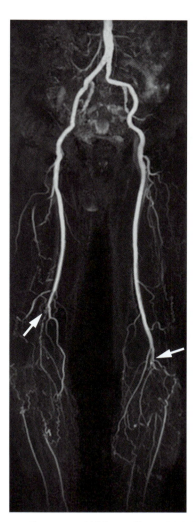

図27-25　下肢のFBI冠状断MIP像．両側膝窩動脈の急な途絶（→）と膝部側副路を認める．

コー(FSE)シーケンスを用いて，収縮期と拡張期の画像を取得する．R波からの遅延時間が関心血管描出の重要な要素になる．この遅延時間を変えて，1スライスの2D部分フーリエFSE"心電図同期予備スキャン(ECG-prep scan)"を撮像する．これらから関心血管に最適な遅延時間を決定して，この時間に合わせて心電図同期3D部分フーリエFSEシーケンスで各スライスをエンコードする．図27-25(p.353)にFBIの症例を示す．

FBIの長所

1. 非造影MRAでガドリニウムは不要．
2. 全身の動脈と静脈を撮影できる．
3. オフレゾナントアーチファクトに影響されにくい．

FBIの短所

1. 遅延時間の影響を受けやすい．
2. 体動の影響を受けやすい．
3. CE MRAより撮像時間が長い．

Key Points

1. MRA(MR血管撮影)には大きく分けて3つの方法がある．すなわち，i)time-of-flight(TOF)法，ii)phase contrast(PC)法と，iii)造影(CE)法である．
2. TOF，PCどちらの方法も2D，3Dで撮像できる．
3. TOF MRA法はFRE(流速関連増強)に基づく．
4. PC MRA法は速度による位相分散に基づく．
5. PC MRA法では強度(magnitude)画像と位相(phase)画像が得られる．
6. 位相画像は，血流方向の情報を提供する(TOF法では得られない)．
7. VENC(velocity encoding)はPC MRA施行時に入力するパラメータで，折り返しが起こる前の最大流速を示す．
8. VENCが小さすぎると，折り返しが起こりやすい．VENCが大きすぎると，流れの遅い血管や小さな血管がみえにくくなる．ゆえに，小さなVENCは遅い流れ(静脈)や細い分枝の描出に適している．大きなVENCは速い流れ(動脈)に適している．
9. CE MRAは撮像のタイミングが重要な高速3D GREシーケンスで，ガドリニウムの強いT1短縮効果を利用している．
10. CE MRAは高信号法(bright-blood MRA)のなかでは，位相分散に最も影響されない方法である．

11. TRICKSによってSNRを維持しながら高速多時相撮像が可能になる．TRICKSは血流の多い血管奇形や下肢のように血流差が大きい部位の撮像に有用である．
12. 最大強度投影法(MIP)はMRAで用いられる再構成法で，空間における最大信号強度の点を結びつけて，血管が3次元的にみえる画像をつくる方法である．
13. 3D法では，飽和効果が(血液が遠位のスライスに入っていくに従い)問題となる．
14. 飽和効果はいくつかの方法で抑制できる．i)フリップ角減少，ii)TR延長，iii)Gd使用，iv)MOTSA，v)TONE．
15. MOTSAは重なり合ういくつかのスラブを用いて，飽和効果を減少させるものである．板すだれ(Venetian blind)状アーチファクトが問題となることがある．
16. TONEは，異なる励起フリップ角(小さなαを流入部に，大きなαを流出部に使う)を用いて飽和効果を減少させる．
17. TOF MRAは，狭窄の程度を過大評価する(位相分散による)．
18. black-blood MRAは，TOF lossに基づく．MIPの代わりに最小強度投影法で再構成される．この方法では狭窄の過大評価の問題はない．
19. FBIは収縮期と拡張期における流速とTOF lossの差を利用した，血管を高信号に描出す

る新しい TOF MRA である.

Questions

27-1. おもな MRA 法は下記のどれか？
a) TOF MRA　　b) PC MRA
c) CE MRA　　　d) 上記のすべて

27-2. VENC というパラメータは下記のいずれで決める必要があるか？
a) TOF MRA　　　b) PC MRA
c) a), b) ともに　　d) どちらでもない

27-3. 以下の a)〜d) に対応するのは, ⅰ), ⅱ) のどれか？
a) 遅い流れに敏感
b) 折り返し
c) 小さな血管の描出がよくない
d) 動脈血流
ⅰ) 低い VENC　　ⅱ) 高い VENC

27-4. 次の記述は正しい (T) か, 誤り (F) か？
TOF MRA は狭窄を過小評価することが多い.

27-5. 飽和効果は, 以下のどれによって減少するか？
a) フリップ角減少
b) TR 延長
c) Gd キレート剤使用
d) MOTSA
e) 上記のすべて
f) a)〜c) のみ

27-6. 次の記述は正しい (T) か, 誤り (F) か？
TOF MRA は FRE (流速関連増強) に基づ
く.

27-7. 次の記述は正しい (T) か, 誤り (F) か？
磁化移動 (MT) は, 脳では流れの遅い小血管の描出をよくする.

27-8. 以下の a)〜e) に対応するのは, ⅰ)〜ⅴ) のどれか？
a) MOTSA
b) TONE
c) 折り返し
d) 逆行性の流れ
e) PC MRA
ⅰ) ramped RF
ⅱ) Venetian blind artifact
ⅲ) 深部での FRE
ⅳ) 強度および位相画像
ⅴ) 低い VENC

27-9. 次の記述は正しい (T) か, 誤り (F) か？
MIP 法では, 各スライスを比較して最大強度の画素を 1 つ選ぶ.

27-10. 血管が高信号となる通常の MRA と比較した black-blood MRA の特徴はどれか？
a) 最小強度投影法を用いる.
b) 狭窄の程度を過大評価することが少ない.
c) 上記 a), b) ともに.
d) 上記のいずれでもない.

28

心臓 MRI

はじめに

　心臓 MRI は最も施行困難な MRI である．心臓 MRI は呼吸性体動だけでなく，停止することのできない心拍動を克服しなければならない．さらにパルスシーケンスにはさまざまな用語が使われている．これらのなかには心臓に特有な用語も，他の臓器にも使われる用語もあるが，いずれも心臓 MRI を理解する妨げになっている．これらのさまざまに異なる用語が，静的画像かシネ画像か，機能画像か生理画像かといった選択とともに，患者と MRI 技師だけでなく MR 物理学者と放射線科医に挑戦状を突きつけている．

体動の影響と補正

　体動は高画質心臓 MRI の永遠の敵である．腹部イメージングにおける呼吸性体動に関する知識は豊富であるが，心臓 MRI はさらに心拍動という難敵を抱えている．体動補正のために呼吸同期と心拍同期が心臓 MRI ではよく使われる．同期法は生理学的指標（たとえば心電図の R 波や横隔膜位置指示器）からの電気信号を使い，これによって画像構成の基になる k 空間のデータの取捨選択および再取得を指示する．同期法は，ⅰ）**予知型**（prospective，**前向き**）とⅱ）**遡及型**（retrospective，**後ろ向き**）の 2 つに大別される．前向き同期法，すなわち心電図あるいは容積測定器（plethysmography）トリガー法は R 波から始まる予め設定した数の心時相，たとえば R 波からそれぞれ特定の時

間に設定した 16〜32 時相のデータを取得する．この前向きトリガー法の問題点は，呼吸により R-R 間隔の変動が生じるために心サイクル末期（拡張期）の信号取得が一定しないことである．この問題を解決するために後ろ向き同期法が開発された．ここでは，R 波を指標に複数の心サイクルの間連続してデータを取得する．取得した各信号を予め設定した心時相に当てはめていくことにより，R-R 間隔の変動に関わらずすべての時相データが揃うことになる．

呼吸性体動

　呼吸性体動は息止めあるいは呼吸同期法によって補正される．平均して 15〜25 秒の息止めが可能であるが，心肺疾患のある患者ではさらに短時間なので息止め法には限界がある．これに対して呼吸同期法では，胸腹部に巻いた**蛇腹装置**（bellows）から間接的に，あるいは**ナビゲーターエコー信号**（navigator-echo pulse）から直接的に横隔膜の動きを追跡する．両方とも呼吸性体動の方向と深さを追跡して，予め設定した範囲を超えた場合は k 空間を充填するデータ収集を停止するか最少にする．

　蛇腹装置として，ⅰ）**呼吸同期法**（respiratory gating）か，ⅱ）k 空間の**呼吸補正法**〔respiratory compensation：ROPE（respiratory-ordered phase encoding）あるいは COPE（centrally ordered phase encoding）〕を使う．呼吸同期は前向きあるいは後ろ向きである．呼吸同期法では，予め決められた呼吸周期の位置（通常は終末呼期）近傍に横

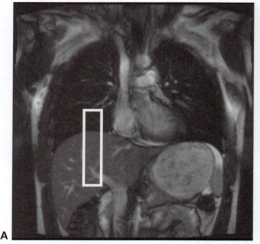
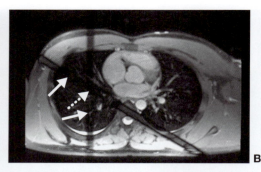
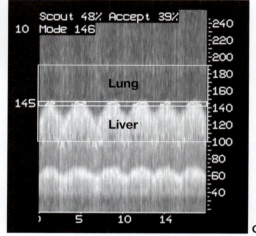

図28-1　ナビゲーターエコー同期法．A：True FISP 冠状断像（位置決め用）．右横隔膜上にナビゲーターエコーが使われる励起柱が長方形で示されている．B：True FISP 横断（軸位断）像．交差するRF（→）の交点（破線矢印）にナビゲーターエコー柱が形成される．C：ナビゲーターエコーを追跡すると肺/肝境界と横隔膜の動きが示される．145の位置にある狭い帯が許容範囲である．

隔膜があるときに取得した信号だけをk空間に送り込む．呼吸周期の大半は横隔膜が理想的な位置から外れているので，呼吸同期法で利用できるのは呼吸周期の約20％に過ぎない．これに対して呼吸補正法（ROPE，COPE）は効率がよい．それはk空間の周辺部は中心部と比較して体動の影響を受けにくいという事実を根拠として，k空間を充填する順番を変えているからである．ROPEが呼吸周期全体を通して少しずつ位相エンコードステップを変えているのに対して，COPEは低周波数成分（k空間の中心部の行）を呼吸周期の動きの少ない時（通常は終末呼期）に取得し，高周波成分（k空間の辺縁部の行）を終末呼期から離れた時相に取得する．

最新の呼吸同期法が**ナビゲーターエコー同期法**（navigator-echo gating）である．蛇腹装置は必要ないが，そのかわりに1つのらせん状ラジオ波（RF）パルス，あるいは交差する2つのRFパルスを照射して右横隔膜の動きを追跡する．ナビゲーターエコーの同期データによって，対象物（ここでは右横隔膜）が予め設定した許容範囲（通常3〜5 mm）に存在するときにk空間の信号を取得する（**図28-1**）．ナビゲーターエコー同期法の変法にphase-reordered sequence（位相エンコードの順番を変更するシーケンス）がある．ここではk空間の中心部の行を横隔膜が理想の位置にあるときに取得し，k空間の辺縁部の行をこの位置から外れたときに取得する．この方法によって呼吸周期により多くの信号を取得できるので，呼吸補正法と同様に撮像時間が短縮される．最後に，ナビゲーターの情報を使えば，外れた横隔膜が検出された場合に前もってスライス位置を調整して体動を補正することができる．これはslice-tracking（**スライス追跡法**）あるいはmotion-correction（**体動修正法**）とよばれている．

心拍動

心拍動は，縦方向の短縮（長軸），放射方向の収

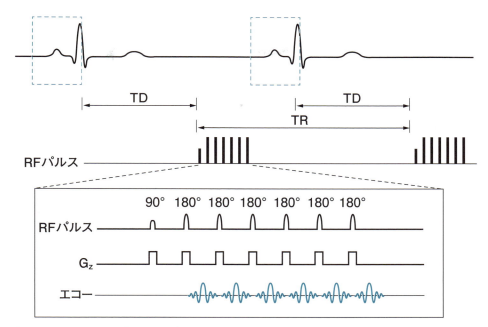

図 28-2　単一スライス/単時相（拡張中期）のFSE（エコートレーン数ETL＝6）の前向き同期法．R波とパルスシーケンス開始である最初の90°RFパルスとの間隔（trigger delay：TD）が長いことに注意．QRS波周囲に設定した破線の長方形が不整脈拒否窓（ARW）である．

縮（短軸）および回転運動が組み合わさった複雑な運動である．心拍動はパルスオキシメーターや容積測定器でも追跡できるが，心電図同期法がより正確でよい結果をもたらす．心電図同期法により，心拍動周期の同時相（たとえば収縮期や拡張中期）の信号を収集することが可能となり，心拍動の影響を最小限にすることができる．しかし，ⅰ）正常な心拍周期の変動，ⅱ）期外収縮，およびⅲ）呼吸，特に息止めによる心拍動の変化のためにR-R間隔が変動するという問題がある．スキャン前に患者の心拍動をモニターして，R-R間隔に基づくいくつかのパラメータを計算しておく．R-R間隔の変動範囲と期外収縮の頻度には個人差があり，これらが大きければ画質の低下を招くことになる．このような制限と変動に対処する心電図同期法は基本的にⅰ）**前向き法**とⅱ）**後ろ向き法**に大別される（図28-2, 28-3）．さらにR-R間隔の変動が大きい患者に対しては，**不整脈拒否窓**（arrhythmia reject window：ARW）を上記の2方法と併用して，R波との時間が極端に離れたデータをk空間から排除することができる．この

ARWはR波の前後に対称性あるいは非対称性に設定される．

前向き同期法では検出したR波からある**遅延時間**（trigger delay：TD）後にk空間を充填する信号収集が始まる．平均R-R間隔の中の予め設定した時間（シネ撮像では通常は80～90％）に信号を取得し，最後の10～20％の時間は信号を取得しない．これによって各R-R間隔に一定のk空間の行を充填することができる（図28-2）．R-R間隔の最後の10～20％がARWで，R波前期になるためR-R間隔の変動を考慮して信号は取得しない．しかし，これでは期外収縮を排除できるとは限らないので，そのような場合にはARWを広く設定する．前向き同期法は静的画像ならびにシネ画像に適応される．

一方，後ろ向き同期法では心周期のすべての時相に信号を取得する．通常はR-R間隔の125％の過剰サンプリングを施行し，後でR波と照合してどの時相の信号であるかを決定してk空間を充填する（図28-3）．R-R間隔には変動があり期外収縮もありうるので，この方法では各R-R間隔に充填

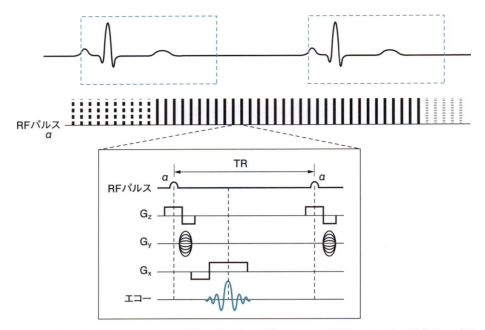

図28-3　単一スライス/多時相のGREシネ画像の後ろ向き同期法．R-R間隔の125％の過剰サンプリング（破線と実線で示す）に注意．RFパルスは完全に連続的に印加され，取得した信号は異なった心時相画像に対応するk空間のセグメント（複数行）を充填する．前向き同期法とは異なり，TDは存在しない．図28-2で示すFSEと比べてGREではTRがはるかに短いことに注意．破線の長方形が選択可能な非対称性ARW（R-R間隔の－10％〜＋50％）であり，R波が破線の中にない場合には，直前のR-R間隔の信号はすべて破棄される．

するk空間の行数は一定しない．信号を収集した後で，コンピュータが重みづけ補間法（weighted interpolation）を用いて，各信号がどの心時相に属するかを決定する．後ろ向き同期法はGRE法，True FISP（true fast imaging with steady-state precession, Siemens），FIESTA（fast imaging employing steady-state acquisition, GE）あるいはb-FFF（balanced fast field echo, Phillips）などを使ったシネ画像ならびに位相コントラスト画像に最もよく利用されている．

不整脈が頻繁に生じる場合には心電図による心拍同期法は不可能になる．ここでは同期法をあきらめてNEX（加算回数）を4に増やす．これは心拍周期全体からみれば収縮期の占める割合は小さいので，NEXを増加させることにより，最も動きの大きい収縮期の信号が平均化されるという考えに基づいている．しかし，患者の心拍数が多い場合，特に100/秒を超えると，この方法もうまくいかない．この方法の欠点は撮像時間が長くなり，息止め法が不可能になるので，呼吸同期法を使用しなければならないことである．最後の手段として**シングルショット**（single-shot）**法**（後述）がある．

血流

心大血管内腔の血流は拍動流で複雑な特徴を有しているため，ボクセル内の不均一な流速によるボクセル内位相分散が信号低下を引き起こす．弁狭窄と逆流，血管狭窄と心臓内短絡が血流の速度と方向に著しい影響を与えて位相分散と信号低下をもたらす．流速補正（FC，GMN）によってこれらの影響を軽減することはできるが，最短エコー時間（TE）を少し延長しなければならない．

高速撮像

撮像時間が短ければ，それだけ体動の影響は軽減される．TRが極端に短いGRE，True FISP法や部分フーリエ法によるシングルショット高速スピンエコー（HASTE）法は，高速スピンエコー（FSE）

と比べて撮像時間が短い．GRE ならびに True FISP の体動軽減選択肢として**シングルショット法**が使える．ここでは 1 つの R-R 間隔で k 空間のすべての行を充填してしまう．HASTE はもともとシングルショットシーケンスである．

さらにパラレルイメージング(PI)はすべてのシーケンスと併用可能で(24 章)，通常撮像時間を 1/2〜1/4 に短縮するか，同じ撮像時間なら空間分解能を 2〜4 倍にすることができる．PI の主たる欠点は信号雑音比(SNR)が低下することなので，PI の最も有効な利用法は SNR の高い True FISP のようなシーケンスや造影 MRI である．

心臓イメージングにおける体動と解決法

1. 患者の体動：患者に動かないように指示するか鎮静剤を投与する．
2. 呼吸運動：息止め法，呼吸同期法，ナビゲーターエコー同期法．
3. 心拍動：心電図同期法，パルスオキシメーター同期法，NEX 増加，シングルショット法．
4. 血流：流速補正法(FC，GMN)，True FISP のように位相分散を生じにくいシーケンス．
5. PI：撮像時間を 1/2 から 1/4 に短縮するが SNR は低下する．

k 空間充填法

セグメント法とシングルショット法

初期の心臓 MRI では，1 つの R-R 間隔に 1 枚の画像の k 空間の 1 行しか充填することができなかった．これは大変効率の悪い k 空間充填法で，撮像時間も長かった．続いて心臓イメージングは**セグメント(分割)法**によって，1 つの R-R 間隔に 1 枚の画像の k 空間の複数行を充填するようになった．セグメント法は，R-R 間隔ごとに k 空間の異なった部分を受け持っていると考えればよい．たとえば，位相エンコードステップ数が 160 で，1 つの R-R 間隔が 1 枚の画像の k 空間の 8 行を充填すると，k 空間は 160/8＝20 セグメントに分割されることになる．1 つの R-R 間隔に充填す

る k 空間の行数(この例では 8)を **views per segment**(VPS，セグメントあたりの行数)という．もし 1 つの R-R 間隔に k 空間のすべての行が充填されれば，セグメント数が 1 ということになり，シングルショットとよばれる．ここで注意してほしいのは，心臓以外の領域でシングルショットといえば，1 つの RF 励起パルスが必要なすべての縦磁化を横(x-y)平面に倒して，1 枚の画像を得るために必要な k 空間のすべての行が充填される HASTE やシングルショット EPI のようなシーケンスを指すということである．

静止画像

本書でこれまで述べてきたすべてのパルスシーケンスは心臓の静止画像を作成するために使われてきたか，今でも使われている．これらは，i)**bright-blood(高信号血液)**と ii)**black-blood(低信号血液)**に大別される．残念ながら血液が高信号になるか低信号になるかはパルスシーケンスに特有なものであり，どのシーケンスでもよいというわけではない．静止した血液自体は本来 T1 強調像で低信号，T2 強調像で高信号である．これと飛行時間(time-of-flight：TOF)効果(TOF loss と flow-related enhancement：FRE)の組み合わせで，そのシーケンスにおいて血液が低信号になるか高信号になるかが決まる．

FSE と HASTE

撮像時間が長すぎるという理由でスピンエコー(SE)法は見捨てられ，解剖構造を明瞭に描出し，TOF loss により血液が低信号になり，TR と TE によって適切な T1 あるいは T2 強調を得ることができる高速スピンエコー(FSE)法あるいは HASTE に取って代わられている．心電図同期法と息止め法あるいはナビゲーターエコー同期法を併用した FSE 法は良好な画質を提供するが，撮像時間が長いのが欠点である．HASTE は撮像時間が短く，1 つの R-R 間隔で 1 枚の画像を撮像できるが，加算回数が 1/2 なので SNR が低い．

FSE と HASTE では通常血液は低信号であるが，生理的，病的，あるいはスライス面内の遅い

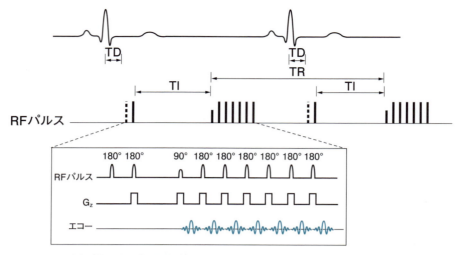

図 28-4　1 スライス/1 時相（拡張中期）の FSE-DIR（ETL＝6）の前向き同期法．非選択性 180° パルス（ペアーのうちの破線）とスライス選択性 180° パルス（ペアーのうちの実線，再反転パルス）を印加するために TD が短いことに注意．この図では R-R 間隔毎に信号を取得しているが，これは徐脈時だけの例外で，通常は 1 つおきの R-R 間隔（心拍周期）に信号を取得する．

血流が TOF loss をほとんど示さず高信号になり，読影に混乱をきたすことがある．この高信号は **double-inversion recovery（DIR：二重反転回復）法** によって最小限にすることができる．DIR 法では続けて印加するスライス非選択性と選択性の 2 つの 180° パルスと適格な TI（反転時間）を使う．この TI は R-R 間隔によっても異なるが通常は 600 ms で，この間に流入してくる血液の信号を 0 にし，安定した black-blood 効果を示す（**図 28-4, 28-5**）．TI の間に心臓の動きによってスライス位置がずれるので，確実にスライス内の心筋を再反転[†1]するためにスライス選択 180° パルスを通常の 2 倍の厚さで印加する．さらに縦磁化を完全に回復させるために，徐脈の場合を除いて，k 空間の充填（信号取得）は 1 つおきの R-R 間隔に施行する．

[†1] 訳注：心筋の磁化は最初の非選択性 180° パルスによって反転し（磁化は －z 方向を向く），次のスライス選択性 180° パルスによってさらに反転（再反転）する（磁化は ＋z 方向に戻る）．これに対して流入する血液は非選択性 180° パルスによって反転するだけで，その磁化は －z 方向を向いている（スライス外にあるのでスライス選択性 180° パルス印加時には反応しない）．600 ms 後にスライス内に流入した血液は null point となっているため励起パルスを受けても信号を出さず（black blood），＋z 方向にある心筋の縦磁化は励起パルスを受けて信号を出す．

FSE 同期法

FSE を含む静止画像は前向き同期法を利用する．各スライスの画像がすべて同じ心時相で撮像されると，動きによるアーチファクトが最も少ない最適な同期が得られる．静止画像は 1 スライス/1 時相（通常は拡張中期）あるいは多スライス/1 時相で撮像される．後者はインターリーブ（interleave）法で撮像される．1 スライス/1 時相法は k 空間を拡張中期に充填するので心拍周期の変動による時相のずれが最も少ないため，心拍動の影響がより少ない．しかし，1 回の息止めで通常は 1 スライス，多くても 2 スライスしか撮像できない（**図 28-2**）．多スライス/1 時相はこれより効率よく撮像できるが，心拍動の影響を受けやすい．これは心拍周期の変動による時相のずれと，心時相によって心臓の位置が変化することによりスライス間で位置誤認が生じるためである．

すべての FSE では繰り返し時間（TR）が R-R 間隔とほぼ同じか，あるいはこれより長くなる．したがって FSE の TR は R-R 間隔の整数倍にする必要がある．たとえば，患者の心拍数が 75 拍/分なら R-R 間隔は 800 ms〔(60 秒/分)/(75 拍/分)＝0.8 秒/拍〕なので，TR を 800 ms の整数倍に設定する必要がある．T1 強調 FSE の TR は 800 ms，

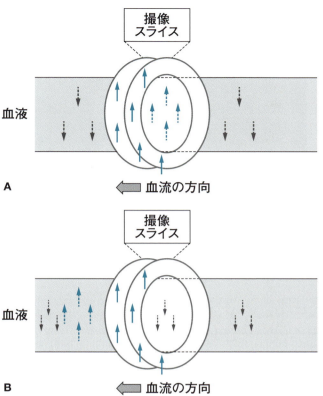

図 28-5　A：非選択性 180°パルスとスライス選択性 180°パルスを印加した直後の縦磁化の方向．これらのパルスは通常 R 波直後の収縮後期に印加される．実線矢印が心筋の縦磁化，破線矢印が血液の縦磁化を示す．B：信号取得（k 空間充填）直前の縦磁化の方向．通常は信号取得が拡張中期になるように TI を設定する．実線矢印が心筋の縦磁化の大きさ，破線矢印が血液の縦磁化を示す．A で撮像スライス内にあった青破線矢印は血流に乗って左のスライス外へ移動し，信号を出すことはできない．A で反転した黒破線矢印の縦磁化は，B でほぼ 0 になっている．

T2 強調 FSE の TR は 2400 ms，3200 ms あるいは 4000 ms になる．R-R 間隔と比べて TR がはるかに短い GRE や True FISP などの高速撮像法にはこの原則は適用されず，最適な TR を使うことができる（後述）．

GRE 法

FSE 法による静止画像のより高速な代用となるのが GRE 法である．FSE と比べると T1 強調ならびに T2 強調が少し不十分であるが撮像時間は短縮される．さらに，スポイル型 GRE 法では FRE により血液が高信号（bright-blood）になる（27 章の TOF MRA 参照）．GRE 法による bright-blood は FRE に依存し，飽和されていない血液がスライス内に流入する時間が必要なので，極端に TR が短いシーケンスは実用的ではない（図 28-6）．bright-blood GRE 法では，できるだけ血液を高信号に維持するために流速補正法（FC など）が通常使用される．造影 GRE 法を使えば，血液の信号はさらに高く維持される．しかし，心筋も造影効果を示すために，血液と心筋とのコントラストは低下する．

True FISP 法

心臓の高速 MRI で，現在主流になっているのは True FISP（true fast imaging with steady-state precession, Siemens）で，FIESTA（GE），b-FFE（Philips）あるいは一般名として b-SSFP（balanced steady state free precession）としても知られている．True FISP は大きいフリップ角と非常に短い TR/TE を使う完全にバランスのとれたパルスシーケンスである．これによって横磁化が維持され，SNR が高く位相分散による信号低下を受けにくく，非常に高速で T2/T1 強調像が得られる（図 28-7，28-8）．True FISP における血液高信号は FRE によるものではなく，血液と心筋自体の T2/T1 の差によるものである．True FISP の TR/TE は通常 3～4 ms/1.5～2 ms なので，他のほとんどのパルスシーケンスよりも撮像時間が短い．

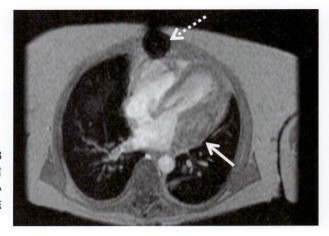

図 28-6　bright-blood GRE(TR 7.8/TE 4.3 ms)による心臓四腔像．心大血管内の血液が高信号である．左心室自由縁に沿った低信号(→)は心膜血腫，破線矢印は開胸術後のワイヤーによる磁化率アーチファクトである．

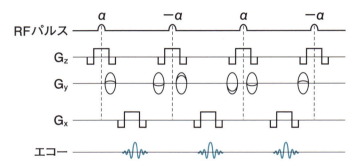

図 28-7　True FISP のパルスシーケンス図(PSD)．RF パルスおよび傾斜磁場のバランスが完全で，TE は TR の 1/2 である．

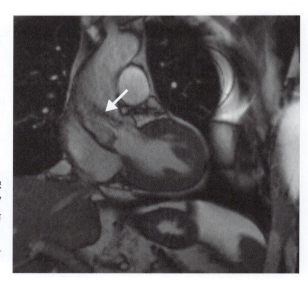

図 28-8　冠状断二腔像すなわち左心室流出路像(True FISP，図 27-7 と同一患者)．組織自体の T2/T1 により，血液だけでなく縦隔ならびに腹部の脂肪組織が高信号である．大動脈狭窄があり，渦流により軽度の信号低下が認められる(→)．通常の bright-blood GRE なら信号低下はもっと高度になる．

GRE と True FISP の同期法

GRE と True FISP の TR は R-R 間隔よりはるかに短いので，R-R 間隔にかかわらず最適な TR を使うことができる．GRE/True FISP の静止画像では拡張中期の前向き同期法を使用することが

多い．True FISP の TR は 3〜4 ms なので，1つの R-R 間隔（周期）に 1 スライス/1 時相の撮像ができ，シングルショット法として知られている．GRE の TR はこれより長いので，拡張中期の 1 スライスを撮像するのに 2 周期が必要である．また，前向きあるいは後ろ向き同期法とインターリーブ法を使って，多スライス/1 時相の撮像が可能であり，心周期のさまざまな時相で複数の異なったスライスが得られることになる．

IR preparation GRE/True FISP：後期ガドリニウム増強シーケンス

IR プリパレーション（反転回復予備）180° RF パルスをガドリニウム（Gd）投与後のシーケンス（通常は GRE か True FISP）に応用することができる．これは Gd 投与後の T1 回復曲線が正常心筋と瘢痕部で異なることを利用している．この IR preparation GRE/True FISP シーケンスは**遅延造影増強**（delayed enhancement）あるいは**後期ガドリニウム増強**（late gadolinium enhancement：**LGE**）イメージングとよばれ，虚血，さまざまな心筋症（たとえばサルコイドーシス，右心室異形成症，心筋炎，アミロイドーシス，肥大型心筋症）や腫瘍性病変に基づく心筋異常の診断に大変有用性が高い．これらのシーケンスは Gd 静注 10〜15 分後に施行され，正常に造影される心筋の信号を 0 にする一方，異常心筋を高信号に描出する（図 28-10, 31-3）．

この IR preparation GRE/True FISP では，一連のエコートレイン数すなわち一連の TR（通常は 20〜25）に対して IR パルスは 1 つでよい．したがって信号取得ごとに反転時間（TI）は少しずつずれてくる（21 章参照）．これは FSE 法における"実効 TE"に似ており，k 空間の中央行の信号を必要な TI（通常は 200〜300 ms）に取得して，正常に造影される心筋が 0 点（null point）に達して信号強度が 0 になるようにしている（図 28-9）．ここでも TI の間に心筋は拍動している．したがって 180° RF パルスは非選択的にして心筋全体の信号が確実に 0 になるようにする．そして，縦磁化が十分回復するように 1 心拍おきに信号を取得する．

IR preparation GRE/True FISP シーケンスでよくある失敗は，遅延相で正常心筋が十分低信号にならないことである．これは組織からのガドリニウム流出が止まらないために T1 が延長し，TI をさらに延長する必要が生じるからである．この問題に対処するために**位相敏感法**（phase sensitive version）が最近利用されている．この phase-sensitive IR preparation GRE シーケンスは信号強度の極性を復元して，正常心筋と異常部とのコントラストを上げることができる（図 28-10）．

シネ画像

シネ画像（動画）も静止画像に似ているが，1 スライスあたり 1 画像の代わりに 1 スライスあたり心時相を変えた 1 連の画像を撮像するので 1 スライス/多時相撮像になる．これによって心，弁そして心臓のあらゆる異常構造の動きが画像化される．FSE 法では撮像時間が長くて各スライスを多時相で撮像することはできないので，GRE と True FISP が使われる．シネ画像では撮影者が心周期内に撮像する時相数（通常は 15〜25）を決定する．各時相間の時間（時間分解能）は 50 ms 前後が望ましい．たとえば，R-R 間隔 1000 ms（心拍 60/分）で 20 時相のシネ画像なら時間分解能は 1000 ms/20 時相＝50 ms/時相である．時相数が多いと時間分解能が向上して動きが円滑に表現でき，より正確に生理的な数値（後述）を算出できるという利点がある．欠点は撮像時間が長くなることである．時相数，心拍数，各セグメントの位相エンコードステップ数〔ビュー（view）[†2]数〕の関係を次に示す．

例：

次の条件で前向き同期法によるシネ画像を撮像するのに要する時間は？ True FISP シーケンスで心時相数＝20，R-R 間隔（1 セグメントあたりの時間）＝1000 ms，不整脈拒否窓（arrhythmia reject window）＝20%（R-R 間隔のうち信号取得できるのは 800 ms，TR＝4 ms，ビュー数＝160，NEX＝1．

[†2] 訳注：位相エンコードステップ，ビュー，エコー信号および k 空間の行がそれぞれ 1：1 に対応している．

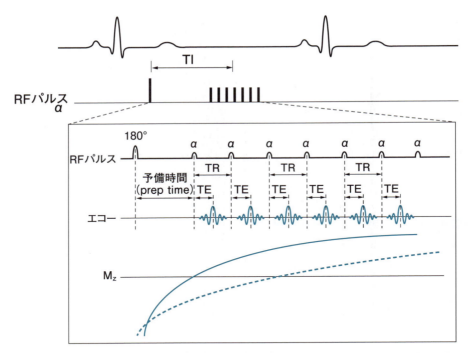

図 28-9 IR preparation GRE/True FISP 後期ガドリニウム増強（LGE）シーケンス．この図では TR の数を少なく記してあるが実際には 20〜25 である．シングルショットの場合には TR 数は k 空間の全行数と同じになる．TR ごとに TI は異なる（ずれている）．k 空間の中央行の位相エンコードに対応する，一連の TR の中央が名目上の TI になる．縦磁化（M_z）の破線が正常心筋で，実線が異常に造影増強された異常部である．理想的には一連のTR の中央で正常心筋が 0 点になる．縦磁化を十分回復させるために次の R-R 間隔には信号を取得しない．

- 800 ms/20 時相＝40 ms/時相（＝時間分解能）
- （40 ms/時相）/（4 ms/TR）＝10TR/時相＝10 ビュー/セグメント
- 160 ビュー/（10 ビュー/セグメント）＝16 セグメント
- 全撮像時間＝（16 セグメント）（1000 ms/セグメント）＝16,000 ms＝16 s

TR がさらに長い（たとえば GRE 法）場合，あるいは時相数を増やすと撮像時間が長くなり，患者の息止めの範囲に収まらなくなる．この問題を解決するための技術が **view sharing（共有ビュー）** である．view sharing は FSE における"shared echo（共有エコー）"（19 章参照）に似ており，エコー信号すなわちビューを各時相で共有する．典型的な例では 50％のエコー信号を共有するので，時相数は 2 倍−1 になる（図 28-11）．

シネ画像同期法

シネ画像は前向きあるいは後ろ向き同期法によって撮像される．一般に前向き法のほうが撮像時間は短いが心周期の最後の 10〜20％，すなわち拡張終期の信号が取得されないので心周期のデータとしては不十分である．これは生理的あるいは機能的画像においては特に重要になってくる（後述）．後ろ向き同期法は心周期のすべての時相を必要とする場合に利用される．

心筋タギング

壁運動の異常を敏感に検出するためにシネ画像に付加する技術にタギング予備パルス（tagging-prep pulse）の応用があり，通常は GRE あるいは True FISP シーケンスで施行される．タギング帯は傾斜磁場によって分離された一連の RF パルスによって形成され，**SPAtial Modulation of**

28章 心臓MRI **367**

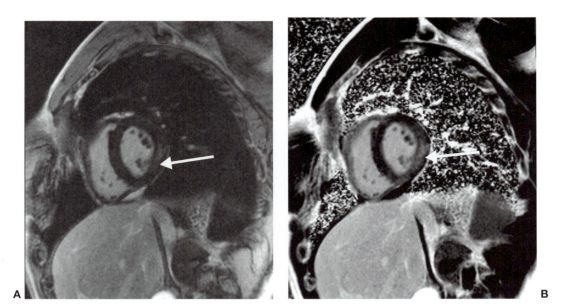

図28-10 IR preparation GRE（セグメント法）による心筋炎患者の後期ガドリニウム増強（LGE）短軸像．**A**：強度画像．側壁に軽度高信号部を認める（→）．心内膜下は正常で心筋炎に矛盾しない所見である．**B**：位相敏感画像．外側壁の異常に増強される部位（→）と正常心筋のコントラストが上昇している（心室中隔と比べると最もよくわかる）．

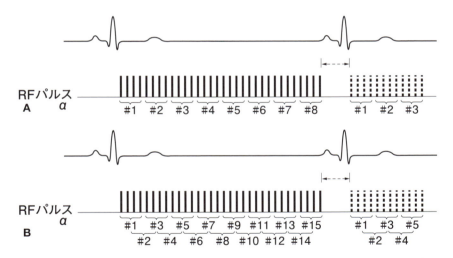

図28-11 共有ビューのある場合とない場合の前向き同期法GRE/True FISPシーケンス．TD（trigger delay）はほぼ0である．前向き同期法に特徴的な"不活（dead）"時間すなわち不整脈拒否窓（破線矢印）は，予め決められたエコー信号数の後で信号を取得しない時間である．**A**：共有ビューのない場合．1セグメントあたり4ビューなので撮像できるのは8時相だけである．**B**：50％の共有ビューのある場合．時相数は2倍−1になり，8から15に増加する．

Magnetization（SPAMM，空間磁化変調）とよばれる．これによって画像には一連の平行線あるいは格子模様が重畳される（図28-12）．心収縮に伴い，これらの線あるいは格子が変形あるいは運動するが，心筋の無動部と低動部は直線のままである．SPAAMの弱点は，この飽和タギング帯が約400 msで消退することである．Complementary SPAtial Modulation of Magnetization

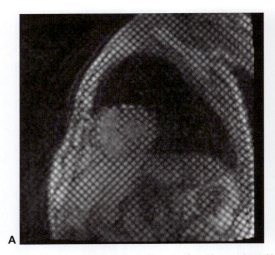 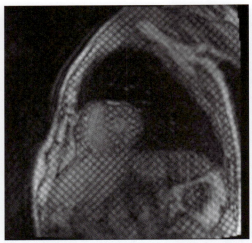

図 28-12　True FISP による心筋のタギング．A：拡張終期短軸像．心臓に重なる格子は直線である．B：収縮終期短軸像．心筋の動きを反映して格子は変形している．T1 緩和のために A より格子の黒さが減弱していることに注意．

(CSPAMM，補足的空間磁化変調)とよばれる新しい技術は飽和タギング帯をより長く持続させることができる．

灌流画像

　灌流画像(perfusion imaging)はシネ画像の亜型である．ガドリニウム(Gd)が血液プールに入り，最初に右心室，そして急速に左心室，冠動脈，そして心筋を灌流する初回通過(first pass)を利用する．これはシネ画像であるが，Gd の初回通過を描出するために多スライス/多時相撮影が必要になる(図31-6, p.392)．必要な時間ならびに空間分解能を達成するためには非常に高速な撮像法でなければばらない．灌流画像は安静時ならびに負荷(通常はアデノシン)時に撮像して虚血による低灌流域を決定する．Gd の強い T1 短縮作用により GRE シーケンスのより短い TR が可能になる．これは血液の高信号が FRE(流速関連増強)ではなく，Gd の T1 短縮作用に基づいているからである．背景信号を抑制してより強い T1 強調像にするために，TR を最小にした高速シングルショット GRE，ハイブリッドセグメント GRE-EPI あるいは True FISP を飽和パルスあるいは IR 予備パルスとともに用いる．

機能画像

　機能的あるいは生理学的パラメータを算出することがよく求められる．目的は心電図の異常を確認することと心電図が苦手とするパラメータを評価することである．機能的あるいは生理学的パラメータを算出する方法は2つある．i) True FISP, GRE, タギング法などの bright-blood(血液高信号)シネ画像，あるいは ii) 位相コントラスト法(27 章参照)を使う方法である．

　bright-blood シネ短軸画像を重ねて駆出分画(ejection fraction)，心筋質量と内腔容積を算出する(図28-13)．しかし，これには MRI 装置に付属する後処理用ワークステーションあるいは独立した心臓 MR 専用ワークステーションでシネ画像を操作する必要がある．拡張終期と収縮終期を確定して心内腔(内膜)の輪郭を描くことによって駆出分画と内腔容積が測定される．心内腔の輪郭に心外膜の輪郭を加えることにより心筋質量と収縮機能を測定できる．

　位相コントラスト画像は流速，逆流分画や短絡率すなわち，**Qp/Qs**(肺循環体循環血流比)を測定できる．位相コントラスト画像にはもともと流速と血流方向の情報が備わっている．折り返しのない最高の画質を得るには適切な流速エンコード値(VENC)を設定することが必須である．位相コ

28章 心臓MRI **369**

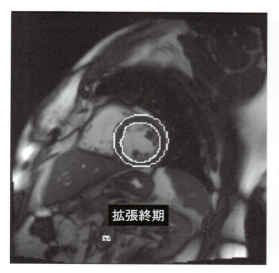
拡張終期

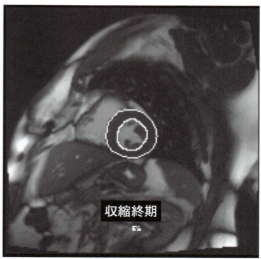
収縮終期

Left Ventricle - Absolute				
Cardiac Function			Normal Range (M) (MRI)	Units
Ejection Fraction	EF	47.9	56.00 ... 78.00	%
End Diastolic Volume	EDV	155.7	77.00 ... 195.00	ml
End Systolic Volume	ESV	81.0	19.00 ... 72.00	ml
Stroke Volume	SV	74.6	51.00 ... 133.00	ml
Cardiac Output	CO	6.42	2.82 ... 8.82	l/min
Myocardial Mass (at ED)		167.3	118.00 ... 238.00	g
Myocardial Mass (Avg)		163.4 ± 5.4	118.00 ... 238.00	g
Filling and Ejection Data				
Peak Ejection Rate		----	n.a.	ml/sec
Peak Ejection Time		----	n.a.	msec
Peak Filling Rate		----	n.a.	ml/sec
Peak Filling Time from ES		----	n.a.	msec

図 28-13 左心室定量パラメータ．上段の2画像はTrue FISPシネ短軸画像で，心内膜と心外膜に沿った輪郭が描かれている．下段の表には駆出分画(ejection fraction)，内腔容積(volume)と心拍出量(cardiac output)が示されている．心外膜の輪郭を加えることにより心筋質量(myocardial mass)も算出される．駆出率が低下していることに注意．

ントラスト画像は，必ずというわけではないが通常は対象とする血管ないし心室の長軸に垂直なスライスで評価される．

臨床応用とパルスシーケンス

1. 心筋梗塞あるいは心筋症：シネTrue FISPと後期ガドリニウム増強(LGE)IR preparation GRE/True FISP．

2. 不整脈源性右心室異形成症：シネTrue FISP，脂肪抑制併用あるいは併用しないT1強調像(DIRが望ましい)，およびLGE IR preparation GRE/True FISP．

3. 質量：シネTrue FISP，脂肪抑制併用あるいは併用しないT1強調像(DIRが望ましい)，T2強調像(DIRが望ましい)，Gd造影T1強調，およびLGE IR preparation GRE/True FISP．

370　Part II　高速撮像法

4. 冠動脈 MRA：bright-blood には True FISP/GRE，あるいは造影 MRA，black-blood には DIR-FSE.

5. 弁疾患：GRE または True FISP，最大流速と逆流分画測定用の位相コントラスト法，および弁の形態描出用の DIR-FSE.

Key Points

1. 心拍動と呼吸性体動は心臓 MRI に悪影響を与える.
2. 呼吸性体動は，横隔膜の動きを追跡する蛇腹装置やナビゲーターエコーパルスで補正される.
3. 心拍動は心電図同期により補正される.
4. 心電図同期には前向き法と後ろ向き法がある.
5. 前向き法のほうが撮像時間は短いが，心周期の 10～20% が割愛される.
6. 後ろ向き法のほうが撮像時間は長いが，心周期全体を描出できる.
7. FSE/HASTE で形態診断のための black-blood 静止画像が得られる.
8. FSE/HASTE は DIR（二重反転回復）予備パルスにより，black-blood 効果が増強する.
9. 遅延造影増強 IR preparation GRE/True FISP は梗塞心筋を描出し，多様な心筋症，さらには腫瘍の描出にも有用である.
10. GRE と True FISP は静止ならびにシネ画像を bright-blood に描出する.
11. 機能画像は，シネ画像の後処理（駆出分画，内腔容積，心筋質量）あるいは位相コントラスト画像（流速と短絡データ）から得られる.

Questions

28-1. 呼吸性体動補正に有用な技術はどれか？
　a）ナビゲーターエコー
　b）蛇腹装置
　c）息止め
　d）上記のすべて

28-2. 通常 "bright-blood" にならないのはどれか？
　a）FSE
　b）True FISP
　c）GRE
　d）Gd 造影 GRE

28-3. 心周期全体を最もよく評価できるシネ画像同期法はどれか？
　a）前向き同期法
　b）後ろ向き同期法
　c）どちらでもない（どちらも同等である）

28-4. 心筋質量測定に必要な輪郭はどれか？
　a）心内膜

　b）心外膜
　c）両方

28-5. FISP ができないのはどれか？
　a）シネ画像
　b）静止画像
　c）駆出分画測定
　d）流速測定

28-6. 通常シングルショットで施行されるのはどれか？
　a）DIR FSE
　b）シネ True FISP
　c）HASTE
　d）位相コントラスト

28-7. 時間分解能を向上させるのはどれか？
　a）TR が短い.
　b）セグメントのビュー数が多い.
　c）R-R 間隔が短い.
　d）位相エンコードステップ数が多い.

29

脳の MR スペクトロスコピー

はじめに

プロトンの**磁気共鳴スペクトロスコピー**(magnetic resonance spectroscopy：**MRS**)は MR に基づいた化学分析技術で，高磁場装置であればどれでも施行することができる．画像ではなく，複数のピークで構成されるスペクトルを得る．各ピークの化学種はそれぞれの化学シフトによって客観的基準で同定される．灰白質の正常スペクトルと白質の正常スペクトルは異なる(**図 29-1**)．MRS は有機化学で使われている核磁気共鳴(NMR)に相当し，現在は全身用 MRI 装置で施行されている．

MRS は機能検査である．通常の MRI ではみえない異常を検出することができる．たとえば多形性膠芽腫(glioblastoma multiforme：GBM)の，造影増強効果を認めず，T2 強調像でも異常のない周囲脳組織への浸潤を検出できる．MRI では同じ所見を呈する病変，たとえば GBM の再発と放射線壊死を，MRS は鑑別できる．

NMR と同様に，各ピーク下面積がそのピークを構成するプロトン数に比例する．エタノール(CH_3-CH_2-OH)を例に説明すると，メチル基(CH_3-)のピーク下面積は 3(相対単位)，メチレン基(-CH_2-)のピーク下面積は 2，水酸基(-OH)のピーク下面積は 1 となる．総じて各ピークは同じ形なので，このピーク下面積の比はピークの高さの比で代用することもでき，ピーク高はその化学種の濃度に比例する．MRS で検出するには少なくとも 1 mM[†1]の濃度が必要である．

上記の説明は単純化したものであって，実際には隣接する炭素原子に結合しているプロトン同士が互いに正味の磁場を与え合う．したがって，エタノールのメチル基プロトンは隣のメチレン基プロトンの影響を受ける．量子力学的にいえば，このメチレン基の 2 つのプロトンは，両者上向き，両者下向き，上向きと下向き，下向きと上向きのいずれかの状態にある．両者上向きの場合には，隣のメチル基プロトンが B_0 より少し強い磁場を受け，両者下向きの場合に B_0 より少し弱い磁場を受けてピークの位置がシフトする．上向きと下向き，および下向きと上向きの場合には互いに相殺されて，隣のメチレン基にプロトンがないときと同じ位置にピークが形成される．これは"スピン-スピン分裂(spin-spin splitting)[†2]"で，面積あるいは高さが 3 のメチル基の大きなピークが，面積比 1：2：1 の 3 つのピーク(三重線，triplet)に分裂する(**図 29-2**)．スピン-スピン分裂，すなわち"J 結合(J coupling)"は化学シフトを不鮮明にし，個々のピークを同定しにくくする．TE が長くなるとさらに難しくなる．

脳の MRS は通常，異常を検出する MRI とともに施行される．1.5 T の単一ボクセル法では体積 8 mL が通常は推奨される．これより小さいボクセルでも施行できるが信号雑音比(SNR)が低下する(**図 29-3**)．ピークの高さは磁場強度に比例するので，3 T ならより小さいボクセルを使うことが

[†1] 訳注：mmol/L．mol/L＝M＝molarity(モル濃度)．
[†2] 訳注：スピン-スピン結合(spin-spin coupling)とよばれることが多い．

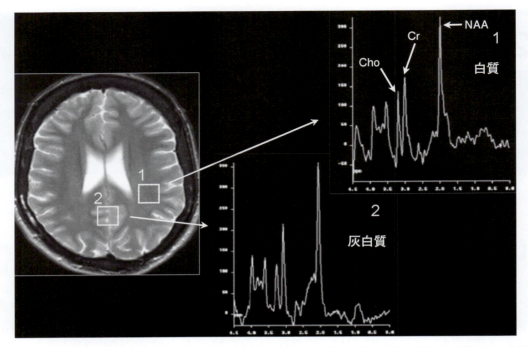

図29-1 白質(1)と灰白質(2)の正常スペクトル．灰白質と比べて白質のコリン(Cho)ピークが高いことに注意．Cr：クレアチン，NAA：Nアセチルアスパラギン酸塩．

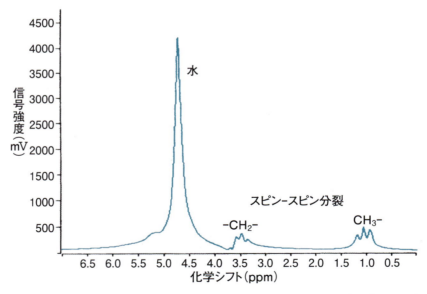

図29-2 エタノールのスペクトル．メチレン($-CH_2-$)とメチル(CH_3-)のピークがスピン-スピン分裂していることに注意．

可能になり，部分容積現象を少なくできる．通常は反対側の正常脳のスペクトルも測定しておく．
　ボクセルを病変ではなく，灰白質と白質に設定することもある．図29-1は正常スペクトルを得るために推奨されるボクセル位置で，灰白質は大脳縦裂を跨いで両側の鳥距皮質になる．標準的な白

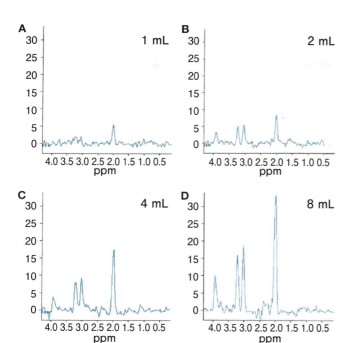

図29-3 ボクセル体積とSNRの関係．A：1 mL，B：2 mL，C：4 mL，D：8 mL．

質のボクセルは高位頭頂葉に設定する．

　ボクセルを病変に設定したら，ボクセル内の磁場の均一性をさらに高める，すなわち"シミング"する．シミングによって，均一性が1 ppmであった主磁場がボクセル内では0.1 ppmに向上する（図29-4）．多ボクセル法ではスライス全体のシミングが不可欠である．これによって多数の1 mLのボクセルが可能になる．

　シミングに加えて水からの信号を抑制しなければならない．スペクトルのピークを構成する代謝物質の信号に比べて，水の信号は100,000倍強いからである．水信号抑制は，基準物質（0 ppmと定義される）から4.7 ppm離れた周波数のRFパルスを照射することによって達成される．基準物質はTMS（テトラメチルシラン）である．TMSは4個のメチル基（プロトン12個）を有し，すべて同じ化学的環境にあるので高さ12のピークを形成する．各ピークは常にTMSとの相対的な共鳴周波数に相当する位置にppmで表される．それは磁場強度にかかわらずTMSのピークを0 ppmと定義しているからである．ただし，実際のTMSの共鳴周波数は磁場強度に比例して変化する．したがって，ppmで表してあれば1.5 Tのデータを3 Tに適用することができる．

　MRSでは繰り返し時間（TR）とエコー時間（TE）を前もって設定しておく必要がある．MRIと同様にTRが短いほどMRSはT1強調が強く，検査時間は短くなる．コリン（Cho）は他に比べてT1が短いので，TRが短いと相対的に大きなピークを形成する（図29-5）．Choは癌の診断に利用されるので，TRを標準化することが重要である．TEが長いほどMRSはT2強調が強く，検査時間は長くSNRは低下する（図29-6）．ほとんどの施設ではTRを1500 ms，SNRを最大にするためにTEを最短の30あるいは35 msにしている．これによってTEが長い場合に減衰してしまうT2の短い代謝物〔たとえばミオイノシトール（mI）や脂質〕を検出できる．

　ピーク幅は1/T2に比例するので，T2の短い出血は幅広いピークを形成する（図29-7）．また，体動ならびに不十分なボクセルのシミングによってもピーク幅は広くなる（図29-4）．

観察できる代謝物

　スペクトルは右（0 ppm）から左（4 ppm）へ読

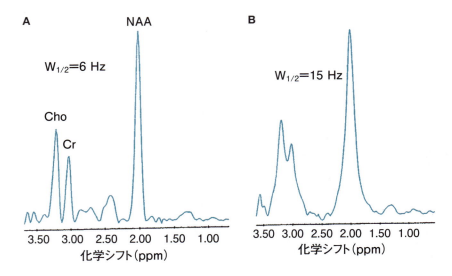

図 29-4　シミングの影響．半値全幅（FWHM, W1/2）が 0.1 ppm（ラーモア周波数が 64 MHz の 1.5 T で 6 Hz）なら，Cr（3.0 ppm）と Cho（3.2 ppm）を区別できる（A）．シミングが 0.25 ppm（1.5 T で 15 Hz）なら両ピークは融合してしまう（B）．Cho：コリン，Cr：クレアチン．

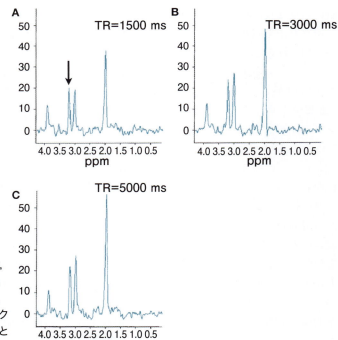

図 29-5　TR の影響．TR が短い（1500 ms, A）と T1 が短い Cho のピーク（3.2 ppm, A→）が他のピークに比べて相対的に高い．TR が長い（5000 ms, C）とすべてのピークの SNR が高くなり，プロトン密度強調像と同様に Cho ピークに"追いつく．"

む．これまで説明したように化学シフトによって各ピークが何であるかが決まる（図 29-1）．正常脳では最初のピークが 2 ppm の N アセチルアスパラギン酸塩（N-acetyl aspartate：NAA）の主ピークで，正常ニューロンのマーカーである．正常脳が占拠性病変あるいは認知症やびまん性軸索損傷

29章 脳のMRスペクトロスコピー 375

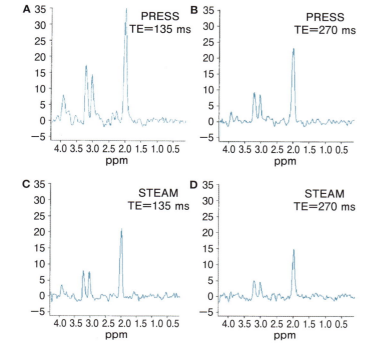

図 29-6 TEと測定法の影響．TEが同じならPRESS（スピンエコーに基づく；A, B）のSNRはSTEAM（スティミュレーテッドエコーに基づく；C, D）の2倍である．しかし，TEが長いと（B, D）T2減衰が多くなりSNRは低下する．

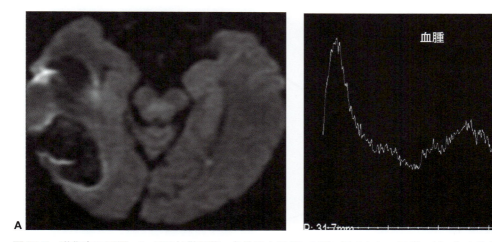

図 29-7 磁化率の影響．A：EPI拡散画像．急性出血はT2の短いデオキシヘモグロビンにより低信号を呈する．B：スペクトルは極端に幅の広いピークを示す（FWHMは1/T2に比例する）．

のようなびまん性病変によって置換されるとNAAが減少する．

NAAの左肩（2〜2.5 ppm）に小さい複数のピークがある（図29-1）．これらはグルタミン酸塩（Glu）とグルタミン（Gln）およびNAAの二次ピークである．最短TEが30 msの市販装置ではスピン-スピン分裂のためにGluとGlnを区別できな いので，"Glx"と総称する．Glxは脳虚血と肝性脳症で上昇する．

正常脳の次のピークは3 ppmのクレアチン（Cr）である．Crはエネルギー代謝のマーカーで，すべてのピークのなかで最も安定している．このために，スペクトルを読むときには，Crの高さを基準にしてピークの高さを評価する．Crは溺死し

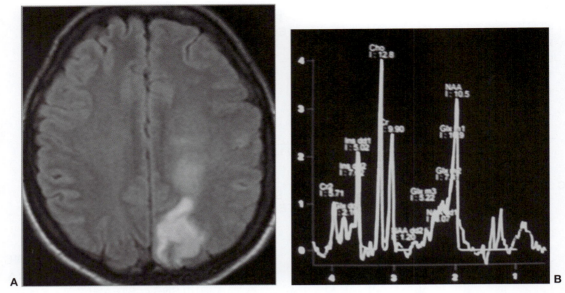

図 29-8　A：数週間続く変動性の視力症候を訴える 39 歳女性に非特異的な T2 延長が認められ，虚血が示唆される．B：MRS は Cho/NAA の上昇を示し腫瘍を示唆する．生検では退形成性星細胞腫であった．

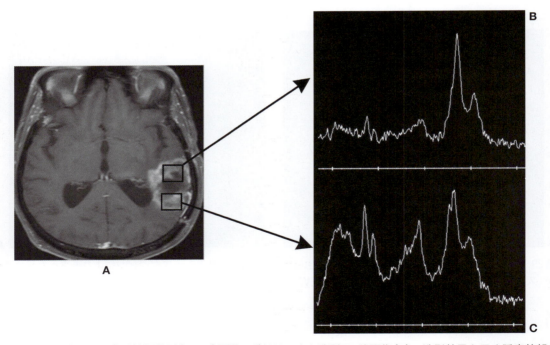

図 29-9　放射線壊死と多形性膠芽腫(GBM)再発．ガドリニウム造影 T1 強調像(A)で造影効果を示す腫瘤前部の Cho は上昇していない(B)が，後部は上昇している(C)(スペクトル左側の高いピークが Cho と mI を示す)．4 か月後に後部は増大し GBM 再発を裏付けた(D, E)．

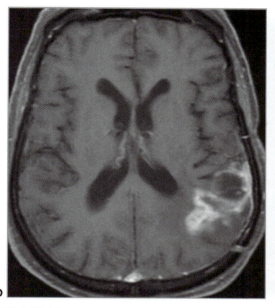
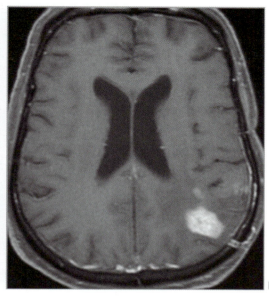

図 29-9（続き）

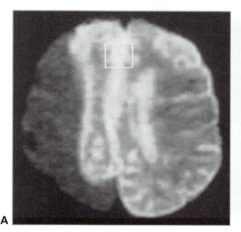
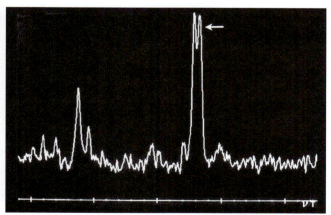

図 29-10　A：両側前大脳動脈領域を灌流する不対前大脳動脈閉塞による梗塞．B：乳酸（1.3 ppm にある二重線，→）が上昇している（TE＝270 ms の PRESS）．

かかった状態で減少する．

　コリン（Cho）は膜の破壊再生のために悪性腫瘍で上昇するので，ほぼ間違いなく最も重要なピークである（図 29-8）．Cho の化学シフトは 3.2 ppm である．

　TE が短い（30〜35 ms）測定法ではミオイノシトール（mI）のピークが 3.5 ppm に認められる．mI は"主浸透圧物質（prime osmolyte）"とみられる糖である．これらの化学種はいずれも脳の浸透圧に寄与しているが，血清が高浸透圧になると mI は最初に上昇して脳から血液への水の移動を制限する．mI は NAA と比較して，膠腫およびアルツハイマー病でも上昇する（図 29-9）．

　最後に 3.9 ppm に Cr の二次ピークがある．スペクトルの左側の基線が上昇している場合は，4.7 ppm にある水信号抑制が不十分であることを通常は示している．

　放射線壊死のような病態では膜破壊のために脂

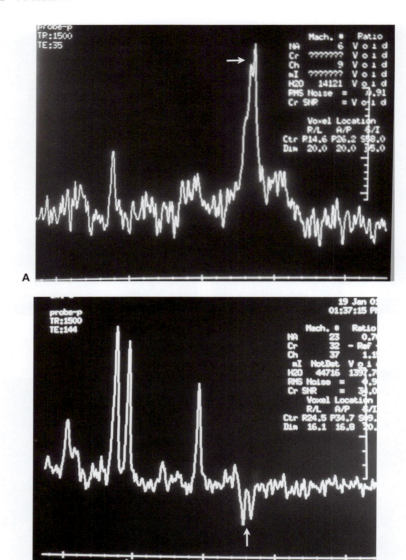

図 29-11　A：TE＝35 ms の PRESS．1.5 ppm に正の乳酸二重線（→）を認める．B：TE＝144 ms の PRESS．負の（反転した）乳酸二重線を認め（→），脂肪ではないことが確かめられる．多形性膠芽腫（GBM）で Cho/NAA が上昇していることに注意．

質（lipid）が上昇する（図 29-9 B）．脂質には多くの種類があるので化学シフトは 0.9〜1.2 ppm の範囲に分布する．また脂質は T2 が短いので，TE が短いときしか検出できない．

乳酸（lactate）は脂質の次の 1.3 ppm にあり虚血で上昇する．虚血の例として脳梗塞（図 29-10，p. 377）や血液供給を成長が凌駕して無酸素性解糖を生じた腫瘍（図 29-11）があげられる．乳酸と脂質を分離する必要がある場合には，中間的な TE （135〜144 ms）と PRESS（point-resolved spectroscopy）を使い，乳酸の二重線を反転することができる（図 29-11 B）．

疾患の MRS パターン

充実性腫瘍では Cho が上昇し，NAA が低下する．充実性腫瘍が壊死すると，脂質と乳酸も上昇する（図 29-11）．Cho/NAA の上昇は悪性腫瘍に

29章　脳のMRスペクトロスコピー　379

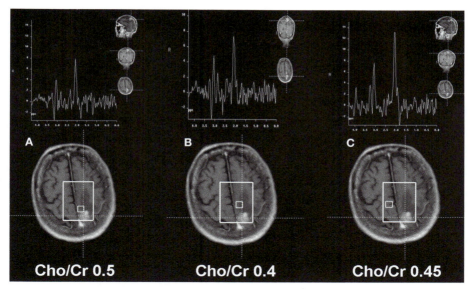

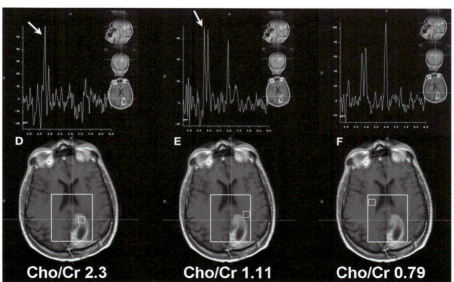

図 29-12　A〜C：胃癌からの転移．造影増強部位の外ではCho/Crは上昇しておらず，浸潤性膠腫ではなく転移であることが確かめられる．D〜F：GBM．腫瘍内(D)，腫瘍のすぐ外(E)と反対側の白質(F)のMRS．造影増強部位の内部(D)と外(E)でCho/Crは上昇している．Choはスペクトルのなかで最も高いピークである(→)．Fに示す正常のCho/Crと比較せよ．EにおけるCho/Cr上昇は造影増強部位の外に腫瘍が浸潤していることを示している．

高い感度を示すが，特異度は低い．同じパターンが腫瘍状多発性硬化症と急性播種性脳脊髄炎(ADEM)でも認められる．

　MRSは放射線壊死(脂質は上昇するがCho上昇はない)とGBM(Cho/NAA上昇)を区別でき(図29-9 B)，壊死性リンパ腫(Cho上昇)とトキソプラズマ症(Cho上昇なし)を区別できる．また，造影効果を示す部位あるいはT2延長部位の外にボクセルを設定することにより，MRSは浸潤性膠腫(Cho上昇)と転移(Cho上昇なし)を区別できる(図29-12)．

380　PartⅡ　高速撮像法

Key Points

1. MRI はプロトンを擁する移動性のある化学種なら何でも画像化する．MRS は 10 種類までのプロトンを擁する化学種を同定し，より特異性の高い診断を可能にする．

2. MRS は GBM の浸潤のような MRI ではみえない異常を検出する．

3. J 結合は TE に比例してピークの高さを減少する．たとえばグルタミン酸塩(Glu)とグルタミン(Gln)は NAA の左肩(2.0〜2.5 ppm)に融合した Glx として認められる．

4. 各化学種は TMS(テトラメチルシラン，0 ppm と定義)との相対的な化学シフト(ppm)によって同定される．

5. 正常脳では，NAA(2.0 ppm)は正常ニューロン，Glx(2.0〜2.5 ppm)はグルタミン酸塩とグルタミン，Cr(3.0 ppm)はエネルギー，Cho(3.2 ppm)は膜の破壊再生を示し，mI(ミオイノシトール 3.5 ppm)は膠腫と浸透圧上昇で高くなる．コリン(Cho)はすべての腫瘍と多発性硬化症などの他のいくつかの疾患で上昇する．乳酸(1.3 ppm)の上昇は脳梗塞と多形性膠芽腫(GBM)にみられる無酸素性解糖を示唆する．脂質(0.9〜1.2 ppm)の上昇は炎症，放射線壊死，および腫瘍に伴う膜破壊で認められる．

Questions

29-1. 正常脳に認められない代謝物はどれか？
a) NAA(N アセチルアスパラギン酸塩)
b) Lac(乳酸)
c) Cho(コリン)
d) Cr(クレアチン)
e) mI(ミオイノシトール)

29-2. 長い TE の MRS で認められない代謝物はどれか？
a) mI
b) NAA
c) Cho
d) Cr
e) Lac

29-3. 放射線壊死と GBM を最も区別できる代謝物はどれか？
a) NAA
b) Cr
c) Cho
d) mI

29-4. 壊死性リンパ腫と AIDS のトキソプラズマ症を最も区別できる代謝物はどれか？

a) NAA
b) Cr
c) Cho
d) mI

29-5. mI が上昇するのはどれか？
a) アルツハイマー病
b) 浸透圧上昇
c) 膠腫
d) 上記のすべて

29-6. 次の記述は正しい(T)か，誤り(F)か？
Cho/NAA の上昇は腫瘍に特異的である．

29-7. 次の記述は正しい(T)か，誤り(F)か？
ガドリニウム投与後の MRS は Cho/NAA を上昇させる．

29-8. MRS においてピーク幅が広がる原因はどれか？
a) 体動
b) 出血に伴う T2 短縮
c) 局所の金属アーチファクト
d) シミング不良
e) 上記のすべて

30 高性能傾斜磁場

はじめに

　この章では，新しい高性能傾斜磁場の技術について簡単に述べる．既述のように，傾斜磁場はスライス選択，空間エンコード(spatial encoding)，流速補正(FC)，磁化の消去と再収束(spoiling, rewinding)，前飽和(presaturation)などのいろいろな目的で用いられる．何らかの傾斜磁場を用いるたびにパルスの間隔(つまり最小のTE)を延ばしているのは間違いない．

　図30-1 A, Bに示したような2つの傾斜磁場があると考えよう．図30-1 Aの傾斜磁場は図30-1 Bに比べて強さ(勾配)は半分だが，時間は2倍になっている．そのため，この2つの傾斜磁場の面積(斜線)は同じである．これらは，静止しているスピンに対してはまったく同じ結果(つまり位相シフト)を生む．しかし，図30-1 Bは時間が半分で，TEを短くすることができる．このことから

わかるように，高性能傾斜磁場は，まず第一に最大磁場勾配が強くなければならない．

　高性能傾斜磁場は，強い最大磁場勾配のみならず，傾斜磁場をかける時間を短くするために，最大勾配に至る時間ができるだけ短い(つまり立ち上がり時間が短い)ことが要求される．したがって，2番目の条件はどれほど速く磁場勾配がプラトーに達しうるかになる(図30-2)．最大磁場勾配(G_{max})に対する**立ち上がり時間**(t_R)の比は**スルーレート**(slew rate：**SR**)とよばれる．

$$SR = \text{slew rate} = G_{max}/t_R \ [単位は mT/(m \cdot ms)]$$

(数式30-1)

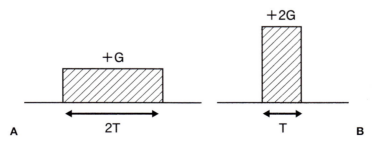

図30-1　Bの磁場勾配はAの2倍で，時間が半分である．その結果として，面積が同じであるから静止したスピンに対してはまったく同じ効果をもたらす．しかし，Bには時間が短いという利点があり，高速スキャンが可能となる．

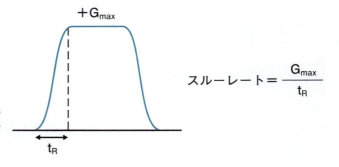

図30-2 実際には，磁場勾配がプラトーのG$_{max}$に達するにはある程度の時間がかかる（t$_R$）．比 G$_{max}$/t$_R$をスルーレート〔mT/(m・ms)〕とよぶ．

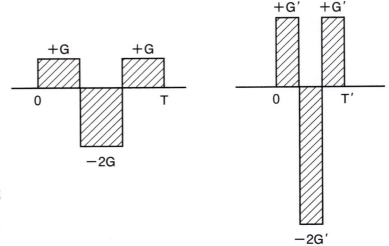

図30-3 高性能傾斜磁場では流速補正が短時間で行える（前述のごとく，磁場勾配を増やして時間を減らせば，同じ面積となる）．

高性能傾斜磁場の条件は以下のとおり．
1. 高い最大磁場勾配（G$_{max}$）
2. 短い立ち上がり時間（t$_R$）

つまり，高いスルーレート（G$_{max}$/t$_R$）

初期装置では G$_{max}$ は 3〜6 mT/m，t$_R$ が 1.5〜2 ms〔つまり SR は 1.5〜4 mT/(m・ms)〕程度であった．1980年代中期には GE 社は shielded gradient を導入し，G$_{max}$ が 10 mT/m，t$_R$ が 675 μs＝0.675 ms〔つまり，SR は 15 mT/(m・ms)〕となった．最新の高性能傾斜磁場システムでは，G$_{max}$ は最大で 40 mT/m 程度まで上昇し，t$_R$ は 180 μs に短縮し，SR は 200 mT/(m・ms) まで上がっている．

高性能傾斜磁場の利点

1. パルスシーケンスの周期（サイクル）を短縮できる．前述のごとく，強い磁場勾配は短い時間で同じ効果を得る．流速補正（flow compensation：FC）を例にとってみよう．図30-3 では同じ効果の2つの流速補正傾斜磁場があるが，1つはより強く（G'＞G），そのためより短い時間（T'＜T）ですむ．〔話は少し変わるが，流れているスピンの位相のずれは2次式で表されるので，磁場勾配と印加時間の関係は1次（線形）の関係ではない．つまり，G が2倍になっても T は半分にはならない．高次の動き（たとえば加速度や拍動をもつもの）の補正には，さらに正負の傾斜磁場ローブを加えなければならない．〕高性能傾斜磁場が各サイクルのなかで，短い

TE(位相分散を減少させる)や短い TR(高速撮像が可能となる)を可能とし，どれほど時間短縮に役立つかがわかったであろう.

2. 小さな撮像野(field of view：FOV)が可能となる. 15 章で述べたように，磁場勾配と FOV は逆数の関係にある. つまり，

$$\text{FOV} = \text{BW}/(\gamma \cdot G)$$

ここで，G は磁場勾配，BW はバンド幅(band width)であり，BW は，

$$\text{BW} = 2f_{max}$$

で表される. f_{max} は**ナイキスト**(Nyquist)**周波数**(12 章)である. こうして，G が強ければ FOV を小さくでき，空間分解能を上げられる(たとえば，下垂体などの小さな部位の高分解能化に役立つ). これは下記の式で示される.

$$\text{FOV}_{min} = \text{BW}/(\gamma \cdot G_{max})$$

空間分解能は，FOV をエンコード数 N で割ったものと定義されるので，

$$\text{空間分解能} = \text{FOV}/N$$

したがって，(N を変えずに)FOV を小さくすると空間分解能が高くなる.

例：

従来の高磁場装置では，BW は 32 kHz(±16 kHz)で，G_{max} は 10 mT/m である. その場合，

$$\text{FOV}_{min} = 32\,\text{kHz}/(42.6\,\text{MHz/T} \cdot 10\,\text{mT/m})$$
$$\fallingdotseq 7.5\,\text{cm}$$

もし，G_{max} が 25 mT/m に上がると，

$$\text{FOV}_{min} = 32\,\text{kHz}/(42.6\,\text{MHz/T} \cdot 25\,\text{mT/m})$$
$$\fallingdotseq 3\,\text{cm}$$

BW を 16 kHz(±8 kHz)まで下げれば最小の FOV はさらに小さくなり，1.5 cm となる.

3. 高速スキャンが可能である. これには，より速い FSE(fast spin echo)や GRASE(gradient and spin echo)，EPI(echo planar imag-

ing)などが含まれる.

4. 3D FSE が可能である(脳脊髄の 3D T2 強調像で有用).

5. 造影 MRA(CE MRA)は，ガドリニウム(Gd)が動脈や静脈を通過している間に撮像する(first pass 法)か，通過しているときのデータを k 空間の中心に充填する(elliptical-centric 法)ことによって得られる.

6. 非常に遅い流れ(血液や脳脊髄液)の PC 法による検出が可能.

7. PC MRA が遅い流れの描出能の向上を伴って，妥当な撮像時間で行える(速度エンコード傾斜磁場の時間が短くなり，TR を短くできることによる).

8. 小さなシャント内の脳脊髄液の流れの高分解能画像が可能である.

9. 超高分解能画像が可能である(FOV 22 cm，1024×1024 マトリックスでは何と 250 μm の分解能となる).

10. 高分解能(空間，時間ともに)のダイナミック MRI が可能である. TE と TR を短くすることで，同じ撮像時間，FOV で大きなマトリックスが使えることによる. こうして，空間・時間分解能が向上する. ダイナミック MRI の一例としては乳癌がある(Turbo FLASH 法の TR=7 ms，TE=3 ms，128×128 マトリックスで撮像時間=7×128=896 ms≒0.9 s).

11. 使用可能な最短 TE が短縮する. これにより位相のばらつきが少なくなり，T1 コントラストが増す. たとえば，高性能傾斜磁場では通常量の Gd で高用量と同じ造影効果を得ることができる. また，半量投与で通常量と同様の造影効果が得られる.

脳梗塞や心筋梗塞につながる灌流低下の評価には造影剤注入後の高速連続撮像が利用される. さらに，どのパルスシーケンスでも拡散強調傾斜磁場パルスを印加することにより拡散画像が可能となる. 現在のおもな臨床応用は脳虚血の早期検出である.

384　**PartⅡ**　高速撮像法

Key Points

　高性能傾斜磁場はMRIを飛躍的に進歩させた．簡単に言えば，強い磁場勾配では印加時間が短縮し，撮像サイクルが短くなる．言い換えれば，使用可能な最短のTE，TRを短縮し，撮像時間を短縮する．まとめると，高性能傾斜磁場によって多くの新しい特色が生まれ，従来の性能が向上し

た．たとえば，高速スキャン（EPI，GRASE，3D FSE，CE MRAなど），空間・時間分解能の向上，小さなFOV，小血管や遅い血流の描出能を向上させた高分解能MRA（TOF，PCともに），CSFの流れの画質向上など枚挙にいとまがない．

Questions

30-1. 高性能傾斜磁場に必要なものはどれか？

　a）強い最大磁場勾配（G_{max}）

　b）短い立ち上がり時間（t_R）

　c）上記2つとも

　d）上記のいずれでもない

30-2. スルーレートとはどれか？

　a）t_R/G_{max}

　b）G_{max}/t_R

　c）$\gamma G_{max}/t_R$

　d）上記のいずれでもない

30-3. 高性能傾斜磁場の利点でないものはどれか？

　a）高速スキャン

　b）小さなFOV

　c）化学シフトの減少

　d）拡散画像

30-4. 形の異なる2つの傾斜磁場が同じ面積のとき（**図30-1**），同じ効果（つまり，位相シフト）を与えられるのは以下のどれか？

　a）静止したスピン

　b）流れているスピン

　c）上記2つとも

　d）上記のいずれでもない

31

MRI におけるパルスシーケンスの多様な組合せ

はじめに

これまでたくさんの MRI シーケンスを学んできた．これらはお互いにどこか関係あるようにも，まったく別物のようにもみえる．これまでみてきたこれらのパルスシーケンスは，MRI で使われる基本的なものである．しかし，これらをさらに多様に組み合わせることが可能である．この章では，これらの関係について学んでいこう．

組合せの基本要素

MRI においてパルスシーケンスを構成するのに必要な基本要素は，次の 4 つに単純化することができる：ⅰ）**予備（プリパレーション）パルス**（prep pulse），ⅱ）**ラジオ波（RF）パルス**（RF pulse），ⅲ）**再収束機構**（refocusing mechanism），そしてⅳ）**読み取り法**（readout）である（**表31-1**）．これは高度に単純化した考え方で，どのシーケンスにも存在する位相エンコードステップのようないくつかの項目を除いている．また，実際には同時に施行されるグラジエントエコー（GRE）法におけるグラジエント再収束機構[†1]と周波数読み取りとをわざわざ区別している．さらに，高速スピンエコー（FSE）法における再収束 180°RF パルスは再収束機構としても，多数の読み取りを施行するにあたっても重要である．この単純化した考え方に欠点がないとはいえないが，MRI メーカーが次々に提供する新しいシーケンスを理解するには有用な方法といえる．

予備パルス

この予備パルスは，時間的に他の 3 つの要素より前に設定されるが，付加的な（選択的な）構成員ともいえる．予備パルスが使用されるときは，元となるシーケンスと同様に画像に対して重要な役割を演ずる．予備パルスには 3 つの基本形がある：**180°RF 反転パルス**，**脂肪飽和（化学的飽和）パルス**（通常は 90°RF パルス），そして**磁化移動コントラスト（MTC）パルス**である．これらの 3 つにはそれぞれ異なった特徴，特性があり，異なった効果をもたらす．これまでの章において，これらの予備パルスについてすでに学んできたが，その一つひとつがどのパルスシーケンスとも組合せ可能で，画像に思い通りの効果を与えるために使用されることを知っておくことが重要である．

たとえば，180°RF パルスは TI，TR，TE を変化させるだけで STIR 法にも FLAIR 法にも使われる〔従来の反転回復（IR）法と高速 IR 法を**表31-2**に，新しい応用例を**図31-1**に示す〕．さらに，180°RF パルスは二重反転回復法（DIR）（black-blood 法）のように流れに伴う信号を抑制するのにも使われ，心臓血管イメージングでは有用な方法になっている．ここでは，非選択性 180° パルスのあとにもう 1 つの 180° パルス（スライス選択性）を使う．さらに第 3 の 180° パルスを脂肪抑制のために加えることもできる〔三重反転回復法（triple IR）あるいは脂肪抑制 black-blood 法として知られている―実際は STIR と DIR の組合せにすぎな

[†1] 訳注：周波数エンコード（読み取り）時に行う傾斜磁場反転のこと．

386 **Part II** 高速撮像法

表 31-1 MRI における組合せ*

予備パルス	RF パルス	再収束	読み取り
IR (180° パルス)	90°	180°	単一 SE GRE
Fat sat(chem sat)	<90°	傾斜磁場	複数(セグメント) FSE EPI
MTC			複数(シングルショット) EPI SSFSE/HASTE

* IR：反転回復，MTC：磁化移動コントラスト，SE：スピンエコー，GRE：グラジエントエコー，FSE：高速スピンエコー，EPI：エコープラナー法，SSFSE：シングルショット FSE，RF：ラジオ波，Fat sat(chem sat)：脂肪飽和(化学的飽和)，HASTE：half-Fourier acquired single-shot turbo spin echo.

表 31-2 反転回復法(IR)*

予備パルス	RF パルス	再収束	読み取り
IR (180° パルス)	90°	180°	単一 SE GRE
Fat sat(chem sat)	<90°	傾斜磁場	複数(セグメント) FSE EPI
MTC			複数(シングルショット) EPI SSFSE/HASTE

* 略号については，表 31-1 脚注参照.

い〕（**図 31-2**）．反転パルスは後期ガドリニウム増強法(遅延造影増強法)による梗塞心筋の検出に有用である[†2]．ここでは，ガドリニウム剤を投与し 10〜20 分後に心臓を撮像する．反転回復 GRE 法で撮像し，反転時間(TI)を 150〜200 ms にして正常心筋の信号強度を 0 にする（**表 31-3** および **図31-3**，p. 388，389）．

さらに，脂肪飽和(化学飽和)パルスは SE，FSE，GRE や EPI シーケンス，つまりあらゆる読み取り法と組み合わせて使用される（**表 31-4** によく利用される組合せを，**図31-4** にそのいくつかの例を示す，p. 389，390)）．ここまでみてきたように，予備パルスはどのシーケンスにも付加できる

し，目的とする効果を得るために複数の予備パルスを組み合わせて RF 励起パルスの前に設定することも可能である．

RF パルス

予備パルスが付加されなければ，RF パルス[†3]がシーケンスの始まりになる．これまで学んできたように，この RF パルスはシステムに共鳴を誘

[†2]訳注：梗塞部は心筋細胞が壊死して間質が増加しているため，細胞内には入らずに間質に広く分布するガドリニウム製剤が集積して正常心筋(IRパルスによって信号強度が0になっている)よりも強い遅延造影増強効果を示す．

[†3]訳注：ここでは励起 RF パルスを指している．

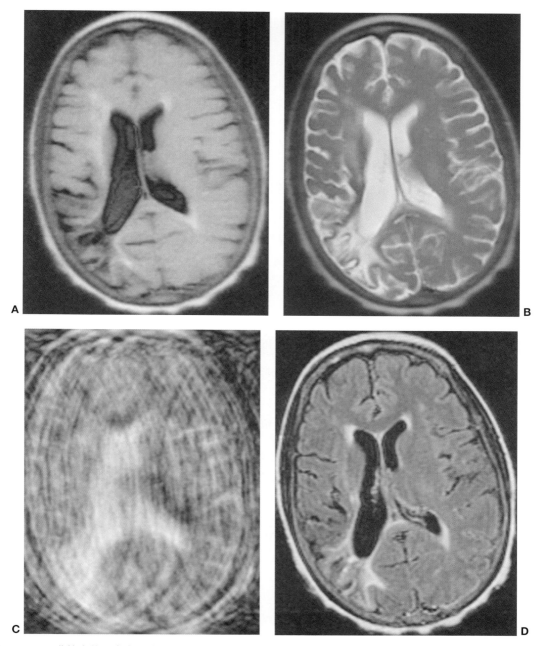

図 31-1　A：非協力的な患者の脳の SSFSE FLAIR 像，B：SSFSE，C：体動が激しいときの T2 強調像，D：患者が協力的になったときの FLAIR 像．傍脳室白質の虚血性変化と右頭頂葉の梗塞がある．非協力的な患者に新しい高速撮像を巧みに利用した例である．

導し，縦磁化を水平面(x-y 平面)に倒す．SE 法においては 90°パルスが，GRE 法では部分フリップ角(＜90°)が使われる．TR, TE とフリップ角(GRE 法の場合)を変化させて T1 強調，T2 強調やプロトン密度強調像を得る．繰り返しになるが，前述したすべての予備パルスはどの RF パルスとも組み合わせて使用することができる．

388　Part Ⅱ　高速撮像法

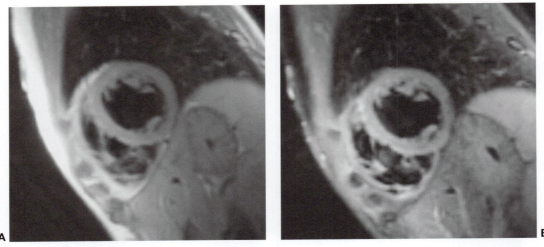

図 31-2　A：二重反転回復(DIR)すなわち black-blood 法短軸像，B：三重反転回復(TIR)法による同じ断層面．DIR と異なり TIR では脂肪信号が消失している．

表 31-3　反転回復グランジエントエコー法(IR GRE)*

予備パルス	RFパルス	再収束	読み取り
IR (180°パルス)	90°	180°	単一 SE GRE
Fat sat(chem sat)	<90°	傾斜磁場	複数(セグメント) FSE EPI
MTC			複数(シングルショット) EPI SSFSE/HASTE

遅延造影増強法のための組合せ．＊略号については，表 31-1 脚注参照．

再収束機構

　これまで説明してきたように，自由誘導減衰(FID)はあまりに速く発生して瞬く間に減衰してしまうために，信号を空間エンコードして読み取るだけの時間的余裕がない(現在開発中の超短 TE 法は例外)．この問題に対する解決策はスピンを再収束させることである．再収束は 180°RF パルス，あるいは傾斜磁場で行われる．180°パルスは不均一な外磁場の影響を相殺するので，T2 曲線で減衰する信号を測定することができる．傾斜磁場による再収束ははるかに速いが，より急速に減衰する T2*曲線上の信号を測定しなければならないという弱点がある．これは RF のフリップ角が何度であっても利用できる．しかし，180°再収束パルスは，部分フリップ角の RF 励起パルスとの組合せが悪いために，有用なのは 90°励起パルスとの組合せのときのみである(20 章参照)．

読み取り法

　読み取りは，周波数エンコード傾斜磁場(これは GRE 法では再収束傾斜磁場でもある)とあらゆる読み取りの繰り返し(異なった位相エンコードステップに対応する)とを含む包括的概念である．後者の例として，FSE において繰り返される 180°

パルスや EPI において周波数ならびに位相エンコード方向に交互変化する傾斜磁場があげられる．単一の励起 RF パルスに続く読み取りは，k 空間の **1 行だけ** を充填することもあれば，**複数行**（k 空間の**セグメント法**あるいは**マルチショット法**），あるいはすべての行（シングルショット法）を充填することもあると考えればわかりやすいであろう．傾斜磁場とコンピュータの進歩によって，これらの読み取り法はすべてのシーケンスに適応可能になっている．

たとえばこれまで学んできたように，SE 法では k 空間の 1 行だけを，FSE 法では k 空間の複数行を，そして部分フーリエシングルショット FSE 法（HASTE や SSFSE）ではすべての行（シングルショット充填法）を単一の励起 RF パルス後に充填する（表 31-5 および図 31-4 A〜C）．また，表 31-5 を見ると，SE 法はあらゆる予備パルス，およびあらゆる読み取り法（1 行充填，セグメント充填あるいはシングルショット）と組合せ可能なことが理解されるであろう．さらに高速な SE 法には，拡散強調画像のようにシングルショット EPI の読み取り法が組み込まれる（表 31-6 および図 31-5）．

ほとんどの GRE 法では，1 つの RF につき，k 空間の 1 行が充填される．しかし，高速 GRE トレイン（fast GRE train）のような新しい技術が開発され，心筋灌流イメージングに役立っている（表 31-7 および図 31-6，p.392）．これは，k 空間をセグメント充填（1 つの RF につき 4 行充填）する GRE 法である．

ここまでの説明で，MRI のパルスシーケンス（特に新しいシーケンス）が特定の目的のために基本要素を巧みに組み合わせたものだということが明確になったはずである．

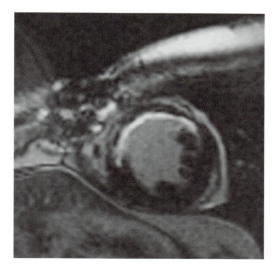

図 31-3 IR-GRE による造影遅延短軸像（TR 7/TE 3/TI 150 ms）．前壁と中隔が高信号で梗塞に陥った心筋と診断できる．

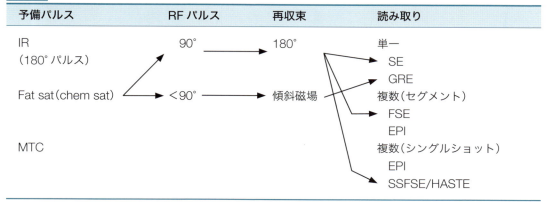

通常の組合せを示すが，すべての読み取り法を組み合わせることが可能．＊略号については，表 31-1 脚注参照．

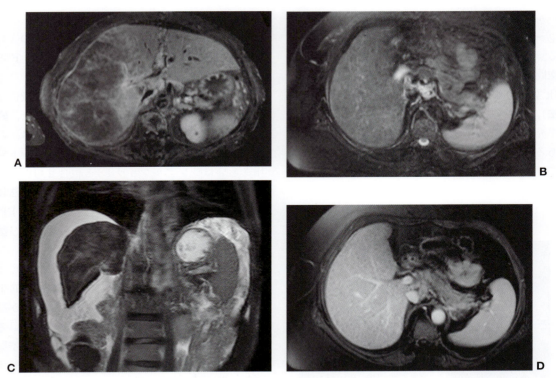

図 31-4 化学的(スペクトラル)脂肪飽和像. A：SE 造影 T1 強調像(TR 467/TE 14 ms). 右葉に大きな転移性腫瘍を認める患者. B：FSE T2 強調像(TR 4000/TE 84 ms). 鉄結節と肝硬変を認める患者. C：HASTE T2 強調冠状断像(SSFSE)(TR 1000/TE 83 ms). 肝硬変,腹水と多発性肝転移(肝硬変にはまれ)の患者. D：ガドリニウム造影 SPGR T1 強調像(TR 160/TE 4 ms). B と同じ患者.

表 31-5 スピンエコー法(SE)*

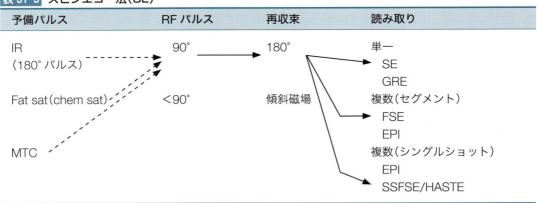

破線はオプション. ＊略号については,表 31-1 脚注参照.

表 31-6 スピンエコー型 EPI（SE-EPI）*

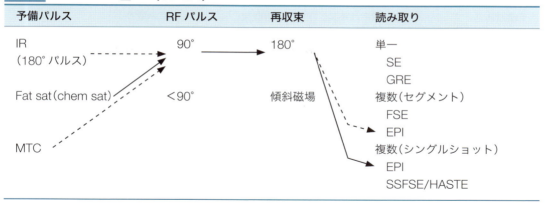

実線が通常の拡散強調画像で破線はオプション．EPI は化学シフトアーチファクトが強いので，通常は脂肪飽和を併用することに注意．＊略号については，表 31-1 脚注参照．

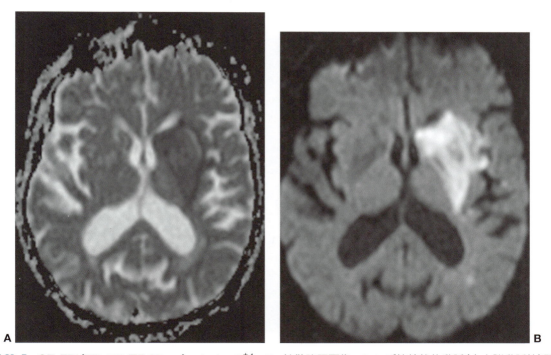

図 31-5　SE-EPI（TR 170/TE 99 ms）．A：b＝0[†4]，B：拡散強調画像．レンズ核線状体動脈（中大脳動脈枝）閉塞による左基底核梗塞患者である．

---

†4 訳注：b 値が 0，すなわち拡散強調用傾斜磁場がかかっていない画像で T2 強調像に相当する．

表31-7 グラジエントエコー型 EPI(GRE-EPI)*

予備パルス	RFパルス	再収束	読み取り
IR (180°パルス)	90°	180°	単一 　SE 　GRE
Fat sat(chem sat)	<90°	傾斜磁場	複数(セグメント) 　FSE 　EPI
MTC			複数(シングルショット) 　EPI 　SSFSE/HASTE

実線がFGRET(fast GRE train)用のGRE-EPIで，破線は他の可能な組合せ．*略号については，表31-1脚注参照．

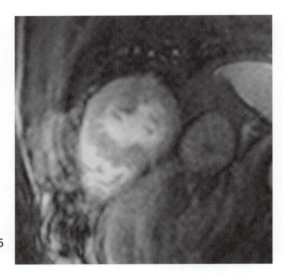

図31-6 ガドリニウム造影心筋灌流短軸像(TR 6/TE 1.5 ms)．心筋の造影効果は正常である．

Key Points

1. すべてのパルスシーケンスは，予備パルス，RFパルス，再収束機構と読み取り法の組合せに単純化することができる．
2. 予備パルスには3つの基本形がある：180°RF反転パルス，脂肪飽和(化学飽和)パルス(通常は90°RFパルス)，そして磁化移動コントラスト(MTC)パルスである．
3. 励起RFパルスは90°パルスあるいは部分フリップ角(<90°)パルスである．
4. 再収束は180°RFパルス，あるいは傾斜磁場で行われる．
5. 単一の励起RFパルスに続く読み取りは，k空間の1行，複数行(セグメント法)，あるいはすべての行(シングルショット法)を充填する．
6. 必要な画像特性あるいは撮像時間を得るために，以上の基本要素を自由かつ巧みに組み合わせることができる．例外は部分フリップ角RFパルスと180°再収束パルスの組合せである．

Questions

以下(31-1～31-3)の記述は正しい(T)か，誤り(F)か?

31-1. 予備パルスはすべてのパルスシーケンスに必要である．

31-2. 180°予備パルスを GRE シーケンスの前に設定できる．

31-3. 180°再収束パルスは GRE シーケンスにおいて有用である．

31-4. 次のうち有用でないシーケンスはどれか?

a) 磁化移動コントラストパルス，90°RF，180°再収束パルス，1行読み取り法．

b) 脂肪飽和パルス，90°RF，180°再収束パルス，複数行読み取り法(セグメント法)．

c) 180°反転パルス，＜90°RF，傾斜磁場再収束，1行読み取り法．

d) 予備パルスなし，90°RF，180°再収束パルス，複数行読み取り法(シングルショット EPI)

e) いずれでもなく，a)～d)はすべて有用である．

31-5. 次の記述は正しい(T)か，誤り(F)か?
シングルショットの複数行読み取り法は，FSE 法あるいは EPI に基づいている．

最新撮像法

32

磁化率強調画像

はじめに

磁化率強調画像(susceptibility-weighted imaging:**SWI**;Siemens)は Mark Haacke 博士により 1990 年代半ばに考案された。これは、従来のグラジエントエコー(GRE)画像よりも磁化率に鋭敏で、空間分解能もコントラストも高い。GE と Philips にも局所磁化率に鋭敏な画像法があり、それぞれ、SWAN(susceptibility weighted angiography)、BOLD(venous blood oxygen level dependent)とよんでいる。

機能的 MRI との類似性

SWI は当初 "Avid BOLD" とよばれた。それは、初期応用のほとんどが機能的 MRI(f-MRI)におけるデオキシヘモグロビン(deoxyHgb)の検出と同じ BOLD コントラストに依存していたからである。f-MRI は、何らかのタスクを与えて脳が局所的に賦活されると、そこに必要以上に大量の酸素濃度の高い血液(オキシヘモグロビン oxyHgb)が送り込まれるという事実に基づいている。oxyHgb は反磁性なので、GRE や SWI のような T2*強調像においては比較的高信号になる。特に賦活されていない通常の血流量を有する部位には、脱酸素によって相当量の deoxyHgb が存在する。常磁性である deoxyHgb は T2*強調像において低信号を呈するので、deoxyHgb の多い非賦活部位を背景にして、過剰な oxyHgb を有する賦活部位が相対的に高信号となる。タスク負荷と非賦活荷を何回か繰り返しすることにより、oxyHgb による高信号が統計的有意となり、脳の賦活部が明示される。これが f-MRI の基本原理である。

SWI の臨床応用

SWI は、常磁性の deoxyHgb、細胞内/外のメトヘモグロビン、ヘモジデリンやフェリチンのような別形態の脳内鉄などに基づく局所の常磁性効果によるわずかな磁化率の変化を最も鋭敏に検出する技術である。外傷時のびまん性軸索損傷(剪断損傷)における微小脳実質出血(急性の場合は deoxyHgb、慢性ではヘモジデリン)や脳表鉄沈着(図 32-1)の検出に使われる。また、多発性海綿状血管腫(家族性あるいは放射線治療後)や、高血圧性血管障害およびアミロイド血管症による微小出血の検出にも利用される(図 32-2)。

磁化率

磁化率 χ は磁性体に誘導された磁化 M と印加磁場 H の比、M/H と定義される。磁化されるものがないので真空や空気の磁化率 χ は 0 である。ほとんどの生物組織は反磁性で、磁化率 χ は負(-1×10^{-6}程度)で、水、脂肪、カルシウムが含まれる。負の磁化率は主磁場と反対方向に磁化させて、誘導磁場を減少させる。ガドリニウムやヘム鉄のような不対電子をもつ常磁性体の磁化率は 1×10^{-4}程度である。フェリチン、ヘモジデリンや超常磁性酸化鉄造影剤などの超常磁性体の磁化率

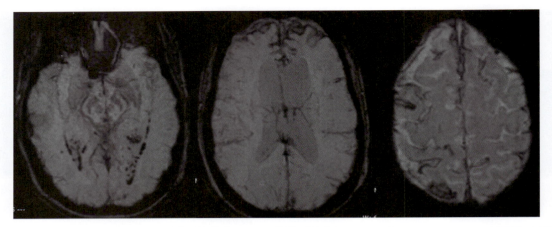

図32-1　前大脳動脈瘤破裂による脳表鉄沈着症のSWI．軟膜が黒くなっている（Peter Shimkin, MDの厚意による）．

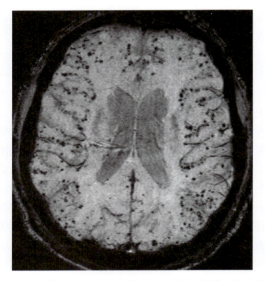

図32-2　脳アミロイド血管症のSWI．多数の微小出血を認める（E Mark Haacke, PhDの厚意による）．

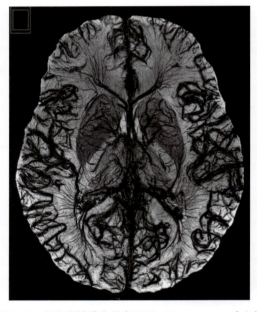

図32-3　超常磁性酸化鉄（SPIO：Ferumoxytol）を使用したMR静脈造影．7Tで空間分解能は100 μm×200 μm×1.2 mm（E Mark Haacke, PhD, Yulin Ge MD, Saifeng Liu, PhDの厚意による）．

は1程度である（図32-3）．金属鉄や鋼鉄のような強磁性体の磁化率は100を超える．磁化率が正の物質はすべて局所の主磁場を増強する[†1]．

位相マップ

　SWIは**位相マップ**（phase mapping）に基づいて

いる．位相はラーモア（Larmor）の公式（$\omega=\gamma B$）に従って回転する磁化ベクトルの歳差運動に基づく．ここでγは回転磁気比，Bは局所磁場（磁束密度）である．位相ϕは周波数ωで歳差運動が続く時間，すなわちエコー時間（TE）に依存する．特に左手系[†2]では次のようになる．

[†1] 訳注：局所磁場は誘導磁化（M）が周囲に形成する磁場と印加（外）磁場Hとの和になるので，磁性体との位置関係により増減する（p.20 図2-4参照）．

32 章　磁化率強調画像　**399**

$$\phi = \gamma \times \Delta B \times TE + \phi_0$$

ここで ΔB は磁場変異，ϕ_0 はコイルの感受性と空気/組織境界を含む組織の電気伝導率に起因する TE に依存しない位相ずれ（phase offset）である．ところで左手系，右手系というのは定義の問題で，どちらを採用するかにより位相マップ上では明暗が逆に描出される．左手系を使うと，位相マップと定量的磁化率マップ（QSM：後述）の明暗が一致する．

　局所磁場 B は，主磁場 B_0 が磁場コイルの巻き方不良や不適切なシミングにより生じる磁場の不均一性により修飾されたものである．ボクセルレベルの局所磁場は，さらに局所の磁化率により修飾される．磁化率は各組織によって異なるので，局所の歳差運動周波数に依存する位相が，プロトン密度，T1，T2 強調とは全く別の特異な MRI コントラストとして使われるのである．

　SWI の最初のステップは，完全に流速補正された 3 次元 GRE データから位相マップを構成することである．初期の SWI は，組織間の位相差が目立つように 40 ms 程度の長い TE が使われた．残念ながら長い TE は T2* 減衰を強くして，信号雑音比（SNR）の低下を招く．強い傾斜磁場勾配を有する最近の装置は，SNR を保つために 2 ms 未満のかなり短い TE を使っている．

　生の位相マップは，局所の背景磁場，すなわち静磁場の不均一性によりボクセルの位相が増減するという影響を受けている．これらの影響は多数のボクセルに渡るので低周波数成分と見なすことができる．そこで，k 空間に高周波数通過フィルター（high pass filter，64×64）を適用すれば，この低周波成分，すなわち背景磁場によるやっかいな位相変化を除去することができる．マトリックス 512×512，空間分解能 0.5 mm の場合，16 ピクセル，すなわち 8 mm に渡る背景磁場の不均一性による位相変化を除去することになる．

†2 訳注：右手（座標）系では上式の γ の前に−がつく．図 3-11（p.40）のような右手系が一般的．

位相マップと強度画像の掛け合わせによる SWI 作成

　背景磁場による位相変化を取り除いた "修正" 位相マップを使って，**位相マスク**（phase mask）が作られる．これは，位相変化がある閾値以下のピクセルにはすべて 0 を，閾値以上のピクセルには 0 から 1 の値を割り与えたものである．この位相マスクを強度画像に数回掛け合わせて SWI が作成される．したがって，常磁性の deoxyHgb が静脈内にあって，位相変化が閾値未満なら信号強度は 0 になる．これが SWI で静脈が黒く描出される理由である．静脈内の位相変化は，静脈が静磁場方向（z 軸）に対してどのような角度にあるかによって変わってくるので，この閾値を設定することによって静脈の信号を確実に 0 にすることが可能になるのである．3 T 装置では位相変化が 1.5 T の 2 倍になるので，ここが特に重要になる．

SWI の MinIP による MR 静脈撮影

　SWI を最小強度投影法（minimum intensity projection：MinIP）で処理することにより静脈撮影像が得られる．外傷症例では，横断像をスクロールして観察し，黒点が球状なのか管状なのか，すなわち点状出血なのか正常静脈なのかを鑑別することが重要になる．さらに SWI は，動静脈奇形の静脈成分，先天性静脈奇形が低流速で酸素消費が多いこと（**図 32-4**），多発性硬化症，および脳腫瘍の評価に利用される．原発性脳腫瘍では，SWI で出血が検出されると悪性，すなわち grade III（退形成性星状細胞腫）や IV（多形性膠芽腫）の可能性が高い．転移性腫瘍では，出血が検出されると黒色腫（**図 32-5**），肺癌，甲状腺癌，絨毛上皮癌，腎癌，乳癌のような易出血性腫瘍からの転移を示唆する．

SWI による鉄とカルシウムの鑑別

　SWI によって，フェリチンや出血に伴う常磁性体とカルシウムを区別することができる（**図 32-6**）．常磁性体は位相を進め，カルシウムのような

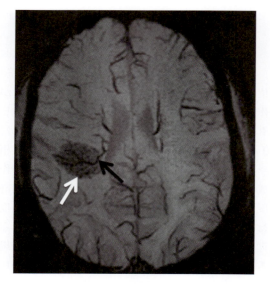

図 32-4 静脈奇形．静脈奇形（黒矢印）へ緩徐に流出する部位が，高い酸素消費とデオキシヘモグロビン濃度のため低信号領域（白矢印）として描出される（Peter Shimkin, MD の厚意による）．

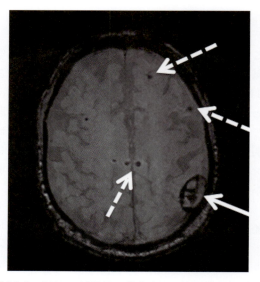

図 32-5 SWI で低信号に描出される出血性黒色腫の脳転移．小さい出血性転移（破線矢印）は均一な低信号だが，大きな転移（実線矢印）は不均一で，出血と充実成分の混在を示している（Peter Shimkin, MD の厚意による）．

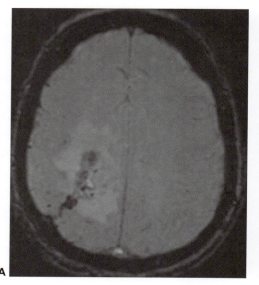
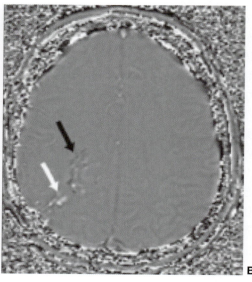

図 32-6 最近生検した grade Ⅲ 乏突起膠腫の SWI（**A**）と位相マップ（**B**）．位相マップに示した高信号（白矢印）は生検後の出血，低信号（黒矢印）は腫瘍内の石灰化である（J Berberat, et al, AJR 2014：202，847-850，AJR より許可を得て掲載）．

反磁性体は位相を遅らせる．Siemens のような左手系のスキャナーでは位相が進むと SWI 位相マップでは高信号，位相が遅れると低信号になる．右手系のスキャナーでは反対である．

定量的磁化率マップ（QSM）

定量的磁化率マップ（quantitative susceptibility mapping：QSM）は，背景磁場の不均一性による位相変化をより完全に除去して磁化率による真の位相変化を正確に描出することにより，ボクセルの信号強度を磁化率に比例させる．この技術はまだ実験段階であるが，これには関心領域の多方向からのスキャン（信号取得が多方向からになるので撮像時間が長くなる）と一方向撮像の"projection onto dipole fields：PDF[†3]"および"morphology-enabled dipole inversion：MEDI[†3]"が含まれる．後者はカルシウムと鉄の鑑別において

SWIの位相画像だけよりも鋭敏であることが示されている．しかし，これが実用的な意味があるかは疑問である．CTで完全な石灰化にみえる多くの病変には鉄が含まれているからである（鉄石灰沈着症　ferrocalcinosis）．

QSMを使用して位相マスクをつくれば，よりよいSWI，すなわち"真のSWI（true SWI）"が生まれる．この画像では，静磁場に対する方向および形態の位相への影響が除外される．

脳における多彩な応用に加えて，SWIは脊髄出血，肝の含鉄結節（siderotic nodule）や前立腺癌の出血や石灰化の検出に利用されている．

Key Points

1. SWIは従来のGRE画像と比較して，磁化率効果に鋭敏で空間分解能も高い．
2. SWIは高周波数通過フィルター（64×64）を使用して，背景磁場の大きな不均一性を除去する．
3. SWIは高分解能位相マスクを強度画像に掛け合わせる．
4. SWIは常磁性デオキシヘモグロビンとヘモジデリンに非常に鋭敏である．
5. SWIは剪断損傷，高血圧性血管障害およびアミロイド血管症による微小出血に非常に鋭敏である．
6. QSMは反磁性のカルシウムと常磁性のヘモジデリンを区別する．

Questions

以下の記述は正しい（T）か，誤り（F）か？

32-1. カルシウムの磁化率は負である．
32-2. 副鼻腔の磁化率効果は空気の磁化率が反磁性だからである．
32-3. ガドリニウムとフェリチンの磁化率は類似している．
32-4. SWIとGREの急性出血検出能は同等である．
32-5. SWIとSWANは異なるメーカーによる同じ技術である．
32-6. QSMはSWIを基にしているが，磁場方向の影響を受けにくい．

[†3] 訳注：興味ある方は次の文献を参照してください．
Liu T, et al. A novel background field removal method for MRI using projection onto dipole fields. NMR in Biomedicine. 2011. 24（9）：1129-1136.
Liu T, et al. Morphology enabled dipole inversion（MEDI）from a single-angle acquisition：comparison with COSMOS in human brain imaging. Magn Reson Med 2011. 66（3）：777-783.

33

MR エラストグラフィ

はじめに

　磁気共鳴エラストグラフィ(magnetic resonance elastography：**MRE**)は Richard Ehman とメイヨークリニックの同僚により 1995 年に考案された．これは**機械的振動発生装置**(通常は**音響ドライバー**)と修正を加えた**位相敏感磁気共鳴イメージング(phase sensitive MRI)パルスシーケンス**を組み合わせて，さまざまな生体組織の**硬さ**を測定する非侵襲的技術である．癌や線維化のような多くの病変は触診で硬度が増しているので，非侵襲的に定量的かつ再現性の高い結果を出す MRE は，病変のフォローに有用である．これまでに MRE の最も有用な応用例は**肝線維化**の評価であるが，これ以外にも他のさまざまな臓器の病変に利用されている．MRE が 1.5 T 装置で施行されるか，3 T で施行されるかということは問題にならない．いずれでも結果は同じはずだからである．

MRE の原理

剪断変形と歪み

　粘弾性軟部組織は，どの方向の外力(ストレス刺激)に対しても同様(等方性)に反応するという仮定に立っている．**ヤング率 E** は圧縮外力と同じ軸方向の変位(歪み[†1])を測定する．**剪断(ずり)弾性率 μ** はストレス刺激ベクトルに対して垂直方向

[†1] 訳注：変位(displacement)の元の長さに対する割合が歪み(strain)．

の変位を定量化し，ヤング率 E とは E＝3μ の関係になる．単純化していえば，四角の上辺に垂直に力をかけて，平行四辺形に変形させるのが剪断変形である．MRE では "剪断硬度" が測定時周波数における μ を表すと考えてよい．

剪断波

　機械的剪断波は軟らかい組織に比べて，硬い組織中をより速く伝播する．剪断波は横波で，硬い組織ほど振幅が小さく，波長が長くなる．剪断波の波長が MRE 画像に描出され，逆問題アルゴリズム，すなわちヘルムホルツ偏微分波動方程式を直接逆問題法で解くことにより，硬度に変換される．

機械的振動発生装置

　機械的振動発生装置(加振装置)は空気圧振動，電磁振動，圧電振動などを利用する．これらは皮膚表面に垂直方向の機械的圧迫を加え，これが組織境界面で**横波の剪断波**に変換される．空気圧加振装置(音響ドライバーともよばれる)は 2 つのパーツで構成されている．ひとつは MRI 対応ではない音響増幅器と大音量スピーカーで，MRI 撮像室の外に設置される．スピーカーの振動が長さ約 25 フィート(7.5 m)のプラスチックの筒を通して円盤状の MRI 対応受動型ドライバーに伝わり，これが患者の関心領域の皮膚表面に取り付けられる．空気圧加振装置の利点は単純で安価なことである．弱点は空気が圧縮されることである．このため，加振による組織の変位を位相敏感傾斜磁場

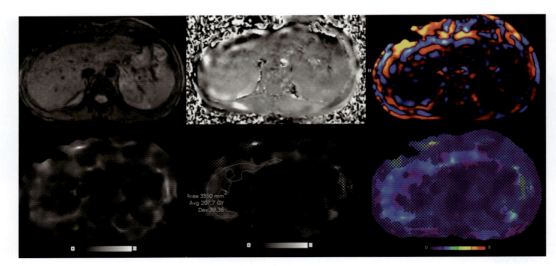

図33-1 健康なボランティアの単スライス2DのGRE-MRE画像．上段左から右へ，強度画像，位相画像，カラー波動画像(グレースケールの波動画像は非表示)．下段左から右へ，グレースケール硬度画像，95％信頼度グレースケール硬度画像，95％信頼度カラー硬度画像．硬度画像の範囲はすべて0〜8 kPaである．95％信頼度硬度画像で斜交線部は信頼性が低いことを示している．95％信頼度グレースケール硬度画像の斜交線部を外して設定した関心領域に硬度がkPaで示される(207.7と表示されているが，このフォーマットでは100で除した2.1 kPaになる)．

(変位エンコード傾斜磁場)を使って位相に変換する際に，特に300 Hzを超えると位相遅延を生じてしまう．電磁加振装置の利点は変位エンコード傾斜磁場との同期が正確なことである．しかし，当然のことながら金属製でMR画像を歪めてしまう．圧電加振装置は，非常に高い周波数領域まで変位エンコード傾斜磁場との同期が正確であるが，たいへん高価である．

MREの臨床応用

肝のMRE

ほとんどの肝MREは，4〜6時間の絶食後に施行される．慢性肝疾患の肝は食後に硬度が増すからである．通常は呼気末期の息止め中に仰臥位で施行され，60 Hzの音響ドライバーを使用する．グラジエントエコー(GRE)，スピンエコー(SE)，定常状態自由歳差運動(SSFP)，あるいはエコープラナーイメージング(EPI)などの従来のパルスシーケンスに加えて，上下方向の位相エンコード傾斜磁場を印加する．GREを基盤とするMREがよく利用されているが，残念ながら肝線維化においては上手くいかない．肝線維化は鉄沈着を伴うことが多いので，T2*短縮により信号雑音比(SNR, S/N)が低下するからである．従来のMRIではSEとSE-EPIが鉄沈着によるT2*短縮の影響を受けにくい．どのような撮像技術を使うかに関わらず，MREの撮像時間は約2分で，肥満患者や腹水のある患者でも施行可能である．GREの場合には，スライス厚10 mmで肝の横断面を4スライス，1スライスを15秒息止めで撮像する．SEは，1スライスを18秒息止めで4スライス撮像する．SE-EPIは13秒の息止め2回で終了する．GREと比較してSE系シーケンスは動きに鈍感なので，SEおよびSE-EPIを使う場合は空気圧(音響)加振装置の振幅を50％増幅する必要がある．

トリガーパルスを印加して，音響ドライバーを変位エンコード傾斜磁場に同期させる．同調変位を確認するために，通常は音響ドライバーと変位エンコード傾斜磁場の間に4〜8種の位相オフセット(位相ずれ)を設定する．変位エンコード傾斜磁場が印加されていると，剪断波によって生じた組織の変位が位相シフトをもたらす．このようにして作成された位相画像が，**キロパスカル**

33章　MRエラストグラフィ　　**405**

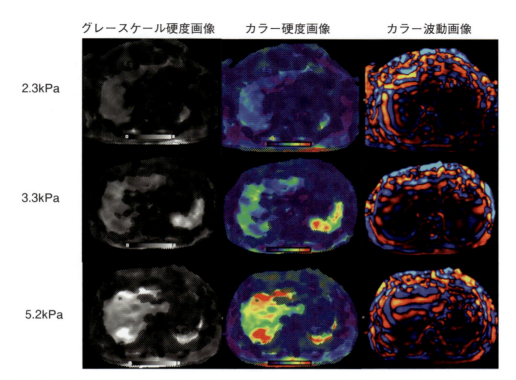

グレースケール硬度画像　　カラー硬度画像　　カラー波動画像

2.3kPa

3.3kPa

5.2kPa

図33-2　非アルコール性脂肪肝3患者の95%信頼度グレースケール硬度画像，95%信頼度カラー硬度画像とカラー波動画像．左に2.3 kPaから5.2kPまでの硬度が示されている．2.3 kPaは脂肪性肝炎や線維化のない脂肪肝，3.3 kPaは軽度の線維化（ステージI/II），5.2 kPaは高度の線維化（ステージIV）および肝硬変に相当する．2.3 kPaから5.2 kPaになるにつれて95%信頼度グレースケール硬度画像では高輝度に，95%信頼度カラー硬度画像では2.3 kPaで青，3.3 kPaで緑，5.2 kPaで黄から赤に変化していることに注目．また，硬度が増すほど波の間隔が広くなる，すなわち波長が長くなっていることにも注意せよ．

(kPa)単位で測定された**硬度画像（stiffness image）**，すなわち"エラストグラム[†2]"に変換される（図33-1）．

　MREは肝の生検結果とよく相関する．しかし，生検にはいくつかの弱点があることに注意するべきである．MREに比べて，生検部位（標本）は肝全体の1/50,000に過ぎず，侵襲的であり，標本抽出誤差を生じやすい．図33-2に脂肪肝（非アルコール性脂肪肝）から軽度の線維化を伴う非アルコール性脂肪性肝炎，高度の線維化を伴う脂肪性肝炎（肝硬変）への進行が示されている．アルコール性肝障害とウイルス性肝炎でも同様の結果が示されている．

[†2] 訳注：エラストグラフィ（elastography）は硬度（弾性率）を画像化する技術や装置，エラストグラム（elastogram）はその画像のこと．

その他の体幹部臨床応用

　MREは肝以外にもさまざまな器官に応用されている．慢性肝疾患で脾の硬度が上昇し，肝の硬度と相関することが示されている．腎への応用では肝腎症候群における腎の硬度低下が示された．乳房では，硬度が上昇することによって正常乳腺組織，良性腫瘤と悪性腫瘍を区別することが見出された．乳房の造影MRIにMREを付加することにより良悪性の鑑別がより正確になるとされる．心臓では拡張不全の疑われる患者に応用され，左心室が堅くなっていることによる剪断波の振幅低下が示された．

脳におけるSII

　髄膜腫や神経鞘腫のような脳実質外腫瘍と，これに接する脳実質との癒着を評価するのにMRE

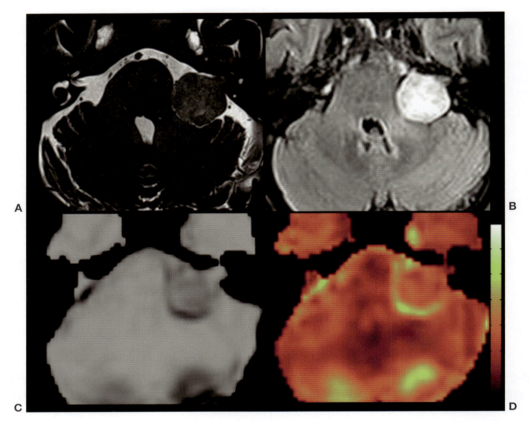

図33-3 SII(slip-interface imaging). この左前庭神経鞘腫では, T2強調像(A)とFLAIR(B)が脳脊髄液(CSF)で満たされた明らかな間隙を示している. これはSII(C)で腫瘍・脳実質境界の低信号剪断線として, OSS画像(D)では腫瘍を取り巻く高信号帯として確認される. (Yin Z, Glaser KJ, Manduca A, et. al. Slip-interface imaging predicts tumor-brain adhesion in vestibular schwannomas. Radiology 2015；277(2)：507-517. から許可を得て掲載)

が応用されている. 癒着があれば手術の難易度が高くなるからである. ここでは頭部の下に空気圧枕ドライバーが置かれる. この撮像はSII(slip-interface imaging 境界滑脱画像)とよばれ, 手術結果とよく相関している. SIIの最新版であるOSS(octahedral shear strain 八面体剪断歪み)画像はさらに高い手術所見との相関を示している. 図33-3は左前庭神経鞘腫と隣接する脳実質の境界に明らかな間隙が示されている. 対照的に図33-4の右前庭神経鞘腫と小脳の境界に間隙は認められない.

33章　MRエラストグラフィ　407

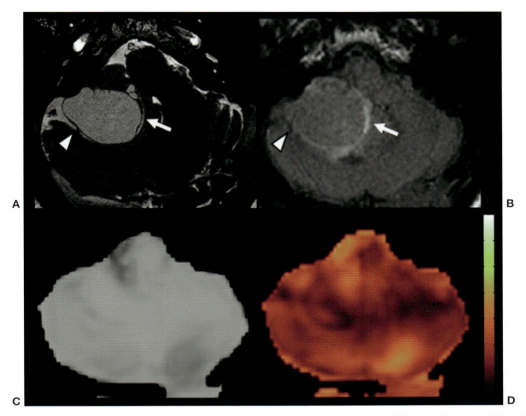

図33-4　SII．この右前庭神経鞘腫（→）では，T2強調像（A）とFLAIR（B）のCSF間隙が不明瞭で（▶）評価は困難だが，SII（C）での境界低信号剪断線も，OSS画像（D）での高信号帯も認められない．手術では腫瘍と小脳は完全に癒着していた．（Yin Z, Glaser KJ, Manduca A, et. al. Slip-interface imaging predicts tumor-brain adhesion in vestibular schwannomas. Radiology 2015；277(2)：507-517. から許可を得て掲載）

Key Points

1. MREは定量的MRI技術により触診を画像で再現する．
2. MRIには**機械的加振装置**が必要で，空気圧振動，電磁振動，圧電振動などを利用する．MRIには，組織の変位による位相シフトをエンコードする傾斜磁場を加えた2分程度のパルスシーケンスが必要である．
3. MREには，位相ならびに強度画像を**定量的硬度測定値**を示すエラストグラムに変換する後処理が必要である．
4. MREの多くは肝疾患に利用されているが，変形する臓器であればどこでも応用可能である．
5. 慢性肝疾患は鉄沈着により信号雑音比（S/N）を低下させるので，GRE-MREよりSE-MREのほうが良好である．

408　PartⅢ　最新撮像法

Questions

以下の記述は正しい(T)か, 誤り(F)か?

33-1. MRE が可能なのは3Tのみである.

33-2. MRE は GRE, SE, EPI を利用して施行できる.

33-3. 拡張不全患者の左心室 MRE は剪断波の振幅増加を示す.

33-4. 脂肪肝の進行は MRE での硬度上昇で特徴づけられる.

33-5. 脳実質と実質外腫瘍の癒着の有無の鑑別において SII の信頼性は高い.

34

緩和時間測定法（T1，T2，T2*）

はじめに

　MRIはほとんどの場合，さまざまな解剖構造が示す異なった信号強度を認識する視覚に基づく定性的な画像分析である．これは各解剖構造の基本的特性であるT1，T2（これらの強調度はパルスシーケンスにより異なるが）を間接的に評価することになる．しかし，理想的な病態評価には定性的および定量的方法が必要である．各ピクセル/ボクセルの組織T1，T2，T2*時間の定量化は画期的に進歩してきた．この研究領域を総称する用語は **MR 緩和時間測定法**（MR relaxometry）である．

　MR緩和時間測定法は各ピクセルの実際のT1，T2，T2*時間を決定することであり，**T1，T2，T2*マッピング**ともよばれる．これらの測定シーケンスの基本は，T2，T2*時間測定ではエコー時間（TE）を，T1時間測定では反転時間（あるいは飽和時間）を変化させることである．これらを変化させると，コントラストと信号強度が異なる複数の画像が得られる（**図 34-1 A，34-2 A**）．これらの画像において各ピクセルの信号強度が同時に記録されて，FOV（撮像野）全体のピクセル値が画像化される．定型にしたがって，これらから曲線を導き出して，各ピクセルのT1，T2，T2*時間を算出する（**図 34-1 B，34-2 B**）．通常は，前もって関心領域を設定すると，緩和時間の平均値が表示される．さらにカラーマップを使って，組織間の差を定性的に示すこともできる（**図 34-1 C，34-2 C，D**）．造影剤を使わない画像での緩和時間を**原**

(native)T1，T2，T2*時間とよぶ．これに対し，T1時間マッピングではT1時間を短縮する造影剤を使用することがある．現在のところ，これは心臓組織の細胞外液量測定や軟骨変性の評価に利用されている．定性的分析に定量的分析を加えることにより，臨床的な正確性，再現性の向上と感度上昇がもたらされる．MR緩和時間測定法は臨床上の意思決定およびMRI臨床研究の統計的評価に役立つ．

T2，T2*時間

　グラジエントエコー（GRE）法によるT2*マッピングも，マルチエコースピンエコー（MSE）法によるT2マッピングもTEを変化させて施行し，さらにグラフ化される（**図34-1**）．データを単指数減衰曲線にプロットしてT2，T2*時間を算出する（数式34-1，34-2）．これらが数式4-2に類似していることに注意してほしい．理想的な曲線を描くためには，組織のT2，T2*時間の範囲を予測して，最短のTEを含めてTEを選択する必要がある．

　T2*の数式

$$S(t) = S_0 \exp(-t/T2^*) \quad （数式 34-1）$$

ここで，S_0は最初の信号強度，$S(t)$はTEがtのときの信号強度で，T2*は減衰定数である．

　T2の数式（MSE使用）

$$S(t) = S_0 \exp(-t/T2) + B \quad （数式 34-2）$$

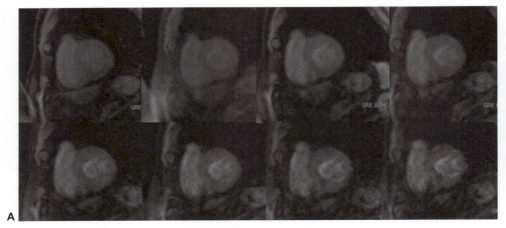

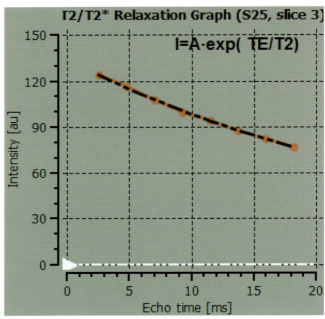

図34-1 正常なT2*時間を示す心臓MRI．A：TEを変化させたT2*強調心臓短軸像（**上段左**から**右**へ：TE＝2.59/4.82/7.05/9.28 ms，**下段左**から**右**へ：TE＝11.51/13.74/15.97/18.20 ms，すべてTR＝200 ms）．B：心室隔壁に設定した関心領域の平均信号強度の単指数曲線フィット．各TEにおける信号強度が，大きいほうのオレンジ点で曲線上に示されている．図4-13の曲線に類似していることに注目．C：局所の相対的なT2*時間を示すT2*カラーマップ．

ここで，S_0は最初の信号強度，$S(t)$はTEがtのときの信号強度で，T2は減衰定数である．BはTEの長いパルスシーケンスでも雑音のために信号が0に減衰しないことを考慮した定数項である．
　MSEによるT2測定パルスシーケンスは撮像時間が長いため，T2強調予備パルスを付加した定常状態自由歳差運動（SSFP）パルスシーケンスが考案された．これは元になるSSFPシーケンスの前に，90°—180°RFパルスとこれに続く180°—（−90°）RFパルスを付加したシーケンスである．最初の90°—180°RFパルスで縦磁化をまず横（x-y）平面に倒してからスピンを再収束させる．ここでさまざまな時間（T2強調予備時間）を与えたのちに180°—（−90°）RFパルスを印加し，T2緩和

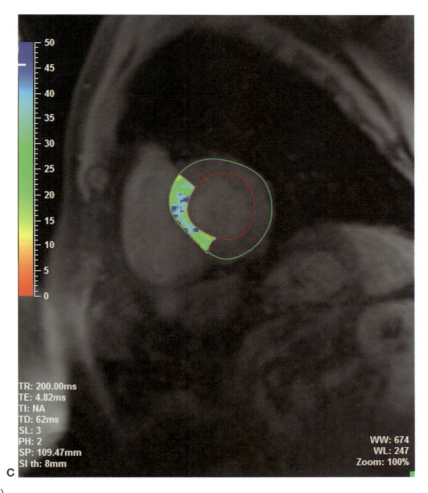

図 34-1（続き）

後に残存する横磁化を再収束して縦(z)方向に戻す．これによって，SSFP シーケンスが有する T1 強調成分(SSFP は T2/T1 強調であることを思い出せ)を最小化し，強い T2 強調シーケンスになる．GRE による T2*測定と MSE による T2 測定がともに TE を変化させるのとは対照的に，このパルスシーケンスは 180°RF パルス間の時間を変化させる．T2 時間算出法は，T2 強調予備パルスの性質を考慮して少し異なってくる(数式 34-3)．これはかなりの高速シーケンスで心臓イメージングにも使える．

T2 の数式(T2 強調予備パルス付加 SSFP 使用)

$$S(x, y) = M_0(x, y)\exp(-TE_{T2p}/T2(x, y))$$

(数式 34-3)

ここで，$S(x, y)$ は信号強度，$M_0(x, y)$ は平衡磁化や局所受信コイル感度などを含む総括的パラメータ，TE_{T2p} は T2 強調予備時間である．対数変換後に線形 2 パラメータモデルを使って数式 34-3 をフィットさせる．

臨床応用

T2*時間は鉄沈着状態で重要である〔ヘモクロマトーシスやサラセミア(地中海貧血)における肝臓や心臓の評価など〕．また鉄沈着は多くの慢性肝疾患にみられ，T2*時間は重要である．T2*

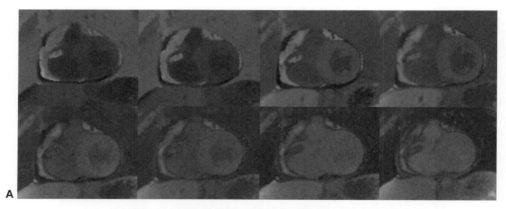

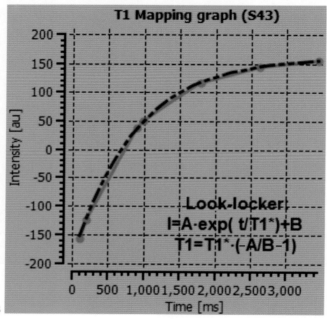

図34-2　ストレス心筋症（たこつぼ型）の高齢女性の心臓MRI．**A**：反転時間（TI）を変化させたIR-SSFP（MOLLI）心臓短軸像（**上段左**から**右**へ：TI＝112/192/902/992 ms，**下段左**から**右**へ：TI＝1780/1790/2615/3452 ms）．最初の180°反転パルス後に5画像（TI＝112/902/1780/2615/3452 ms）を撮像し，3心拍（R-R）後に次の180°反転パルスを印加して残り3画像（TI＝192/992/1790 ms）を撮像した．**B**：関心領域の平均信号強度の最善曲線フィット．各TIにおける信号強度が灰色の点で曲線上に示されている．図7-5の曲線に類似していることに注目．数式34-5と異なる数式で表現されているが同等である．**C**：局所の相対的なT1時間を示すT1カラーマップ．**D**：同じ患者のさらに心尖側のT1カラーマップ．緑が減って青が多くなり，浮腫によるT1時間延長を示している（シネ画像で心尖のバルーニングがみられたが非提示）．

シーケンスは鉄沈着に鋭敏で撮像時間も短いので，一般にT2シーケンスより好まれる．鉄含有量が増加するとT2*時間は短縮するので，しばしばT2*時間を逆数にして（単位はヘルツ），**R2***という用語が使われる．これは信号減衰速度（緩和速度）を表し，鉄沈着量と正に相関する．T2*シーケンスは心筋梗塞における出血（T2*時間短縮）や軟骨画像（T2*時間延長）にも利用される．最後になるが造影剤は通常使わない．ガドリニウムのT2，T2*短縮効果により，T2*時間が人為的に短く算出されるからである．

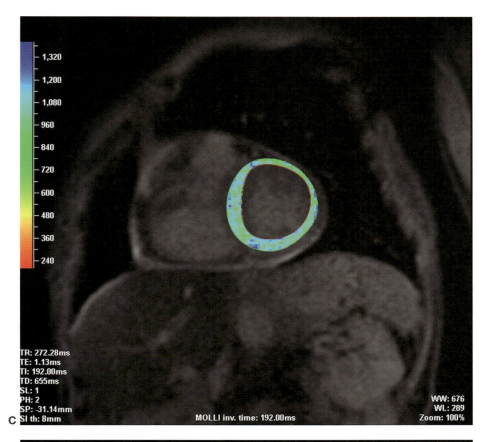

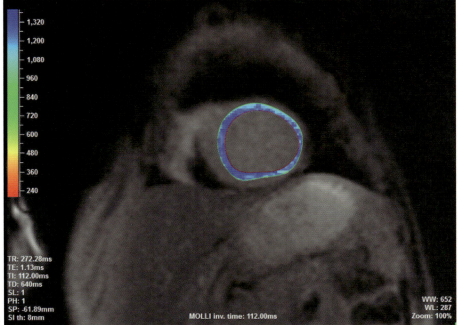

図 34-2(続き)

T1 時間

　T1 時間測定は，変数も元になるパルスシーケンスも T2, T2* 時間測定とは異なる．変数は元パルスシーケンスの反転時間が通常使われる（飽和パルスを使って飽和回復時間を，あるいはフリップ角を変数とすることもある）．反転時間を変えるとコントラストの異なる複数の画像が得られる（**図 34-2 A**）．元パルスシーケンスはスピンエコー（SE）か SSFP である．T2, T2* 測定と似ているが異なった数式を使う（数式 34-4, 34-5）．すなわち，信号強度を評価し，異なった反転時間の信号強度を比較して最良の曲線フィッティングを行って，T1 時間を算出する（**図 34-2 B**）．数式 34-4 が数式 4-1 に類似していることに注意してほしい．

　T1 の数式

$$S(t) = A - B \cdot \exp(-t/T1)$$

（数式 34-4）

ここで A と B は平衡磁化と予備パルス（反転回復か飽和回復か）に関係するフィッティングパラメータ，t は反転時間（TI）または飽和時間（飽和パルス後の時間）である．

　T1 の数式〔反転回復 SSFP（IR-SSFP）〕

$$S(t) = A - B \cdot \exp(-t/T1^*)$$
$$T1 = T1^* \times (B/A - 1)$$

（数式 34-5）

ここで A と B は平衡磁化と予備パルスに関係するフィッティングパラメータ，t は反転時間（TI），T1* は見かけの T1 緩和時間で，T1 が T1 緩和時間である．

　T1 時間測定にはさまざまな元パルスシーケンスが使われているが，それぞれに長所短所がある．最初に使用されたのは反転回復スピンエコー（IR-SE）であるが，撮像時間が長い．現在は心臓に応用されることが多いので高速撮像の必要性が高まり，高速撮像技術が研究されてきた．現在最も利用されているのは IR-SSFP シーケンスで，TI を変化させた複数画像が 1 回の息止めで撮像される．SSFP 画像は純粋な T1 強調像ではないので，最初に算出されるのは T1* 時間とみなされる．これに後処理ソフトウェアを使って修正項を掛け合わせて真の T1 時間を近似する．modified Look-Locker[†] inversion recovery（MOLLI）や shortened MOLLI（ShMOLLI）とよばれている IR-SSFP シーケンスは，一般的に再現性と精度に優れ，アーチファクト抵抗性が高い．一方，T1 時間の絶対的正確性は飽和回復 SSFP（SR-SSFP）のほうが高い．3 方法ともに 9〜11 心拍で撮像は終了する．

臨床応用

　造影前の原 T1 時間と造影後 T1 時間はさまざまな心疾患の評価に応用されている．浸潤性疾患（アミロイドーシスなど）や心筋症（心筋炎など）のようなびまん性心疾患の検出において特に有用性が高い．また，瘢痕のような局所病変の検出にも T1 マップは有用である．総じて病変は T1 延長を示す（**図 34-2 C, D**）が，例外的に常磁性体と脂肪沈着部位は T1 短縮となる（たとえばヘモクロマトーシスにおける鉄沈着や Anderson-Fabry 病における脂肪沈着）．さらに，造影画像を患者のヘマトクリット（Hct）と組み合わせれば細胞外液量（ECV）を算出でき（数式 34-6），びまん性心筋症のマーカーになる．ECV が増加するとガドリニウムの分布容積が増えるので，組織の T1 短縮がより大きくなり，血液に対する相対的な緩和速度上昇が大きくなる．

　ECV の数式

$$ECV = (\Delta R1_t / \Delta R1_b)(1 - Hct)$$ （数式 34-6）

ここで $\Delta R1_t$, $\Delta R1_b$ は，それぞれ組織ならびに血液における造影前後の T1 緩和速度（R1＝1/T1）の差（短縮分）である．

　また，ガドリニウム造影 MRI 遅延像を使った造影後 T1 マップを作成して，軟骨変性の評価が行われる．負に帯電しているガドリニウムキレートは変性した軟骨に結びつき，負に帯電したグリコアミノグリカン（正常軟骨には高密度に存在する）を追い出す．したがって，変性軟骨の T1 時間は正常軟骨より短縮するはずである．

---

† 訳注：Look と Locker は開発者の名前．Look DC, Locker DR. Time saving in measurement of NMR and EPR relaxation times. Rev Sci Instrum 1970；41：250-251 参照．

Key Points

1. T1，T2，T2*時間測定法は **T1，T2，T2* マッピング**あるいは **MR 緩和時間測定法**とよばれる．

2. マルチエコーシーケンスを使う T2*マッピングは鉄沈着に関連する疾患に好まれる．

3. T2 マッピングは MSE か T2 強調 SSFP シーケンスを使う．

4. T1 マッピングは IR-SSFP か SR-SSFP シーケンスを使う．

5. 総じて病変は T1，T2，T2*時間を延長させるが，鉄沈着に関連する疾患は例外である．

6. 心臓ならびに軟骨の造影後 T1 マッピングでは，異常組織内のガドリニウム濃度が高くなり，相対的に T1 緩和速度が上昇し，T1 緩和時間が短縮する．

Questions

34-1. 次の記述は正しい(T)か，誤り(F)か？
心臓病変のほとんどは T1 が延長する．

34-2. 心臓 T1 マッピングで使用するのは？

    a) T1 MSE

    b) T2 強調 SSFP

    c) マルチエコー T2*GRE

    d) IR-SSFP

34-3. 次の記述は正しい(T)か，誤り(F)か？
鉄沈着は T1 時間と T2*時間の両方を変化させる．

34-4. 次の記述は正しい(T)か，誤り(F)か？
IR-SSFP が直接算出する T1 時間に修正は必要ない．

34-5. 細胞外液量(ECV)測定に必要なのは？

    a) 造影前 T1 時間

    b) 造影後 T1 時間

    c) ヘマトクリット

    d) 上記のすべて

35 体動補正

PROPELLER/BLADE/MultiVane XD

　PROPELLER(periodically rotated overlapping parallel lines with enhanced reconstruction；GE), **BLADE**(Siemens)および**MultiVane XD**(Philips)は似かよった体動補正技術で，最大でk空間の32行をカバーする"ブレード〔blade(刃)〕"とよばれる長方形をk空間上で回転させて放射状にスキャンする．各行の撮像パルスシーケンスはFSE/TSE(高速スピンエコー)である．各ブレードの信号取得時における体動を除去するために，k空間の中心を再調整する(図35-1)．この放射状スキャンはk空間の中心部を繰り返しスキャンするので，信号雑音比も向上する．パルスシーケンスはFSE/TSEなので，拡散強調画像(DWI)のようなエコープラナー法(EPI)を使う撮像法と比較して，磁化率アーチファクトに対する感受性が低い．反磁性磁化率アーチファクトのためにEPI-DWI画像が劣化する頭蓋底部で，この

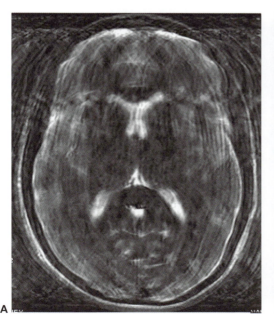 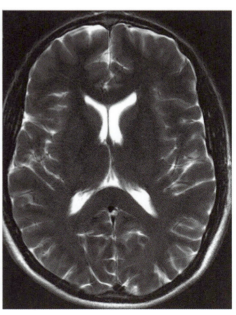

図35-1　断続的に意図的な体動をボランティアにさせたときのFSE T2強調(A)とPROPELLER-FSE(B)の比較．PROPELLERではきれいにアーチファクトが除去されている(Emanuel Kanal, MDの厚意による)．

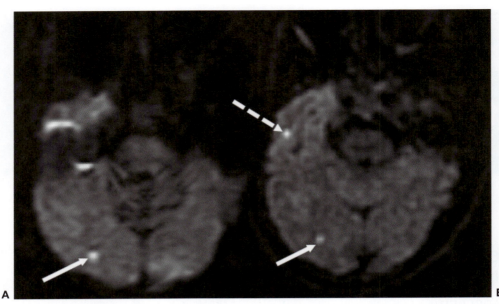

図35-2 急性脳梗塞疑い患者のEPI-DWI(A)とPROPELLER-FSE-DWI(B)の比較．右後頭葉の小梗塞(実線矢印)はEPI-DWIで明瞭に描出されているが，PROPELLER-FSE-DWIでは体動補正により辺縁がより鮮明である．EPI-DWIでは側頭骨内の空気により右前側頭葉が歪んで小梗塞は確認されないが，PROPELLER-FSE-DWIでは明瞭に描出されている(破線矢印)．これは，EPIと比較してFSEが反磁性磁化率アーチファクトに対する感受性が低いことを反映している．FSEの唯一の問題点はEPIと比較して撮像時間が長いことである(Emanuel Kanal, MDの厚意による)．

差が目立ち，この体動補正法は小さな梗塞に対する感度が高い(図35-2)．唯一の欠点は体動補正なしの撮像法と比較して撮像時間が長くなることである．DWIの場合，EPI-DWIの撮像時間が40秒なのに対してPROPELLER-FSE-DWI(パラレルイメージングなし)は2分20秒と長くなる．

PROMO

PROMO(PROspective MOtion correction；GE)は新しい技術で，画像自体あるいはパルスシーケンスの不活時間に印加するナビゲータパルスを使って患者頭部の位置を実時間で追跡する．頭部の位置に基づいて実時間で断層面を調整することにより体動を補正する．これにより断層面に対して頭部が常に相対的に同じ位置になり，体動アーチファクトが除去される(図35-3)．

Auto-Align(AA)

体動補正といえば撮像時間程度の短時間の動きを通常は想定するが，今回と次回の撮像間隔という長い時間での動きもある．次回の断層面の位置や角度が今回と異なっていると比較が困難になる．常に同じ断層面を撮像する方法のひとつがAuto-Align(AA；SiemensがCorTechs Labsから特許取得)である．断層面を指定する前に，実時間で脳を図譜に基づいて区域分けする方法で，撮像時間の延長はない．AAは同一患者のフォローアップに有用である．たとえば，多形性膠芽腫が実際に増大したのか，それともAAなしで異なった断層面が撮像されているために大きくみえるだけなのかを区別できる．住民すべてを同じ断層面で撮像して，脳内のさまざまな解剖構造の体積を標準化するMR形態計測法も有用である．

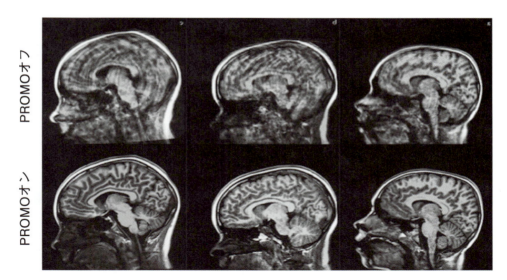

図 35-3　体動のある小児脳の矢状断像．体動アーチファクトが目立つ（**上段**）が，PROMO を使用すると体動アーチファクトが除去される（**下段**）．パルスシーケンスの不活時間に頭部の位置を決めるので，PROMO を使用しても撮像時間は延長しない（Nate White, PhD および Anders Dale, PhD の厚意による）．

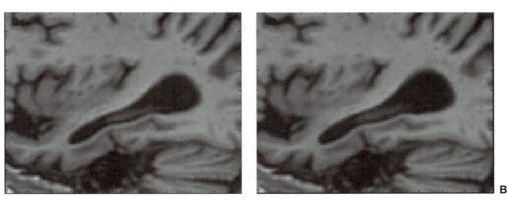

図 35-4　常に同じ断層面が得られる Auto-Align 画像は，高齢者の側頭角を 6 か月間隔で比較できる．最初の画像（**A**）と比較して，6 か月後のフォローアップ（**B**）では側頭角がわずかに拡大している．側頭角の体積絶対値と体積変化によって，正常加齢，軽度認知障害とアルツハイマー病の可能性を予測できる（James Brewer, MD, PhD の厚意による）．

MR 形態計測法

　脳の **MR 形態計測法**（MR morphometry）は通常，等方性空間分解能 1 mm の強い T1 強調像〔MP-RAGE（magnetization prepared rapid acquisition gradient echo），IR-SPGR（inversion recovery spoiled gradient recalled echo）など〕を使う．等方性とは 3 次元空間で 3 方向に同じ性質を有するという意味で，ここでは断層面内の空間分解能が 1 mm で断層厚も 1 mm ということになる．脳のさまざまな解剖構造の体積を算出するために，画像は自動的に区分けされる．たとえば側脳室側頭角の体積を算出して年齢の関数とすることにより，海馬の体積減少量を評価する．これにより正常加齢，軽度認知障害（MCI）とアルツハイマー病（AD）を区別できる（**図 35-4**）．1 回の検査である程度の正確性が得られる．6 か月間隔の 2 回の検査でさらに正確性が増す（**図 35-5**）．2 回の

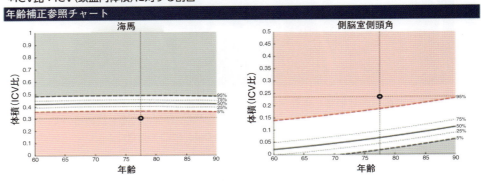

図35-5 NeuroQuantの読み出し．側脳室側頭角体積の同年齢百分位数はアルツハイマー病（AD）を示唆する99である．図に示す海馬と側脳室側頭角の数値は参照用で，診断目的の米国食品医薬局（FDA）の審査も承認も得ていない（James Brewer, MD, PhDの厚意による）．

検査に腰椎穿刺によるタウ蛋白質測定を加えることにより一段と正確性が上昇する．このMR形態計測法パッケージはすべてのMR装置用にNeuroQuant（CorTechs Labs）として市販されている．

Key Points

1. PROPELLER，BLADEとMultiVane XDは，k空間を放射状にスキャンし，各ブレードがk空間の中心で重なることにより，体動アーチファクトを除去する．
2. PROPELLER，BLADEとMultiVane XDのブレードは最大でk空間の32行をカバーし，パルスシーケンスはFSEを基本とする．
3. 通常のEPI-DWIと比較して，PROPELLER-FSE-DWIは体動と頭蓋底の反磁性磁化率アーチファクトに対する感受性は低いが，撮像時間は長い．
4. PROMOは頭部の位置を実時間で追跡して頭部が動いても断層面を修正する．これにより撮像時間の延長なしで体動アーチファクトが除去される．
5. Auto-Alignは図譜と比較して常に同じ断層面を撮像するので，同一患者の次回（あるいは前回）の検査と正確に比較できるし，多数の患者を比較することもできる．
6. MR形態計測法（たとえばNeuroQuant）は特定の脳構造の体積を年齢補正した正常コントロールと比較して，標準脳からの偏位を百分位数（パーセンタイル）で示すことができる．たとえば側脳室側頭角の体積（海馬の体積と逆相関する）計測が正常加齢，軽度認知障害（MCI）とアルツハイマー病（AD）の区別

に使われる.

Questions

以下の記述は正しい(T)か,誤り(F)か?

35-1. PROMO は PROPELLER より時間を要しない.

35-2. Auto-Align は常に同じ断層面を撮像するので,次回の検査と比較できるし,多数の患者を比較することもできる.

35-3. 多人数の脳構造体積計測を分析すれば,正常加齢,軽度認知障害(MCI)とアルツハイマー病(AD)を明確に区別できる.

35-4. PROPELLER と BLADE は k 空間を直交座標でスキャンする.

35-5. 可能であれば体動のあるすべての患者に PROMO を使用すべきである.

36 制限拡散スペクトル画像（RSI）

制限拡散スペクトル画像

　最初の拡散画像は，拡散強調画像（diffusion weighted imaging：DWI）で制限拡散が対象である．第2の拡散画像は拡散テンソル画像（diffusion tensor imaging：DTI）で拡散方向を表示したが，同一ボクセル内で交差する神経線維を区別できなかった．次の拡散画像は拡散スペクトル画像（diffusion spectrum imaging：DSI）で，同一ボクセル内で交差する神経線維を区別できたが，臨床利用には撮像時間が長すぎた．

　最新の拡散画像が**制限拡散スペクトル画像**（restriction spectrum imaging：RSI）で，複数のb値と複数の拡散時間を用いて，拡散が基本的に球状（たとえば癌細胞内）か，直線状（たとえば軸索間）かを決定する．

　RSIは多形性膠芽腫（GBM）のような高グレード中枢神経腫瘍の最初の診断（**図36-1**）および治療効果判定に有用である．RSIは浮腫に敏感では

ないので，神経線維（伝導）路がDTIより良好に描出される（**図36-2**）．再発したGBMに広く使用される強力な抗血管新生薬であるアバスチン（bevacizumab）治療においては，造影増強効果やFLAIRにおける高信号といった基本的な画像所見は"偽レスポンス"現象のため，バイオマーカーとしては使えない（**図36-3**）．しかしRSIは腫瘍の細胞密度を示すバイオマーカーとなり，偽レスポンスと真のレスポンスの区別に有用である．

　RSIはまた前立腺癌疑いの患者にも有用である．RSIは従来のDWIよりも明瞭に癌を描出し，通常のDWI画像を劣化させるEPI特有の歪みも最小限に抑えられる[†1]．脳と同様に，高グレード前立腺腺癌のような腫瘍部を球状制限拡散領域として描出する（**図36-4**）．さらに，RSI z-score[†2]すなわち"細胞密度インデックス"は，前立腺癌の悪性度を病理学的に決定する方法であるグリソンスコア（Gleason score）と粗くではあるが相関する（**図36-5**）．

[†1] 訳注：RSIの基本パルスシーケンスはスピンエコー系のEPI（SE-EPI）である．
[†2] 訳注：RSI z-scoreは平均値から標準偏差何個分離れているかを示す値．

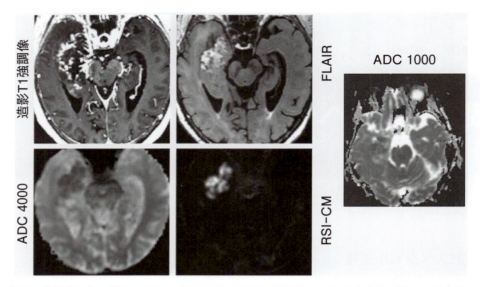

図 36-1　右側頭葉腫瘍は高 b 値 ADC マップ（b＝4000）でみえるが，その信号強度絶対値は正常白質と比較してやや低い程度である．制限拡散スペクトル画像細胞密度マップ（RSI-CM）を b 値 1000 の ADC マップと比較すると腫瘍の顕著さに大きな差がある（Niky Farid, MD と Anders Dale, PhD の厚意による）．

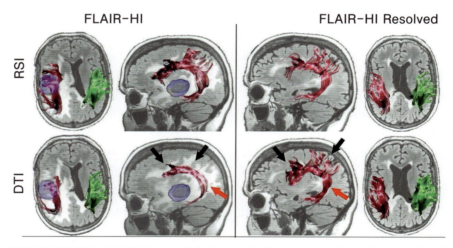

図 36-2　右側頭葉多形性膠芽腫（GBM）の 58 歳女性の治療前後の FLAIR 画像に投影した上縦束神経線維路画像．左側は治療前の RSI および DTI から作成された，FLAIR 画像で高信号を示す領域（FLAIR-HI）の神経線維路で，右側は FLAIR 画像の高信号がほとんど消退したあと（FLAIR-HI Resolved）に同様に作成した神経線維路である．治療前後の同側（赤）と反対側（緑）の上縦束が FLAIR 横断像と矢状断像に重ねて表示されている．術前画像（左側）には GBM が青で表示されている．黒矢印で示す前頭葉と頭頂葉の上縦束は DTI では FLAIR-HI 領域に消えてしまう．赤矢印で示す側頭葉の上縦束は DTI では微かにみえるのみ（左下段）だが，RSI では明瞭に認められる（左上段）．いったん FLAIR-HI が解消されると，これらの神経線維路は DTI でも明瞭になる（右下段）（McDonald CR, White NS, Farid N, et al. Recovery of white matter tracts in regions of peritumoral FLAIR Hyperintensity with use of restriction spectrum imaging. Am J Neuroradiol. 2013；34(6)：1157. Doi10,3174/ajnr.A3372. から許可を得て転載）．

36章　制限拡散スペクトル画像（RSI）　**425**

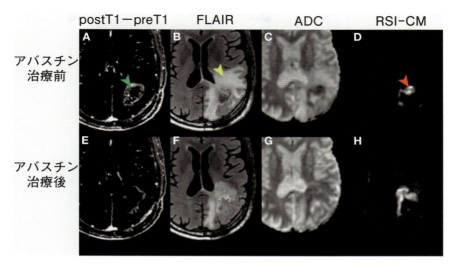

図36-3　アバスチン（bevacizumab）治療の偽レスポンス症例の治療前（上段）と治療後（下段）．T1強調像の造影増強効果（A, E）とFLAIRにおける高信号（B, F）は治療後明らかに減少している．治療前後のADC（C, G）と比較して，RSIの制限拡散領域（D, H）はより目立つが，治療後のADCの腫瘍部信号強度は正常白質と同様である．このようにRSIは高い細胞密度に伴う制限拡散領域を明瞭に描出するだけでなく，抗血管新生薬治療においては，ADCと比較してより信頼性の高いバイオマーカーを提供する（Kothari PD, White NS, Farid N, et al. Longitudinal restriction spectrum imaging is resistant to pseudoresponse in patients with high-grade-gliomas treated with bevacizumab. Am J Neuroradiol. 2013；34(9)：1752. Doi10,3174/ajnr.A3506. から許可を得て転載）．

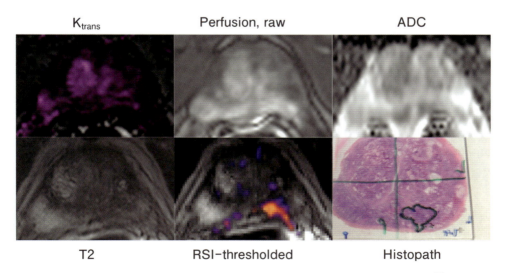

図36-4　グリソンスコア7の前立腺癌．ダイナミック造影MRI（DCE）から得られたK_{trans}[†3]，ダイナミック磁化率コントラスト（DSC）による灌流画像（perfusion, raw），およびDWI（b＝1000）によるADCマップは正常．T2強調像（T2）の左下部は疑わしい程度（術前の読影は正常であった）．RSIは明確に陽性（橙色）で病理組織像とよく相関する（David Karow, MD, PhDとAnders Dale, PhDの厚意による）．

---

†3 訳注：K_{trans}は造影剤の血管内から血管外細胞外腔への移行速度定数．

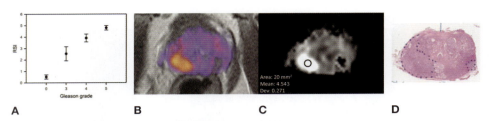

図 36-5 A：グリソンスコアと RSI 細胞密度インデックスの相関．正常（グリソンスコア 0）/インデックス 0-1.5；スコア 3/インデックス 1.5-3；4/3-4.5；5/ >4.5．B：RSI 細胞密度カラーマップ．C：RSI 細胞密度グレースケールマップ．関心領域の RSI 細胞密度インデックスが表示されている．D：該当する病理組織標本．腫瘍の輪郭を青破線で示す．（Brunsing RL, Schenker-Ahmed NM, White NS, et al. Restriction spectrum imaging：an evolving imaging biomarker in prostate MRI. J Magn Reson Imaging 2017；45(2)323-336. Doi：10.1002/jmri. 25419）

Key Points

1. RSI が従来の DWI や DTI と異なるのは，拡散が球状か直線状かを示すことであり，球状拡散は腫瘍を示すことが多い．
2. T2 強調像，DWI，ダイナミック造影 MRI が正常でも，RSI は前立腺癌を描出できる．
3. 前立腺の RSI z-score すなわち"細胞密度インデックス"は，前立腺癌の悪性度の指標であるグリソンスコア（Gleason score）と相関する．
4. 多形性膠芽腫のアバスチン治療後に FLAIR が浮腫の減少を，造影 T1 強調像が造影効果減少を示しても（これは"偽レスポンス"として知られている），RSI は腫瘍の増大（縮小ではない）を表す球状拡散の増加を示すことができる．

Questions

以下の記述は正しい(T)か，誤り(F)か？

36-1. 多形性膠芽腫のアバスチン治療レスポンスを RSI は造影 T1 強調像より正確に評価する．

36-2. 血管性浮腫が存在する部位では，RSI より DTI のほうが神経線維路をよりよく描出する．

36-3. 治療前の多形性膠芽腫の検出は，RSI より b 値 4000 の DWI の感度がより高い．

36-4. RSI は，ほかのすべての MRI 検査が正常であっても前立腺癌を検出できる．

36-5. RSI z-score すなわち細胞密度インデックスをみれば，生検なしでおよそのグリソンスコアを想定できる．

Part

IV

MR の安全性

37

MR の安全性（一般事項）

はじめに

技術は進歩し続け，磁気共鳴イメージング（MRI）の医学分野における役割は増え続けている．装置の技術工学，パルスシーケンスのプログラミングおよび画像処理の進歩により，MRI は迅速で臨床的に有用，費用対効果が高く手軽に受けられる検査になってきた．MRI を安全に施行するには，MRI の基本を理解することが必須である．この章は個々の事象を網羅することではなく，基本事項を理解するための枠組みである．詳細については米国放射線科専門医会（ACR），米国食品医薬局（FDA），詳細かつ最新の安全指針に関する合同委員会などの政府機関や専門団体に問い合わせてほしい．機器メーカーもまた，各機器に特有な注意事項を刊行している．指針や規則はすべてを網羅しているわけではないが，ここで述べる安全性のリスクを軽減するように定められている．

安全性のリスクは，MRI 装置の三大構成要素である静磁場，時間的に変化する磁場（傾斜磁場）とラジオ波（RF）エネルギーに分けて考えることができる．

静磁場

磁場はファラデーの電磁誘導にしたがって，コイルに電気を流すことにより形成される．高磁場の臨床 MRI 装置には大電流が必要で，これには抵抗の低いニオブチタンのような超伝導材料が必須である．この超伝導コイルは液体ヘリウム（4.2 K）のような冷却剤によって超低温に保たれる．低磁場の MRI 装置は永久磁石や常伝導磁石を使用できる．最近の高磁場臨床装置は 1.0～3.0 T であるが，研究用装置はさらに高磁場で 11.8 T にも及ぶ．

生物学的効果

この課題については精力的に研究されているが，臨床装置で使用される静磁場に短期間さらされる程度では，有害な生物学的効果は報告されていない．嘔気，眩暈，金属性味覚，閃光といった可逆性感覚異常を訴える患者はいるが，これらは臨床利用を超えた高磁場で生じた一過性のものであった．FDA は，8.0 T までの静磁場は成人に有意な影響を与えないとしている．

注目しておきたい可逆的生物学的効果に**磁気流体力学効果**（magnetohydrodynamic effect）がある．これは磁場を移動する血液が血管内に小さな電位を生じることである．この効果は血流速度，静磁場強度，血管径，および静磁場方向に対する血管の角度に依存する．T 波のときに血流量が最大になるので，このときに電位も最高になる．最大静磁場で誘導電圧が 40 mV（理論的に不整脈を生じる心筋脱分極の閾値）を超える理論的リスクがある．

牽引力と回転力

この 2 つの力は磁場内のすべての強磁性体に働く．力の強さは，物体の質量，強磁性体含有量と磁場内での位置と方向に依存する．**牽引力**（translational force）は磁場内で空間的磁場勾配が最大

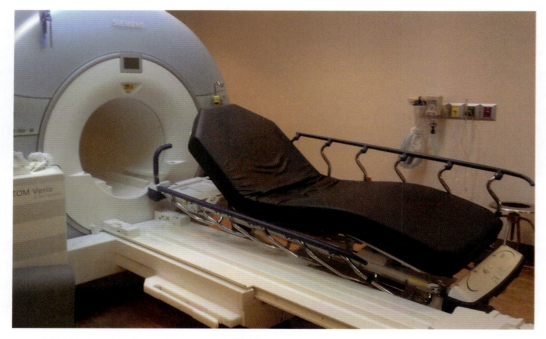

図 37-1 主磁場からの空間的磁場勾配による直線噴射状牽引力すなわち"ミサイル効果"の例．MR 担当者の監督なしで患者を区域IVに運び込んだあとで，磁石に牽引され衝突したストレッチャー．

の位置，すなわち磁石入口部で最大になる．この空間的磁場勾配は単位距離あたりの磁場変化(dB/dx)のことで，磁場の時間的変化(dB/dt)ではないことに注意してほしい．牽引力は物体を磁石方向に直線噴射状に牽引する力で，"**ミサイル効果**"としても知られている(図 37-1)．患者あるいは検査担当者がこの直線上に存在すると，身体的傷害を受けることになる．この"ミサイル効果"の対象になる物体のほとんどは，酸素ボンベ，ベッド，椅子，患者用医療用品などで，患者の外部に存在する．このような傷害を回避するために，MR 検査室に入る患者およびすべての医療機器/備品を厳重にスクリーニングし，"MR 安全(safe)"，"条件付き安全(conditional)"，"危険(unsafe)"のラベルを貼付しておかなければならない．

一方，**回転力**(rotational force)は磁場が最大の位置で最強になる．この力は金属体を回転させて，その長軸を主磁場方向と平行にする．この回転運動は，近くに重要臓器が存在すると重大な傷害を招くこともある．このような事故を避けるには，医療機器/備品の MR 適合性を的確に確認しておく必要がある．個々の医療機器/備品の MR 適合性を網羅するのは本書の意図するところではないが，ここではきわどい部位にある2つの対象物，脳動脈瘤クリップと眼球内金属異物への注意を促しておこう．最近の脳動脈瘤クリップはほぼすべて"MR 安全"であるが，スキャン前にすべての適合性を確かめておく必要がある．眼球内強磁性異物が疑われる患者は，2方向頭部 X 線写真で金属異物の有無をスクリーニングするべきである．また，心臓ペースメーカーと植込み型除細動器は従来から"MR 危険"と考えられており，MRIは禁忌である．しかし，二領域における進歩により，この考えは変化しつつある．第一は，多くのメーカーが"MR 安全"の心臓ペースメーカーおよび植込み型除細動器を製造するようになったことである．ただし，メーカーのMRI施行指針を遵守しなければならない．第二は，"MR 安全"とされていないこれらの機器でも，MR 撮像中に注意深く患者をモニターしていれば，安全に検査を施行できるという証左が積み重なってきていること

である．これら以外の体内に埋め込まれた異物には，人工内耳，神経刺激装置，血管内ステント，整形外科金属材料，人工心臓弁，歯科デバイス/材料，陰茎内埋め込み金属，眼球埋め込み金属，異物，外科クリップとピンや埋め込み型薬剤注入ポンプがある．

レンツ力

レンツ(Lenz)力は非強磁性金属に働く小さな力である．磁場が変化すると電位が誘導され，この誘導電位が最初の磁場と反対方向の磁場を二次的に形成する．つまり，大きな非強磁性金属体を磁場に近づけようとすると，これに抵抗する力が働き，ぐいっと引くような感覚を覚えるが一過性で大事には至らない．このレンツ力は動かす速度に比例するので，磁石に向かってゆっくり動かせば非強磁性金属体が受ける力は小さくなる．

時間的に変化する磁場

傾斜磁場は弱い磁場で，空間的位置決定とエンコードのために高速に断続される．互いに直角な三方向に傾斜磁場コイルが設置されている．

神経刺激

電流が磁場を誘導するように，磁場の変化が電流を誘導する．この誘導電流は傾斜磁場の切り替え速度に依存し，通常はたいへん弱い（数 mA/m^2）が，EPI のようなシングルショット法では神経脱分極の閾値を超えて，末梢神経刺激を生じることがあり，知覚異常や不随意筋攣縮の原因となる．FDA は傾斜磁場切り替え速度を通常容認されている末梢神経刺激の閾値未満に制限しているが，実際の閾値は患者によって，また傾斜磁場方向によって異なる．これに則して，各機器メーカーは dB/dt で測定される傾斜磁場切り替え速度を制限する複数の管理モードを設定している．神経は通常，頭尾方向に長いので，この方向に傾斜磁場が印加されるときに最も過敏になる．

騒音

傾斜磁場コイルに流されるパルス電流はコイル

に回転力を生じ，これを振動させてトントントン，ビビビーといった大きな騒音をたてる．FDA は，いかなるパルスシーケンスであっても 140 dB を超えてはならないと制限している．99 dB を超えるシーケンスを使用する場合は患者にその旨を通告しておかなければならない．いかなるシーケンスであっても騒音防止用耳栓を装着した状態で 99 dB を超えてはならない．すべての患者に騒音防止用耳栓を用意しなければならない．

RF エネルギー

プロトンの磁化ベクトルを変化させるために，プロトンの共鳴周波数（ラーモア周波数）をもつ励起パルスを印加する．このパルスはラジオ波（RF）の範疇に属する．送信コイルは高出力の RF エネルギーを放出する．

組織加熱

組織に蓄積した RF エネルギーは熱になる．この熱は，組織の質量，組織の電気伝導度，熱容量，血液灌流の程度，周囲の温度，そして RF の周波数やパルスシーケンスなどの MRI パラメータといった多くのパラメータに依存する．**比吸収率**（specific absorption rate：**SAR**）は W/kg で測定され，人体が吸収したエネルギーを表す．FDA は軀幹の体温上昇が 1℃を超えないよう規制している．また，検査部位による上限を頭部の SAR は 3 W/kg を 10 分間，全身は 4 W/kg を 15 分間，5 分間なら頭部でも軀幹でも 8 W/kg，四肢は 12 W/kg を 15 分間としている．金属体は局所加熱を増加する．

誘導電流

電気伝導体（導体）が加熱して，接する患者の組織に火傷を生じることがある．RF の高速に変動する磁場が電位を誘導し，これによる電流が抵抗に会うと導体が加熱する．電流は長い直線状のワイヤーやループ状の導体に誘導される．導体ループには患者モニター用導線や刺青などがあり，身体部分（四肢，軀幹など）で作られるループも含まれる．したがって，腕や足を組まないよう患者に

指示し，両大腿部のように皮膚が接触しがちな部分には非電気伝導体パッドを挟んでおく．さらに受信コイルも加熱の対象なので，患者がこれらに直接接しないように通常被覆されている．

指針と規則

MR の安全にかかわる指針と規則は国によって異なる．米国では ACR が MR の安全に関する特別委員会（Blue Ribbon Panel）を設立した．ACR-MR 安全施行指針（ACR guidance document on MR Safe Practices）を参照して最新情報を得ていただきたい．執筆時点での最新版は2013年改訂版である．この指針は，各施設が独自の施行指針を作成し，定期的に見直して更新するためのたたき台となるべきものである．各施設は，独自の施行指針を作成更新する MR 医療責任者を指定し，MR の安全に関わるすべての事象および"準事象"は発生後24時間あるいは1営業日以内に，この医療責任者に報告すべきである．

区域指定

各 MR 検査室の設計は施設独自のものであるが，一般原則と指針が存在する．MR 検査室の基本構造は4区域（Zone）に分けられる．区域Ⅰは一般人が自由に立ち入ることができる．区域Ⅱは区域Ⅰと区域Ⅲ，Ⅳとの接続域で，通常は患者が検査担当者に会い，スクリーニングを受ける区域になる．区域Ⅲは検査担当者とスクリーニングを受けて検査担当者の直接監督下にある患者だけに制限される．区域Ⅲへの入り口は物理的に閉じられなければならない．区域ⅣはMRIスキャナーが設置されている部屋で，強磁場のため潜在的な危険性ありと常に明示されていなければならない．区域Ⅳに入れるのは検査担当者とスクリーニングを受けた患者だけである．緊急時における救助隊員や救急医療チームであっても MR 担当者の監督下にあり，直接立ち入ることは許されない．心肺蘇生が必要な場合は区域Ⅳで MR 担当者が基本蘇生術をはじめながら，患者を室外に運び出す．MR 環境における緊急事態に関してはさらに後述する．区域への立ち入りを制限するための掲示やシステムについてはさらに詳しく ACR-MR 安全施行指針に記述されている．

もう一つの立ち入り制限の考え方として**5ガウスライン**がある．これは上記の区域制限とは無関係である．電磁デバイスを装着した人を含む一般人にとって潜在的影響のない磁場の上限としてFDA が設定したもので，磁石から離れた床に明瞭な線として描かれていることが多い．MR 担当者以外の活動性電磁デバイスを装着した人はすべて5ガウスライン外に止まらなければならない．

MR 担当者必修事項

MR 担当者にはレベルⅠとレベルⅡの2つのレベルがある．レベルⅠの修練は，MR 環境下で働く際に担当者自身の安全を確保するために必要な最少限の安全教育である．レベルⅠの担当者は4区域すべてに立ち入ることができ，MR 担当者以外の職員を区域ⅠからⅢまで案内してもよい．レベルⅡはより広範な修練と幅広い分野の教育を指し，レベルⅡ MR 担当者は MR 担当者以外の職員を4区域すべてに案内してもよい．すべての MR 担当者は毎年修練を受けた記録を提出しなければならない．MR 専門技師養成必修事項は MR 資格認定プログラム必修事項（MR Accreditation Program Requirement）に記載されている．

スクリーニング

MR 担当者以外の職員はすべて区域Ⅲに入る前にスクリーニングを受けなければならない．スクリーニングは標準化された様式と面談で行う．救急以外の患者は，2人の異なった担当者のスクリーニングを受ける．患者の付添人もスクリーニングを受けるべきである．従来の金属探知機の有用性は低いが，強磁性体探知システムを併用するとよい．スクリーニング後であっても区域ⅢとⅣにおいては，MR 担当者以外の職員には MR 担当者が同行しなければならない．患者は貴金属宝石類，ピアス，金属類，電子デバイス，薬剤吸収用パッチをすべて取り外さなければならない．繊維類には金属が含まれている可能性があるので，患者個人の衣服は専用の着衣に着替えなければならない．

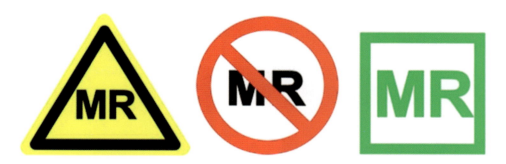

図37-2 （左から右へ）"MR条件つき安全"，"MR危険"，"MR安全"を示すFDA指定ラベル．

　強磁性体の体内デバイスや異物はすべて適切に確認し，MR適合性を決定しなければならない．これにはさまざまな方法があり，多数の新しいデバイスが次々と使われている．これらをすべて網羅するのは本書の領域外である．一般的な指示に関してはACR指針を，各デバイスについてはmrisafety.comのような包括的かつ最新の情報，あるいは各メーカーの指針を参照してほしい．

　すべてのデバイスと備品はMR適合性をテストし，FDAの指針に従った"MR安全(safe)"，"MR条件付き安全(conditional)"，あるいは"MR危険(unsafe)"のラベルを貼付しなければならない（図37-2，図37-3 A，B）．MR適合性に関する情報が得られない場合に備えて，各施設は携帯用の強い磁石（>1000ガウス）を常備し，体外デバイスのおよその強磁性の強さをテストできなければならない．ラベルはテストした静磁場強度に特有なもので，磁場強度によっては適合性が変わることもあることに注意してほしい．

　MRIにおいては患者監視装置を必要とすることが少なくない．MR適合性の電極や輸液スタンドは，"MR安全"あるいは"条件付き安全"ラベルを貼付しておかなければならない（図37-3 B）．すべての電気伝導物質は患者から離さなければならない．加熱が避けられないと想定される場合は，予防的に冷却圧迫帯を使用してもよい．

造影剤

　造影剤は放射線科医の指示で処方し，注入しなければならない．MRに特有な造影剤はガドリニウムで，CTやX線検査で使用する従来のヨード造影剤とは本質的に異なる．ACR造影剤マニュアルを参照標準としてほしい．体内に注入する異物はすべて同様であるが，懸念されるのはアレルギー/アレルギー型反応である．また，ガドリニウムに特有な大きな懸念材料が重症腎疾患者における腎性全身性線維症(nephrogenic systemic fibrosis：NSF)である．

妊婦

　他の電離放射線を使用しない検査では必要な情報が得られず，情報が妊娠中のケアを左右し，出産後までMRIを待てない状況では，妊娠患者は妊娠週にかかわらずMRI検査を受けることができる．MRIの胎児への悪影響は証明されていないが，第1妊娠期における細胞移動への静磁場の影響と90 dBを超える騒音による聴力障害が主たる懸念材料である．妊婦へのガドリニウム投与は38章で述べる．

　妊娠した医療従事者は，妊娠週にかかわらずMR環境下で働くことができる．唯一の制限は，スキャン中の撮影室に残っていてはならないことである．

小児

　小児に特有なリスクはないが，鎮静剤投与を必要とすることが多いので，これに伴う特有なリスクが存在する．鎮静指針は小児学会と麻酔学会でまとめられたので参照してほしい．また，小児の受け答えは不十分でスクリーニングは容易ではな

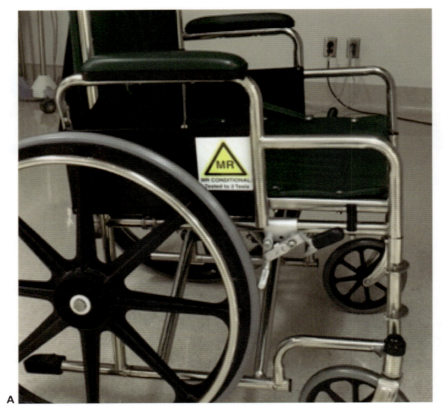

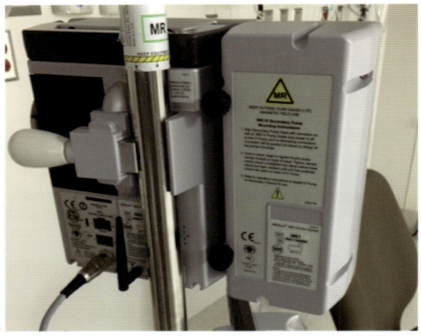

図 37-3　A：車椅子に添付された"MR 条件つき安全"ラベル．B：点滴ポンプに添付された"MR 条件つき安全"ラベルと点滴支柱の"MR 安全"ラベル．

い．面談は小児だけと，そして両親とともに行うべきである．幼児は愛着物を離したがらないことがあるが，必要なら携帯用磁石でチェックできる．親が子供に付き添ってもよいが，患者と同様に親のスクリーニングも欠かせない．

緊急時対応

どのような患者でも，どのような状況の緊急事態でも原則は同じである．事故を防ぐために区域IVへ入ることができるのはMR担当者だけである．心停止あるいは呼吸停止においては，MR担当者が基本的生命維持を開始しながら，迅速かつ安全に患者を磁石から離し，前もって指定された心肺蘇生室に運ぶ．火事の場合には，まず患者を安全に運び出してから消火を試みる．急速消磁が必要な場合には，**クエンチ**(quench)を考えてもよい．これは急速に磁場を低下させるために，すべての冷却用ガスを磁石から放出することである．ただし，クエンチには1分以上を要することを覚えておいてほしい．また，磁石のクエンチにはいくつかのリスクが付随し，莫大な対価を払わなければならないので行われるのはまれで，注意深い検討後になる．救急隊員が撮影室に入れるのは，磁場の完全消失が記録された後である．

Key Points

1. 基盤となるMRIの物理原則を理解することが，安全性のリスクをよりよく理解することになる．

2. 安全性のリスクは，MRI装置の三大構成要素である主静磁場，時間的に変化する磁場(傾斜磁場)とラジオ波(RF)エネルギーに分けて考えることができる．

3. 主磁場のリスクはおもに強磁性体に誘導される牽引力と回転力が原因である．体内金属体は局所の組織傷害を，体外の強磁性体は噴射状傷害すなわち"ミサイル効果"を生じる．

4. 傾斜磁場のリスクには末梢神経刺激と雑音があり，適切な手段で容易に防ぐことができる．

5. RFエネルギーのリスクには誘導電流による組織加熱と火傷がある．

6. 各施設独自のMR安全施行指針を作成するときは，行政組織ならびに学会の指針と規則を参照すべきである．

Questions

37-1. MRIスキャナーに最も多く使われる冷却剤は？
  a．アルゴン
  b．ヘリウム
  c．窒素
  d．酸素

37-2. 末梢神経刺激を生じる可能性の最も高いパルスシーケンスは？
  a．スピンエコー
  b．エコープラナー
  c．反転回復
  d．グラジエントエコー

37-3. MR撮影室で聞かれる大きなトントントンという音の原因は？
  a．主静磁場
  b．傾斜磁場
  c．RFパルス
  d．冷却剤の循環

37-4. 患者に脳動脈瘤クリップがある．MR安全の記録として容認できるのは次のどれか？
  a．この動脈瘤クリップは1995年以降に製造された．
  b．この患者は最近数回MR検査を受けて

436　PartⅣ　MRの安全性

　　　何事もなかった.

　　c.　強磁性体探知機で異常はなかった.

　　d.　脳動脈瘤クリップの製造会社と型式を
　　　　示す添付書がある.

　　e.　脳外科医が問題ないと電話してきた.

37-5. 磁気流体力学効果によって生じるのは次

のどれか？

　　a.　血管内渦流

　　b.　肺浮腫

　　c.　心電図異常

　　d.　腎不全

38

造影剤の安全性

腎性全身性線維症概説

腎性全身性線維症(nephrogenic systemic fibrosis：**NSF**)は最近報告された病態で，造影 MRI 検査のためにガドリニウムを基剤とする造影剤 (gadolinium-based contrast agent：GBCA)を静注されたステージ5腎不全(推定糸球体濾過率 eGFR<15)患者の3〜5%以下に認められる．強皮症のような疼痛を伴う皮膚疾患で四肢が侵される．NSF の約5%は全身の線維症となり，死に至ることもある．2009年時点において世界で約700人の NSF 患者が報告され，ほとんどはオムニスキャン(GE Healthcare Bioscience)とマグネビスト(Bayer Healthcare Pharmaceuticals)が関わっている．これは，オムニスキャン(非イオン性)は (通常は MR 血管造影のため)3倍投与しても安全であると考えられていたためである．マグネビストは最初の GBCA で数年間は市場を独占していたため，大量に使用されたことに関係あるだろう．

NSF の存在が知られるようになり，高リスク患者のクレアチニンレベルをチェックするようになったので，ここ十年以上は発生頻度が急激に低下している．因果関係は推測の域を出ないが，GBCA 曝露に深く関係していると一般に信じられている．高リスク患者への GBCA 使用が減少ないしなくなったことにより NSF の発生頻度が急激に低下したことは，GBCA がほとんどの場合に NSF の病因に関わっていることを示す証拠といえる．すべてのガドリニウムキレート剤は NSF の原因になりうるようにみえるが，比率から言え

ばほとんどの症例がオムニスキャンと関係している．とはいえ，2007年6月以降オムニスキャンによる NSF は1例も報告されていない．同様に肝と腎の両方から排泄されるマルチハンス(Bracco Pharmaceutical)だけを投与された NSF 患者はこれまで1例も報告されていない．

NSF の真の病因は不明であり，今や新しい症例はきわめて少ないので原因究明は困難である．ガドリニウムを全く投与されていない NSF が約5症例ある．さらに，発症施設に偏り傾向がある．デンマークの36症例のうち35症例はコペンハーゲンの1つの病院で発症している．アメリカ合衆国全体のオムニスキャン症例の39%が5つの病院で発症している．これらは未確認の共同因子や診療手技が，偏った NSF 発症につながっているかもしれないことを示唆している．

最後に，NSF に関するデータは総じて不十分である．生検で立証されている症例もあれば，そうでない症例もある．FDA Medwatch[†]は同一症例を二度報告することも，まったく報告しないこともある．NSF に過敏なサイトもまったく気にしないサイトもある．NSF 症例登録が最も正確なのはエール大学 NSF 登録(NSF Registry at Yale)であろう．

我々の知る限り腎移植を含めても，NSF が治癒することはない．

[†]訳注：医薬品などの副作用を報告し，安全情報を提供する FDA のインターネットサイト.

438 **PartIV** MR の安全性

NSF の臨床像

NSF〔最初は"腎性線維化皮膚症(nephrogenic fibrosing dermopathy：NFD)"とよばれた〕の皮膚科的症候は疼痛, つっぱり感, 肥厚, 熱感, 瘙痒感といった皮膚症状と拘縮のような関節症状である. 発症速度はさまざまであるが, 症状は四肢末端から始まって近位へ進行し, 顔面は免れる. NSF の約5%は, 肺と胸膜, 骨格筋, 横隔膜, 心筋と心膜, 骨髄, 腎尿細管, 精巣網および硬膜に病変が及ぶ. このような重症例はまれに死亡することがある.

2000年に初めて"透析患者にみられる硬化性粘液水腫様疾患"と記載されて以来, NSF の定義は進歩発展したが, 正式な診断基準が提起されたのはつい最近であり, まだ刊行されてはいない. 最終的には臨床的点数と病理学的点数を組み合わせて NSF 診断の相対的確診度を決定することになるだろう. 現在の NSF 診断は皮膚生検と臨床像に基づいているが, GBCA 曝露の既往や腎障害の程度に依存するものではない. 診断の統一性が欠如し, 誤診の可能性を排除できないので, リスクと発症頻度の統計的評価を誤らせるかもしれない. 臨床像のみによる診断のピットフォールも最近議論されている.

NSF の歴史

NSF に関して現在, 我々が理解しているのは, 比較的短時間になされた医学界の大いなる努力によるものである. 医学界は疾患の病因, 発症機序, 臨床像, 疫学的特徴をより基礎的に理解してきたので, 疾病に関する知識は何十年もの間に集められ改訂されたものである. この過程は細胞ならびに分子生物学の進歩により加速している. NSF は1997年に初めて明確な臨床病態として認識されたが, 最初は皮膚に限定した疾患(NFD)と考えられていた. 最初の報告から7年後に全身疾患として認識され, 2006年に NSF と改称された. NSF と GBCA ならびに腎障害との関連性は2006年に初めて報告された. GBCA は主として腎から排出される. 腎不全においてはガドリニウムの体内循

環時間が延長し, キレートから外れる可能性が高くなって, 何らかの道筋で NSF につながる. この十年間に基礎科学研究が急速に進歩し, 症例報告と症例分析が蓄積された.

公衆を保護し, NSF を絶滅させるとは言わないまでも減少させるために, FDA は GBCA の潜在的副作用を医師に喚起する"ブラックボックス"注意報を公表した. 同様の注意報はデンマーク医務局と EU からも公表され, すべての GBCA を同様に扱うよう呼びかけるとともに, 使用上の注意点を明確に示した. 防止策は NSF 削減に非常に有効であるが, NSF の病理生理学と NSF に対する感受性の個人差には多くの不明点がある.

NSF と腎機能

NSF を発症する患者はすべて急性腎障害(約4～12%, 通常は肝腎症候群)あるいは慢性腎疾患(CKD)(約88～96%)による高度腎障害を有している. CKD 患者のほとんどが血液透析を受けている. NSF を発症した CKD の96～99%がステージ5(GFR<15 mL/min/1.73 m^2), 1～4%がステージ4(GFR<30 mL)である. エール大学 NSF 国際登録に報告された NSF 患者の約90%が血液透析を受けていた.

NSF になる患者は通常 GBCA 投与後数週で発症するが, 何年も前に投与された例もある. NSF 患者の報告例は8～87歳であり, この年齢構成の両端で腎機能が低いことを考慮すると興味深い. しかし, GFR が30未満の新生児に NSF のリスクがあるようには思えない. 70歳を超えると26%がeGFR<60になるので, ACR はこの年齢層に血清クレアチニン測定を推奨している(www.acr.org[7/07]). しかし, eGFR の低下が, 特にまだ30を超えている場合に, NSF のリスク上昇を示す指標になるか否かは実際のところ判明していない.

GBCA の安定性

ガドリニウム(Gd)は重(希土類)金属であり, 周期表ではランタノイド類の中央に位置する(原子番号64). Gd は7個の不対外殻電子を有するの

で強い常磁性で，強い T1 および T2 短縮効果を示し，優れた MR 造影剤になる．ガドリニウムイオン（Gd^{3+}）は Ca^{2+} と同様のイオン半径をもつが毒性が高い．したがって必ずキレート化して人体に投与されるので，結合安定性が特に重要になる．キレートには**直鎖構造**と**マクロ環構造**があり，また**イオン性**と**非イオン性**がある．

最初の GBCA はマグネビスト（Gd-DTPA）で，5 個の電気陰性カルボキシカルボニル基が中央にある Gd^{3+} と配位結合する．マグネビストはイオン性造影剤で，溶液中では $Gd\text{-}DTPA^{2-}$ と 2 個のメグルミン陽イオンに解離している．イオン性ヨード造影剤と比較して非イオン性ヨード造影剤の安全性が高いという研究結果が明らかになり，1990 年代初期から非イオン性 GBCA 開発への取り組みが始まった．その最初のひとつがオムニスキャン（Gd-DTPA-BMA）で，Gd-DTPA が有する 5 個のカルボキシ基のうち 2 個をアミド基で置換したものである．こうして生まれたアミドカルボニルはカルボキシカルボニルと比べて電気陰性度が低いので，中心にある Gd^{3+} を結合する力が弱くなり安定度定数が低下する．より最近開発された非イオン性直鎖構造 GBCA であるオプチマーク（Guerbet Group）の安定度定数は化学構造がきわめて類似したオムニスキャンと同様である．両者ともに Gd-DTPA-BMA（bis methyl amid）であり，オムニスキャンのアミドに結合するメチル基を，オプチマークではメトキシ基に代えたものである．一般的にマクロ環構造（イオン性/非イオン性を問わず）のほうが直鎖構造より安定性が高く解離しにくい．

腎機能が正常であっても Gd キレート化合物は，その種類によってさまざまな解離度を示す．オムニスキャンを投与された後で股関節置換術を受けた腎障害のない患者の骨には，マクロ環構造のプロハンス（Bracco Diagnostics）を投与された患者の 4 倍の Gd が認められたと報告された．これは骨が Gd の貯蔵庫になっている可能性を示唆している．皮膚の Gd が 3 年間（この間に GBCA 投与はない）に増加した CKD 患者の症例報告がこの可能性を支持している（ただし皮膚の Gd を定量化するのはきわめて困難であると言わざるをえな

い）．NSF のリスクは GBCA 生涯投与量（腎不全発症前に投与された GBCA も含めて！）と関連しているとする Henrik Thomsen による主張も"骨貯蔵庫"仮説を支持している．

提起された細胞機序

何らかの病因物質に末期の腎不全/血液透析が加わって，NSF 発症の細胞機序が開始されると一般に考えられている．これに骨髄が反応して線維芽細胞を血液循環に放出する（これらの血液循環中の線維芽細胞は CD34 陽性なので骨髄の幹細胞由来と信じられている）．血液循環中の線維芽細胞は患部に蓄積してコラーゲン増加と組織の線維化を促進する．腎不全患者は四肢に浮腫を生じる．GBCA 投与後に "遊離 Gd"（解離 Gd）があると，浮腫の液体に入り込んで四肢の皮膚に蓄積することになる．ただし，皮膚に Gd を認めたからといって，必ずしもそれが NSF の原因であるという証明にはならない．無垢な傍観者かもしれないのだから．

他の潜在的 NSF リスク因子

NSF の最も可能性の高いリスク因子は末期腎疾患である．GBCA もまたほとんどの NSF 症例において可能性の高い発症因子であるが，疑問は残っている：GBCA を投与された CKD ステージ 5 患者の 95〜97% がなぜ NSF に罹患**しない**のか？ また NSF 発症頻度は GBCA 全累積投与量に関連しているようであり，多くの症例は MR 血管造影のために 2 倍あるいは 3 倍用量を複数回投与されている．

NSF は複数のリスク因子が組み合わさった結果のように思われる．他の潜在的リスク因子には代謝性アシドーシス，鉄過剰負荷/鉄剤静注，2 価イオン異常と低い部位に生じる浮腫がある．米国では 1990 年代半ばから，鉄剤静注は末期腎疾患患者に限定されており，鉄剤静注を施行していないインドからの NSF 報告はきわめて少ない．他の因子として最近の手術/臓器移植，感染，血栓症前状態，血管内皮/血管傷害とエリスロポエチン高

440 **PartⅣ** MRの安全性

用量投与があげられるが，NSF発症にこれらすべてが関与しているか否かについては文献上も賛否両論に分かれている．Gdと上記因子の複雑な相互作用が腎障害患者に生じているのかもしれない．創傷治癒を促進するために，90年代半ばからエリスロポエチンが透析患者に主として投与されてきたことは興味深く，NSFは創傷治癒の誇張型かもしれない．フォスレノール（Fosrenol）は2004年に透析患者における高リン酸血症だけに認可された．フォスレノールは炭酸ランタンで，ランタン（La）はGdと同じランタノイド元素なので，両者は何らかの形で競合しているかもしれない．

脳のガドリニウム蓄積

2014年にKandaらは，歯状核と淡蒼球のT1強調像での高信号がGBCAの生涯投与量に比例することを初めて報告した．このT1短縮による高信号は直鎖型GBCA（イオン性ならびに非イオン性）のみにみられ，マクロ環型では認められなかった．さらに最近，メイヨークリニックのMcDonaldらはマクロ環型を含むすべてのGBCAで歯状核と淡蒼球にGdが蓄積していることを質量顕微鏡を用いて示した．また，これらの患者を詳細に調査したところ，この蓄積に伴う症候は認められなかった．臨床症状がないことを受けて，FDAは臨床的必要性に応じてすべてのGBCAを引き続き使用するように現時点では推奨している．

妊娠中のガドリニウム投与

動物ではGdに催奇作用があることが知られているが，人間における対照研究は施行されていない．Gdは胎盤を通過し，最終的には胎児腎から排泄されて羊水中に残存することが知られている．

12年にわたるオンタリオ州（カナダ）における140万を超える出産を対象とした最近の後向き研究[4]によれば，妊娠初期3か月に施行されたGBCAを使用しないMRIは死産，先天性奇形および生後4年間のリウマチ性疾患に何らの悪影響も与えなかった．しかし，妊娠中のどの時期であってもGBCAを投与すると，死産と新生児死亡の頻度が上昇し（調整相対リスク：3.70），4歳までのリウマチ性，炎症性あるいは浸潤性皮膚疾患罹患率が上昇する（調整ハザード比：1.36）．興味深いことにGBCA投与と先天性奇形リスクは無関係であった．

最後に，妊婦へのGd投与は次の場合のみに限定されるべきである．すなわち，診断のためにGBCAが必要であり，他の画像診断で情報が得られず，得られる情報が妊婦あるいは胎児管理を左右すると考えられ，出産後まで待てない状況にあるという場合である．

Key Points

1. ほとんどのNSF患者はeGFR<15の高度CKDである．しかし，eGFR<30の全患者，eGFR<40の入院患者，血液透析患者と急性腎傷害患者はNSF発症リスクがあると見なして，どうしても必要な場合以外はGBCAを避けるべきである．さらに30<eGFR<59の患者は最新（2週以内）のeGFRを算出しておくべきである．

2. オムニスキャンやオプチマークといった直鎖型非イオン性GBCA投与患者は，総投与用量に比べて不均衡に高いNSF発症率を示す．

3. 直鎖型GBCAのカルボキシ基をアミド基に置換することにより非イオン性になるが，キレートのGd^{3+}親和性は低下する．

4. ステージ5慢性腎不全の5%未満が皮膚病変を主とするNSFに罹患する．びまん性線維症や死に至る重篤なNSFに罹患するのは，さらにその5%未満である．

5. NSFのリスクは，腎不全発症前に投与されたすべてのGBCAを含む生涯累積投与量に依存するようである．

6. クレアチニン試験が施行されてからNSFは

基本的に消失した.

7. 直鎖型 GBCA は脳の歯状核と淡蒼球の T1 を短縮することがあるが, この画像所見と相関

する症候は見いだされていない.

8. 妊娠中の GBCA 投与は死産, 新生児死亡とリウマチ性疾患の頻度を上昇させる.

Questions

以下の記述は正しい(T)か, 誤り(F)か?

38-1. マクロ環型 GBCA 投与では脳に Gd は蓄積しない.

38-2. 腎不全のない正常者が GBCA を投与されても骨に Gd が認められる.

38-3. 脳に Gd が蓄積するので, すべての直鎖型 GBCA 使用は直ちに中止すべきである.

38-4. すべての GBCA は NSF の原因となりえる.

38-5. GBCA を投与されていない NSF 症例の報告はない.

38-6. 妊娠中の GBCA 投与は胎児に有害で, 幼児期のリウマチ性疾患の頻度を上昇させる.

文献

1. Kanda T, Ishii K, Kawaguchi H, et al. High signal intensity in the dentate nucleus and globus pallidus on unenhanced T1-weighted MR images : relationship with increasing cumulative dose of a gadolinium-based contrast material. *Radiology* 2014 ; 270(3) : 834-841.

2. McDonald RJ, McDonald JS, Kallmes DF, et al. Intracranial gadolinium deposition after contrast-enhanced MR imaging. *Radiology* 2015 ; 275(3) : 772-782.

3. U. S. Food & Drug Administration. FDA Drug Safety Communication : FDA identifies no harmful effects to date with brain retention of gadolinium-based contrast agents for MRIs ; reviw to continue. https://www.fda.gov/drugs/drugsafety/ucm559007.htm. Accessed 3 August 2017.

4. Ray JG, Vermeulen MJ, Bharatha A, et al. Association between MRI exposure during pregnancy and fetal and childhood outcomes *JAMA* 2016 ; 316(9) : 952-961.

Part

V

専門医模擬試験

39

100 の質問と解答

39章　100 の質問と解答　**445**

Questions by Topics

1〜40：アーチファクト
41〜52：脂肪
53〜64：安全性
65〜78：基本原理
79〜92：血液と血流
93〜100：最新撮像法

1. 図 18-47 A〜C（p. 228）にみられるアーチファクトの原因は？
   a. 体動
   b. コイルエレメント不良
   c. 金属磁化率
   d. 誘電効果
2. あなたの患者は金属デバイスを装着している．金属による磁化率アーチファクトを最少にするパルスシーケンスは？
   a. エコープラナー（EPI）
   b. グラジエントエコー（GRE）
   c. スピンエコー（SE）
   d. 高速スピンエコー（FSE）
3. 金属による磁化率効果をさらに軽減したい．ほかにできることは？
   a. バンド幅を広げる．
   b. スライスを厚くする．
   c. TR を延長する．
   d. TE を延長する．
4. 図 18-42（p. 226）の画面中央を走る白い線の原因は？
   a. （第 1 の）化学シフト

   b. 体動によるゴーストアーチファクト
   c. N/2 ゴースト
   d. 不均一な脂肪抑制
5. 図 18-42（p. 226）のアーチファクトを最少にするのは？
   a. バンド幅を広げる．
   b. スライスを薄くする．
   c. 呼吸同期法を使う．
   d. 心拍同期法を使う．
6. 体動によるゴーストはどの方向に伝播するか？
   a. 位相エンコード方向
   b. 周波数エンコード方向
   c. 頭尾方向
   d. 前後方向
7. 図 18-24（p. 216）の矢印で示す像がゴーストアーチファクトであることを確かめる方法は？
   a. 位相エンコードステップ数を減らす．
   b. 位相エンコードステップ数を増やす．
   c. 脂肪抑制法を使う．
   d. 位相エンコード方向と周波数エンコード方向を交換する．
8. 図 39-1（p. 446）のゴーストから，脳病変（→）に関して何がわかるか？
   a. 病変は完全に血栓化している．
   b. 病変には顕微鏡的な動きがある．
   c. 病変は拍動している．
   d. 撮像中に患者が動いていた．

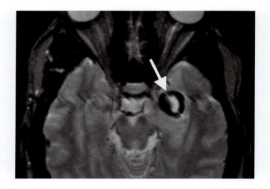

図 39-1

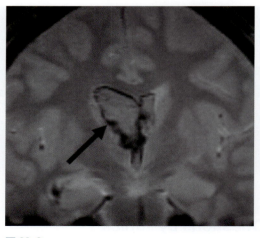

図 39-2

9. 図 18-25(p. 216) の矢印で示す信号の由来は？
   a. 大動脈のゴースト
   b. 内胸動脈のゴースト
   c. 肺動脈のゴースト
   d. 脳脊髄液拍動のゴースト

10. 図 18-25(p. 216) のアーチファクトを除去するのは？
    a. 呼吸同期法
    b. 心拍同期法
    c. 尾側に空間飽和帯
    d. 心臓に空間飽和帯

11. 図 22-8 A(p. 286) の EPI 像にみられるアーチファクトは？
    a. 化学シフトアーチファクト
    b. 体動によるゴースト
    c. N/2 アーチファクト
    d. エイリアシング（折り返し）アーチファクト

12. 図 22-8 A(p. 286) にみられるアーチファクトの原因は？
    a. 傾斜磁場不良
    b. RF 雑音
    c. 狭いバンド幅
    d. 不均一な脂肪飽和

13. 図 20-7 B(p. 258) にみられる磁化率アーチファクトの原因は？
    a. 気体
    b. 石灰化
    c. 金属
    d. 血液

14. 図 20-7 B(p. 258) にみられる無信号域の原因は？
    a. 局所磁場の強い不均一
    b. 静磁場(B_0) による金属の動き
    c. タイムオブフライト (time of flight)
    d. 水素プロトンの欠如

15. あなたの患者に脊椎固定ロッドがある場合に，図 20-7 D(p. 259) にみられるような金属磁化率アーチファクトを最も抑えるパルスシーケンスは？
    a. エコープラナー (EPI)
    b. 最短 TE のグラジエントエコー (GRE)
    c. スピンエコー (SE)
    d. シングルショット高速スピンエコー (SSFSE)

16. 図 39-2 は GRE T2* 強調像である．矢印で示す低信号線の原因は？
    a. 第 1 の化学シフト
    b. 第 2 の化学シフト
    c. 磁化率
    d. 打ち切り

17. 図 20-7 E(p. 259) は化学的脂肪飽和 T2 強調像である．矢頭で示す腎の低信号域の原因は？
    a. 金属磁化率による位相分散
    b. 金属磁化率による周波数変化

c. 撮像前に投与したガドリニウム

d. エイリアシング（折り返し）

18. 図 25-9 A（p. 317）は体内金属を有する患者の脂肪抑制 T2 強調像である．図 25-9 B で脂肪抑制を改善したのは？

a. 化学的脂肪飽和

b. 反転回復法（STIR）

c. 拡散画像

d. グラジエントエコー（GRE）

19. 金属の存在下で STIR の脂肪抑制が優れている理由は？

a. 金属が 180°RF パルスを吸収する．

b. 180°RF パルスは磁化率の影響を受けにくい．

c. STIR の送信 RF バンド幅が狭い．

d. STIR の送信 RF バンド幅が広い．

20. 図 18-19 B（p. 213）にみられるアーチファクト（白矢印）は？

a. RF 雑音

b. 脳脊髄液の動き

c. 嚥下によるゴースト

d. 打ち切り

21. 図 18-19 B（p. 213）にみられるアーチファクトを軽減するのは？

a. 周波数エンコードステップ数を増やす．

b. 周波数エンコードステップ数を減らす．

c. 位相エンコードステップ数を増やす．

d. 位相エンコードステップ数を減らす．

22. 図 18-2 B（p. 203）にみられるアーチファクト（白矢印）は？

a. N/2 ゴースト

b. 体動によるゴースト

c. 折り返し

d. 第 1 の化学シフト

23. 図 18-2 B（p. 203）にみられるアーチファクトの別名は？

a. 魔法角アーチファクト

b. ジッパーアーチファクト

c. ヘリングボーン（herringbone）アーチファクト

d. エイリアシング

24. 図 18-2 B（p. 203）にみられるアーチファクトの原因は？

a. FOV 内の信号

b. FOV 外の信号

c. 周波数エンコードステップ不足

d. 周波数エンコードステップ過剰

25. 図 18-2 B（p. 203）にみられるアーチファクトの解決策は？

a. FOV を拡大する．

b. FOV を縮小する．

c. 位相エンコードステップを増やす．

d. 位相エンコードステップを減らす．

26. 3D 撮像でのエイリアシング（折り返し）は 2D とどう違うか（図 18-3，p. 203 参照）？

a. 3D では周波数エンコード方向にも現れる．

b. 3D ではスライス選択方向にも現れる．

c. 3D では位相エンコード方向にも現れる．

d. 違いはない．

27. 図 18-40 C（p. 224）を見てください．患者の頭側縁と尾側縁が細くなっている原因は？

a. 磁化率

b. 不均一な主磁場

c. 位相エンコードステップ不足

d. 周波数エンコードステップ不足

28. 図 18-29 A（p. 218）の脂肪抑制プロトン密度強調像にみられる膝蓋腱の高信号は，関節鏡でも T2 強調像でも正常であった．このアーチファクトは何か？

a. 脂肪飽和不良

b. エイリアシング（折り返し）

c. Gibbs 現象

d. 魔法角

29. 魔法角アーチファクトを確認するには？

a. 低磁場装置で撮像する．

b. 脂肪飽和を解除する．

c. 主磁場と腱の角度を変える．

d. 位相エンコードステップ数を増やす．

30. 短い TE で悪化するアーチファクトは？

a. 打ち切り

b. N/2 ゴースト

c. 魔法角

d. 磁化率

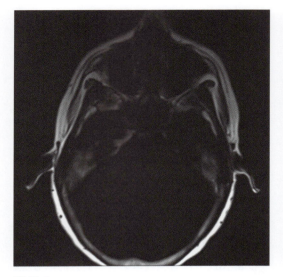

図 39-3

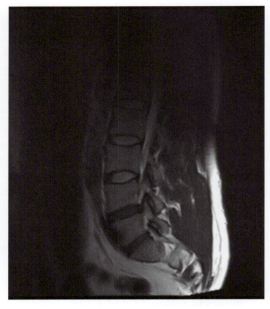

図 39-4

31. 図 18-39(p.223)にみられるアーチファクト(白矢印)は?
    a. RF 雑音
    b. エイリアシング(折り返し)
    c. ゴースト
    d. 打ち切り
32. RF 雑音の原因として可能性が高いのは?
    a. 頭部コイル不良
    b. Faraday cage 漏洩
    c. 患者モニター装置
    d. 神経刺激装置
33. 図 39-3 は化学的(周波数選択性)脂肪飽和シーケンスである.MR 技師はすべての画像がこのようになっていることに気がついた.このアーチファクトは何とよばれるか?
    a. エイリアシング(折り返し)
    b. 逆位相信号損失
    c. 逆説的水飽和
    d. コイルエレメント不良
34. 図 39-3 にみられるアーチファクトの原因は?
    a. 金属磁化率
    b. 磁石調整不良
    c. 短すぎる反転時間
    d. 長すぎる反転時間
35. 図 27-7 A(p.343)は大動脈流出路(→)の位相コントラスト画像である.これからわかるのは?
    a. エイリアシング(折り返し)がある.
    b. 金属弁がある.
    c. 石灰化がある.
    d. 逆流がある.
36. 図 27-7 B(p.343)はエイリアシングを除去した画像である.どのようにしたのか?
    a. 位相エンコード方向を変えた.
    b. 位相エンコードステップ数を増加した.
    c. 速度エンコード(VENC)を大きくした.
    d. 速度エンコード(VENC)を小さくした.
37. 図 39-4 の上部が低信号になっている原因は?
    a. 金属磁化率
    b. 誘電効果
    c. 磁石調整不良
    d. コイル不良
38. 図 18-52(p.230)は,腹水のある患者を 3 T で撮像した画像である.低信号(→)の原因は?

a. 定常波効果
   b. 金属磁化率
   c. 逆説的水飽和
   d. コイルエレメント不良

39. 図18-51(p.230)のアーチファクトはこのスライスのみに認められた．原因は？
   a. RF雑音
   b. 単一データポイントの誤り
   c. コイルエレメント不良
   d. 幾何学的歪み

40. 図18-51(p.230)のアーチファクトの別名は？
   a. ヘリングボーン(herringbone)
   b. ジッパー(zipper)
   c. インディアインクエッチング(India ink etching)
   d. パフェ(parfait)

41. 図18-15 B(p.210)は高速スピンエコー(FSE)T2強調像である．病変下縁の高信号と上縁の低信号(→)の原因は？
   a. 磁化率アーチファクト
   b. 打ち切りアーチファクト
   c. 第1の化学シフトアーチファクト
   d. 第2の化学シフトアーチファクト

42. 図18-15 B(p.210)にみられるアーチファクトの原因は？
   a. 脂肪と水の異なる蔵差運動周波数
   b. 脂肪と水の逆位相
   c. 位相エンコードステップ数過少
   d. 位相エンコードステップ数過多

43. 図18-15 A と B(p.210)は高速スピンエコー(FSE)T2強調像である．病変の下端が冠状断(A)では低信号なのに矢状断(B)では高信号なのはなぜか？
   a. 位相と周波数エンコード方向を交換した．
   b. 周波数エンコードステップ数を増加した．
   c. バンド幅を広くした．
   d. 周波数エンコードを頭尾方向から尾頭方向に変えた．

44. 図18-14(p.209)にみられる第1の化学シフ

トアーチファクトの太さが，プロトン密度強調像とT2強調像で異なるのはなぜか？
   a. T2強調像のほうが周波数エンコードステップ数が少ない．
   b. T2強調像のほうが周波数エンコードステップ数が多い．
   c. T2強調像のほうがバンド幅が広い．
   d. プロトン密度強調像のほうがバンド幅が広い．

45. 1.5 Tで第1の化学シフトアーチファクトが認められる．ほかの撮像パラメータは同じで，この患者を3 Tで撮像したらどうなるか？
   a. 高低信号のアーチファクトが太くなる．
   b. 高低信号のアーチファクトが細くなる．
   c. 変化はない．
   d. 3.0 Tでアーチファクトはみられない．

46. 図18-17 B(p.212)にみられる黒い線のアーチファクト(→)は？
   a. 打ち切り
   b. 磁化率
   c. 第1の化学シフトアーチファクト
   d. 第2の化学シフトアーチファクト

47. 第2の化学シフトアーチファクトの原因は？
   a. 位相エンコードステップ数が少な過ぎる．
   b. 脂肪と水が逆位相である．
   c. 脂肪と水が同位相である．
   d. 呼吸性体動

48. 図18-17(p.212)に示す同位相ならびに逆位相画像から，腫瘍(▶)についてわかることは？
   a. 出血を含んでいる．
   b. 石灰化を含んでいる．
   c. 肉眼的脂肪を含んでいる．
   d. 顕微鏡的脂肪を含んでいる．

49. 図19-14 B(p.248)に示す脂肪飽和画像の効果は？
   a. コントラスト雑音比低下
   b. コントラスト雑音比上昇
   c. 信号雑音比低下

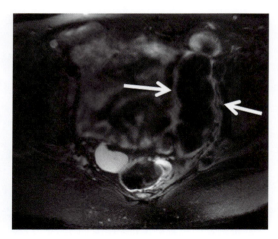

図 39-5

d. 信号雑音比上昇

50. 図 39-5 は化学的脂肪飽和画像である。矢印で示す脂肪飽和不良の原因は？
    a. 気体磁化率アーチファクトによる位相シフト
    b. 気体磁化率による周波数シフト
    c. 金属磁化率アーチファクトによる位相シフト
    d. 金属磁化率による周波数シフト

51. STIR と化学的脂肪飽和法の違いは？
    a. STIR のほうが信号雑音比が高い．
    b. STIR のほうが均一性が低い．
    c. STIR のほうが特異性が高い．
    d. STIR はどんな磁場強度でも使える．

52. 図 25-6 C(p.315)はガドリニウム造影 STIR 画像である．左上胸部の病変が低信号なのはなぜか？
    a. T2 緩和時間が脂肪に近い．
    b. T1 緩和時間が脂肪に近い．
    c. 逆位相による信号低下
    d. ガドリニウムの磁化率効果

53. MRI スキャナーがあるのは？
    a. 区域 I (Zone I)
    b. 区域 II (Zone II)
    c. 区域 III (Zone III)
    d. 区域 IV (Zone IV)

54. ACR-MR 安全施行指針により，ロックによる物理的な出入り制限が必要なのは？
    a. 区域 I (Zone I)
    b. 区域 II (Zone II)
    c. 区域 III (Zone III)
    d. 区域 IV (Zone IV)

55. レベル I 修練 MR 担当者について正しいのは？
    a. 区域 IV に入れないが，区域 III には入れる．
    b. すべての区域に非 MR 担当者を同行できる．
    c. 区域 III までは非 MR 担当者を同行できる．
    d. 区域 III と IV には入れない．

56. FDA が一般人に影響ないとする磁場は？
    a. 1 ガウス
    b. 5 ガウス
    c. 50 ガウス
    d. 100 ガウス

57. ACR-MR 安全施行指針が"準事象(near incidents)"を報告すべきとするのは何時間以内か？
    a. 1 時間
    b. 12 時間
    c. 24 時間
    d. 48 時間

58. 非電気装置を MRI 室に持ち込む必要があるが，その MR 安全性と成分組成は不明である．携帯磁石(≒1000 ガウス)で牽引力は認められなかった．この装置に貼付するラベルは？
    a. "MR 安全"の緑色四角形
    b. "MR 条件付き安全"の黄色三角形
    c. "MR 危険"の赤色円形
    d. "MR 適合"の橙色長方形

59. MRI 検査前に患者が眼球外傷の既往があると話した．MRI 検査前に X 線撮影を施行するか以前の画像を見直す必要があるのは？
    a. このような既往のある患者すべて．
    b. 医療を受けたいと思う患者のみ．
    c. 金属が眼球にあると思う患者のみ．
    d. 眼球にあるかもしれない強磁性体を治療したい患者のみ．

60. 技師が**図 18-45**(p. 227)をあなたに見せた．そこには左内頸動脈瘤クリップによると思われる予想外の信号損失がある．何をするべきか？

a. 強磁性の可能性が高い．できるだけ迅速に患者を運び出す．

b. 強磁性の可能性が高い．できるだけゆっくりと患者を運び出す．

c. 非強磁性の可能性が高い．できるだけ迅速に患者を運び出す．

d. 非強磁性の可能性が高い．できるだけゆっくりと患者を運び出す．

61. MRI 室(区域Ⅳ)で患者の心停止が疑われた．まずやるべきことは？

a. 磁石をクエンチする．

b. 救急カートを探して確保する．

c. 患者を区域Ⅳから搬出しながら救命処置を始める．

d. 直ちに患者を区域Ⅳから搬出してから救命処置を始める．

62. "ミサイル効果"をもたらす物理原則は？

a. RF エネルギー

b. 時間的に変化する傾斜磁場

c. 回転力

d. 牽引力

63. ガドリニウムに特有な造影剤関連副作用は？

a. アナフィラキシーショック

b. 気管支痙攣

c. 蕁麻疹

d. 腎性全身性線維症

64. 妊婦へのガドリニウム経静脈投与に関して正しいのは？

a. ガドリニウムは新生児甲状腺機能低下症の原因になる．

b. ガドリニウムが胎児に有害であるという記録がある．

c. ガドリニウムは胎盤を通過する．

d. ガドリニウムは胎児の腎臓からは排泄されない．

65. 1.5 T と 3.0 T における比吸収率(SAR)の関係は？

a. 3.0 T の SAR は 1.5 T の 2 倍．

b. 3.0 T の SAR は 1.5 T の 4 倍．

c. 1.5 T の SAR は 3.0 T の 2 倍．

d. 1.5 T の SAR は 3.0 T の 4 倍．

66. 最も SAR が高いパルスシーケンスは？

a. TE の短いグラジエントエコー(GRE)

b. TE の長いグラジエントエコー(GRE)

c. T2 強調スピンエコー(SE)

d. T2 強調高速スピンエコー(FSE)

67. SAR の単位は？

a. W/kg(ワット/キログラム)

b. W・s(ワット・秒)

c. J/s(ジュール/秒)

d. N・m(ニュートン・メーター)

68. TR の長いシーケンスで TE を延長すると？

a. 磁化率アーチファクトが減少する．

b. 信号が低下する．

c. コントラストが低下する．

d. 撮像時間が短縮する．

69. MR 画像の信号雑音比(SNR)を上げるのは？

a. バンド幅を広げる．

b. 位相エンコードステップ数を減らす．

c. 周波数エンコードステップ数を減らす．

d. 加算回数を増やす．

70. SE シーケンスと比較して HASTE の弱点は？

a. 体動に敏感．

b. 磁化率アーチファクト増加

c. 信号雑音比(SNR)低下

d. 第 1 の化学シフトアーチファクト増加

71. 反転回復(IR)シーケンスの弱点は？

a. T1 強調減少

b. T2 強調減少

c. コントラスト雑音比低下

d. 信号雑音比(SNR)低下

72. 閉所恐怖症の患者を速やかにスキャンするために，エコートレイン数を増やしたところ，予想した撮像時間の 2 倍になってしまった．どうすればよいか？

a. 位相エンコードステップ数を増やす．

b. 周波数エンコードステップ数を増やす．

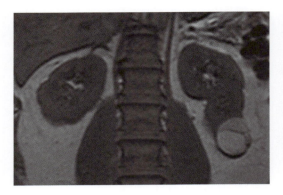

図 39-6

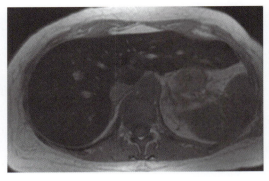

図 39-7

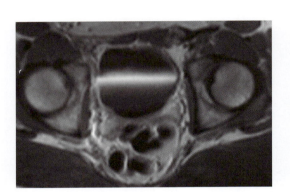

図 39-8

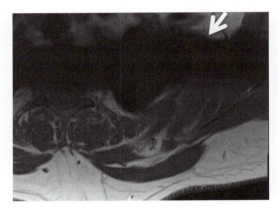

図 39-9

　　c. TRを延長する．
　　d. TEを延長する．
73. 2D撮像において，通常スライス間にギャップがあるのはなぜか？
　　a. 空間分解能向上のため．
　　b. クロストークを軽減するため．
　　c. 撮像範囲を広くするため．
　　d. 部分容積現象を軽減するため．
74. 図39-6はT1強調像である．左腎下極病変の構成成分は？
　　a. 脂肪
　　b. 血腫
　　c. ガドリニウム
　　d. 漿液
75. 図39-7において肝が低信号になっているのは？
　　a. 石灰化

　　b. 鉄
　　c. 出血
　　d. ガドリニウム
76. 図39-8は造影T1強調像（TR 690/TE 17 ms）の排泄相である．膀胱内の背側部が低信号なのは？
　　a. ガドリニウムを含まないから．
　　b. 尿がないから．
　　c. ガドリニウムが濃縮しているから．
　　d. 腫瘍があるから．
77. 図39-9にみられる黒い帯の原因は？
　　a. 定常波効果
　　b. RF雑音
　　c. 飽和帯
　　d. 打ち切りアーチファクト
78. MR室で聞こえるトントン，ビービーという音の原因は？

a. 冷却剤循環
b. RF 波発生装置
c. 患者用扇風機
d. 傾斜磁場コイル

79. 図 6-19(p. 76)にみられる低信号(→)の原因は？
a. オキシヘモグロビン
b. デオキシヘモグロビン
c. 細胞内メトヘモグロビン
d. 細胞外メトヘモグロビン
e. ヘモジデリン

80. 図 6-19(p. 76)にみられる出血の時期は？
a. 超急性期
b. 急性期
c. 早期亜急性期
d. 晩期亜急性期
e. 慢性期

81. 図 6-16(p. 74)にみられる血腫の中心部にあるのは？
a. オキシヘモグロビン
b. デオキシヘモグロビン
c. 細胞内メトヘモグロビン
d. 細胞外メトヘモグロビン

82. 微量の血液変性物質に，より敏感なパルスシーケンスは？
a. グラジエントエコー(GRE)
b. 高速スピンエコー(FSE)
c. エラストグラフィ
d. 動脈スピンラベリング(ASL)

83. 点状の慢性血腫変性物質に最も敏感なパルスシーケンスは？
a. T2*グラジエントエコー(T2*GRE)
b. エコープラナー(EPI)
c. FLAIR
d. 磁化率強調画像(SWI)

84. 図 28-8(p. 364)は True FISP 画像である．血液が高信号なのは？
a. ガドリニウム造影
b. 流速関連増強(FRE)
c. 血液は本来 T1 強調像で高信号．
d. 血液は本来 T2 強調像で高信号．

85. 図 28-8(p. 364)は True FISP 画像である．

信号損失(→)の原因は？
a. 高速度信号損失(TOF loss)
b. ボクセル内位相分散
c. 金属磁化率
d. 大動脈弁疣贅

86. 図 27-17(p. 349)は TOF-MRA である．下垂体出血が高信号なのは？
a. T1 短縮
b. T1 延長
c. T2*短縮
d. T2*延長

87. 図 26-14 B(p. 332)は最も頭側のスライスである．血栓化していない動脈瘤内部が高信号なのは？
a. T1 短縮
b. T2 延長
c. プロトン飽和
d. プロトン非飽和

88. 図 26-9 B(p. 330)は 20 スライス撮像の中央部スライスである．左右の外腸骨静脈(→，▶)の信号強度の違いの原因は？
a. 右の血流が速い．
b. 左の血流が速い．
c. 右は乱流である．
d. 左は流速関連増強になっている．

89. 図 39-10(p. 454)は 2D TOF-MRA で，左椎骨動脈に高信号が認められない(→)．これから言えるのは？
a. 間違いなく閉塞している．
b. 乱流がある．
c. 高速度信号損失である．
d. 逆流の可能性がある．

90. 図 39-11(p. 454)左は FLAIR 像，右は比較のための T1 強調像である．FLAIR 像で第 3 脳室にみられる高信号は？
a. 脳脊髄液の流れ
b. 腫瘍
c. 出血
d. 打ち切りアーチファクト

91. 前問で第 3 脳室の高信号を呈したプロトンが経験しなかったのは？
a. 反転パルス

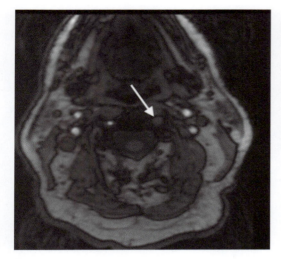

図 39-10

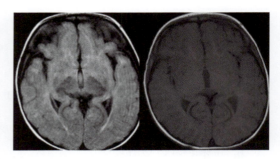

図 39-11

b. 90° RF パルス
c. 180° 再収束パルス
d. 周波数エンコード傾斜磁場

92. 大動脈弁膜症疑い患者の逆流分画算出に最善のシーケンスは？
    a. シネ True FISP
    b. 位相コントラスト
    c. black-blood T1
    d. black-blood T2
93. パラレルイメージングの弱点は？
    a. 体動の影響増加
    b. 磁化率効果増加
    c. 信号雑音比低下
    d. エイリアシング（折り返し）アーチファクト増加
94. 図 31-3（p. 389）は後期ガドリニウム増強像である．反転時間を 0 点（null point）に合わせるのは？
    a. 正常心筋
    b. 瘢痕心筋
    c. 脂肪
    d. 漿液
95. MR スペクトロスコピーで通常抑制される信号は？
    a. コリン
    b. 乳酸
    c. NAA
    d. 水
96. 組織の硬さを測定できるのは？
    a. T1 マップ
    b. 拡散強調画像（DWI）
    c. エラストグラフィ
    d. 磁化率強調画像（SWI）
97. MR エラストグラフィで測定する硬さの単位は？
    a. kPa（キロパスカル）
    b. W/kg（ワット / キログラム）
    c. ms（ミリ秒）
    d. m/s（メートル / 秒）
98. MR エラストグラフィに必要なのは？
    a. 誘電パッド
    b. 強固な脂肪飽和
    c. 拡散傾斜磁場
    d. 音響波発生装置
99. 通常 180° RF 反転パルスを使用するのは？
    a. T1 マップ
    b. T2*マップ
    c. 磁化率強調画像（SWI）
    d. MR エラストグラフィ
100. 鉄濃度と正に相関する緩和パラメータは？
    a. T1
    b. T2*
    c. R2*
    d. T2

解答

1. 最善の回答は **c**. **a,b,d** も低信号を呈するが, 顔部の低信号の原因で最も多いのは歯科金属デバイスである. 体動は画面全体に影響し, 誘電効果が通常問題になるのは腹部で頭部ではない. コイルエレメント不良は画面の一部に軽微で不明瞭な信号低下をもたらす.

2. 正解は **d**(p. 228 **図 18-47** および p. 258〜259 **図 20-7** 参照). スピンエコー(SE)はグラジエントエコー(GRE)およびエコープラナー(EPI)より磁化率効果を軽減する. したがって **a,b** は不正解. 高速スピンエコー(FSE)はエコー間隔が短いため, スピンエコーより強く磁化率効果を軽減する.

3. 正解は **a**(p. 228 **図 18-47** および p. 258〜259 **図 20-7** 参照). バンド幅を広げると信号雑音比(SNR)は低下するが, 信号収集が速くなるので磁化率効果が軽減する. スライスを厚くすると磁化率効果は増強するので **b** は不正解. TR延長は磁化率効果には無関係(**c** は不正解)だが, TE延長は位相分散が大きくなるので磁化率効果を大きくする(**d** は不正解).

4. 最善の回答は **b**. 前腹壁の脂肪抑制は不均一であるが, この部位の動きがゴーストの原因である. したがって **d** は最善の回答ではない. N/2 ゴーストがみられるのはエコープラナー(EPI)だけである(**c** は不正解). (第1の)化学シフトは脂肪/水境界部に白と黒の縁取りを示すが, 高信号帯が臓器を横断することはないので **a** は不正解.

5. 正解は **c**. このゴーストの原因は前腹壁皮下脂肪の呼吸性体動であるから, 呼吸同期法が解決策になる. **a** と **b** はゴーストアーチファクトに影響しないので不正解. 心拍同期法は心臓の動きによるアーチファクト軽減には有効であるが, 呼吸性体動には無効(**d** は不正解).

6. 正解は **a**. 位相エンコードステップは全撮像時間にわたるが, 周波数エンコードス

テップは非常に短時間に施行されるので, 周波数エンコード方向の位置ずれは除去される. したがって **b** は不正解. 撮像部位と撮像断面によって, 位相エンコード方向は左右, 頭尾, 前後いずれにもなりうるので **c,d** は不正解.

7. 正解は **d**. この患者でエンコード方向を交換するとゴーストは左右方向に出現するようになる. 位相エンコードステップ数はゴーストに影響しないので **a,b** は不正解. ゴーストが脂肪を含む組織から生じているのなら脂肪抑制法も考慮するべきだが, この症例のゴーストは大動脈由来と考えられるので **c** は不正解.

8. 正解は **c**. ゴーストはこの動脈瘤のようなマクロの動きを反映している. 動脈瘤が血栓化していると拍動しないので **a** は不正解. 顕微鏡的な動きは, 特に拡散強調画像で信号に影響するがゴーストは生じない(**b** は不正解). この部分以外にはぼやけやゴーストは見られないので患者は静止していたといえる. したがって **d** は不正解.

9. 正解は **d**. ゴーストアーチファクトの由来を探すには, 各アーチファクトを直線で結び, 同じような形態でこの直線上にあるものを見つければよい. ここでは脊髄周囲の脳脊髄液である. 大動脈はこの直線上にはないので **a** は不正解. 内胸動脈はずっと小さいので不正解. 肺動脈のゴーストはずっと前方でFOV外になるだろう. したがって **c** は不正解.

10. 最善の回答は **b**. 脳脊髄液が拍動する原因は心拍動サイクル中に血管径が変化することである. この拍動は呼吸とは無関係なので **a** は不正解. 空間飽和法による飽和帯は不必要な信号, 特に動きに伴う信号除去によく使われる技術で, 尾側の飽和帯は脳脊髄液信号を軽減するが除去はできない. したがって **c** は最善の回答ではない. 心臓の信号を抑制すれば心臓ならびに血液からの

ゴーストを軽減できるが，このゴーストは脳脊髄液由来であって血液由来ではない．（dは不正解）．

11. 正解はc．手がかりはEPI(エコープラナーイメージング)にある．正負の読み取り傾斜磁場のバランスが取れていないと，両者が別々の画像を作ることによってN/2アーチファクトが生じる．EPIは常に強い脂肪飽和を併用しており，脂肪に関連するアーチファクトは通常見られないのでaは不正解．体動による動きはランダムで，EPIのk空間充填は迅速なので，まれに存在するとしても画像のぼやけになるだけなのでbも不正解．エイリアシングは撮像対象の一部が折り返されるが，複製にはならないのでdは不正解．

12. 正解はa．N/2アーチファクトは渦電流，傾斜磁場の不備，静磁場不均一や偶数番と奇数番エコーのタイミング不良によって生じる．RF雑音は画像を横切る直線になるのでbは不正解．バンド幅はN/2アーチファクトには関係ないのでcは不正解．アーチファクトは脳のゴースト画像で，脂肪を含む構造ではないのでdも不正解．

13. 最善の回答はc．特にGRE画像で顕著な大きい低信号領域は金属(この患者では脊椎固定術用)による可能性が最も高い．気体はすべてのパルスシーケンスで同様に低信号であり，この部位に気体が分布するのは不自然なのでaは最善の回答ではない．石灰化は低信号になり磁化率の影響もあるが，この部位の石灰化の可能性は低いのでbは不正解．血液は磁化率効果と低信号を呈するが，T1強調像ではなくTEの長いT2*強調像で最も顕著になり，低信号が脊椎固定術用ロッドに特徴的な位置なのでdの可能性は低い．

14. 最善の回答はa．金属は局所磁場の強い不均一性を生じ，ボクセル内プロトンの位相を急速に分散させて無信号化する．スキャナー内で患者が初めに動いたときには，強磁場が一時的に金属を動かすことはありう

るが，撮像中に動くとは考えにくいのでbは不正解．タイムオブフライトによる無信号はプロトンの流れ(通常は血管内)によるものなのでcは不正解．金属にはほとんどあるいは全く水素プロトンは存在しないが，金属周囲組織にもみられる無信号は磁場の強い不均一性によるものなのでdが最善の回答にはならない．

15. 正解はd．EPIとGREは磁化率効果，特に金属による磁化率効果を増幅するのでa,bは不正解．SEはEPIとGREより優れているが，エコートレーンが長い高速SEは，高速の再収束と短いエコー間隔により，さらに強く磁化率効果を抑制する．

16. 最善の回答はc．第1の化学シフトは構造物の一面に低信号帯，反対面に高信号帯を生じるが，残りの二面には影響しないのでaは不正解．第2の化学シフトは構造物の全周を低信号線で縁取るが，脂肪と水の境界面に限られる．脳室内に脂肪/水境界面は考えにくいのでbは不正解．打ち切りアーチファクトは低信号ではなく，高信号線なのでdは不正解．この患者は脳室内血腫で，ヘモグロビン変性物の常磁性により位相分散と無信号を生じている．

17. 最善の回答はb．金属に近い構造ほど金属磁化率効果は強い．腎は金属から離れているのでわずかの磁場(周波数)変化により，水の共鳴周波数が脂肪の周波数に変わり，信号抑制を受けたのである．位相分散も低信号を招くが通常は金属の近くで生じるのでaは不正解．ガドリニウムはT2強調像で腎を低信号にするが，一般に均一低信号で部分的低信号にはならないのでcは不正解．腎を横切る低信号がみられるが，解剖構造とは一致しないのでdは不正解．

18. 正解はb．金属がある場合は，化学的飽和より反転回復法のほうが信頼性の高い脂肪抑制法なのでaは不正解．拡散画像も信頼性の高い脂肪抑制法を使用するが，GREと並んで金属磁化率効果がより強く現れる．したがってc,dは不正解．

19. 正解は**b**. 金属はRFエネルギーをより多く吸収する. これがMRIにおける加熱の原因であるが, 化学的脂肪飽和における周波数変化と比較して, 180°パルスはフリップ角の変化による影響を受けにくいので**a**は不正解. STIRのRFは基準バンド幅で送信されるので**c,d**は不正解.

20. 正解は**d**. 脊髄内の高信号は, 高信号の脳脊髄液と信号の低い脊髄の境界の信号取得時の打ち切りによって生じる. よくGibbs現象とよばれるが, これはアーチファクトに垂直な方向の要素を無限にして(打ち切らなくて)も生ずる現象である. RF雑音は画像縁に直角方向の高信号直線で, 脊髄に沿った曲線ではないので**a**は不正解. 脳脊髄液あるいは嚥下による動きは正常脊髄や脳に高信号を生じうるが, 画像を横切って複数認められる. したがって**b,c**は不正解.

21. 最善の回答は**c**. 打ち切りアーチファクトは信号収集(サンプリング)を増やすかピクセル径を縮小することにより最小化される. 位相エンコードステップに比べて周波数エンコードステップ数は多いので, 周波数エンコード方向にこのアーチファクトは通常出現しない. したがって位相エンコードステップ数増加が最善の解決策である. **b**と**d**はピクセル径を増大させるので打ち切りアーチファクトを増加させる. 周波数エンコード方向に打ち切りアーチファクトが現れるというまれな場合には, 周波数エンコードステップ数増加(**a**)が解決策になりえる.

22. 正解は**c**. 偽像はFOVが小さいために折り返された患者の腕である. N/2ゴーストはEPIだけにみられる. EPIは均一な脂肪抑制を伴い, 分解能が通常は低いが, いずれもこの画像にはないので**a**は不正解. 周期的な体動は明瞭に分離した偽像を呈するが, 腕の動きは通常は周期的ではなくランダムなので画面を横切るぼやけたゴーストになる. したがって**b**は不正解. 化学シフトは脂肪プロトンが数ピクセル移動するだ

けで, このように大きく移動することはないので, **d**は不正解.

23. 正解は**d**. MRIには同義語が多く, 折り返しアーチファクトはエイリアシングとしても知られる.

24. 正解は**b**. 選択したFOVに相応する周波数帯(バンド幅)の外に被写体の共鳴周波数があることが条件になる. FOV外の部位は周波数帯内の周波数として認識されてエイリアシング(折り返し)アーチファクトが成立する. **図18-3, 18-4**(p.203)は別症例のエイリアシングである.

25. 正解は**a**. FOV拡大が率直な解決策である. が, もし小さいFOVを望むなら"no phase wrap(位相過剰サンプリング法)"がよく使われる(p.204**図18-6**参照). FOV縮小は問題を悪化させるので**b**は不正解. このアーチファクトは位相エンコード方向に出現しているが, 位相エンコードステップの増減は影響しないので**c,d**は不正解.

26. 正解は**b**. 3Dでは位相エンコード方向とスライス選択方向にエイリアシング(折り返し)が現れうる. 位相エンコード方向には2Dでも現れるので**c**は不正解. 2Dでも3Dでも周波数エンコード方向にエイリアシングが現れないとはいえないが, 臨床機では周波数フィルターを使用するのでまず生じない. したがって**a**は不正解. **d**は**b**と相反する.

27. 正解は**b**. 短いボアの磁石で頭尾方向に長いFOVを設定したために, 頭尾端の主磁場(B_0)が不均一になり画像が歪んだ. 磁化率効果は患者の内部あるいは表面の局所磁場を歪めるが, このような広範囲に作用は及ばないので**a**は不正解. 画像の歪みは位相エンコードステップにも周波数エンコードステップにも関係ないので**c,d**は不正解.

28. 正解は**d**. 画像の脂肪飽和は均一で, 腱内部に脂肪は存在しがたいので**a**は不正解. エイリアシング(折り返し)はFOV外の構造をFOV内に転籍するが, 認識可能な構造なので**b**は不正解. Gibbs現象は低信号内に高

信号を生じうるが，通常高分解能撮像を施行する膝部では生じにくいので c は不正解.

29. 正解は c. 魔法角アーチファクトは，主磁場に約 55° の角度をもつ異方性構造物（特に腱）を TE の短いシーケンスで撮像したときに特有の現象である. したがって，腱の主磁場に対する角度を変えれば，この効果は最小化されて信号強度が変化する. 低磁場は磁化率効果を減少するが，魔法角は磁場強度に関係なくみられる（a は不正解）. 脂肪飽和は魔法角と無関係なので，b は不正解. 位相エンコードステップ増加は打ち切りアーチファクトを減少するが魔法角には関係ないので d は不正解.

30. 最善の回答は c. 打ち切りアーチファクトは空間分解能に関係するが TE とは無関係なので a は不正解. N/2 ゴーストは傾斜磁場に影響されるが，TE の影響は受けないので b は不正解. 磁化率アーチファクトは短い TE で改善するので d は不正解.

31. 最善の回答は a. エイリアシング（折り返し）は画像を横切る直線にはならないので b は不正解. ランダムな動きによるゴーストは画像を横切る直線あるいは帯状になることもある（p. 216 図 18-26 参照）が，図 18-39 のように頭頂に近い部位でみられることはまれなので c は不正解. 打ち切りアーチファクトは高信号になりえるが，それは高信号構造に隣接する低信号部位に限られる. したがって d は不正解. 2 つの周波数に相応する 2 本の RF 雑音アーチファクトがみられることに注意.

32. 最善の回答は c. 重症患者の MRI 撮像中の患者モニター装置使用は珍しくない. 頭部コイル不良は画像全体ないし一部の信号不良になるので a は不正解. Faraday cage は MR 撮像室に不要な RF 侵入を防ぐために必ず施工されており，Faraday cage 漏洩は患者モニター装置と比べてまれなので b は不正解. 神経刺激装置は "MR 危険" ないし "条件付き安全" なので，MR 撮像前に製造会社の使用説明書での確認が不可欠で

ある. 撮像した場合には磁化率アーチファクトを生じても RF 雑音アーチファクトにはならないので d は不正解.

33. 正解は c. 脂肪に含まれる水素プロトンからの信号のみで，水の水素プロトンからの信号が均一に抑制されているので，逆説的水飽和の基準を満たしている. エイリアシング（折り返し）は余分な信号が解剖構造として画像に重なる（a は不正解）. 逆位相信号損失は脂肪と水の境界に "India ink etching" を示すので，b は不正解. コイルエレメント不良は部分的な信号損失となるが，全体的な信号損失や水プロトンのみの信号損失にはならないので d は不正解.

34. 正解は b. 金属磁化率によって局所の脂肪飽和異常が生じることはあるが，画像全体にわたる逆説的水飽和にはならない. よって a は不正解. 化学的脂肪飽和は 180°RF パルスを使用しないので c と d は不正解.

35. 最善の回答は a. 位相コントラスト画像において，流れのある構造内の高信号ピクセルに低信号ピクセルが隣接する場合にはエイリアシング（折り返し）と診断してよい. 金属弁は位相コントラスト画像に異常信号を生じるだけでなく，この画像の肺の空気と同様に高信号と低信号のピクセルがランダムに散りばめられたようになる. したがって b は不正解. 位相コントラスト画像では石灰化を特定できないので c は不正解. 逆流は高信号あるいは低信号になるが，両方にはならないので d は不正解.

36. 正解は c. この患者は大動脈弁狭窄症で血流速度が上昇しているので，エイリアシング（折り返し）除去には VENC を大きくしなければならない. したがって d は不正解. 位相エンコード方向とステップ数はエイリアシングに影響しないので a と b は不正解.

37. 最善の回答は d. 通常多数のコイルエレメントが使用される. 部分的な信号損失は，この症例のようにコイル不良ないしコイルエレメント不通によることが多い. 金属磁化率は局所の信号損失をもたらすが，通常

このように広範囲にはならないので a は不正解．誘電効果が通常みられるのは，腹水のある患者の腹部を 3 T で撮像した場合なので b は不正解．磁石調整不良は全体的な低信号になるが，本症例のような部分的信号損失にはならないので c は不正解．

38. 最善の回答は a．誘電効果としても知られる定常波効果は撮像対象となる体の直径が送信 RF 波長に近いときに生じる．組織特性によって送信 RF 波長が変化し[†1]，このアーチファクトは腹水患者を 3 T で撮像した場合に最も出現しやすい．金属磁化率効果はさらに局所的でここまで広くならないので b は最善の回答ではない．逆説的水飽和は金属磁化率が原因になることが多いが，この低信号部に金属磁化率アーチファクトはみられないので c は最善の回答ではない．コイルエレメント不良は部分的信号損失になるが，通常信号損失が皮膚表面に達する．これに対して，この症例の低信号部は体の内部に限定されているので d は不正解．

39. 最善の回答は b．通常，単一データポイントの誤りは 1 スライスだけに生じ，他のスライスにはみられない．したがってコイルエレメント不良は除外できる（c は不正解）．RF 雑音は単一ないし複数の水平あるいは垂直方向の直線（p. 223 図 18-39 参照）で，このような対角線ではないので a は不正解．幾何学的歪みは見てわかる解剖構造の歪みになる（p. 230 図 18-50 参照）．このような歪みはないので d は最善の回答ではない．

40. アーチファクトがヘリングボーン[†2]に似ているので最善の回答は a．通常，単一データポイントの誤りは 1 スライスだけに生じる．RF 雑音すなわちジッパーアーチファクトは単一ないし複数の水平あるいは垂直方向

の直線（p. 223 図 18-39 参照）で，このような対角線ではないので b は不正解．インディアインクエッチングは境界効果ともよばれ，脂肪と水の境界が低信号に縁取られるので c は不正解．パフェ効果はガドリニウムが膀胱に排泄され，背側部が低信号で中間部が高信号の層状になることなので d は不正解．

41. 正解は c．磁化率アーチファクトが高信号になることはある（p. 228 図 18-47 B, C 参照）が，隣に低信号核部が認められる．したがって a は不正解．打ち切りアーチファクトは低信号を伴わない一本の高信号線（p. 213 図 18-19 参照）なので b は不正解．第 2 の化学シフトアーチファクトはインディアインクエッチング，あるいは境界効果ともよばれ，水と脂肪が逆位相になる特定の TE を有する GRE 画像において脂肪と水の境界全周が低信号で縁取られる．したがって d は不正解．この画像にみられるアーチファクトは SE シーケンスの読み取り磁場勾配方向に生じる脂肪と水の化学シフトの差が原因で第 1 の化学シフトアーチファクトとよばれる．

42. 正解は a．第 1 の化学シフトアーチファクトは脂肪と水の水素プロトンの歳差運動周波数がわずかに異なるために，周波数エンコード方向だけに生じる位置誤認である．したがって b は不正解．位相エンコードステップ数はこのアーチファクトに影響しないので c, d は不正解．

43. 正解は d．冠状断の周波数エンコード方向は頭尾方向で，矢状断は尾頭方向なので病変の上下端で信号の逆転が生じている．A, B ともにアーチファクトは病変の上下端にあるので a は不正解．周波数エンコードステップ数を変えてもアーチファクトの方向は変わらないので b は不正解．バンド幅を広げるとアーチファクトは小さくなるが方向は変わらないので c は不正解．

44. 正解は d．第 1 の化学シフトアーチファクトの太さは全受信バンド幅を周波数エンコー

[†1] 訳注：RF 波長は組織の比誘電率（真空の誘電率に対する比）の平方根に反比例する．空中で 1.5 T で 470 cm，3 T で 235 cm の送信 RF 波長が人体内では 1.5 T で 56 cm，3 T で 28 cm になる．

[†2] 訳注：ヘリングボーン（herringbone）＝鰊の骨，杉綾

460 Part V 専門医模擬試験

ドステップ数で除した値(Hz/ピクセル=1
ピクセルあたりのバンド幅)に関連する. バ
ンド幅を広げると1ピクセルあたりのバン
ド幅が大きくなり, 1.5 T における脂肪と水
の周波数差は 220 Hz なので, 脂肪がシフト
するピクセル数が減少してアーチファクト
が細くなる. したがって c は不正解. 周波
数エンコードステップ数を変えると Hz/ピ
クセルも変化するが, FOV が同じならシフ
ト幅は変わらない[†3]ので a,b は不正解.

45. 正解は a. 第1の化学シフトアーチファクト
の太さは全受信バンド幅を周波数エンコー
ドステップ数で除した値に関連する. しか
し, 磁場強度が2倍になるとラーモア周波
数が2倍になり, 水と脂肪の水素プロトン
の共鳴周波数差も2倍になる. したがって
バンド幅が同じなら, シフトするピクセル
数も2倍になるので b,c,d は不正解.

46. 正解は d. 脂肪と水の境界全周に黒い線が
あるので第2の化学シフトアーチファクト
(インディアインクエッチング, 境界効果)
である. 打ち切りは通常低信号ではなく高
信号の線になるので a は不正解. 磁化率効
果も低信号になるが, 特定の局所だけにみ
られ, 画像全域には及ばないので b は不正
解. 低信号縁の反対側に高信号がみられな
いので c は不正解.

47. 正解は b. すべての GRE 画像は選択した TE
によって同位相や逆位相になる. 何らかの
理由(TE による逆位相, 磁化率効果など)に
よりプロトンが逆位相になると低信号, 同
位相なら信号が生じるので c は不正解. 位
相エンコードステップ数が少なすぎると打
ち切りアーチファクトが目立つが, 第2の
化学シフトアーチファクトには影響はなく
a は不正解. 呼吸性体動は低信号の原因に
なるが, 図 18-17 B(p. 212)のようなくっき
りした低信号にはならないので d は不正解.

48. 最善の回答は d. 逆位相画像は同位相画像
より短い TE で撮像される[†4]. これによっ
て逆位相における信号低下が, この豊富な
脂肪を有する腺腫のように完全に同一ボク

セル内での脂肪プロトンと水プロトンの混
在によるものであるといえる. 臓器周囲の
低信号は同一ボクセル内の肉眼的な脂肪と
軟部組織(水の水素プロトン)の混在による
が, 肉眼的脂肪を含む腫瘍は多くのボクセ
ルを脂肪が占有するので c は不正解. 同位
相より短い TE の逆位相像で出血が信号低
下をきたすことはないので a は不正解. 二
重エコー T1 強調像の第2エコー像で, 急激
な T2* 減衰のために石灰化が信号損失を呈
することがある. しかし, 逆位相画像は同
位相画像より短い TE で撮像することに
なっているので, これとは逆になる. した
がって b は不正解.

49. 最善の回答は b. 図 19-14 A(p. 248)と比較
すると, 脂肪飽和画像では脂肪信号が抑制
されて病変とのコントラストが上昇してい
る. したがって a は不正解. 脂肪飽和は脂
肪の水素プロトンからの信号を低下させる
が, 脂肪以外の水素プロトンには影響しな
いので c は最善の回答ではない. 骨挫傷の
相対的信号増加はコントラスト上昇による
ものであって, 信号増加によるものではな
いので d は不正解.

50. 最善の回答は b. ここにみられる低信号の
原因として最も考えられるのは結腸内ガス
で, 金属デバイスではない. したがって c,d
は不正解. 結腸内ガス(気体)が磁場を歪め
るので, 化学的脂肪飽和パルス(水のピーク
から 3.5 ppm ずれている)が脂肪を飽和でき
なくなっている. 位相ずれは高信号ではな
く低信号になるので a は不正解.

51. 正解は d. STIR は実際にどんな磁場強度で
も使える. 反転時間の短い反転回復法
(STIR)は脂肪と水の T1 緩和時間の差を利
用している. 一方, 水と脂肪の水素プロト
ンの共鳴周波数差が小さすぎる低磁場では

[†3] 訳注:周波数エンコードステップ数を2倍にすると, Hz/ピ
クセルは半分になるが, シフトするピクセル数が2倍になるの
で, 結局アーチファクトの太さは同じである.

[†4] 訳注:逆位相画像を同位相画像より長い TE で撮像すると,
T2(T2*)減衰による信号低下と区別できないから.

化学的脂肪飽和法は使えない．反転パルスのため通常 STIR のほうが信号雑音比は低いので **a** は不正解．化学的脂肪飽和法は磁化率アーチファクトにきわめて敏感で均一性は低く，STIR のほうが均一性は高いので **b** は不正解．STIR は堅実に脂肪信号を抑制するが，同じような T1 を有する物質の信号も抑制してしまう．したがって **c** は不正解．

52. 最善の回答は **b**．STIR は堅実な脂肪信号抑制法であるが，脂肪と同様の T1 を有する物質の信号も抑制してしまうので非特異的である．この症例では，ガドリニウムで造影増強された左上胸部病変の T1 が短縮して脂肪の T1 に近似したために抑制されたのである．180°パルスによる信号抑制に関して T2 緩和時間は重要ではないので **a** は不正解．逆位相は GRE 画像で生じるが，SE 画像（たとえば STIR）では見られないので **c** は不正解．高度に濃縮されたガドリニウムは信号損失をもたらす（p. 227 **図 18-44** 参照）が，これは尿路系あるいはガドリニウムが希釈されない場合にみられるので **d** は最善の回答ではない．

53. 正解は **d**．区域Ⅳ（Zone Ⅳ）は強い磁場を有する MRI スキャナー自体が存在する区域と定義される．区域Ⅳに入れるのは訓練を受けた MRI 検査担当者とスクリーニングを受けた非検査担当者だけである．

54. 正解は **c**．ACR-MR 安全施行指針は，区域Ⅲ（Zone Ⅲ）は「鍵付ロック，パスキーロックあるいは MR 担当者と非担当者を区別可能な他の信頼できる物理的制限方法」などのロックシステムによって物理的な出入りを制限されるとしている．

55. 最善の回答は **c**．レベルⅠ修練 MR 担当者はすべての区域に入れるが，非 MR 担当者を同行できるのは区域Ⅲまでで，区域Ⅳへは同行できない．

56. 正解は **b**．5 ガウスは一般人に対してはっきりしたリスクがない上限である．5 ガウスラインは MRI スキャナー室すなわち区域Ⅳ内にある．

57. 正解は **c**．ACR-MR 安全施行指針は，"準事象"は発生後 24 時間あるいは 1 営業日以内に MR 医療責任者に報告すべきであるとしている．

58. 正解は **b**．成分組成不明で携帯磁石試験を通過した装置はすべて"MR 条件付き安全"のラベルを貼付する．そのうえで金属性でないことが判明した場合には"MR 安全"のラベルを貼付できる．したがって **a** は不正解．もし携帯磁石で牽引力が認められれば"MR 危険"になるので **c** は不正解．最後に"MR 適合（compatible）"は時代遅れの用語で使用すべきではない．したがって **d** は不正解．

59. 最善の回答は **d**．眼球外傷の既往がある患者は少なくない．しかし MRI 検査前に頭部 X 線二方向撮影を施行するか，外傷後に撮影された CT あるいは MR 画像（金属磁化率の確認）を放射線科医が見直す必要があるのは，眼球の潜在性強磁性体の治療を受ける患者のみである．

60. 正解は **d**．強磁性クリップによる磁化率アーチファクトは頭部 MR 画像の少なくとも 1/4 に及ぶので，**図 18-45** にみられる磁化率アーチファクトの大きさから非強磁性と考えられる．したがっては **a,b** は不正解．非強磁性金属はレンツ力（移動方向と反対方向への力）を受けるが，患者をゆっくり動かすことによりこの力を最小化できる[†5]．

61. 最善の回答は **c**．心停止患者を区域Ⅳから搬出しながら直ちに救命処置を始めることが最重要になる．救命処置が遅れてはならないので **d** は最善の回答ではない．強磁場に晒されて潜在的な危険性のある区域Ⅳから患者を搬出することによって，必要な器具を自由に使うことができる（すべての救急カートが"MR 安全"とは限らない）．したがって **b** は不正解．磁石をクエンチしても直ちに磁場は消滅せず，1 分以上を要する．したがって最重要である救命処置が遅

[†5] 訳注：レンツ力は非強磁性金属を動かす速度に比例する（p. 431 参照）．

462 **Part V** 専門医模擬試験

れることになるので **a** は不正解.

62. 正解は **d**. 牽引力は空間的磁場勾配すなわち単位距離あたりの磁場変化によって決まる. この勾配が急であるほど牽引力は強くなり"ミサイル効果"の可能性も高くなる. RF エネルギーは組織加熱を生じ, 導体に電流を誘導するが, 強磁性体を動かすことはないので **a** は不正解. MRI で使用する時間的に変化する傾斜磁場は微弱なので, 強磁性体に実質的な力を及ぼすことはない. したがって **b** は不正解. 回転力は主磁場の強さで決まり, 強磁性体の長軸を主磁場方向と平行にする. この回転力は MR スキャナー方向への牽引力にはならないので **c** は不正解.

63. 正解は **d**. ヨード造影剤とガドリニウム造影剤の両方に共通する副作用である **a,b,c** は不正解. 腎性全身性線維症(NSF)はガドリニウム造影剤に特有で通常は高度腎障害患者にみられる

64. 正解は **c**. ガドリニウムは胎盤を通過し, 胎児の腎臓から排泄されて羊水内に残る. したがって **d** は不正解. ガドリニウムは胎盤を通過して胎児循環に入るが, かつてヨード造影剤で懸念された甲状腺機能低下症を生じる能力はない. したがって **a** は不正解. 動物実験では催奇作用がみられたが, 胎児に有害とする記録はないので **b** は不正解.

65. 正解は **b**. SAR は周波数の二乗に比例する. したがってラーモア(共鳴)周波数が 2 倍になると SAR は 4 倍になる.

66. 正解は **d**. FSE シーケンスの SAR はフリップ角, TR, エコートレイン数(ETL)に直接関連する. GRE シーケンスは SAR を高くする 180° 再収束 RF パルスを使わないので **a,b** は不正解. 多数の 180° 再収束 RF パルスを使用する FSE シーケンスの SAR と比較して, 1 つしか使用しない SE シーケンスの SAR は低い. したがって **c** は不正解.

67. 正解は **a**. SAR の正しい単位は W/kg(ワット/キログラム)で, 単位時間に単位質量に蓄積したエネルギー量を表す. この値は間

接的に組織加熱量を示し, 超過してはならない. W・s=J でエネルギーの単位に過ぎないので **b** は不正解. J/s=W でエネルギー交換速度を示すが組織質量が欠如しているので **c** は不正解. N・m はトルクの単位なので **d** は不正解.

68. 正解は **b**. TE を延長すると位相分散が大きくなり信号は低下する(p.44 図 4-4 参照). TE の長いシーケンスは磁化率の影響を大きくするので **a** は不正解. TR の長いシーケンスで TE を延長すると T2 強調が強くなり, コントラストが強調されるので(p.57 図 5-11 参照), **c** は不正解. 撮像時間は延長ないし不変なので **d** は不正解.

69. 最善の回答は **d**. 均一に SNR を上げる唯一の回答は加算回数(NEX, NSA)である. **a** は常に SNR 低下をもたらす(p.191 数式 17-2 参照). **b,c** は通常 SNR を低下させる. しかし, 位相あるいは周波数エンコードステップ数を減らすと通常はボクセル体積が増加するので, SNR 低下分が相殺されるかもしれない.

70. 正解は **c**. HASTE シーケンスは 1/2 NEX を使い, エコー間隔を短くするために広い受信バンド幅を使う. 1/2 NEX と広いバンド幅は両方とも SNR を低下させる(p.191 数式 17-2 参照). HASTE は高速シーケンスで, 通常 k 空間全部を 1 秒未満で充填するので, 体動に強い(**a** は不正解). 広いバンド幅と短いエコー間隔のため, HASTE は磁化率効果に対する抵抗性が高い(p.258-259 図 20-7 参照). したがって **b** は不正解. 第 1 の化学シフトアーチファクトを悪化させるのは狭いバンド幅であって, 広いバンド幅ではない(p.209 図 18-14 参照). したがって **d** は不正解.

71. 最善の回答は **d**. 反転回復(IR)シーケンスは 180° パルスで始まり, 反転時間と組織の T1 によりさまざまに縦磁化が回復する. したがって, このシーケンスでは多くのあるいはすべての組織の信号が低下する. また, ある組織の信号を抑制する(たとえば脳脊

髄液，脂肪，正常心筋）ことにより異なったコントラストを生じて，コントラスト雑音比を上昇させ，特定の病変を際立たせる．したがって c は不正解．反転パルスは T1 強調，T2 強調に直接影響しないので a,b は最善の回答ではない．

72. 正解は c（p.242 **図 19-8** 参照）．エコートレイン数増加によって撮像時間が短縮されるのは，TR の間に必要なスライス数をスキャンできる場合である（スライス数≦TR/TE）．a は撮像時間を直接延長するので不正解（p.179 参照）．周波数エンコードステップ数増加は撮像時間短縮にはならないので b は不正解．TE 延長は事態を悪化させるので d は不正解．

73. 最善の回答は b．クロストークは T1 強調を強め，SNR を低下させる．スライス間ギャップがこの効果を減弱させることが，2D 撮像で小さなスライス間ギャップを設定する根拠である．空間分解能はスライス厚とマトリックスサイズで決まるので，ギャップが分解能を向上させることはない．したがって a は不正解．スライス間ギャップは撮像範囲を広げるが，撮像されない部位が生じて小病変を見逃すことがあるので c は最善の回答ではない．部分容積現象はおもにスライス厚に直接関係するが，スライス間ギャップによって減るのではなく増加する．したがって d は不正解．

74. 最善の回答は b．重要な手掛かりは頭尾方向に生じている第 1 の化学シフトアーチファクトである（左腎病変下縁の黒い線と左腎上縁の白い線）．左腎と病変の境界には白い線も黒い線も存在しないので，病変の構成成分は左腎と同じ水の水素プロトンであって脂肪ではない．したがって a は不正解．腎は灰色でガドリニウム投与がないことがわかるので c は不正解．病変は T1 強調像で高信号なので漿液ではない．したがって d は不正解．

75. 最善の回答は b．これは T1 強調像なので，ガドリニウムは肝を低信号ではなく高信号

にする．したがって d は不正解．石灰化と出血は T1 強調像で低信号を生じるが局所的で，この症例のようなびまん性低信号にはならないので a,c は不正解．この患者は原発性ヘモクロマトーシスであった（脾が低信号ではないことに注意）．

76. 最善の回答は c．これはパフェ効果の一例である．ガドリニウムは尿より重く，低い所に濃縮する．したがって a,b は不正解．ガドリニウムが高度に濃縮すると T2 および T2* が非常に短縮して，T1 ならびに T2 強調像で低信号になる．TE が 17 ms という短い T1 強調像であっても T2 短縮効果が十分働くことを思い出してほしい．この画像は排泄相なので腎がガドリニウムを濃縮して排泄するのに十分な時間がある．最も高い（腹側）部分の尿はガドリニウム含有量が低いので低信号で，T1 短縮効果に十分であるが T2 短縮効果を示すほど高濃度ではないガドリニウムを含む中央部は高信号帯になっている．腫瘍は造影増強効果を示し，直線状輪郭にはならないので d は不正解．

77. 正解は c．黒い帯の幅は，ゴーストアーチファクトを生じる不要な信号を抑制するために使用する飽和帯[†6]に特徴的である．定常波効果は曲線状の軽度から中程度の低信号帯になるが真っ黒にはならないし，通常は腹水のある患者の腹部にみられるので a は不正解．RF 雑音と打ち切りアーチファクトは低信号ではなく高信号になるので b,c は不正解．

78. 正解は d．傾斜磁場コイルのパルス状電流はトルクを生み，コイルを振動させてトントン，ビービーという大きな可聴音になる．冷却剤循環音はもっと弱いシューという音なので a は不正解．RF 波は脳温度をわずかに上昇させて熱弾性膨張を生じる．これにより軽度の雑音を感じるとする仮説があるのみなので b は不正解．患者用扇風機の音量は通常の家庭用扇風機より小さいので c

---

†6 訳注：空間飽和パルス印加によって生じる．

464　Part V　専門医模擬試験

は不正解.

79. 最善の回答は **e**. 脳円蓋部にあるこの形状の低信号は脳表ヘモジデリン沈着症を示している. ヘモジデリンはすべてのシーケンスで強い低信号になる. オキシヘモグロビンと細胞外メトヘモグロビンはプロトン密度強調像およびT2強調像で高信号なので **a,d** は不正解. デオキシヘモグロビンと細胞内メトヘモグロビンはT2強調像で低信号であるが, プロトン密度強調像ではより高信号になるので **b,c** は不正解.

80. 最善の回答は **e**. ヘモジデリンは慢性期の血液変性物質なので **e** が正解. オキシヘモグロビンが超急性期, デオキシヘモグロビンが急性期, 細胞内メトヘモグロビンが早期亜急性期, 細胞外メトヘモグロビンが晩期亜急性期にみられる.

81. 正解は **a**. T1強調像で等信号, T2強調像で高信号なのはオキシヘモグロビンとして矛盾しない. オキシヘモグロビンは反磁性で常磁性ではないので, このヘム構成物によって信号強度は変化せず, 血清成分の信号強度を示す. デオキシヘモグロビンは常磁性であるが, その構造によってT1緩和および双極子双極子相互作用が生じるために必要なヘム中心から3Å以内に水プロトンを近づけさせないために, T1強調像では等信号である. 一方, 赤血球が破壊されていないので磁場の不均一が生じて, T2強調像で強い低信号になる. したがって **b** は不正解. メトヘモグロビンも常磁性であるが, その構造によってヘム中心から3Å以内に水プロトンが入り込むことができるのでT1緩和が生じて, T1強調像で高信号になる. したがって **c,d** は不正解. T2強調像はメトヘモグロビンが細胞内か細胞外かによって異なる. 赤血球が破壊されないと磁場は不均一(細胞内メトヘモグロビンによる低信号), 破壊されると磁場は均一(高信号)になる.

82. 正解は **a**. 高速スピンエコー(FSE)は血液変性物質などによる磁化率効果を最小化す

るので **b** は不正解. エラストグラフィは硬さを評価する方法で線維化の検出に有用であるが, 血液変性物質の検出に現段階では有用ではない(**c** は不正解). 動脈スピンラベリング(ASL)は血流評価に使用されるが, 出血検出には使われないので **d** は不正解.

83. 正解は **d**. FLAIRは急性ならびに亜急性出血の検出能は高いが, 慢性血液変性物質(通常低信号)を高コントラストに検出できない. したがって **c** は不正解. さらにFLAIRは高速スピンエコー(FSE)シーケンスなので磁化率効果を軽減する. 拡散用傾斜磁場を使用しないエコープラナー(EPI)は磁化率効果に敏感であるが, 空間分解能は低い. したがって, 微小病変検出能はT2*グラジエントエコー(T2*GRE)に及ばないので **b** は不正解. T2*GREは磁化率強調画像(SWI)が登場するまでは最も敏感なシーケンスであった. したがって **a** は不正解.

84. 最善の回答は **d**. True FISPすなわちb-SSFP(balanced steady-state free precession)はTR/TE(3〜4/1.5〜2 ms)が極端に短い非常に高速なシーケンスで, 通常T2特性の強いT2/T1強調像になる. オキシヘモグロビンはT2強調像で高信号なので, **図28-8** でも血液が高信号になっており, 反磁性なのでT1が長く, T1強調像では高信号にはならない[†7]. したがって **c** は不正解. 通常ガドリニウムは使用しないし, もし使用したとしても血液は高信号のままなので **a** は最善の回答ではない. TR(3〜4 ms)が極端に短いために流速関連増強の機会はほとんどないので **b** は不正解.

85. 最善の回答は **b**. 特に大動脈弁狭窄患者の大動脈流出路に頻繁にみられる乱流によるボクセル内位相分散が最善の回答である. True FISPシーケンスはGRE成分を有するので高速度信号損失は生じない. したがっ

---

†7 訳注：オキシヘモグロビンは反磁性なので血液の信号強度に影響を与えず, 血液本来の信号強度(T1強調像で低, T2強調像で高信号)を示すと解釈すべきである.

て **a** は不正解．弁部では金属磁化率が信号損失と歪みの原因になりえるが，弁上部では考えられないので **c** は不正解．大動脈弁疣贅は True FISP で低信号になりえるが，これもまた弁に限定されるので **d** は不正解．

86. 正解は **a**．この TOF-MRA は T1 強調 GRE シーケンスを基盤としている．この症例のように短い T1 によって T1 強調像で高信号になるので **b** は不正解．これは T1 強調シーケンスなので，T2*の影響は最小化されている．したがって **c, d** は不正解．ここで TOF-MRA での高信号が血流に特異的というわけではないことを思い出してほしい．

87. 正解は **d**．これは最も頭側のスライスなので，このスライスにさらに頭側から流入するプロトンは飽和されていない．したがって最大の磁化（非飽和）を有し，"流速関連増強"として知られる高信号を呈する．このスライス内にある静止した組織のプロトンはある程度飽和している（部分飽和あるいは完全飽和）ので，**c** は不正解．血液中のオキシヘモグロビンに T1 短縮作用はないので **a** は不正解．血液の T2 は長いが，これは T1 強調像なので **b** は不正解．

88. 最善の回答は **a**．流速が大きいほど高速度信号損失が大きく，信号は低下するので **b** は不正解．20 スライス撮像の中央部スライスなので流速関連増強はない．乱流は低信号の原因になるが，正常な静脈では生じにくい（**c** は不正解）．流速関連増強は高信号になるが T1 強調像でみられるもので，T2 強調像では通常みられない．したがって **d** は不正解．

89. 最善の回答は **d**．不必要な静脈の信号を除去するために 2D TOF-MRA は頭側に空間飽和帯を設定する．しかし，鎖骨下動脈盗血（subclavian steal）のように動脈血が逆流すると静脈と同様に抑制されてしまう．逆流の可能性があるので **a** は不正解．TOF-MRA は高速度信号損失のない GRE シーケンスなので **c** は不正解．乱流は 2D TOF-MRA によくある問題点で，通常は内頸動脈サイフォン部や総頸動脈二分岐部にみられるが，血管断面全体には認められない（**b** は不正解）．

90. 最善の回答は **a**．T1 強調像で異常がないので腫瘍と出血は考えにくい．したがって **b, c** は不正解．打ち切りアーチファクトは高信号構造と低信号構造の境界部に高信号を生じるが，この FLAIR 像には皮下脂肪を除いて打ち切りアーチファクトの原因になるような強い高信号はないので **d** は不正解．

91. 最善の回答は **a**．この脳脊髄液は最初の反転パルス印加時に撮像スライス外にある．そして反転パルスと 90° RF パルス印加の間に撮像スライスに流れ込む（180° 再収束パルスも経験する）．この現象が生じるのは，FLAIR シーケンスの反転時間が長く（約 2200 ms），これに対して 90° RF パルスと 180° 再収束パルスの間隔が短いからである．90° RF パルスと 180° 再収束パルスのどちらか一方でも経験しないと高速度信号損失による低信号を招く．したがって **b, c** は不正解．周波数エンコード傾斜磁場は本質的にスライス選択性ではなく，流速関連現象に影響しないので **d** は不正解．

92. 正解は **b**．black-blood T1 と black-blood T2 画像は前向き同期静止画像で基本的に機能ではなく形態診断として施行される．したがって **c, d** は不正解．シネ True FISP シーケンスは弁開口部を含む形態診断と狭窄あるいは逆流によるジェット噴射の定性診断の両方に役立つが，流速や逆流分画算出の定量的技術ではない（**a** は不正解）．これらの定量パラメータを算出できるのは位相コントラストだけである．

93. 最善の回答は **c**．パラレルイメージングの信号雑音比は加速因子の平方根に反比例する．さらにコイル配置不良すなわち 1 を超える "g 因子" によって信号雑音比が低下する．パラレルイメージングは撮像時間を短縮して体動による影響を軽減するので **a** は不正解．加速因子によってエコートレイン数が減少するので磁化率効果は減少する．

したがって **b** は不正解. パラレルイメージングは折り返し(エイリアシング)のある複数の画像を使用することがあるが, コイル空間感度マップを使ってこれを修正して折り返しのない画像にする. したがって **d** は不正解(p.306 **図 24-2** 参照).

94. 正解は **a**. 遅延増強すなわち心臓後期ガドリニウム増強像は反転時間の 0 点を, この短軸像では外側下壁になる正常心筋に合わせる. したがって **a** が正解で, 他の選択肢は不正解. STIR シーケンスでは脂肪が, FLAIR では脳脊髄液が 0 点の対象になる. この画像では前壁と心室中隔に瘢痕が広がっている.

95. 最善の回答は **d**. 水信号は他の代謝物の何十万倍の大きさなので, 他のピークをよく描出するために水信号はルーチンに抑制される. したがって **a, b, c** は不正解.

96. 正解は **c**. MR エラストグラフィは組織の硬さを測定可能で, 線維化の評価に有用であり, 現時点では肝臓で広く利用されている. 組織の T1 が線維化や他の病態と相関するかもしれないが, T1 マップは硬さの評価には使われないし, 直接硬さを測定もしない. したがって **a** は不正解. 拡散強調画像は,

硬さではなくプロトンの自由なあるいは制限された運動を検出するので **b** は不正解. 磁化率強調画像は, 硬さではなく磁化率の変化する部位を検出するので **d** は不正解.

97. 正解は **a**. MR エラストグラフィは硬さを通常 kPa(キロパスカル)で測定する.

98. 正解は **d**. MR エラストグラフィは, 機械的振動を発生するために音響波発生装置(ドライバー)を必要とする. 誘電パッドは定常波効果を減らすのに有用であるが, MR エラストグラフィに必要ではないので **a** は不正解. 強固な脂肪飽和と拡散傾斜磁場を必要とするのはエラストグラフィではなく, 拡散強調画像であるから **b,c** は不正解.

99. 正解は **a**. T1 マップに最もよく使われるのは回復時間を変えたさまざまな 180° RF 反転パルスで, 飽和パルスを使うのはまれである. T2* マップは TE を変えるだけなので **b** は不正解. 磁化率強調画像と MR エラストグラフィは反転パルスを使わないので **c,d** は不正解.

100. 正解は **c**. 鉄濃度が上昇すると T1, T2*, T2 時間は短縮するので **a,b,d** は不正解. R2* は T2* の逆数で単位はヘルツ(Hz), 鉄濃度と正に相関する[†8].

---

†8 訳注:R は緩和速度(relaxation rate)とよばれ, R1, R2*, R2 はそれぞれ T1, T2*, T2 緩和時間の逆数である. ここで鉄濃度というのは鉄イオン濃度のことである.

付録 A

章末問題の解答

1章

1-1. a) 図 1-17 参照　b) 図 1-18 参照

1-2. $e^{i(x+y)} = e^{ix} \cdot e^{iy}$. したがって $\cos(x+y) + i\sin(x+y) = (\cos x + i\sin x)(\cos y + i\sin y) = (\cos x \cdot \cos y - \sin x \cdot \sin y) + i(\cos x \cdot \sin y + \sin x \cdot \cos y)$

1-3. $\mathrm{sinc}(0) = \sin(0)/0 = \lim_{x \to 0} d(\sin x/x)/dx = \cos x/1|_{(x=0)} = \cos 0/1 = 1/1 = 1$

1-4. a) $e^{-1} = 0.37$　b) $e^{-2} = 0.14$
c) $e^{-1} = 0.37$

1-5. a) $d(Ae^{-t/T})/dt = A(-1/T)e^{-t/T}$, これは $t=0$ のとき，$-A/T$ となる．$-A/T$ は $t=0$ のときの曲線の接線の勾配である．この接線は $t=T$ のところで t 軸と交差する．
b) $d[A(1-e^{-t/T})]/dt = (A/T)e^{-t/T}$, これは $t=0$ のとき A/T となる．A/T は $t=0$ のときの曲線の接線の勾配なので，$t=T$ のところで $f(t)=A$ と交差する．

1-6. $\ln(e^x) = x = \ln 8 = \ln 2^3 = 3\ln 2 = 3 \times 0.693 = 2.079$

1-7. a) 0　b) 0.5　c) 1　d) 0
e) 1　f) 0.5　g) 0　h) -1

2章

2-1. a) 14.9 MHz　b) 21.3 MHz
c) 42.6 MHz　d) 63.9 MHz
e) 85.2 MHz　f) 127.8 MHz

2-2. T
2-3. F (可動性のプロトンのみ)
2-4. F
2-5. T
2-6. F (光速)
2-7. T
2-8. F
2-9. F
2-10. T
2-11. T

3章

3-1. T
3-2. F
3-3. T
3-4. T
3-5. T
3-6. F (4倍)
3-7. T

4章

4-1. a) T　b) F　c) F　d) T
4-2. b) $1 - e^{-t/T1}$
4-3. d) $e^{-t/T2}$
4-4. F (T2* によって与えられる)
4-5. c) T1 > T2 > T2*
4-6. a) i　b) ii

5章

5-1. a) 1.56　b) 90 ms　c) 0.72 と 1.05
d) 1.28, 50 ms, 0.88 と 1.28　e) 2.10

5-2. 水/脂肪 = 0.25 と 1.63；脳脊髄液/灰白質 = 0.41 と 1.40

5-3. b) T1 強調を減少させる．
5-4. c) T2 強調を増強させる．
5-5. a) $N(H)e^{-TE/T2}$ (理想的な T2 強調)
b) $N(H)(1-e^{-TR/T1})$ (理想的な T1 強調)
c) $N(H)$ (理想的なプロトン密度強調)

5-6. a) ii   b) i   c) iii   d) iv

6章

6-1. T

6-2. a) iii   b) i   c) iv
d) i   e) ii

6-3. T

6-4. a) i   b) ii   c) iv

7章

7-1. a) $1-2e^{-t/T1}=0$ とすれば，$e^{-t/T1}=1/2$ である．それゆえ $-t/T1=\ln(1/2)=-0.693$ となる．よって $t=0.693\,T1$ となる．

b) $TI=0.693\times T1=0.693\times180=125$ ms

7-2. $S\propto N(H)(1-2e^{-TI/T1})(1-e^{-TR/T1})=N(H)(1-2e^{-TI/T1}-e^{-TR/T1}+2e^{-(TR+TI)/T1})\cong N(H)(1-2e^{-TI/T1}-e^{-TR/T1}+2e^{-TR/T1})=N(H)(1-2e^{-TI/T1}+e^{-TR/T1})$

7-3. a) ii   b) i

7-4. T

8章

8-1. a) $N(1-e^{-TR/T1})e^{-TE_1/T2}$ と $N(1-e^{-TR/T1})e^{-TE_2/T2}$

b) $N(1-e^{-TR/T1})e^{-TE_1/T2*}$

c) 0.61 と 0.37

8-2. a) i   b) iii   c) ii

8-3. F（スピン-スピン相互作用による位相のずれは消えない）

9章

9-1. T

9-2. a) F   b) F

9-3. T

9-4. T

10章

10-1. a) 4.7 mT/m   b) 1 mm

10-2. f) a) と c)

10-3. T

10-4. T

11章

11-1. a) i   b) iii   c) ii

11-2. T

11-3. $360°/128=2.8°$

11-4. i) d   ii) a

11-5. T

12章

12-1. b) 最大周波数の 1 周期あたりのサンプル数は，少なくとも 2 つ必要である．

12-2. c) サンプリング周波数は信号の中の最大周波数の少なくとも 2 倍である．

12-3. T

12-4. F$(1/\sqrt{BW})$

12-5. d) 上記のすべて

12-6. F

13章

13-1. T

13-2. F（位相エンコード傾斜磁場勾配）

13-3. T

13-4. T

13-5. F（時間領域）

13-6. F

13-7. F（共役対称がある）

13-8. F

14章

14-1. a) TR, d) N_y, e) NEX

14-2. a) 512 秒＝8 分 32 秒

b) 5120 秒＝85 分 20 秒＝1 時間 25 分 20 秒！（実用的ではない）

14-3. b) N_y

15章

15-1. 15 cm（最小の FOV を縮小する）

15-2. b) 傾斜磁場勾配

15-3. 61°

15-4. d) 上記のすべて

15-5. F（増加する）

15-6. b) 23.5 cm

15-7. a) BW

16章

16-1. T

16-2. a) T   b) F(cycles/cm)

16-3. T

16-4. d) 上記のすべて

16-5. a) T   b) T

16-6. T

17章

17-1. a) 384秒＝6分24秒

b) 3840秒＝64分＝1時間4分

c) 6分24秒

17-2. 10スライス

17-3. a) SNRは$\sqrt{2}$倍に増加する.

b) 化学シフトは2倍になる.

c) $Ts＝N_x/BW$, すなわちサンプリング時間(Ts)が2倍となるので, 撮像枚数は減る.

17-4. c) 230.4 s

17-5. b) $\sqrt{N_z}$

17-6. a) T2値

17-7. h) 上記のすべて

17-8. f) a), c), d) のみ

17-9. d) 2 mm

17-10. c) $N_y \cdot NEX/BW$

17-11. c) T1強調

17-12. e) 上記のすべて

17-13. a) N_z

17-14. e) TE

17-15. f) b) または d)

17-16. d) 上記のすべて

17-17. a) ii   b) i

18章

18-1. e) b) と c) のみ

18-2. a) ピクセル数で表すと,

	0.2 T	0.5 T	1.0 T	1.5 T
50 kHz	0.15	0.38	0.76	1.15
10 kHz	0.76	1.91	3.82	5.73
4 kHz	1.91	4.77	9.54	14.31

b) mm で表すと,

	0.2 T	0.5 T	1.0 T	1.5 T
50 kHz	0.14	0.36	0.72	1.07
10 kHz	0.72	1.79	3.58	5.37
4 kHz	1.79	4.48	8.95	13.43

c) バンド幅は狭いほど, 主磁場は強いほど, 化学シフトは大きくなる.

18-3. a) 51.2   b) 256/51.2＝5

c) ゴーストが減る.

18-4. b) FOVを小さくする.

18-5. d) FOVを大きくする.

18-6. F(脂肪と水の位置関係によって異なる)

18-7. a) バンド幅を狭める.

18-8. T

18-9. d) a) と b)

18-10. a) 48ピクセル, 75 mm

b) 2ゴースト

18-11. c) コバルト

18-12. c) 3D撮像法

18-13. d) 偽脊髄空洞症

18-14. F(55°)

18-15. a) 傾斜磁場勾配を強くする.

18-16. c) N_yを減らす.

18-17. e) a) と b) のみ

18-18. T

19章

19-1. d) 撮像スライス数の増加

19-2. a) 34分8秒   b) 4分16秒

19-3. F(撮像枚数は減る)

19-4. d) $TR \cdot NEX \cdot N_y/ETL$

19-5. d) 上記のすべて

19-6. c) 磁化率効果の増大

19-7. 4分16秒

19-8. T

20章

20-1. T

20-2. T

20-3. T

20-4. T

20-5. T

20-6. F（より T1 強調となる）
20-7. a）15.4 秒　　b）230.4 秒＝3 分 50 秒
20-8. F（反対）
20-9. T
20-10. b）$\sqrt{N_z}$
20-11. T

21 章

21-1. d）上記のすべて
21-2. f）a）から c）のみ
21-3. T
21-4. T

22 章

22-1. T
22-2. F
22-3. d）動きのアーチファクトに対する感受性が低い.
22-4. F
22-5. F
22-6. T
22-7. b）blipped EPI

23 章

23-1. e）a）と b）のみ
23-2. d）撮像時間の延長
23-3. a）最小エコー時間の短縮
23-4. T
23-5. T
23-6. F

24 章

24-1. b）複数のコイルで同時にデータを取得.
24-2. b）$\sqrt{1/2}$
24-3. c）FOV の大きいボディコイル
24-4. F
24-5. T

25 章

25-1. b）0.693 T1
25-2. a）2500 ms
25-3. F
25-4. T
25-5. T

25-6. e）b）と c）のみ
25-7. e）a）と b）のみ
25-8. T

26 章

26-1. c）層流
26-2. F（狭窄部の遠位）
26-3. T
26-4. F
26-5. d）上記のすべて
26-6. d）上記のすべて
26-7. T
26-8. F
26-9. F
26-10. T
26-11. a）$v(r) = V_{max}(1 - r^2/R^2)$
26-12. c）$v(r) = $ 一定 $= V_{ave}$
26-13. c）a）と b）の両方含まれる.
26-14. F
26-15. T
26-16. c）a）と b）の両方含まれる.

27 章

27-1. d）上記のすべて
27-2. b）PC MRA
27-3. a）i　　b）i　　c）ii　　d）ii
27-4. F
27-5. e）上記のすべて
27-6. T
27-7. T
27-8. a）ii　　b）i　　c）v
　　　　d）iii　　e）iv
27-9. T
27-10. c）上記 a），b）ともに

28 章

28-1. d）上記のすべて
28-2. a）FSE
28-3. b）後ろ向き同期法
28-4. c）両方
28-5. d）流速測定
28-6. c）HASTE
28-7. a）TR が短い

29章

29-1. b) Lac（乳酸）
29-2. a) mI
29-3. c) Cho
29-4. c) Cho
29-5. d) 上記のすべて
29-6. F（多発性硬化症(MS)と急性播種性脳脊髄炎(ADEM)でも上昇する）
29-7. F（Cho の T1 は NAA より短いので，ガドリニウムの T1 短縮作用は NAA により強く働き NAA の信号を高くする）
29-8. e) 上記のすべて

30章

30-1. c) 上記2つとも
30-2. b) G_{max}/t_R
30-3. c) 化学シフトの減少
30-4. a) 静止したスピン

31章

31-1. F
31-2. T
31-3. F
31-4. e) いずれでもなく，a)～d) はすべて有用である．
31-5. T

32章

32-1. T（カルシウムは反磁性で，すべての反磁性体の磁化率は負である）
32-2. F（空気の磁化率は0）
32-3. F（ガドリニウムと常磁性ヘモグロビン変性物の磁化率は 1×10^{-4} 程度，フェリチンは超常磁性で磁化率は5程度である）
32-4. F（剪断損傷，高血圧性血管障害およびアミロイド血管症による点状出血は，0.5 mm の空間分解能と位相マスクにより SWI でより鋭敏に描出される）
32-5. F（Siemens の SWI は32章で説明した位相マスクを使っている．GE の SWAN は多エコー GRE を使うが，位相マスクは使わない）
32-6. T（SWI では流れる血液の位相は静磁場(z軸)に対する静脈の方向に依存するが，QSM は依存しない）

33章

33-1. F（MRE は3Tより1.5Tでより多く施行されてきたが，どちらでも可能である）
33-2. T（FIESTA や TrueFISP などの SSFP も利用できる）
33-3. F（拡張不全では，左心室の硬度が増して剪断波の振幅が低下する）
33-4. T
33-5. T（特に OSS 画像の信頼性が高い）

34章

34-1. T
34-2. d) IR-SSFP
34-3. T
34-4. F
34-5. d) 上記のすべて

35章

35-1. T（PROMO に余計な時間はかからない）
35-2. T
35-3. F（比較する前に，まず外傷，梗塞などの体積減少要因を除外しなければならない）
35-4. F（これらは k 空間を飛行機のプロペラのように放射状にスキャンする）
35-5. T（PROMO に余計な時間はかからない）

36章

36-1. T
36-2. F（神経線維路描出は RSI のほうが優れている）
36-3. F
36-4. T
36-5. T

37章

37-1. b) ヘリウム
37-2. b) エコープラナー
37-3. b) 傾斜磁場
37-4. d) 脳動脈瘤クリップの製造会社と型式を示す取扱説明書がある．
37-5. c) 心電図異常

472 付録

38章

38-1. F(質量顕微鏡によってすべての GBCA で脳の Gd 蓄積が示されたが，T1 短縮効果を示すのは直鎖型だけである)

38-2. T(特に直鎖型非イオン性キレートの Gd^{3+} は骨の Ca^{2+} を置換しやすい)

38-3. F(これはヨーロッパ医薬品安全性監視リスク評価委員会の見解である．しかし症候がみられないので FDA はこの見解をとっていない)

38-4. F(マルチハンスだけを投与されて NSF を発症した例はない．肝からも排泄されるためと考えられる)

38-5. F(GBCA 投与記録のない NSF が 5 症例報告されている)

38-6. T(12 年にわたるオンタリオ州における 140 万を超える出産を対象とする研究が示すとおり)

付録 B

MRI 略語集

α, θ, ϕ	alpha, theta, phi.	アルファ，シータ，ファイ．角度(たとえばフリップ角)を示す．
γ	gamma. gyromagnetic ratio	ガンマ．磁気回転比(MHz/T)
μ	mu. micron(10^{-6}m)	ミュー．マイクロ(10^{-6})
σ	sigma. standard deviation	シグマ，標準偏差
τ	tau	タウ．時間を示す．
χ	chi	カイ．磁化率を示す．
ω, ω_0	omega. angular(Larmor) frequency (radians/s)	オメガ．角(ラーモア)周波数(ラジアン/秒)
2D	two dimensional	2次元
2DFT	two-dimensional Fourier transform	2次元フーリエ変換
3D	three dimensional	3次元
3DFT	three-dimensional Fourier transform	3次元フーリエ変換
A2D	analog-to-digital converter or conversion	アナログ-デジタル変換(器)
ACA	anterior cerebral artery	前大脳動脈
ACR	American College of Radiology	米国放射線専門医会
AD	Alzheimer disease	アルツハイマー病
ADC	analog-to-digital converter or conversion	アナログ-デジタル変換(器)
	apparent diffusion coefficient	みかけの拡散係数
ASSET	array spatial and sensitivity encoding technique	SENSE 類似の GE の技術
AVM	arteriovenous malformation	動静脈奇形
B_0	main external magnetic field	主外磁場
B_1	magnetic field associated with the RF pulse	RF パルスに伴う磁場
b-FFE	balanced Fast Field Echo	True FISP 類似のシーケンス(Phillips)
b-SSFP	balanced Steady-State Free Precession	True FISP 類似のシーケンス(一般名)
BOLD	blood oxygen level dependent	fMRI の基本原理
BW	bandwidth	バンド幅
CE	contrast-enhanced	造影増強(された)
CKD	chronic kidney disease	慢性腎疾患
CMs	cardiomyopathies	心筋症
CNR	contrast-to-noise ratio	コントラスト雑音比

COPE	centrally ordered phase encoding	呼吸補正法のひとつ
CSF	cerebrospinal fluid	脳脊髄液
CSE	conventional spin echo	従来型スピンエコー
CT	computed tomography	コンピュータ断層撮影
DC	direct current	直流
DCE	dynamic contrast enhanced	ダイナミック造影(の)
DIR	double inversion recovery	二重反転回復
DE	driven equilibrium	ドリブンエクィリブリアム
dGEMRIC	delayed gadolinium-enhanced MRI of cartilage	軟骨の MRI ガドリニウム遅延造影法
deoxyHgb	deoxyhemoglobin	デオキシヘモグロビン
DFT	digital Fourier transform	デジタルフーリエ変換
DTI	diffusion tensor imaging	拡散テンソル画像
DSC	dynamic susceptibility contrast	ダイナミック磁化率コントラスト
DVA	developmental venous anomaly	(先天性)静脈奇形
DWI	diffusion-weighted imaging	拡散強調画像
ECG	electrocardiography	心電図
ECV	extracellular volume	細胞外液量
eGFR	estimated glomerular filtration rate	推定糸球体濾過率
EPI	echo planar imaging	エコープラナー法
ESP	echo spacing	エコー間隔
ET	echo train	エコートレイン
ETL	echo train length	エコートレイン数
FA	fractional anisotropy	異方性率
FC	flow compensation	フローコンペンセーション(流速補正法)
FBI	fresh-blood imaging	(MRA の技術)
FDA	US Food and Drug Administration	米国食品医薬品局
FFE	fast field echo	高速フィールドエコー
FFT	fast Fourier transform	高速フーリエ変換
FGR	fast GRASS	高速グラス
FID	free induction decay	自由誘導減衰
FIESTA	fast imaging employing steady-state acquisition	フィエスタ, True FISP 類似のシーケンス(GE)
FISP	fast imaging with steady-state precession	フィスプ
FLAIR	fluid-attenuated inversion recovery	フレアー
FLASH	fast low-angle shot	フラッシュ
fMRI	functional MRI	機能的 MRI
FOV	field of view	撮像野
FRE	flow-related enhancement	流速関連増強(流入効果と同じ)
FSE	fast spin echo	高速スピンエコー
FSPGR	fast SPGR	高速エスピージーアー(高速スポイル型 GRE)
FT	Fourier transform	フーリエ変換
FWHM	full width at half maximum	半値全幅
G_x	frequency-encoding gradient	周波数エンコード磁場勾配
G_y	phase-encoding gradient	位相エンコード磁場勾配
G_z	slice-select gradient	スライス選択磁場勾配
GBM	glioblastoma multiforme	多形性膠芽腫

GE	gradient echo	グラジエントエコー
	General Electric	ジェネラルエレクトリック社
GM	gray matter	灰白質
GMN	gradient moment nulling	ジーエムエヌ（流速補正法）
GMR	gradient-motion rephasing	ジーエムアー（流速補正法）
GRAPPA	generalized autocalibrating partially parallel acquisition	グラッパ（パラレルイメージング技術）
GRASE	gradient and spin echo	グレース
GRASS	gradient recalled acquisition in the steady state	グラス
GRE	gradient echo or gradient-recalled echo	グラジエントエコー
HASTE	half-Fourier acquired single shot turbo spin echo	ヘイスト（Siemens）
HR	heart rate	心拍数
Hz	hertz（1 cycle/second）	ヘルツ（サイクル/秒）
ICD	implantable cardioverter-defibrillator	植え込み型除細動器
ILF	inferior longitudinal fasciculus	下縦束（側頭後頭束）
IPAT	integrated parallel acquisition techniques	アイパット（パラレルイメージング技術）
IR	inversion recovery	反転回復
IR-SSFP	inversion-recovery SSFP	反転回復 SSFP
IVC	inferior vena cava	下大静脈
kHz	kilo Hertz	キロヘルツ
kPa	kilo pascal	キロパスカル（Pa は圧力の単位：N/m^2）
LGE	late gadolinium enhancement	後期ガドリニウム造影増強
M_0	initial longitudinal magnetization	初期縦磁化
MAST	motion artifact suppression technique	マスト（体動アーチファクト抑制法）
MCI	mild cognitive impairment	軽度認知障害
MDM	magnetic dipole moment	磁気双極子モーメント
MEDI	morphology-enabled dipole inversion	QSM のひとつ
MEMP	multi-echo multi-planar	メンプ（多重エコー多層）
MHz	mega Hertz	メガヘルツ
mI	myoinositol	ミオイノシトール（イノシトールの立体異性体のひとつ）
MIP	maximum intensity projection	最大強度投影法
MinIP	minimum intensity projection	最小強度投影法
mm	millimeter（10^{-3}m）	ミリメーター
MOLLI	modified Look-Locker inversion recovery	（T1 測定法のひとつ）
MOTSA	multiple overlapping thin-slab acquisition	モトサ
MP	multiplanar	多層（の）
MPGR	multi-planar GRASS	エムピージーアー（多層 GRASS）
MP-RAGE	magnetization-prepared, rapid acquisition gradient echo	エムピーレージ
MR	magnetic resonance	磁気共鳴
MRA	magnetic resonance angiography	MR アンジオグラフィ（MR 血管撮影）

MRI	magnetic resonance imaging	磁気共鳴イメージング
MRS	magnetc resonance spectroscopy	MR スペクトロスコピー
MRV	magnetic resonance venography	MR 静脈撮影
MS	multiple sclerosis	多発性硬化症
MRE	magnetc resonance elastography	MR エラストグラフィ
MSE	multi-spin echo	多スピンエコー
ms	milliseconds	ミリ秒
MT	magnetization transfer	磁化移動
MTC	magnetization transfer contrast	磁化移動コントラスト
M_{xy}	transverse magnetization in the x-y plane	x-y 平面の横磁化
M_z	longitudinal magnetization	縦磁化
NEX	number of excitations	加算回数
NAA	N-acetyl aspartate	N アセチルアスパラギン酸
NFD	nephrogenic fibrosing dermopathy	腎性線維化皮膚症
nm	nanometer$(10^{-9}m)$	ナノメーター$(10^{-9}m)$
NMR	nuclear magnetic resonance	核磁気共鳴
NPH	normal pressure hydrocephalus	正常圧水頭症
NPW	no phase wrap	ノーフェーズラップ(位相方向折り返し防止法)
NFW	no frequency wrap	ノーフリーケンシーラップ(周波数方向折り返し防止法)
NSA	number of signal averages	信号加算回数(NEX の正式名)
NSF	nephrogenic systemic fibrosis	腎性全身性線維症
N_x	number of frequency encoding steps in the x direction	周波数エンコードステップ数
N_y	number of phase encoding steps in the y direction	位相エンコードステップ数
N_z	number of phase encoding steps in slice-select direction(in 3D imaging)	スライス選択方向位相エンコードステップ数(3次元撮像)
OSS	octahedral shear strain	八面体剪断歪み
oxyHgb	oxyhemoglobin	オキシヘモグロビン
PC	phase contrast	位相コントラスト
PD	proton density	プロトン密度
PDF	projection onto dipole fields	QSM のひとつ
PDW	proton density weighting	プロトン密度強調
PDWI	proton density weighted image	プロトン密度強調像
pixel	picture element	ピクセル(画素)
POMP	phase offset multi-planar	ポンプ(多層撮像技術のひとつ)
pm	picometer$(10^{-12}m)$	ピコメーター$(10^{-12}m)$
ppm	parts per million	百万分の 1
PRESS	point-resolved spectroscopy	プレス(MRS 技術のひとつ)
PROPELLER	periodically rotated overlapping parallel lines with enhanced reconstruction	プロペラー
PROMO	PROspective MOtion artifact suppression	プロモ(体動補正技術のひとつ)
PS	pulse sequence	パルスシーケンス
PSD	pulse sequence diagram	パルスシーケンス図
PSIF	reversed FISP	FISP の逆(プシフ)

QSM	quantitative susceptibility mapping	定量磁化率画像（マッピング）
R2*/R2		横緩和速度（T2*/T2 緩和時間の逆数）
RARE	rapid acquisition with relaxation enhancement	レアー（FSE 原法）
Re	Reynolds number	レイノルズ値
RF	radio frequency	ラジオ波
ROPE	respiratory-ordered phase encoding	ロープ
RSI	restriction spectrum imaging	制限拡散スペクトル画像
RSI-CM	restriction spectrum imaging cellularity map	制限拡散スペクトル細胞密度画像（マップ）
SAR	specific absorption rate	比吸収率
SE	spin echo	スピンエコー
SENSE	SENSitivity Encoding	センス（パラレルイメージング法のひとつ）
SEW	slice excitation wave	スライス励起波
ShMOLLI	shortend MOLLI	
SII	slip interface imaging	境界滑脱画像
SMASH	simultaneous acquisition of spatial harmonics	スマッシュ（パラレルイメージング法のひとつ）
SNR, S/N	signal-to-noise ratio	信号雑音比
SPAMM	SPAtial Modulation of the Magnetization	空間磁化変調（心筋タギング技術のひとつ）
SPGR	spoiled GRASS/spoiled gradient recalled	スポイル型グラス
SPIO	superparamagnetic iron oxide	超常磁性酸化鉄
SR	slew rate	スルーレート
SR-SSFP	saturation recovery SSFP	飽和回復 SSFP
SSFP	steady-state free precession	定常状態自由歳差運動
SSFSE	single shot fast spin echo	HASTE 類似の GE のパルスシーケンス
STIR	short TI(or tau)inversion recovery	エスティアイアー
SWI	susceptibility-weighted imaging	磁化率強調画像
T1	T1 relaxation time, longitudinal relaxation time, spin-lattice relaxation time	T1 緩和時間，縦緩和時間，スピン-格子緩和時間
T1W	T1 weighting, T1 weighted	T1 強調
T1WI	T1-weighted image	T1 強調像
T2	T2 relaxation time, transverse relaxation time, spin-spin relaxation time	T2 緩和時間，横緩和時間，スピン-スピン緩和時間
T2*	T2*relaxation time	T2 スター緩和時間
T2W	T2 weighting, T2 weighted	T2 強調
T2WI	T2-weighted image	T2 強調像
T2*W	T2*weighting, T2*weighted	T2*強調
T2*WI	T2*-weighted image	T2*強調像
T	Tesla	テスラ
	period of a periodic signal	周期
TD	trigger delay	トリガー遅延時間
TE	echo time(time to echo)	エコー時間
TE_eff	effective TE	実効エコー時間
TI	inversion time(time to inversion)	反転時間
TIR	triple inversion-recovery	三重反転回復

To	"overhead" time in the pulse cycle	先行時間
TOF	time of flight	タイムオブフライト（飛行時間）
TONE	tilted optimized nonsaturating excitation	トーン，可変フリップ角励起法
TR	repetition time（time of repetition）	繰り返し時間
TRICKS	time-resolved imaging of contrast kinetics	トリックス（造影 MRA 技術のひとつ）
t_R	rise time	立ち上がり時間
Ts	sampling time	サンプリング時間
TSE	turbo spin echo	ターボ（高速）スピンエコー
Turbo	Siemens' and Philips' prefix to denote a fast scanning mode	高速撮像を示す Siemens と Philips の接頭語
VB	variable bandwidth	可変バンド幅
VENC	Velocity ENCoding	流速エンコード
VEMP	variable echo multi-planar	ヴェンプ
voxel	volume element	ボクセル
WM	white matter	白質

推薦書・文献

1. Saremi F, Grizzard JD, Kim RJ. Optimizing cardiac MR imaging: practical remedies for artifacts. *Radiographics.* 2008;28:1161–1187.
2. Lotz J, Meier C, Leppert A, et al. Cardiovascular flow measurement with phase-contrast MR imaging: basic facts and implementation. *Radiographics.* 2002;22:651–671.
3. Scott AD, Keegan J, Firmin DN. Motion in cardiovascular MR imaging. *Radiology.* 2009;250:331–351.
4. Simonetti OP, Kim RJ, Fieno DS, et al. An improved MR imaging technique for the visualization of myocardial infarction. *Radiology.* 2001;218:215.
5. Foo TK, Bernstein MA, Aisen AM, et al. Improved ejection fraction and flow velocity estimates with use of view sharing and uniform repetition time excitation with fast cardiac techniques. *Radiology.* 1995;195:471.
6. Srichai MB, Lim RP, Wong S, et al. Cardiovascular applications of phase-contrast MRI. AJR *Am J Roentgenol.* 2009;192:662–675.
7. Huber AM, Schoenberg SO, Hayes C, et al. Phase-sensitive inversion-recovery MR imaging in the detection of myocardial infarction. *Radiology.* 2005;237:854–860.
8. Sievers B, Addo M, Kirchberg S, et al. Impact of the ECG gating method on ventricular volumes and ejection fractions assessed by cardiovascular magnetic resonance imaging. *J Cardiovasc Magn Reson.* 2005;7:441–446.
9. Mukherji SK. *Clinical Applications of MRS.* New York: Wiley-Liss, Inc; 1998.
10. Salibi N, Brown MA. *Clinical MRS: First Principles.* New York: Wiley-Liss, Inc; 1998.
11. Danielsen E, Ross B. *MRS Diagnosis of Neurological Diseases.* New York: Marcel Dekker; 1999.
12. Majos C, Aguilero C, Alonso J, et al. Proton MRS improves discrimination between tumor and pseudotumoral lesion in solid brain masses. *AJNR Am J Neuroradiol.* 2009;30:544-551.
13. Venkatesh SK, Ehman RL. Magnetic resonance elastography of liver. *Magn Reson Imaging Clin N Am.* 2014;22(3):433–446.
14. Tang A, Cloutier G, Szeverenyi NM, et al. Ultrasound elastography and MR elastography for assessing liver fibrosis: part 1, principles and techniques. *AJR Am J Roentgenol.* 2015;205(1):22–32.
15. Tang A, Cloutier G, Szeverenyi NM, et al. Ultrasound elastography and MR elastography for assessing liver fibrosis: part 2, diagnostic performance, confounders, and future directions. *AJR Am J Roentgenol.* 2015;205(1):33–40.

参考文献

1. American College of Radiology. *MRI Terminology Glossary*. Reston, VA: American College of Radiology; 2012.
2. American College of Radiology. *ACR Manual on Contrast Media Version 10.2*. Reston, VA: American College of Radiology; 2016.
3. Bittersohl B, Hosalkar HS, Hughes T, et al. Feasibility of T2* mapping for the evaluation of hip joint cartilage at 1.5 T using a three-dimensional (3D), gradient-echo (GRE) sequence: a prospective study. *Magn Reson Med*. 2009;62(4):896–901.
4. Bradley WG. Optimizing lesion contrast without using contrast agents. *J Magn Reson Imaging*. 1999;10:442–449.
5. Bradley WG, Waluch V, Lai KS, et al. The appearance of rapidly flowing blood on magnetic resonance images. *AJR Am J Roentgenol*. 1984;143:1167–1174.
6. Brown TT, Kuperman JM, Erhart M, et al. Prospective motion correction of high-resolution magnetic resonance imaging data in children. *Neuroimage*. 2010;53(1):139–145.
7. Bushberg JT, Seibert JA, Leidholdt EM, et al. *The Essential Physics of Medical Imaging*. 2nd ed. Philadelphia, PA: Lippincott Williams & Wilkins; 2002.
8. Chun Y, Schmiedl UP, Weinberger E, et al. Three-dimensional fast spin-echo imaging: pulse sequence and in vivo image evaluation. *J Magn Reson Imaging*. 1993;3:894–899.
9. Cowper SE, Robin HS, Steinberg HM, et al. Scleromyxedema-like cutaneous disease in renal-dialysis patients. *Lancet*. 2000;356:1000–1001.
10. Cowper SE. Nephrogenic systemic fibrosis: an overview. *J Am Coll Radiol*. 2008;5(1):23–28.
11. Dixon WT. Simple proton spectroscopic imaging. *Radiology*. 1984;153:189–194.
12. Edelman RR, Wielopolski P, Schmitt F, et al. Echo-planar MR imaging. *Radiology*. 1994;192:600–612.
13. Erickson SJ, Cox IH, Hyde JS, et al. Effect of tendon orientation on MR imaging signal intensity: a manifestation of the "magic angle" phenomenon. *Radiology*. 1991;181:389–392.
14. U.S. Food & Drug Administration. FDA Drug Safety Communication: FDA identifies no harmful effects to date with brain retention of gadolinium-based contrast agents for MRIs; review to continue. https://www.fda.gov/drugs/drugsafety/ucm559007.htm. Accessed August 3, 2017.
15. Foo TK, Bernstein MA, Aisen AM, et al. Improved ejection fraction and flow velocity estimates with use of view sharing and uniform repetition time excitation with fast cardiac techniques. *Radiology*. 1995;195:471.
16. Forbes KP, Pipe JG, Bird CR, et al. PROPELLER MRI: clinical testing of a novel technique for quantification and compensation of head motion. *J Magn Reson Imaging*. 2001;14(3):215–222.
17. Gibby WA, Gibby KA, Gibby WA. Comparison of Gd DTPA-BMA (Omniscan) versus Gd HP-DO3A (ProHance) retention in human bone tissue by inductively coupled plasma atomic emission spectroscopy. *Invest Radiol*. 2004;39(3):138–142.
18. Giri S, Chung YC, Merchant A, et al. T2 quantification for improved detection of myocardial edema. *J Cardiovasc Magn Reson*. 2009;11(1):56.
19. Grobner T. Gadolinium—a specific trigger for the development of nephrogenic fibrosing dermopathy and nephrogenic systemic fibrosis? *Nephrol Dial Transplant*. 2006;21:1104–1108.
20. Haacke EM, Xu Y, Cheng YC, et al. Susceptibility weighted imaging (SWI). *Magn Reson Med*. 2004;52(3):612–618.
21. Hashemi RH, Bradley WG, Chen D-Y, et al. Suspected multiple sclerosis: MR imaging with a thin-section fast FLAIR pulse sequence. *Radiology*. 1995;196:505–510.
22. Henkelman RM, Hardy PA, Bishop JE, et al. Why fat is bright in RARE and fast spin-echo imaging. *J Magn Reson Imaging*. 1992;2:533–540.

23. Hennig J, Nauerth A, Friedburg H. RARE imaging: a fast imaging method for clinical MR. *Magn Reson Med*. 1986;3:823–833.

24. Huber AM, Schoenberg SO, Hayes C, et al. Phase-sensitive inversion-recovery MR imaging in the detection of myocardial infarction. *Radiology*. 2005;237:854–860.

25. Huda W, Slone R. *Review of Radiologic Physics*. 2nd ed. Philadelphia, PA: Lippincott Williams & Wilkins; 2003.

26. Kanal E, Barkovich AJ, Bell C, et al. Expert panel on MR safety. ACR guidance document on MR safe practices: 2013. *J Magn Reson Imaging*. 2013;37(3):501–530.

27. Kanda T, Ishii K, Kawaguchi H, et al. High signal intensity in the dentate nucleus and globus pallidus on unenhanced T1-weighted MR images: relationship with increasing cumulative dose of a gadolinium-based contrast material. *Radiology*. 2014;270(3):834–841.

28. Kapelov SR, Teresi LM, Bradley WG, et al. Bone contusions of the knee: increased lesion detection with fast spin-echo MR imaging with spectroscopic fat saturation. *Radiology*. 1993;189:901–904.

29. Kellman P, Hansen MS. T1-mapping in the heart: accuracy and precision. *J Cardiovasc Magn Reson*. 2014;16:2.

30. Lotz J, Meier C, Leppert A, et al. Cardiovascular flow measurement with phase-contrast MR imaging: basic facts and implementation. *Radiographics*. 2002;22:651–671.

31. Low G, Kruse SA, Lomas DJ. General review of MR elastography. *World J Radiol*. 2016;8:59–72.

32. McDonald CR, Delfanti RL, Krishnan AP, et al. Restriction spectrum imaging predicts response to bevacizumab in patients with high-grade glioma. *Neuro Oncol*. 2016;18(11):1579–1590.

33. McDonald RJ, McDonald JS, Kallmes DF, et al. Intracranial gadolinium deposition after contrast-enhanced MR imaging. *Radiology*. 2015;275(3):772–782.

34. McEvoy LK, Fennema-Notestine C, Roddey JC, et al; Alzheimer's disease neuroimaging Initiative. Alzheimer disease: quantitative structural neuroimaging for detection and prediction of clinical and structural changes in mild cognitive impairment. *Radiology*. 2009;251(1):195–205.

35. Oppenheim AV. *Signals and Systems*. Englewood Cliffs, NJ: Prentice-Hall; 1983.

36. O'Regan DP, Ahmed R, Karunanithy N, et al. Reperfusion hemorrhage following acute myocardial infarction: assessment with T2* mapping and effect on measuring the area at risk 1. *Radiology*. 2009;250(3):916–922.

37. Pierpaoli C, Jezzard P, Basser PJ, et al. Diffusion tensor MR imaging of the human brain. *Radiology*. 1996;201:637–648.

38. Price RR. MR imaging safety considerations. *Radiographics*. 1999;19:1641–1651.

39. Prince MR, Grist TM, Debatin JF. *3D Contrast MR Angiography*. Berlin, Heidelberg: Springer; 1997.

40. Prince MR, Narasimham DL, Stanley JC, et al. Breath-hold gadolinium-enhanced MR angiography of the abdominal aorta and its major branches. *Radiology*. 1995;197:785–792.

41. Rakow-Penner RA, White NS, Margolis DJ, et al. Prostate diffusion imaging with distortion correction. *Magn Reson Imaging*. 2015;33(9):1178–1181.

42. Ray JG, Vermeulen MJ, Bharatha A, et al. Association between MRI exposure during pregnancy and fetal and childhood outcomes. *JAMA*. 2016;316(9):952–961.

43. Saremi F, Grizzard JD, Kim RJ. Optimizing cardiac MR imaging: practical remedies for artifacts. *Radiographics*. 2008;28:1161–1187.

44. Scott AD, Keegan J, Firmin DN. Motion in cardiovascular MR imaging. *Radiology*. 2009;250:331–351.

45. Simonetti OP, Kim RJ, Fieno DS, et al. An improved MR imaging technique for the visualization of myocardial infarction. *Radiology*. 2001;218:215.

46. Sievers B, Addo M, Kirchberg S, et al. Impact of the ECG gating method on ventricular volumes and ejection fractions assessed by cardiovascular magnetic resonance imaging. *J Cardiovasc Magn Reson*. 2005;7:441–446.

47. Sirlin CB, Reeder SB. Magnetic resonance imaging quantification of liver iron. *Magn Reson Imaging Clin N Am*. 2010;18:359–381.

48. Srichai MB, Lim RP, Wong S, et al. Cardiovascular applications of phase-contrast MRI. *Am J Roentgenol*. 2009;192:662–675.

49. Stark DD, Bradley WG, eds. *Magnetic Resonance Imaging*. Vol. 1–3. 3rd ed. St Louis, MO: Mosby; 1999.

50. Taylor AJ, Salerno M, Dharmakumar R, et al. T1 mapping basic techniques and clinical applications. *JACC Cardiovasc Imaging*. 2016;9:67–81.

51. Tirada N, Dreizin D, Khati NJ, et al. Imaging pregnant and lactating patients. *Radiographics*. 2015;35(6):1751–1765.

52. Tsai LL, Grant AK, Mortele KF, et al. A practical guide to MR imaging safety: what radiologists need to know. *Radiographics*. 2015;35:1722–1737.

53. Ulug AM, Moore DF, Bojko AS, et al. Clinical use of diffusion tensor imaging for diseases causing neuronal and axonal damage. *AJNR Am J Neuroradiol*. 1999;20:1044–1048.

54. von Knobelsdorff-Brenkenhoff F, Prothmann M, Dieringer MA, et al. Myocardial T1 and T2 mapping at 3 T: reference values, influencing factors and implications. *J Cardiovasc Magn Reson*. 2013;18;15(1):53.

55. Watanabe A, Boesch C, Siebenrock K, et al. T2 mapping of hip articular cartilage in healthy volunteers at 3 T: a study of topographic variation. *J Magn Reson Imaging*. 2007;26(1):165–171.

和文索引

あ

アーチファクト　201
　——，FID　221
　——，板すだれ状　351
　——，打ち切り　212
　——，エヌハーフゴースト　286
　——，折り返し　202
　——，外磁場による　223
　——，化学シフト　205
　——，傾斜磁場による　228
　——，ゴースト　215
　——，磁化率　223, 225
　——，ジッパー　221
　——，第2の化学シフト　262
　——，体動　159, 213
　——，中心　221
　——，流れによる　229
　——，脳脊髄液流による　217
　——，フィードスルージッパー　223
　——，部分容積　213
　——，魔法角　218
アナログ-デジタル変換　141
アバスチン治療　423
アミロイド血管症　397

い

イオン性造影剤　439
位相　7
位相アレイコイル　29, 305
位相エンコード　122, 135, 136
　——傾斜磁場　28, 134
　——磁場勾配　122
位相オフセットRFパルス法　298
位相画像　168, 341
位相構成　86
位相差　8
位相再収束　326
　——，偶数番エコー　326
位相シフト　124

位相敏感検出　164
位相敏感法　365
位相分散　45, 325
　——，奇数番エコー　325
位相方向折り返し防止法　297
位相マスク　399
位相マップ　341, 398
板すだれ状アーチファクト　351
異方性　218
異方性指数　288
異方率　288
インターリーブ法　220

う

後ろ向き同期法　359
渦電流　228
打ち切りアーチファクト　212

え

永久磁石　24
エイリアシング　142, 201
エコー間隔　238
エコー時間　54, 91, 197
エコートレイン数　238
エコープラナーイメージング　281
エヌハーフゴーストアーチファクト　286
エラストグラフィ　403
エルミート対称　167

お

オイラーの公式　12
折り返し　202
　——アーチファクト　202
音響ドライバー　403

か

外磁場　23
　——によるアーチファクト　223

回転座標系　36
回転力　430
灰白質　64
化学シフト　205
　——，第2の　211, 263
化学シフトアーチファクト　205
　——，第2の　262
化学的前飽和法　300, 316
化学的飽和パルス　385
鍵穴画像　244
拡散画像　287
拡散テンソル画像　287
角周波数　7
拡張期偽同期　327
加算回数　179, 192
過剰サンプリング　151, 204
　——，位相（方向）　204, 297
　——，周波数（方向）　204, 297
加振装置　403
画像処理　133
加速因子　305
活動時間　135
ガドリニウム　22, 224, 438
　——蓄積（脳）　440
　——投与（妊娠中）　440
加熱　431
可変フリップ角励起法　351
灌流画像　289, 368
緩和　43
緩和時間測定法　409
緩和速度　49, 412

き

幾何学的歪み　229
奇関数　101, 166
偽像　201
機能画像（心臓）　368
基本固有値　288
逆位相　211
逆位相画像　211, 263
逆投影法　120

484 索引

共役対称 167
境界滑脱画像 406
境界効果 211, 263
強磁性 22, 224, 225, 433
強度画像 168, 341
共鳴 34
共有エコー 243
共有ビュー 366
虚信号画像 168
虚数 5
虚数単位 5
虚部 5
偽レスポンス 423
緊急時対応 435

く

区域指定 432
空間エンコード 23
空間磁化変調 367
空間周波数 102, 157, 187
空間周波数領域 129, 187
偶関数 101, 165
空間分解能 194
空間飽和法 300, 316
クエンチ 435
グラジエントエコー法 253, 269
グラジエントリコールドエコー法 253
繰り返し時間 52
グリソンスコア 423
グルタミン 375
グルタミン酸塩 375
クレアチン 375
クロストーク 109, 218

け

傾斜磁場 105, 431
　——, 位相エンコード 28, 134
　——, 高性能 248, 281, 381
　——, 周波数エンコード 28, 117, 134, 176
　——, スライス選択 28, 105, 133, 175
　——, スラブ選択 265
　——, 双極 340
　——, 補償 270
　——, 読み取り 28, 118, 176
　—— コイル 23, 28
　—— 勾配 181

　—— スポイラー 271
　—— によるアーチファクト 228
　—— ローブ 334
血液高信号シネ画像 368
血管性浮腫 65
牽引力 429
減衰速度 412
減衰定数 10

こ

コイル 27
　——, 位相(同調)アレイ 29, 305
　——, 傾斜磁場 23, 28
　——, シム 29
　——, 受信 27
　——, 送信 27
　——, ソレノイド型 29
　——, 直角位相 29
　——, 表面 204
後期ガドリニウム増強 365
高信号血液 361
高性能傾斜磁場 248, 281, 381
高速 FLAIR 法 249, 312
高速 GRE トレイン 389
高速 GRE 法 274
　——, 組織プリパレーション 276
高速 IR 249
高速スピンエコー法 236, 294
高速度信号損失 323
高速フーリエ変換 174
硬度画像 405
呼吸同期法 357
呼吸補正法 357
ゴーストアーチファクト 215
固体 62
コリン 377

さ

サイクル 6
歳差運動 26
再収束機構 385, 388
再収束パルス 91
最小強度投影法 353, 399
最大強度投影法 347
最大磁場勾配 381
細胞外液量 414

細胞密度インデックス 423
撮像時間 178, 195
撮像パラメータ 191
撮像範囲 137, 196
撮像面 29
撮像野 181
　——, 非対称性 296
三角関数 3
サンプリング 129
サンプリング間隔 141
サンプリング時間 135, 150
　——, 総 194
サンプリング不足 204
サンプリング理論 147
残留横磁化 269

し

磁化移動コントラスト 246, 317
磁化移動コントラストパルス 385
磁化ベクトル 33
磁化率 21, 223, 397
　—— アーチファクト 223, 225
磁化率強調画像 397
磁化率効果 257
磁気(双極子)モーメント 20, 24
磁気流体力学効果 429
シーケンス時間 275
指数 8, 13
指数関数 8
指数減衰三角関数 11
ジスプロシウム 22, 224
自然運動周波数 61
磁束密度 21
実効 TE 238, 240
実信号画像 168
ジッパーアーチファクト 221
　——, フィードスルー 223
実部 5
時定数 10
自動 RF パルス 40
自動キャリブレーション 307
シネ画像 365
シネ画像同期法 366
磁場 17
磁場強度 21
磁場勾配 113
　——, 位相エンコード 122
　——, 最大 381

和文索引 **485**

———, 周波数エンコード 163
脂肪 62
脂肪飽和パルス 385
脂肪抑制 87
脂肪抑制 black-blood 法 385
シムコイル 23, 29
蛇腹装置 357
周期 6
周波数 6
周波数エンコード 117
　———傾斜磁場 28, 117, 134, 176
　———磁場勾配 163
周波数方向折り返し防止法 297
周波数帯域 182
自由誘導減衰 47
受信コイル 27
受信信号 47, 53
受信バンド幅 151
常磁性 22, 224, 397
常伝導磁石 24
小児 433
腎機能 438
心筋タギング 366
シンク関数 11
シングルショット EPI 281
シングルショット法 361
神経刺激 431
信号雑音比 152, 191
信号処理 133
腎性線維化皮膚症 438
腎性全身性線維症 437
心臓 MRI 357
振動発生装置 403
心拍同期 327

す
スピンエコー法 89
　———, 従来型 235
スピン-格子緩和時間 43
スピン-スピン緩和時間 46
スピン-スピン相互作用 45
スピン-スピン分裂 371
スピン密度 26
スピン量子数 19
スペクトラル前飽和法 300, 316
スペクトロスコピー 371
スポイリング 270
スライス厚 107
スライス数 137

スライス選択傾斜磁場 28, 105,
　133, 175
スライス追跡法 358
スライス励起波 331
スラブ 264
スラブ選択傾斜磁場 265
ずり弾性率 403
スルーレート 282, 381

せ
制限拡散スペクトル画像 423
静磁場 429
生物学的効果 429
絶対値画像 168
絶対値再構成 86
ゼロ点 83
全エコートレイン 243
先行時間 135
線周波数 7
剪断弾性率 403
剪断波 403
前立腺癌 423
栓流 321

そ
造影 MRA 343
造影後 T1 マップ 414
造影剤の安全性 437
騒音 431
双極傾斜磁場 340
双極子間相互作用 20, 22
双極ハミルトニアン 218
送信コイル 27
送信センス 230
送信バンド幅 151
相対異方性 288
層流 321
速度エンコード 340
組織コントラスト 56
　———, T1 56
　———, T2 56
　———, T2* 57
組織プリパレーション 276
ソレノイド型コイル 29

た
対数関数 13
体動アーチファクト 159, 213
体動修正法 358

体動補正 417
タギング予備パルス 366
多形性膠芽腫 371
多時相法 344
多断面撮像技術 273
立ち上がり時間 381
縦緩和時間 43
多発性海綿状血管腫 397
ターボスピンエコー 235
蛋白性溶液 62

ち
遅延造影増強 365
中心アーチファクト 221
中心周波数 113, 140
超常磁性 22, 225, 397
超伝導磁石 24
直鎖構造造影剤 439
直角位相コイル 29

て
定常状態 257
低信号血液 361
定量的磁化率マップ 401
デオキシヘモグロビン 397
デジタルフーリエ変換 173
データ空間 127, 157, 185
データ誤差 229
テトラメチルシラン 373
デルタ関数 142
電磁波 17
電場 17

と
同位相 211
投影再構成法 345
透磁率 21
等方性 218

な
ナイキストの法則 147
流れによるアーチファクト 229
流れの剥離 322
ナビゲーターエコー信号 357
ナビゲーターエコー同期法 358

に
二重エコー撮像 243
二重反転回復法 362

索引

乳酸　378
ニューテイション　34
妊婦　433

の

脳脊髄液　64
脳脊髄液流によるアーチファクト　217
脳表鉄沈着　397

は

肺循環体循環血流比　368
バイト　141
白質　64
八面体剪断歪み　406
波紋状飾り　223
パラレルイメージング　305
パラレル送信　230
パルスシーケンス(図)　79, 175
反磁性　21, 224, 397
搬送周波数　164
搬送波　113, 140
反転回復(法)　82, 311
　　——, 三重　385
反転期間　314
反転時間　82, 198
バンド幅　106, 107, 181, 182, 193
　　——, 可変　193, 301
　　——, 受信　151
　　——, 狭い　301
　　——, 送信　151

ひ

非イオン性造影剤　439
比吸収率　431
ピクセル　117
左手系　398
ビット　141
びまん性軸索損傷　397
表面コイル　204

ふ

ファーストスピンエコー　235
不活時間　137
複素数　5, 167

復調　113
不整脈拒否窓　359
部分RF法　295
部分エコー(法)　168, 295
部分フーリエ　293
部分フリップ(角)　40, 253, 295
部分飽和　79
部分容積アーチファクト　213
フーリエ級数　101
フーリエ変換　97
　　——, 高速　174
ブリップ　282
フリップ角　36, 253
　　——, 漸増　351
　　——, 部分　40, 253, 295
プリパレーションパルス　385
プレスキャン　40, 306
プロトン密度　26
　　——強調　67
分割法　361
分離エコートレイン　243

へ

ベクトル　4
ヘモジデリン　397
変調　113

ほ

放射線壊死　379
包絡線　11
飽和　79
飽和回復　81
飽和効果　349
ボクセル　117
ボクセル体積　192
補償傾斜磁場　270
補足的空間磁化変調　368

ま

前向き同期法　359
マクロ環構造造影剤　439
魔法角　218
　　——アーチファクト　218
マルチショットEPI　283
マルチスライス技術　137

み

ミオイノシトール　377
見かけの拡散係数　287
ミサイル効果　430
水　62

や・ゆ

ヤング率　403

誘電効果　230
誘導磁場　21
誘導電流　431
誘発エコー　222

よ

横緩和時間　46
予備パルス　385
　　——, タギング　366
読み取り傾斜磁場　28, 118, 176
読み取り期間　314
読み取り法　385, 388

ら

ラジオ波　18, 33
ラーモアの公式　26
ランタノイド族　224
乱流　322, 324

り

離散信号　140
流速関連増強　328
流速補正法　334
流入現象　328
リワインダー　270

る・れ

ルートパルスシーケンス　285

励起　179
レイノルズ値　322
連続撮像法　256
連続スライス選択法　299
レンツ力　431

欧文索引

1/4 NEX 168
1/2 NEX 167
2-dimensional digital Fourier
 transform (2DFT) 121
2DFT 121
2次元フーリエ変換 121
3次元 (3D) 撮像法 299
3次元 GRE volume imaging 264
5ガウスライン 432
90° RF パルス 37
180° RF (反転) パルス 39, 385
Δk_x 186
ΔTs 141
μ (剪断弾性率) 403
χ (磁化率) 21, 397

A

acceleration factor 305
acquisition time 195
active time 135
ADC 141, 287
aliasing 142, 201
anisotropic 218
anisotropy index 288
apparent diffusion coefficient
 (ADC) 287
ARC 305
arrhythmia reject window
 (ARW) 359
artifact
 ——, bounce point 211
 ——, chemical shift 205
 ——, flow related 229
 ——, ghost 215
 ——, magic angle 218
 ——, motion 159, 213
 ——, N/2 ghost 286
 ——, partial volume 213
 ——, RF feed through zipper
 223
 ——, RF zipper 221

——, susceptibility 223, 225
——, truncation 212
——, Venetian blind 351
——, wraparound 202
ARW 359
ASSET 305
auto RF pulse 40
Auto-Align 418
autocalibration 307

B

B_0磁場 23
bandwidth (BW) 106, 182
belows 357
bevacizumab 423
bipolar gradient 340
black-blood 361
 ——, 脂肪抑制 385
black-blood MRA 353
BLADE 417
blipped EPI 282
BOLD 397
bounce point artifact 211
boundary effect 211, 263
bright-blood 361
bright-blood シネ画像 368
BW 106, 151, 182, 193, 301
 ——, receiver 151
 ——, transmission 151

C

cardiac gating 327
carrier 113, 140
carrier frequency 164
center frequency 113, 140
centrally ordered phase encoding
 (COPE) 357
chemical shift 205
chemical shift artifact 205
 ——of the second kind 211,
 263

Cho 377
coil 27
 ——, solenoid 29
 ——, surface 204
complementary spatial modula-
 tion of magnetization
 (CSPAMM) 367
convolution 142
COPE 357
coverage 196
Cr 375
crosstalk 218
crusher gradient 176, 248
CSE 235
CSPAMM 368

D

data space 185
dead time 137
delayed enhancement 365
deoxyHgb 397
dephasing 325
 ——, odd-echo 325
DE プリパレーション法 277
DFT 173
diamagnetic 21, 224
diastolic pseudogating 327
dielectric effect 230
diffusion imaging 287
diffusion tensor imaging (DTI)
 287
dipolar Hamiltonian 218
dipole-dipole interaction 20
DIR 362
Dixon 法 263
double-inversion recovery (DIR)
 362
DTI 287
Dy 22, 224

E

E（ヤング率）　403
echo planar imaging（EPI）　281
echo spacing（ESP）　238
echo time（TE）　54, 91
echo train length（ETL）　238
ECV　414
eddy current　228
effective TE（TE_{eff}）　238
elliptical-centric 法　344
entry phenomenon　328
EPI　281
　——, blipped　282
　——, GRE 型　286
　——, IR 型 286
　——, SE 型　285
　——, シングルショット　281
　——, セグメンタル　283
　——, マルチショット　283
ESP　238
ETL　238
Euler の公式　12
even-echo rephasing　326

F

f-MRI　397
fast fluid attenuated inversion
　recovery（fast FLAIR）　249
fast GRE train　389
fast IR　249
fast spin echo（FSE）　235
FBI　353
FC　334
ferromagnetic　22, 224
FFT　174
FID　47, 48
　——アーチファクト　221
FISP　269
FLAIR　198, 311
　——, 高速　249, 312
FLASH　270
flip angle　253
　——, partial　253
　——, ramped　351
flow compensation（FC）　334
flow encoding　340
flow related artifact　229
flow（stream）separation　321
flow-related enhancement（FRE）

328
fluid-attenuated inversion recov-
　ery（FLAIR）　198, 311
Fourier series　101
Fourier transform（FT）　97
FOV　181
　——, assymmetric　296
fractional anisotropy　288
fractional echo　295
fractional NEX　293
fractional RF　295
FRE　328
free induction decay（FID）　48
fresh blood imaging（FBI）　353
FSE　235, 236, 294
　——, 3 次元（3D）　248
　——, マルチエコー　243
FT　97

G

gadolinium-based contrast agent
　（GBCA）　437
GBM　371, 379
Gd　22, 224, 438
geometric distortion　229
ghost artifact　215
Gibbs 現象　212
Gleason score　423
glioblastoma multiforme（GBM）
　371
Gln　375
Glu　375
Glx　375
GMN　334
gradient coil　23
gradient echo（GRE）　253
gradient lobe　334
gradient moment nulling（GMN）
　334
gradient-recalled echo（GRE）
　253
GRAPPA　307
GRASS　269
GRE　253, 269
　——, 高速　274
GRE 型 EPI　286
g 因子　308

H

H_2O　62
Hermitian symmetry　167
high-velocity signal loss　323

I

image processing　133
India ink etching　211
interleave　220
inversion period　314, 314
inversion time　82
inversion recovery（IR）　82
iPAT　305
IR 法　82, 311
　——, fluid attenuated　198,
　311
　——, 高速　249
IR プリパレーション法　277
isotropic　218

J・K

J coupling（J 結合）　371

keyhole imaging　244
k_x　186
k-space（k 空間）　128, 129, 157,
　185
　——の対称性　164
　——の中心　160
　——の特質　160
　——の辺縁　161

L

lactate　378
laminar flow　321
Larmor equation　26
late gadolinium enhancement
　（LGE）　365
LGE　365
low-pass filter（LPF）　142
LPF　142

M

magic angle　218
　——artifact　218
magnetic dipole moment（MDM）
　20, 24
magnetic resonance elastography
　（MRE）　403

欧文索引　**489**

magnetic resonance spectros-
copy（MRS）　371
magnetic susceptibility　223
——effect　257
magnetization transfer contrast
（MTC）　246, 317
magnetohydrodynamic effect
429
magnitude reconstruction　86
maximum intensity projection
（MIP）　347
MDM　20, 24
MEDI　401
mI　377
minimum intensity projection
（MinIP）　353, 399
MinIP　353, 399
MIP　347
modified Look-Locker inversion
recovery（MOLLI）　414
moiré fringes　223
MOLLI　414
——, shortened（ShMOLLI）
414
morphology-enabled dipole
inversion（MEDI）　401
motion artifact　159, 213
motion-correction　358
MOTSA　351
MP　273
MP-RAGE　276
MR angiography（MRA）　339
MR conditional　430
MR morphometry　419
MR safe　430
MR unsafe　430
MRA　339
——, black-blood　353
——, CE　343
MRE　403
——, 肝の　404
MRS　371
MR エラストグラフィ　403
MR 安全　430
MR 安全施行指針　432
MR 危険　430
MR 形態計測法　419
MR 血管撮影　339
MR 条件付き安全　430

MR 適合性　430
MTC　317
MTC パルス　385
MTC 効果　246
multiphase 法　344
multiplanar（MP）　273
multiple overlapping thin-slab
acquisition（MOTSA）　351
MultiVane XD　417

N

N アセチルアスパラギン酸塩
（NAA）　374
N/2 ghost artifact　286
NAA　374
native T1, T2, T2*時間　409
navigator-echo gating　358
navigator-echo pulse　357
nephrogenic fibrosing dermopa-
thy（NFD）　438
nephrogenic systemic fibrosis
（NSF）　437
NeuroQuant　420
NEX　179, 192, 204, 297
NFD　438
no frequency wrap（NFW）　204
no phase wrap（NPW）　204
NPW　204, 297
NSA　179
NSF　437
——リスク因子　439
null point　83
number of excitation（NEX）
179
number of signal averages
（NSA）　179
nutation　34

O

octahedral shear strain（OSS）
406
odd-echo dephasing　325
opposed phase 画像　263
OSS　406
over-head time　135
oversampling　151, 204
overscanning　168, 294

P

parallel imaging（PI）　305
paramagnetic　22, 224
partial flip　40
partial volume artifact　213
PC MRA　340
——, 2D　340
——, 3D　340
PDF　401
perfusion imaging　289, 368
phase encoding　136
phase map　341
phase mapping　398
phase mask　399
phase offset RF pulse　298
phase sensitive version　365
phase shift　8
phase-reordered sequence　358
phase-sensitive detection　164
phased array coil　305
PI　305
pixel　117
plug flow　321
point-resolved spectroscopy
（PRESS）　378
precession　26
prep pulse　385
prescan　40, 306
PRESS　378
principal eigenvalue　288
projection onto dipole fields
（PDF）　401
projection reconstruction　345
PROMO　418
PROPELLER　417
PSD　79, 175
pseudoresponse　423
PSIF　273
pulse sequence　79
pulse sequence diagram（PSD）
79, 175

Q

Qp/Qs　368
QSM　401
quadrature coil　29
quantitative susceptibility
mapping（QSM）　401
quench　435

R

R2* 412
radio frequency(RF) 18
range of frequency 182
RAPID 305
rapid acquisition with relaxation enhancement(RARE) 235
RARE 235
Re 322
readout 385
readout period 314
refocusing mechanism 385
relative anisotropy 288
relaxation 43
relaxation rate 49
relaxometry 409
repetition time(TR) 52
rephasing 326
——, even-echo 326
respiratory compensation 357
respiratory gating 357
respiratory-ordered phase encoding(ROPE) 357
restriction spectrum imaging(RSI) 423
rewinder gradient 248
Reynolds number(Re) 322
RF 18
RF feed through zipper artifact 223
RF zipper artifact 221
RF エネルギー 431
RF スポイリング 271
RF パルス 33, 111
——, 90° 37
——, 180° 39
——, ガウス 111
——, シンク(sinc) 111
——, 自動 40
——, 選択的 111
——, 非選択的 111
RF 雑音 223
RF 波 33
root pulsing sequence 285
ROPE 357
rotational force 430
RSI 423
——z-score 423

S

S/N 152
SAR 431
saturation 79
saturation effect 349
SE 89
SENSE 307
sequence time 275
sequential scanning 256
SEW 331
shim coil 23, 29
ShMOLLI 414
short TI(or tau) inversion recovery(STIR) 87, 198
signal processing 133
signal to noise ratio(SNR) 191
SII 406
——, 脳における 405
slab 264
slew rate(SR) 282, 381
slice excitation wave(SEW) 331
slice-tracking 358
slip-interface imaging(SII) 406
SMASH 305
SNR 152, 191
solenoid coil 29
SPAMM 367
spatial encoding 23
spatial frequency 157, 187
spatial modulation of magnetization(SPAMM) 366
spatial resolution 194
specific absorption rate(SAR) 431
SPGR 270
spin echo(SE) 89
——, conventional(CSE) 235
spin-lattice relaxation time 43
spin-spin interaction 46
spin-spin splitting 371
spoiling 270
SR 381
SSFP 273
steady state 257
stiffness image 405
stimulated echo 222
STIR 87, 198
superparamagnetic 22, 225

T

surface coil 204
susceptibility artifact 223, 225
susceptibility weighted angiography(SWAN) 397
susceptibility-weighted imaging(SWI) 397
SWAN 397
SWI 397
——, 真の 401

T

T1 の特徴 61
T1 緩和時間 25, 43
T1 強調 67
——, 原(native) 409
T1 時間測定 414
T2 の特徴 61
T2 緩和時間 44
T2 強調 67
T2 強調予備時間 410
T2 時間 409
——, 原(native) 409
T2* 49
T2* 時間 409
——, 原(native) 409
tagging-prep pulse 366
TE 54, 91, 197
TE$_{eff}$ 238
TI 198
tilted optimized nonsaturating excitation(TONE) 351
time constant 10
time of flight(TOF) 322
time to echo(TE) 54
time-resolved imaging of contrast kinetics(TRICKS) 345
tissue preparation 276
TMS 373
TOF 322
TOF loss 323
TOF MRA 339
——, 2D 339
——, 3D 339
TONE 351
TR 52
t$_R$ 381
translational force 429
transmit SENSE 230
TRICKS 345

triple IR 385
truncation artifact 212
TSE 235
turbo spin echo(TSE) 235
turbulent flow 321

U・V・W

undersampling 147, 204

velocity encoding 342
VENC 342
Venetian blind artifact 351
venous blood oxygen level de-
 pendent(BOLD) 397
view sharing 366
views per segment(VPS) 361
vortex flow 321

voxel 117
VPS 361

wraparound 202
wraparound artifact 202

MRI の基本 パワーテキスト 第 4 版
基礎理論から最新撮像法まで　　　　　　　定価：本体 6,500 円＋税

1998 年 4 月 1 日発行	第 1 版第 1 刷
2004 年 9 月 17 日発行	第 2 版第 1 刷
2011 年 3 月 25 日発行	第 3 版第 1 刷
2019 年 9 月 25 日発行	第 4 版第 1 刷 ©
2022 年 8 月 1 日発行	第 4 版第 3 刷

著　者　レイ H. ハシェミ, クリストファー J. リサンチ,
　　　　ウィリアム G. ブラッドリー, Jr.

訳　者　荒木　力

発行者　株式会社 メディカル・サイエンス・インターナショナル

　　　　代表取締役　金子　浩平

　　　　東京都文京区本郷 1-28-36
　　　　郵便番号 113-0033　電話(03)5804-6050

印刷：三報社印刷／表紙装丁：トライアンス

ISBN 978-4-8157-0169-7　C3047

本書の複製権・翻訳権・上映権・譲渡権・貸与権・公衆送信権(送信可能化権
を含む)は(株)メディカル・サイエンス・インターナショナルが保有します.
本書を無断で複製する行為(複写, スキャン, デジタルデータ化など)は, 「私
的使用のための複製」など著作権法上の限られた例外を除き禁じられていま
す. 大学, 病院, 診療所, 企業などにおいて, 業務上使用する目的(診療, 研
究活動を含む)で上記の行為を行うことは, その使用範囲が内部的であっても,
私的使用には該当せず, 違法です. また私的使用に該当する場合であっても, 代
行業者等の第三者に依頼して上記の行為を行うことは違法となります.

JCOPY 〈出版者著作権管理機構 委託出版物〉
本書の無断複製は著作権法上での例外を除き禁じられています. 複製され
る場合は, そのつど事前に, 出版者著作権管理機構(電話 03-5244-5088,
FAX 03-5244-5089, info@jcopy.or.jp)の許諾を得てください.